U0243532

Modern
Geriatric
Cardiovascular
Disease

现代老年
心血管病学

江凤林　余国龙　张湘瑜　主编

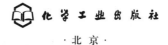

化学工业出版社

·北京·

内容简介

本书由长期从事心血管病与老年病临床、教学与科研一线工作的临床医生根据多年实际临床工作经验，并结合老年心血管病诊疗最新进展编写而成。主要阐述老年心血管常见疾病如冠心病、高血压、心律失常、心力衰竭等的诊断与治疗，同时重点陈述老年心血管病特点、最新诊断与治疗技术在老年心血管疾病中的应用，并介绍老年心血管病的合理用药及护理特点。本书适用于从事心血管病和老年病临床工作的医护人员阅读参考，也可作为医学院校临床研究生的教材。

图书在版编目（CIP）数据

现代老年心血管病学 / 江凤林，余国龙，张湘瑜主编． -- 北京 : 化学工业出版社，2024. 7. -- ISBN 978-7-122-44689-3

Ⅰ. R54

中国国家版本馆CIP数据核字第2024C9Y776号

责任编辑：满孝涵　　　　　　　文字编辑：李　平
责任校对：张茜越　　　　　　　装帧设计：孙　沁

出版发行：化学工业出版社
　　　　　（北京市东城区青年湖南街13号　邮政编码100011）
印　　装：大厂回族自治县聚鑫印刷有限责任公司
787mm×1092mm　1/16　印张23¾　字数512千字
2024年10月北京第1版第1次印刷

购书咨询：010-64518888　　　　　售后服务：010-64518899
网　　址：http://www.cip.com.cn
凡购买本书，如有缺损质量问题，本社销售中心负责调换。

定　　价：69.00元　　　　　　　　版权所有　违者必究

编写人员名单

主　编　　江凤林　余国龙　张湘瑜

副主编　　欧柏青　蒋路平　肖长江

参编人员

江凤林	中南大学湘雅三医院
余国龙	中南大学湘雅医院
张湘瑜	中南大学湘雅二医院
董莉妮	中南大学湘雅二医院
王　琼	中南大学湘雅二医院
邓婷智	湖南省人民医院
李　丹	中南大学湘雅二医院
段　娟	中南大学湘雅二医院
谭胜玉	中南大学湘雅二医院
欧阳敏	中南大学湘雅二医院
谢晓华	湖南大学附属长沙市三医院
欧柏青	湖南省人民医院
向　羿	湖南省人民医院
龚丽英	中南大学湘雅三医院
张颖捷	湖南省人民医院
金　桥	南华大学附属长沙市中心医院
袁春菊	东南大学附属中大医院
夏相宜	湖南省中西医结合医院
蒋路平	南华大学附属长沙市中心医院
肖长江	湖南省中西医结合医院
杨文丽	湖南省中西医结合医院
邓桂元	中南大学湘雅医院

主编简介

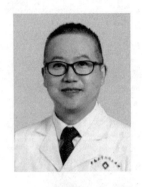

江凤林，中南大学湘雅三医院主任医师，副教授，研究生导师，湖南省健康教育专业委员会副主任委员，首届中国健康科普优秀医生；一直从事心血管病临床科研教学工作，擅长高血压、冠心病、心力衰竭的诊治及健康教育；参与（排名第2）国家自然科学基金面上项目及湖南省自然科学基金项目1项，主持湖南省科技厅计划项目1项，发表学术论文41篇，主编《冠心病学》《心血管疾病的防治》及《凤林健康访谈》等学术专著及科普著作8部，培养研究生7名。

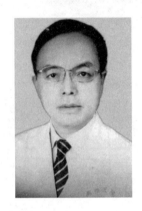

余国龙，中南大学湘雅医院心血管内科二级主任医师，教授，留美博士后，博士生导师；一直从事心血管病临床科研教学工作，擅长高血压、冠心病、心力衰竭和心律失常的诊治及双心医学；兼任中华医学会心身医学分会委员，中国医师协会心血管分会双心委员会委员，中华医学会心身医学分会双心学组专家，国家自然科学基金函审专家、教育部科技成果函审评委，湖南省心理协会双心专业委员会主任委员，湖南省生理病理学会心血管病专业委员会副主任委员，湖南省中西医结合学会心血管疾病专业委员会副主任委员，《中国现代医学杂志》等4种学术刊物编委；主持国家自然科学基金面上项目3项，完成省部级科研课题15项，发表SCI论文50篇，主编《双心疾病诊断与治疗》，荣获省级科技进步奖三等奖3项，培养硕士、博士研究生38名。

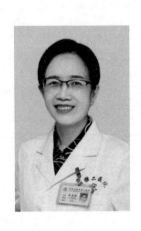

张湘瑜，中南大学湘雅二医院主任医师，教授，博士生导师，现任老年医学科主任，老年心血管专科主任，湖南省老年综合征临床医学研究中心主任；一直从事老年心血管病临床科研教学工作，擅长老年顽固性心力衰竭、冠心病、心律失常和老年多器官功能衰竭危重症的救治；兼任中华医学会老年医学分会老年营养不良与肌少症学组委员，中国女医师协会心脏与血管专业委员会常委，中国老年医学学会常委，湖南省老年医学学会副会长，《中华老年医学杂志》编委，美国 the University of Alabama at Birmingham 大学访问学者；主持国家自然科学基金2项、湖南省重点研发项目1项和省部级课题12项，发表SCI论文40余篇，培养硕士、博士研究生20名。

副主编简介

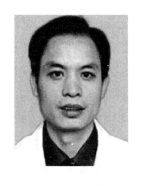

欧柏青，湖南省人民医院主任医师，教授，研究生导师，现任老年医学中心指导专家，心内科六病区主任；一直从事心血管病临床科研教学工作，擅长心血管内科危重疑难病的诊治和老年疾病的综合诊治；兼任中华医学会老年病学分会老年心血管学组委员，海峡两岸医药交流协会心脏重症专业委员会委员，心脏康复委员会委员，湖南省老年医学专业委员会副主任委员，湖南省康复医学会心血管委员会副主任委员，湖南省心血管专业委员会委员，湖南省老年心血管学组组长，肺血管学组副组长，双心学组副组长；先后赴日本、德国、英国留学2年；主持省级科研课题4项，获得湖南省医学进步奖三等奖；主编、副主编学术专著4部，发表SCI论文8篇，培养研究生10名。

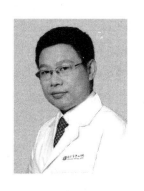

蒋路平，南华大学附属长沙市中心医院心血管内科主任医师，研究生导师，现任心血管内科主任；一直从事内科临床工作，擅长各种心血管病的介入诊疗；兼任湖南省医学会心血管病学专业委员会副主任委员，湖南省医学会心血管病学专业委员会双心学组委员，国家心力衰竭医联体湖南省省级执行委员会委员，湖南省心理卫生协会双心治疗专业委员会常务委员，中国医疗保健国际交流促进会心脏重症分会湖南专业委员会常委，长沙市医学会心血管病学专业委员会主任委员，长沙市医学会内科学专业委员会副主任委员；主持湖南省科技厅课题1项，发表SCI论文5篇，参编学术专著4部。

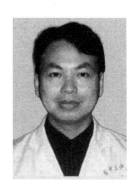

肖长江，湖南省中西医结合医院主任医师，教授，湘雅医院博士后，研究生导师；现任副院长，大心血管科主任，国家健康科普专家库首批心血管专家，国家中医药管理局中医药文化科普巡讲专家，中国健康教育与促进协会全民健康素养巡讲专家，第五批全国名老中医学术继承人，湖南省"神农人才"中医心病学科带头人；一直从事冠心病、心律失常、先天性心脏病介入治疗及高血压病、心力衰竭、心肌病及心脏瓣膜病等的中西医结合治疗；主持省部级课题4项，主编科普著作《中医谈养心护心》，发表SCI论文3篇，培养研究生15名。

序

当今医学的发展，正在经历深刻的变革，面临着巨大的机遇和挑战。面对老龄社会对医疗的巨大需求和挑战，我们应该如何应对？广大医务人员越来越清醒地认识到，将目前基于疾病的被动医疗转化为主动养护，把老年人的生活方式与新技术、新方法相结合，将部分医疗资源转化为健康养护，正是我们共同努力的方向。

江凤林、余国龙和张湘瑜三位中南大学湘雅3家医院的医生，长期致力于心血管疾病，尤其是老年心脏病的临床、科研和教学工作。本着服务于临床医生的第一宗旨，组织该领域10余位专家，根据多年临床工作经验，并结合老年心血管病诊疗最新进展编写了这本《现代老年心血管病学》。本书主要阐述老年心血管常见疾病如冠心病、高血压、心律失常、心力衰竭等的诊断与治疗，同时重点陈述老年心血管病特点、最新诊断与治疗技术在老年心血管疾病中的应用，并介绍老年心血管病的合理用药及护理特点。

我国已经进入老年社会，老年疾病严重威胁老年人的身体健康和生命，尤其罹患心血管疾病的人数近年来居高不下，且患病率、病死率有不断增长的趋势。而老年医学，尤其是老年心血管学的学科发展相对滞后。因此，研究老年心血管疾病的诊断、治疗及预防和健康管理十分迫切而必要，这一领域将大有可为。遗憾的是，当前可供参考查阅的有关老年心血管疾病防治的专业书籍甚少，能够反映近5年老年心血管疾病防治进展的专著尚缺，本书的出版，正好弥补了这个空缺，也填补了我省在该领域的空白。

本书反映了国内外有关的新进展及我国自己丰富的临床经验，可以及时满足广大从事老年医学、心内科工作者及医学院校临床研究生的迫切需求，也可作为医学院校临床研究生的教材；该书是一部理论联系实际、切合实用的参考用书，具有良好的可读性及可操作性。本书的面世，一定能够提高我国老年心血管病防治水平，更好地满足老年人日益增长的健康需要。这无疑是一件利国利民的好事，我对本书能在国家一级出版社顺利出版表示祝贺，对作者们的辛勤付出致以敬意。

我今年已经93岁了，仍然坚持每周出诊和查房一次，能为老年心血管病患者服务是我毕生的追求和幸福。本书的作者们都是我的学生，或者是学生的学生，看到他们不断成熟不断进步，我感到十分欣慰。

我非常有幸能够为本书作序，希望本书的出版不仅有助于提高老年心血管病的防治水平，更有助于广大临床医生迎接老龄化挑战。

是为序。

孙　明

中南大学湘雅医院终身教授

2024年3月

我国已经进入老年社会，老年疾病严重威胁老年人的身体健康和生命，尤其罹患心血管疾病的人数近年来居高不下，且患病率、病死率有不断增长的趋势。而老年医学，尤其是老年心血管学的学科发展相对滞后。因此，研究老年心血管疾病的诊断、治疗、预防和健康管理十分迫切而必要，这一领域将大有可为。

遗憾的是，当前可供参考查阅的有关老年心血管疾病防治的专业书籍甚少，能够反映近5年老年心血管疾病防治进展的专著尚缺，由此，我们组织长期从事心血管病与老年病临床、教学与科研一线工作的高级职称的临床医生，编写《现代老年心血管病学》一书，正是为了弥补这个空缺，希望可以及时满足广大从事老年医学、心内科工作者及医学院校临床研究生的迫切需求，更好更快地提高我国老年心血管病防治水平，尽可能地满足老年人日益增长的健康需要。

本书由多位临床医生根据多年实际临床工作经验，参照近年来国内外发布的心血管疾病诊断与治疗指南、专家共识编写而成。全书共19章，内容丰富，突出临床实用性，力求能够反映近年来国内外老年心血管领域的研究进展，有望给临床医师提供实用的参考和指导。

本书虽经反复讨论，几易其稿，但因我们水平有限，加之时间仓促，书中若有疏漏之处，希望读者不吝赐教，以利再版时改进。

江凤林　余国龙　张湘瑜
2024年3月

目录

第一章
老年心血管疾病的特点

第一节 老年心血管病流行病学

人口老龄化是当今国际面临的重大问题，也是对医疗卫生行业的严峻挑战。据 2020 年第七次全国人口普查数据显示，我国 60 岁及以上的老年人口总量为 2.64 亿人，占总人口的 18.7%，已成为世界上老龄人口最多的国家。预计 2035 年前后，60 岁以上人口占比将超过 30%，我国将进入重度人口老龄化阶段。随着人口老龄化的加剧，与增龄相关的疾病明显增多，老年心血管疾病的发病率亦是逐年上升。2010 年到 2030 年的老年人口增长，将导致中国的心血管疾病年发病率增长 50% 以上。老年心血管病负担逐年增加，且往往合并多器官功能衰退，并发症发生率高，是导致老年人死亡的首位原因，严重危害老年人的健康，其诊疗已成为我国医疗领域的重点与难点之一，也是国情当下十分凸显的公共卫生问题和社会问题。

2006 年在西班牙巴塞罗那举办的世界心脏病学术大会，提出了"心血管疾病及人口老龄化"的会议主题，引起了全世界的广泛关注。近 20 年来，临床医学及基础研究的水平都在飞速发展，但老年心血管病由于其复杂性和特殊性，加之老年人往往多病共存，治疗矛盾多，难度大，依然是非常棘手的难题，任重而道远。发现疾病的病因和危险因素，探索其防治和干预措施，是流行病学研究的特色所在。因此，充分调研和了解老年心血管病流行病学现状及背景，有助于我们更好地思考和制定老年心血管病的防治策略。

一、老年心血管病流行病学现状

老年心血管病多是青、中年期罹患的心血管病的延续，也有随着年龄增长而出现的新问题。临床常见的老年心血管病包括老年高血压病、老年冠心病、肺源性心脏病、心脏瓣膜病、心力衰竭及心律失常等。据《中国心血管健康与疾病报告 2021》所示，我国心血管病现患人数达 3.3 亿人，其中高血压 2.45 亿，冠心病 1139 万，心力衰竭 890 万，肺源性心脏病 500 万，心房颤动 487 万，风湿性心脏病 250 万，下肢动脉疾病 4530 万，其中大多数为老年人。近年来，随着时间的变迁，老年心血管病的流行病学特征，也在不断演变。从我国的老年群体死亡原因分析可见，20 世纪 50 年代以高血压、脑出血为主，20 世纪 60 年代则以高血压和冠心病为主，而 20 世纪 70 年代以后则主要是冠心病，与世界卫生组织（WHO）公布的资料相符，冠心病已成为大多数国家老年心血管病的主要死亡原因。

1. 老年高血压

高血压是增龄相关性疾病，由 Framingham 研究可见，高血压的患病率随着年龄的增长而逐渐升高。在小于 60 岁的人群中，高血压的患病率为 27%，而 60 岁以上则为 50% 以上，尤其当年龄大于 80 岁时，更是高达 90%。《2022 中国卫生健康统计年鉴》中关于全国居民营养与健康状况调查资料显示，2018 年我国 60 岁以上老年人群的高血压患病率为 59.2%，显著高于整体人群 25.7% 的患病率。

老年高血压是发病率最高的老年心血管疾病。高血压"三率"即知晓率、治疗率和控制率，是评价高血压预防和控制水平的重要指标。近年来，我国的高血压"三率"整体水平均有所提高，但较发达国家仍有差距。前瞻性队列研究 CHNS 1991—2015 发现高血压发病率从 1993 年到 2015 年呈增长趋势，尤其是在老年人群流行非常严重，控制状况仍不理想。2012 年我国 60 岁以上人群高血压的整体发病率为 58.9%，其中城市为 60.6%，农村为 57.0%；2018 年的整体治疗率为 59.2%，其中城市为 59.2%，农村为 59.3%；2012 年的整体治疗率为 43.5%，其中城市为 48.5%，农村为 37.9%；2018 年的整体治疗率为 47.3%，其中城市为 53.1%，农村为 42.4%。特别需要警惕的是，近年来，农村高血压患病率增长趋势较城市更为明显，2018 年的统计结果显示，农村老年高血压的发病率已超过城市，并且治疗率甚低，这可能与国家经济及城市化进程的迅速发展、不健康的生活方式流行，及农村的疾病宣教普及性相对欠缺等多种因素有关。由此可见，我国老年高血压的宣教防治工作亟待加强。

此外，老年高血压的患病率同样存在北方高于南方的特点，其中东北地区和华北地区高于其他地区，多与区域之间的气候条件及饮食和习惯差异有关。另外，与西部地区相比，经济相对发达的东部、中部和东北部居民的老年高血压发病率亦显著增加。值得大家关注的是，不同于成年高血压男性患病率远高于女性的情况，在 60 岁以上的人群中，无论城市和农村，老年女性高血压的患病率均高于男性，但其治疗率却较男性更高。2012 年我国 60 岁以上人群高血压患病率男性为 56.5%，女性为 61.2%，2018 年分别为 57.5% 和 61.0%，2012 年整体治疗率男性为 41.5%，女性为 45.3%，2018 年分别为 43.5% 和 50.6%。这可能与老年女性雌激素水平下降，以及女性的疾病风险意识高于男性有关。

单纯性收缩期高血压（isolated systolic hypertension，ISH）是指患者的血压改变主要表现为收缩压增高和脉压明显增大，而其舒张压正常，是一种特殊类型的高血压。单纯性收缩期高血压发生原因是增龄相关的大动脉粥样硬化并顺应性降低。在老年高血压患者中，ISH 占 47.4%～74.8%，随着年龄增长，ISH 占比更多。在近代老年医学史上，对 ISH 的认识和研究，以及后续其对临床诊疗思路的影响和转变，是流行病学应用的经典示范。多年以前，不少学者认为收缩压升高是年龄增大的生理改变，并未引起足够重视，相反舒张压水平得到了更多关注。而后续的大量流行病学研究显示，当脉压超过 65mmHg 时，老年心血管病、脑卒中的发生率明显升高，并且脉压每升高 10mmHg，总病死率增加 16%，其中冠心病发生率增加高达 36%。因此，脉压和收缩压也因此取代舒张压成为预测老年心血管事件最重要的指标，从而老年 ISH 患者得到及时的关注和有效的治疗，大大改善了老年心血管病的预后。可见，老年心血管病流行病学是防治老年心血管病的基础。

2. 老年冠心病

冠心病的发病同样与增龄有关。在 20 世纪八九十年代，我国老年冠心病的患病率和死亡率都很低。在纳入 27 个国家的 MONICA 研究（1984—1993 年）中，我国冠心病的发病率和死亡率是最低的。近年来，老年冠心病的患病率明显增高，与平均寿命的增长有关，更与动脉粥样硬化的负担显著加速关系密切。我国第五次卫生服务调查显示，60 岁以上人群冠心病的患病率为 27.8‰。1990 年冠心病死亡人数约 100 万，占心血管疾病死亡人数的 40%，总死亡人数的 11%，而 2016 年的冠心病死亡人数则约 240 万，占心血管疾病死亡人数的 61%，总死亡人数的 25%，增长趋势明显。

老年冠心病发病的地区分布亦具有城市高于农村，北方高于南方的特点，并且，具有明显的职业分布区别，脑力劳动从业者明显高于体力劳动从业者，在性别分布方面，与老年高血压的趋势类同，在成年阶段一般男性多于女性，而在 60 岁以上的群体中，男女患病率则基本接近。值得注意的是，老年冠心病的发病与死亡率明显高于年轻人。据统计，60 岁以上冠心病患者的急性冠脉事件发生率明显高于 60 岁以下的年龄组，冠心病已取代高血压病，成为老年心血管病的主要死亡原因。

老年冠心病患者其冠状动脉血管病变的严重程度往往更高，病变类型则更为复杂。调查显示，我国冠心病多支病变的发生率 65 岁以上人群明显高于 60 岁以下组。并且，在心率变异性方面，老年冠心病不稳定型心绞痛患者的心率变异性也是减低的，提示心肌缺血发生的可能性更高。

3. 老年心力衰竭

心力衰竭是各种器质性心脏病的终末阶段，慢性心力衰竭是指持续存在的心力衰竭状态。老年人的慢性心力衰竭患者较成年人更多，因心功能反复恶化或急性失代偿而入院，从而加速心力衰竭进程。全球心力衰竭总体患病率在 1%～2%，其中老年群体高发，发达国家 70 岁及以上人群心力衰竭发病率达 10%。2003 年我国流行病学资料显示，心力衰竭的总体患病率为 0.9%，65 岁以上为 1.3%。而 2012—2015 年中国高血压调查则发现，我国成年人中心力衰竭的总患病率为 1.3%，其中 65～74 岁及 75 岁以上人群患病率分别为 2.1% 和 3.2%，也就是说，经过 15 年，我国心力衰竭总患病率增长了 44%。分析其原因，可能与医疗水平提高使患者生存期延长有关，同时衰老、高血压、冠心病、糖尿病等致病因素也相应增加。

近年来，虽然我国心力衰竭患者总体住院死亡率呈下降趋势，但是同期老年心力衰竭患者的病死率却较成年患者明显升高。我国学者针对 1993—2007 年 7319 例次住院心力衰竭患者的一项回顾研究的调查结果显示，50～59 岁、60～69 岁、70～79 岁、80～89 岁和 90 岁以上的病死率依次为 2.1%、5.1%、7.8%、12.3% 和 16.9%。

大量调查资料发现，老年心力衰竭患者多合并高血压、糖尿病、慢性肾病、冠心病、慢性阻塞性肺疾病（COPD）、心房颤动、卒中、睡眠呼吸暂停、贫血、肿瘤及周围血管病等，常有 2～3 个及以上共病存在，并且常常伴有衰弱、肌肉减少症、营养不良、跌倒、认知障碍、谵妄、睡眠障碍、焦虑、抑郁、大小便失禁等老年综合征的问题，对其预防和治疗提出了更大的挑战。

4. 老年心律失常

随着年龄的增长，心脏的传导系统也逐渐老化，导致了一些老年人的传导失常和异位心律失常发生率相应增加。由于增龄引起的窦房结功能减退，老年群体中房性心律失常尤其是复杂性房性心律失常的发生率显著高于中年人。另有研究表明 65 岁以上老年人中，异常心电图的检出率最高 67.6%。除与缺血性心脏病有关的 ST-T 改变之外，心律失常的检出率为 17.7%。其中各类期前收缩、房颤和房室传导障碍发生率依次为 8.6%、2.3%、2.0%，老年男性的心律失常发生率要高于女性。

房颤是老年人高发且危害较大的心律失常，其患病率随年龄的增长而增加，是卒中和致残的重要原因，严重影响老年人的生活质量。老年慢性房颤患者认知障碍的患病率明显增加，可能与微小血栓长期不断地阻塞脑小血管导致其功能障碍有关。房颤在人群中的整体患病率约为 1%，而在 60 岁以上则为 4% 左右，75 岁以上者甚至高达 10%。此外老年男性房颤的发生率较女性为高，区别于老年高血压和冠心病的性别分布，但城市与农村的发生率无显著差异。老年房颤的发生率在地域分布上也有区别，中部地区最高，西部次之，东部则最低。

缓慢型心律失常，比如不同程度的房室传导阻滞也是老年人常见的心律失常类型，心脏传导系统退行性改变是导致缓慢心律失常的重要原因。有数据显示，随着年龄的增长，24h 的最低心率逐渐减低，由于老年期心脏自律神经系统对心率的调节功能减退所致。值得指出的是，猝死的发生率随年龄增长而增加，老年人群需要尤为重视。

5. 老年性心脏瓣膜病

随年龄增长，心脏瓣膜病的发病率显著增加。并且，老年心脏瓣膜病患者若不接受手术或介入干预治疗，其死亡率非常高。在发达国家和发展中国家心脏瓣膜病的流行存在差异。但老年患者均高于非老年患者。研究显示，小于 65 岁的人群中钙化性心脏瓣膜病的发生率仅为 20%，而 65 岁以上老年人的则为前述年龄组的 3～4 倍。我国老年钙化性心脏瓣膜病的发病率在 60 岁以上群体中为 8.62%。

在发达国家各种类型的老年性心脏瓣膜病中，以主动脉瓣狭窄发病率最高，二尖瓣关闭不全次之。中国瓣膜病的疾病谱近年来发生了显著变化，风湿性瓣膜病发病率逐年下降，退行性瓣膜病的发生率逐年上升。China-DVD 队列研究是中国最大的老年性心脏瓣膜病调查研究，由中国医学科学院阜外医院吴永健教授牵头组织，为国家"十二五"计划重大疾病注册登记项目。该研究纳入了 72 家中心共 9077 例患者，中位年龄 69 岁，其中女性占比为 47.5%。结果显示，退行性病变已成为我国目前老年性心脏瓣膜病的首位病因。退行性（37.2%）、功能性

（21.8%）和风湿性（15.0%）原因是老年性心脏瓣膜病的三大最常见病因。此外，与西方国家不同，我国的各种心脏瓣膜病中以二尖瓣关闭不全发生率最高，其次为三尖瓣关闭不全、主动脉瓣关闭不全、主动脉瓣狭窄和二尖瓣狭窄，其发生率分别为26.9%、16.5%、10.6%、5.1%和3.1%。

二、老年心血管病的危险因素

无论何种年龄阶段，心血管疾病的危险因素都是基本相同的。高盐高脂等不健康的饮食习惯、吸烟、缺乏运动、肥胖、血脂和血糖异常、高血压等同样也是老年心血管病的危险因素，此外，老年心血管病还受到人口老龄化的影响。

在过去的数十年里，我国人口老龄化的进程导致了人口结构的相应变化，加上国家经济、社会、自然环境、生活习惯和方式等均在不断变化，对心血管疾病的负担和主要危险因素产生了重大影响。目前，心血管疾病流行病学的调查报告，大多仅提供了关于疾病负担的年龄标准化数据，并且，绝大部分现有评估老年心血管病主要风险因素影响的研究鲜少提及或者分析人口老龄化的影响，衰老往往被认为是一个不可改变的因素。而事实上，衰老在导致和加剧老年心血管病负担和风险方面的重要性被严重忽视了。目前，已有两项研究证实了衰老对我国冠心病负担的影响。国外学者利用马尔可夫计算机模拟模型预测了2010年至2030年中国人口增长和老龄化导致的冠脉事件的数量。该研究发现，仅仅只在人口增长和衰老的前提下，预计2010年至2030年每年的冠脉事件将增加大于50%，而目前的风险因素趋势将使这一期间冠脉事件额外再增加23%，且主要发生在65～84岁的人群中。

老年心血管疾病的危险因素中，心理因素的影响以及与多种老年综合征共存的问题，特别值得关注和重视。老年人由于生理功能的减退，社会发展和家庭结构的变化，容易出现抑郁和焦虑等精神心理问题，这成为导致老年心血管病患病和加重的主要原因，这一情况的存在，为老年心血管病预防策略提出新要求。衰弱是临床常见的老年综合征之一，其与心血管疾病具有双向关系，相互影响。一项前瞻性队列研究评估了心血管事件与衰弱之间的关联性。纳入的65岁以上的4656例患者中3259例无冠心病病史。随访6年后，与无衰弱者相比，衰弱者的年龄更大，女性更多，随着年龄增长，合并高血压、跌倒、残疾、焦虑抑郁和共病比例均明显增高；而衰弱者的主要不良心血管事件，如死亡、急性心肌梗死、冠心病和外周血管疾病等的发生率均显著高于无衰弱者。分析其原因可能与炎症、胰岛素抵抗、血脂异常和血栓形成等共同的病理生理途径以及久坐不动、吸烟等共同的生活方式影响有关。另外，日本研究显示，老年冠心病患者出现认知功能障碍并罹患阿尔茨海默病或其他类型痴呆的风险会增加，日本是目前世界上预期寿命最长的国家，阿尔茨海默病是其人口死亡的第二大原因。随着我国老年冠心病患者数量的增加，形势将非常严峻，阿尔茨海默病现在已是我国的第七大死亡原因，在不久的将来很有可能跃居第一。

"预防为主"是我国卫生工作的重要原则。要特别重视一级预防在老年心血管病防治工作中的重要作用。一项关于中国成年人心血管健康状况的研究，应用了七项健康指标作为心血管健康的指标，其中包括四种健康行为（理想的吸烟状况、理想的 BMI、目标水平的身体活动和健康的饮食习惯）和三个有利的健康因素（未治疗的总胆固醇水平 < 200mg/dL，未治疗的血压 < 120/80mmHg，未治疗的血糖水平 < 100mg/dL）。该研究纳入了近 10 万名 20 岁以上的成年人，结果发现，只有 0.2% 的人有理想的心血管健康状况，定义为所有七个因素都符合健康标准；0.7% 的人实践了所有理想的健康行为，13.5% 的人在目标水平上拥有所有三个健康因素。由此可见，防治老年心血管疾病，需要提高全年龄人群全社会对心血管病的风险意识，尤其要重视对高风险青年、中年、老年人群进行宣传教育、预防干预，做到老年人心血管病从青、中年开始抓起。强调合理膳食、适量运动、戒烟限酒，尽早积极干预相关危险因素，并且，不能仅依靠生物医学手段，还需要同时依靠社会、心理行为干预，促进向社会行为预防的模式转变。针对老年心血管病患者，尤其需要倡导"双心医学"的管理模式，特别关注心血管病患者精神心理问题，在药物干预的基础上，积极应用启发、解释、支持等心理疏导措施，帮助其树立信心，调整心态。

循证医学的飞速发展对临床实践的指导起到了积极的促进作用，但专门针对老年人群的研究资料相当有限，尚缺乏大规模系统的流行病学研究，针对老年群体尤其是老年心血管疾病相关的可遵循的临床诊疗指南及专家共识甚少。老年心血管病流行病学方面依然存在许多迫切需要研究和解决的问题，如确定老年人常用心脑血管系统生理参考值和正常值范围，研究随人口老龄化而动态变化的老年心血管病发病现状及危险因素等。银发浪潮迎面袭来，老年医学已面临着前所未有的巨大挑战。应更加关注老年心血管流行病学的发展，重视并投入相关的学科协作和科学研究，更好地为防治老年心血管疾病服务，积极助力健康老年化，践行健康中国。

第二节　心血管系统老龄化改变

一、心脏老化的形态学和功能改变

1. 心脏老化的形态学变化

（1）心脏大小改变　心肌细胞总数从 40 岁左右开始逐年减少。由于心肌萎缩，老年心脏外形可略缩小，但由于心包下脂肪含量增加、心内膜增厚等因素的影响，部分老年人心脏可能比年轻人稍大。衰老的心肌色泽稍深，心肌纤维中黄褐色斑、脂褐素增多，又称"褐色心"。

（2）心脏重量改变　按体表面积计算平均心脏重量，在各年龄组男性均高于女性；但女性随年龄增长，心脏重量增加，主要是心肌细胞体积增大所致，而心肌数目并未增多。男性则无此现象。

（3）心脏构型改变　最明显的改变是左心室增厚，左心室厚度随增龄而进行性增加。室间隔厚度明显增加，室间隔肥厚可能与肥厚型心肌病某些特征相似；若同时合并高血压，则是某些老年人非家族性肥厚型心肌病的原因。

（4）心肌淀粉样变　在 60 岁前少见，之后随增龄而升高。75～79 岁组病理检出率为73%，80～84 岁为 81%，85～89 岁为 89%，90 岁以上为 100%。对顽固性心力衰竭、心律失常的老年患者，应考虑心肌淀粉样变性存在。灶性淀粉样变意义不大，而淀粉样物质广泛沉积则可引起房颤、传导阻滞及心力衰竭。

（5）心脏瓣膜退行性改变　心脏瓣膜随年龄增厚而变硬。主要见于主动脉瓣和二尖瓣，这与常年承受较高压力有关。三尖瓣和肺动脉瓣较少受累。50 岁以后，主动脉根部右移和扩张，左心房肥大，二尖瓣及主动脉瓣尖附着部位有隆起、增厚及钙化，影响瓣膜关闭，常导致收缩期杂音。而肺动脉瓣及三尖瓣少见，可能由于右心瓣膜的机械运动小于左侧的缘故。

（6）心脏传导系统退行性变　随增龄，心肌之间的胶原和弹性纤维增生，房室结脂肪浸润和纤维组织增生，希氏束中浦肯野细胞减少，代之以结缔组织（左束支多见），窦房结起搏细胞数目也随增龄而减少，导致老年人易发生房室传导阻滞、左束支传导阻滞及其分支阻滞、病态窦房结综合征等。

2. 心脏老化的功能改变

心脏通过有节律的收缩与舒张，"泵"出血液以供应机体组织代谢的需要。常用的反映心脏泵功能的指标有：心输出量（cardiac output，CO）、射血分数（ejection fraction，EF）等。随着心肌间质的老化，心肌僵硬度进一步升高，收缩与舒张应力相应升高，应变能力滞后，首先表现为舒张功能下降、心室充盈最大速率下降和左心室充盈压升高，这些变化常发生在CO 和 EF 下降之前。老年人常有舒张晚期充盈压增加（主要是由于扩张的左心房增加对左心室的充盈所致），可部分代偿舒张早期的充盈不足；然而这种增加心室充盈的效应又是导致老年人在运动中发生呼吸困难的主要原因之一。当细胞间质胶原量超过 20% 时，心肌细胞被胶原分隔，心肌收缩的合胞体传递效应发生障碍，收缩功能进一步下降，出现 CO 和 EF 明显下降。

（1）心输出量（CO）　随年龄增大而逐渐下降。在最大负荷下，70～80 岁老年人的 CO仅为 20～30 岁青年人的 40%，但静坐位 CO 两者无明显差别。CO 是在自主神经与体液因素共同调控下由心率、心肌收缩力、前负荷、后负荷及冠脉供血等多种因素相互作用共同决定的。由于老年人运动时心率升高的幅度较每搏输出量为小，所以要维持 CO 的相对稳定，主要靠增加每搏输出量来实现；而每搏输出量的增加主要靠延长舒张期、增加舒张末期容积（前负荷）来完成。老龄心脏舒张期延长本身也是心脏功能适应性反应的基础。

（2）心肌收缩力　老年心肌维持 Ca^{2+} 稳态的功能较年轻者明显减弱，肌质网（SR） Ca^{2+} 摄取和释放功能降低，细胞内 Ca^{2+} 超载，心肌收缩功能随年龄增加而明显下降。老年心脏收缩期 Ca^{2+} 释放到胞质中的速度较慢，因而出现收缩期延长，收缩力减弱，心肌最大收缩速度降低。进入老年期以后，其心肌收缩力每年约下降 0.9%，心室收缩时室内压力上升的速度变慢，等容收缩期延长。这种渐进性的收缩力下降，降低了心脏功能储备，70 岁心脏功能的储备仅相当于 40 岁时的 50%。

（3）交感神经调节功能　健康老年人中可见到最大心率的降低、左心室舒张末期和收缩末期容积的增加。而 EF 和左心室收缩功能的下降都与增龄所致的交感调节下降有关。因此在应激期间，老年人心脏面临着增加的射血阻抗和增大的静脉回流量，其作出的反应是通过左心室舒张期的扩张增加做功能力，以满足外周组织对血流增加的需要。

二、血管系统老化

1. 血管僵硬度增加

目前评价血管硬度的较好指标是脉搏波速度（pulse wave velocity，PWV）。PWV 随增龄明显增加，反映了三个潜在的风险：收缩压上升、脉压增大、血管壁弹性减退。老年人血压随年龄增加而上升。老年人血管弹性降低、动脉粥样硬化斑块增加，使管壁变硬、管腔变窄、血流速度减慢、外周阻力增大，故动脉收缩压可明显升高而舒张压则较低，脉压增大。对老年人而言，脉压和收缩压已经取代了舒张压，成为预测心血管事件的最重要的指标。动脉弹性减退是多种心血管危险因素对血管壁早期损害的综合反映，血管硬度的增加可独立于动脉粥样硬化而存在。动脉老化可直接导致单纯收缩性高血压、舒张性心力衰竭、老年人痴呆和肾衰竭的微血管病变。虽然动脉硬化作用已明确成为"心血管事件链"的组成部分，但当今医学过分强调动脉粥样硬化血栓形成，而忽略了动脉老化的重要意义。

老化改变最先影响顺应性，主要累及大动脉中层的弹力层。增龄通过增加管壁中层胶原纤维含量导致血管硬化，动脉压力升高时血管壁剪切应力升高可对内皮造成机械损伤，衰老的动脉壁内皮细胞通透性增强，血浆大分子物质进入内膜增多，而通过中层的流出受阻导致其在内膜下积聚、细胞内氧化产物积聚。内皮功能失调是导致血管壁结构和功能改变的重要原因，甚至早于动脉粥样硬化的形成。随增龄，弹性动脉将发生两种物理变化：扩张和僵硬。在主动脉近端及其主要分支（头臂干、颈动脉和锁骨下动脉）最明显。80 岁老年人主动脉容积较年轻人增加 4 倍。管壁增厚以内膜增厚最为明显，中膜也有轻度增厚。与动脉粥样硬化病变不同，动脉粥样硬化是以内膜病变为主，通常伴有脂质和钙盐沉着，呈局灶性和阶段性进展，管腔变窄。动脉老化的主要特征是主动脉近端的结构破坏、僵硬和扩张。由于主动脉和弹性动脉僵硬，不能缓冲心脏产生的血流搏动，势必使其扩展至微血管床，且优先进入血管舒张及高血流灌注器官——脑和肾。因此薄弱血管的压力和血流波动加剧可以解释微出血和栓塞。

老年人外周血管阻力明显高于非老年人。主要有以下两方面原因。

（1）器质性原因　随增龄，小动脉粥样硬化的程度加重、管腔缩小甚至闭塞，导致血管阻力升高。

（2）功能性原因　在衰老过程中，微血管平滑肌 β 受体的反应性降低，而 α 受体的反应性却无明显变化，导致血管收缩占优势，外周血管阻力升高。

与动脉相比，静脉具有以下特点：数量多，管壁薄，弹性小，管腔大，容血量多，吻合支丰富。全身除内脏、脑及头颈部的静脉无瓣膜外，其余各部的静脉都具有防止血液逆流的静脉瓣。四肢静脉的静脉瓣较多，尤以下肢最发达。静脉增龄性变化有管壁胶原纤维增生、弹性降低、管腔扩大、内膜增厚、静脉瓣萎缩或增厚，因而老年人容易发生静脉曲张。另外，老年人血液流回心脏的动力减弱，静脉血管床扩大，血液易于淤滞，尤其在活动减少或长期卧床时易发生深静脉血栓形成。

2. 血流量和细胞外容量

老年人心排血量下降（从 30 岁到 80 岁平均减少 30%）和血管阻力增大，导致器官血流量减少，尤以肾脏血管阻力增大和肾血流量减少最为明显。老年人冠状动脉血流量减少，仅为年轻人的 65%，故易发生心肌缺血。多数老年人血浆肾素和血管紧张素 II 水平低下，且对食物中的钠很敏感，导致细胞外容量增加。由于老年人动脉扩张度和容积降低，容积压力曲线左移，轻度的容量增加就可使血压尤其收缩压明显升高。

3. 血液成分

60 岁以上的老年人造血活性降低 50%，这可能与骨髓体积减小，一些造血组织被脂肪和结缔组织取代有关。衰老对红细胞生成的影响较对白细胞生成显著，因此，老年人红细胞、血红蛋白、血细胞比容有一定降低，中性粒细胞也有一定减少，功能降低，对感染的易感性增加。此外，红细胞的可塑性降低，对渗透压的抵抗力降低。血小板聚集增强、溶解纤维蛋白活性降低，血液凝固性增强。

4. 颈动脉窦和主动脉弓压力感受性反射

颈动脉窦和主动脉弓压力感受器敏感性下降，反射性调节血压功能降低，对抗重力效应的正常代偿机制减弱，突然由仰卧位变为坐或立位时，极易发生直立性低血压。当合并高血压、心绞痛时，心血管功能更差。

第三节　心脏老化的机制

心脏老化的机制主要涉及心肌的重构、神经体液因素、细胞与分子机制三个方面。由于老年人心肌细胞的数量减少和主动脉阻抗的增加，常出现代偿性心脏肥大和扩张，这与细胞凋亡、心肌胶原纤维的移行及老龄血管一氧化氮合成减少等因素有关。除心肌细胞自身的原因外，心脏内还有一个多层次、多方位的三维胶原网架。胶原连接心肌细胞，对心肌细胞起支持、固定、保护等作用。心肌胶原的状态受神经体液因素的影响，醛固酮、血管紧张素Ⅱ、去甲肾上腺素等刺激胶原的合成和分泌。心脏压力负荷增加在引起心肌肥大的同时，也刺激心脏胶原合成与分泌增多，细胞间质胶原过度增生，当由正常的 2%～3% 增至 8%～12% 时，心肌僵硬度明显升高，出现舒张功能下降。当胶原量超过 20% 时，心肌细胞被胶原包裹与分隔，导致心肌收缩与舒张功能均下降。心脏的神经体液调节在老年人中特别重要。老龄心脏对压力刺激所产生的心率反应减弱（心动过缓或过速），心血管调节有关的自主神经元数目减少。受体介导了心脏的交感兴奋、肾素释放及交感 - 肾上腺系统的扩血管效应。受体数量及其与配基亲和力并未发生增龄变化，而其功能下调可能是受体细胞内信号转导的异常所致。

细胞衰老是一种与机体衰老相关的不可逆的细胞周期停滞状态。心脏中不同细胞类型的衰老可以诱发诸如动脉粥样硬化、心肌梗死和心脏纤维化等心血管疾病的发生。尽管与年龄相关的端粒缩短是复制性衰老的主要诱因，但氧化应激、代谢功能紊乱和表观遗传的改变等因素也可以促使机体进入衰老状态。因此，有必要了解心脏细胞的衰老导致心血管疾病的原因以及引发细胞衰老的分子机制，以便开发应对心血管疾病的新的治疗手段。以下着重介绍心脏老化的细胞与分子机制。

一、细胞衰老的特征

细胞衰老是一种依赖于细胞类型和环境的异质性表型，定义为增殖能力的不可逆丧失。衰老可进一步分为几种亚型，包括复制性衰老、致癌基因诱导的衰老和应激诱导的过早衰老。衰老不同于静息状态，静息状态是一种对营养信号变化的适应性反应，属于可逆的细胞周期阻滞，而细胞衰老的显著特征是细胞周期的不可逆状态，停滞在 G1/S 期或 G2 期，导致其永久退出具有潜在增殖能力的细胞库。鉴于其异质性表型，衰老细胞的鉴定具有挑战性。心脏和其他部位的衰老细胞有几个表征衰老的关键特征。衰老细胞会上调 p53/p21、p16/ 视网膜母细胞瘤蛋白（retinoblastoma protein，Rb）通路和与 DNA 损伤反应（DNA damage response，DDR）激活相关的标志物 p38 丝裂原活化蛋白激酶（MAPK），磷酸化组蛋白 2AX。一些细胞显示与衰老相关的异染色质灶，因此增殖相关基因因不同的异染色质改变而被沉默。衰老细胞会表现出衰老相关分泌表型（senescence related secretory phenotype，SASP），其中可溶性信号因子、蛋白酶和不可溶性蛋白 / 细胞外基质成分被分泌到周围细胞环境。SASP 在维持衰老状态的同时也通过旁分泌效应影响周围细胞环境。衰老相关 β- 半乳糖苷酶（SA-β-Gal）活性通常在衰老过程中增加，但在静息态细胞中也可以增加。未来的工作仍需确定细胞衰老的直接标志物。驱动细胞衰老的机制包括 DNA 损伤反应 / 端粒缩短、哺乳动物雷帕霉素靶蛋白（mammalian target of rapamycin，mTOR）激活、代谢功能障碍、昼夜节律失调、SASP、肿瘤抑制途径和表观遗传的变化。

二、端粒和 DNA 损伤反应

端粒是串联重复序列，它覆盖了染色体末端，以保护染色体免受降解和防止两条染色体末端融合在一起。Shelterin 环状复合物识别端粒结构，以防止 DDR 机制识别和处理端粒 DNA。端粒随着细胞周期的重复而缩短，当达到一个临界的端粒长度时，Shelterin 蛋白不再被招募来保护 DNA 环，从而激活 DDR 系统并启动细胞周期抑制。特别是在非心肌细胞中，端粒缩短随着衰老自然发生，进而引发细胞的复制性衰老。

三、调节衰老的肿瘤抑制蛋白

肿瘤抑制因子通过激活 p53/p21 和 / 或 p16/Rb 通路诱导细胞衰老发生，从而导致细胞周期阻滞。p53 是一种转录因子，调节与代谢、自噬、DDR、细胞周期和凋亡相关基因的表达。p53 的活性受到多种翻译后修饰的影响，包括泛素化、磷酸化和乙酰化。p53 正向调控 p21，而 p21 是周期蛋白依赖性激酶（cyclin-dependent kinase，CDK）抑制剂中的一员，也是 p53 在 G1/S 或 G2/M 期介导细胞周期阻滞所必需的。p21 通过与半胱天冬酶结合抑制细胞凋亡，促进衰老状态。p16/Rb 通路受到 p16 的抑制活性调控，p16 结合 CDK4/CDK6 从而防止 Rb 磷酸化，导致细胞周期阻滞在 G1/S 期。p16/Rb 通路也通过有丝分裂信号级联参与了 ROS 诱导，激活蛋白激酶 C delta，从而创建一个正反馈循环维持衰老。

四、雷帕霉素的机制靶点

mTOR 是一种丝氨酸 / 苏氨酸激酶，它响应各种环境和细胞内的信号来调节生长和代谢。mTOR 可通过增殖调节因子磷酸肌醇 3- 激酶（PI3K）/ 蛋白激酶 B（AKT）的激活和致癌过程中 p53 的正向调节来诱发衰老。mTOR 控制着衰老和静息状态之间的抉择，随着 p53 和 mTOR 激活，细胞发生衰老；随着 p53 激活和 mTOR 抑制，细胞则变成静息状态。

五、线粒体动力学和功能障碍

由于线粒体裂变和融合蛋白之间的平衡被破坏，衰老细胞的线粒体过度延长。线粒体裂变蛋白 FIS130 或动力相关蛋白 1（DRP1）水平的相对降低或线粒体融合蛋白、线粒体融合素 1 和 2（MFN1/2）或 OPA1 水平的升高能够促进过度延长线粒体的衰老表型。线粒体融合是维持正常线粒体和心脏功能所必需的，而裂变则有助于通过线粒体吞噬去除功能失调、去极化的线粒体。在衰老过程中，裂变和融合过程的失衡可导致功能失调的线粒体和氧化蛋白的积累，这可能加剧衰老表型。线粒体功能失调与 ROS 增加有关，可导致包括巯基氧化、脂质过氧化和线粒体 DNA 突变在内的氧化损伤增加。线粒体动力学异常导致的代谢紊乱是引发心肌细胞衰老的重要因素。

六、表观遗传调控

表观遗传变化包括 DNA 甲基化、组蛋白乙酰化、染色质重塑和非编码 RNA。与增殖细胞相比，衰老细胞保留了非常不同的甲基化特征，比如 DNA 甲基转移酶 1 调控导致晚期复制基因区域的低甲基化和特定启动子近端区域的高甲基化。这些效应被假定为可导致细胞周期抑制和随后的增殖阻滞/细胞周期退出。组蛋白修饰在物理上改变染色质结构，同时招募各种含有组蛋白结合结构域的接头蛋白/效应蛋白对染色质进一步重构。Sirtuins（SIRT）是一个烟酰胺腺嘌呤二核苷酸（NAD$^+$）依赖的组蛋白去乙酰化酶家族，可以防止多种细胞类型产生衰老表型。在心肌细胞中，SIRT1 可以通过组蛋白的去乙酰化抑制心肌细胞中 SASP 的转录，而在内皮细胞中，SIRT1 通过调节内皮一氧化氮合酶维持内皮细胞功能以减少氧化损伤。非编码 RNA（miRNA，lncRNA）可以调节衰老和心血管疾病的进展。例如，当 miRNA-22 在衰老心脏中上调时，就会促进心脏成纤维细胞的衰老和迁移。此外，miRNA-29 通过转化生长因子（TGF-β）/SMAD 信号通路负调控 H4K20Me3，在心脏衰老过程中维持衰老状态。lncRNA 在心脏再生和发育中发挥重要作用，主要通过三种机制：与核糖核蛋白结合，结合和抑制 miRNA（生成 lncRNA-miRNA- 靶点轴）以及与 DNA 片段结合形成核结构域。例如，在衰老心脏中过表达 lncRNA H19 可以通过抑制 miR-19a 激活 p53/p21 衰老驱动通路，促进心肌细胞衰老。此外，lncRNA SNHG12 通过与 DNA 依赖蛋白激酶结合，作为 DDR 的调节剂调节其活性。敲除 lncRNA SNHG12 可导致 DNA 损伤修复受损和血管衰老，从而加快动脉粥样硬化。因此，lncRNA 可能是衰老相关心血管疾病的潜在治疗靶点。

七、衰老相关分泌表型

SASP 包含三大类分泌因子：可溶性信号转导因子，蛋白酶，不溶性蛋白质/ECM 组分。

SASP 可溶性信号转导家族中的主要细胞因子包括白细胞介素 -6（IL-6）和 IL-1 蛋白。DDR 独立于 p53 调控之外，可以直接调控 IL-6，影响表达 IL-6R 细胞表面受体的邻近细胞。IL-1 蛋白在衰老过程中同样上调，作为 SASP 表达的主要前馈机制，促进核因子 kappa B（NF-κB）介导的炎症级联反应的转录激活。SASP 蛋白酶包括基质金属蛋白酶（MMPs）和丝氨酸蛋白酶。SASP 促进不同类型心脏细胞衰老的一大机制在于将衰老信号由非心肌细胞传递给心肌细胞。

八、衰老的昼夜节律调节

昼夜节律可能在细胞衰老方面发挥作用，因为昼夜节律的失衡会缩短小鼠寿命并诱导免疫细胞衰老。在心脏中，昼夜节律相关基因 *Per2* 的突变可以通过 AKT 通路引起血管衰老。生物钟功能的失调可能在心血管疾病进程和心脏衰老方面产生不利影响，同时，血管平滑肌细胞（VSMC）的衰老会阻断昼夜节律信号的传递。

（董莉妮　王　琼　张湘瑜）

参考文献

[1] 第七次全国人口普查公报 . 国家统计局 . 2021.

[2] 国家心血管病中心 . 中国心血管健康与疾病报告 2021. 北京 : 科学出版社 , 2022.

[3] 国家卫生健康委员会 . 2022 中国卫生健康统计年鉴 . 北京 : 中国协和医科大学出版社 , 2022.

[4] Hao G, Wang X, Chen Z, et al. Prevalence of heart failure and left ventricular dysfunction in China: the China Hypertension Survey, 2012–2015.Eur J Heart Fail, 2019, 21(11): 1329–1337.

[5] 裴志勇 , 赵玉生 , 李佳月 , 等 . 慢性心力衰竭住院患者病因学及近期预后的 15 年变迁 . 中华心血管病杂志 , 2011, 39 (5): 434–439.

[6] Fagotto V, Cavarape A, Boccanelli A. Heart failure in the elderly: Ageriatric syndrome . Monaldi Archi Chest Dis , 2019, 89 (1031): 67–68.

[7] VanDeursen V M , Urso R, Laroche C, et al.Comorbidities in patients with heart failure: an analysis of the European Heart Failure PilotSurvey. Eur J He J Heart Fail, 2014, 16(1): 103–111.

[8] Marinus N, Vigorito C, Giallauria F, et al. Frailty is highly prevalent in specific cardiovascular diseases and females, but significantly worsens prognosis in all affected patients: A systematic review. Ageing Res Rev, 2021, 66: 101–233.

[9] Damluji A A, Chung S E, Xue Q L, et al. Frailty and cardiovascular outcomes in the National Health and Aging Trends Study. Eur Heart J, 2021, 42(37): 3856–3865.

[10] Orkaby A R. Moving beyond chronological age: frailty as an important risk factor for cardiovascular disease. Eur Heart J, 2021, 42(37): 3866–3868.

[11] 张丽 . 老年心血管系统结构和功能变化 . 中华临床医师杂志 (电子版), 2013, 7(2): 460–464.

[12] Chen M S, Lee R T, Garbern J C. Senescence mechanisms and targets in the heart. Cardiovasc Res, 2022, 118(5): 1173–1187.

第二章
老年冠心病

第一节　概述

冠状动脉粥样硬化性心脏病（coronary atherosclerotic heart disease）是指在冠状动脉粥样硬化病理改变的基础上，伴或不伴冠状动脉功能异常（如痉挛），导致心肌缺血、缺氧或坏死而引起的心脏病，亦称为冠状动脉疾病（coronary atery disease，CAD）或缺血性心脏病（ischemic heart disease），简称冠心病。

老年人是包括冠心病在内各种慢性病的高危人群，慢性病死亡总数的约 3/4 发生在 60 岁以上人群，70 岁以上患者则超过了半数。美国入院接受治疗的急性心肌梗死（acute myocardial infarction，AMI）患者中 60% 的人年龄在 65 岁以上。与年轻人相比，老年冠心病患者由于衰老引起的机体生理和心理改变，在临床表现和治疗等方面都有其自身的特点。

（1）临床表现不典型者多，即"消音器现象"，医生如果缺乏对症状的正确判断就容易延误诊治。

（2）某些心血管药物在老年患者中的药代动力学和药效动力学与年轻人迥异。

（3）某些安全、有效和价格低廉的诊断及治疗手段并未被充分利用，而另一些积极的诊断和干预措施在老年患者（尤其是高龄老人）中的有效性和安全性研究尚不充分，如溶栓（thrombolysis）、经皮冠状动脉介入（percutaneous coronary intervention，PCI）或冠状动脉旁路移植术（coronary artery bypass grafting，CABG）等。

老年冠心病的临床分型与非老年相同，近年趋向于根据发病特点和治疗原则不同分为两大类：①慢性冠脉疾病，包括稳定型心绞痛、缺血性心肌病和隐匿性冠心病等；②急性冠脉综合征（acute coronary syndrome，ACS），包括不稳定型心绞痛（unstable angina，UA）、非 ST 段抬高型心肌梗死（non-ST segment elevation myocardial infarction，NSTEMI）和 ST 段抬高型心肌梗死（ST-segment elevation myocardial infarction，STEMI）。

1. 稳定型心绞痛

据统计，65 岁以上的老年人中，10% 患有稳定型心绞痛。老年患者心绞痛的症状一部分为劳力性，一部分为非劳力性。因老年患者体力活动受限，这些患者的症状也可发生在休息或情绪激动时。与年轻患者相比，老年患者多为不典型心绞痛，表现为疼痛部位及症状不典型，老年患者疼痛部位不典型，发生率为 35.4%。老年人由于痛觉减退，其心绞痛程度常比中青年人轻。部分老年人记忆力减退也可使患者不易回忆起心绞痛的症状。另外稳定型心绞痛患者非疼痛症状多，多为呼吸困难、胸闷、全身软弱、乏力、肩背部疼痛、上腹不适、呃逆、咽喉部紧缩感、左上肢酸胀、出汗等。还有一部分患者为无症状性心肌缺血，即心电图有心肌缺血的证据而患者无症状。据报道在 65 岁以上的老年患者中无症状性心肌缺血约占 50%，无症状性心肌缺血在合并糖尿病的老年患者中尤为多见。

2. 不稳定型心绞痛

老年患者不稳定型心绞痛的症状与稳定型心绞痛的症状类似，不典型症状及无症状性心肌缺血多见，但不稳定型心绞痛症状发作程度较重，发作次数频繁，或者曾经为劳力性心绞痛，而目前出现静息型心绞痛，或者其他不典型表现加重。

3. 非 ST 段抬高型心肌梗死

非 ST 段抬高型心肌梗死是老年人中最常见的心肌梗死，在 85 岁以上心肌梗死患者中占 55%。非 ST 段抬高型心肌梗死在老年患者中的高比例是由于原有的心肌梗死、多支血管病变、高血压和心室肥大的高患病率导致的，这些疾病都增加了心内膜下心肌缺血的发生率。随着年龄的增长，急性冠脉综合征的女性患者逐渐增加，65 岁以下的女性发病率为 30%，85 岁以上的女性患者发病率是 62%。另外，以往的危险因素（如高血压、糖尿病、吸烟、高脂血症）在老年患者中较年轻患者有所减少，反之，老年患者的充血性心力衰竭、脑卒中、肾衰竭的发病率普遍增加。

急性心肌梗死时，老年患者出现的症状与年轻患者不同。在超过 75 岁的老年患者中，患者主诉并不一定是疼痛，他们的主诉常为明显的呼吸困难、晕厥、急性意识障碍和含糊不清的症状。急性冠脉综合征易出现在其他急性疾病或原有疾病（例如肺炎、慢性阻塞性肺疾病、髋骨骨折）恶化的情况下，这些"继发的"冠脉事件的发生，是因为在潜在的动脉粥样硬化性疾病基础上，上述疾病增加了患者的心肌需氧量及血流动力学压力。急性冠脉综合征的老年患者入院常较晚，可能与胸痛症状不明显、认知受损、伴随的疾病有关。老年患者因心肌梗死入院死亡率较高，心力衰竭发生率和其他并发症出现率也较高。

4. ST 段抬高型心肌梗死

对于 ST 段抬高型心肌梗死的老年患者，其症状往往不典型或无症状，临床上常以下述形式出现：无痛性心肌梗死型、心功能不全型、胃肠型、脑循环障碍型和异位疼痛型。其中异位疼痛型，一部分表现为胸痛，还有一部分以双耳突聋、脐周疼痛、脚底疼痛、睁不开眼睛、左腿酸麻胀痛、胸口被胶带缠绕感、牙痛、头晕、肩胛骨疼、左上肢无力、突然变懒乏力及头痛为首发症状。

第二节　冠心病的危险因素及人群预防

一、主要危险因素

流行病学研究表明，冠心病是一种受多种因素影响的疾病，据文献报告，影响因素多达

246 种。对于老年人人群，总体危险评估则取决于多种患病因素的总和及严重程度，且必须考虑到伴有亚临床症状的心血管疾病和终末器官的损害。有证据表明，识别和控制这些危险因素可有效地预防冠心病的发生。

（一）不可改变的危险因素

又称体质性因素，包括年龄、性别和家族史。

1. 年龄

成年男性 60 岁以前，冠心病发病率随着年龄增加而显著增加。女性从 50 岁开始，呈相同趋势。但是，冠状动脉粥样硬化病变常始于生命早期。

2. 性别

在男性，冠心病危险性随年龄的增加而显著增加。绝经前妇女，如无糖尿病、无严重的遗传性高脂血症（如家族性高胆固醇血症），较少发生冠心病。绝经后，冠心病危险显著增加。

3. 家族史

有冠心病家族史者易患冠心病，尤其有早发心血管病家族史（一级亲属发病年龄＜ 50 岁）者更明显。

（二）可以改变、需要医务人员指导的危险因素

包括高血压、血脂异常和糖尿病。

1. 高血压

随着年龄增加，高血压患病率升高。高血压是冠心病的重要易患因素，收缩压和舒张压对冠心病均有影响，收缩压、脉压每升高 10mmHg，心血管事件发生率分别增加 16% 和 23%，而控制血压可使冠心病发病率降低。

2. 血脂异常

血脂是动脉粥样硬化形成的主要因素，是诱发冠心病的重要危险因素。从早年的家兔实验中就初见端倪，兔子如果吃草，就不得冠心病；吃胆固醇，就得冠心病。从一系列重复的动物实验，到流行病学调查，再到临床试验干预，一切证据都表明，胆固醇是导致冠心病的"元凶"。

动脉粥样硬化斑块的形成和发展是动脉粥样硬化性心血管疾病（atherosclerotic cardiovascular disease，ASCVD）的主要病理基础，沉积在动脉粥样斑块上的脂质来源于血浆

中的低密度脂蛋白（LDL），血管壁内和动脉粥样硬化损伤处的所有主要细胞都能氧化 LDL，轻度氧化的 LDL 或微小修饰的 LDL 在引起单核细胞聚集方面具有启动因子的作用。换言之，LDL 进入内皮下，是动脉粥样硬化的始动环节。因此，LDL-C 被称为"坏的胆固醇"。

3. 糖尿病

糖尿病的发病随年龄增加而升高，糖尿病患者发生冠心病的危险性显著增加，目前认为糖尿病是冠心病的等危症。70% 以上的糖尿病患者最终死于其继发血管病变，冠心病是成人糖尿病的重要死亡原因之一，因此认为糖尿病不仅是代谢性疾病，也是重大心血管疾病。大量流行病学证据表明，对于老年患者控制血糖，和年轻患者一样获益。

（三）可以改变、需要自身努力的危险因素

又称生活方式因素，如吸烟、超重与肥胖、体力活动减少、精神因素和过量饮酒等，与冠心病的发病关系密切，改变不健康的生活习惯对预防冠心病来说，效果是显著的。近年来，尤其强调治疗性生活方式改变的重要性。

1. 吸烟

对于老年人，吸烟人数较年轻人明显减少。吸烟对心血管有不良影响，已有前瞻性流行病学的研究、临床病例对照和实验研究证明，吸烟、高血压、高脂血症为冠心病三大危险因素。西方国家的一组观察结果表明，男性中吸烟者的总死亡率、心血管病发病率和死亡率比不吸烟者增加 1.6 倍。Framingham 研究表明，冠心病猝死的发生率男性吸烟者较不吸烟者高 10 倍，女性高 4.5 倍。吸烟在许多工业化国家被认为是致冠心病的独立危险因素。Interheart 研究结果发现，即使是极轻度的吸烟量增加和血脂轻度异常，发生心肌梗死的危险性也会显著提高。吸烟对冠心病的发生和发展，都有不良作用，彻底戒烟，可直接迅速地降低冠心病的危险性。

2. 超重与肥胖症

体重指数 $\geq 25\text{kg/m}^2$ 为超重，不仅是许多 CAD 其他危险因素的原因，其本身也是 CAD 的直接危险因素之一。肥胖是一种疾病，超过标准体重 20% 或体重指数 $> 28\text{kg/m}^2$ 者，即可诊断为肥胖症。肥胖症者可能通过以下机制影响 CAD：①促进高血压、高脂血症和糖尿病而致 CAD 的发病增加；②体力活动减少，当冠状动脉形成斑块后不易形成侧支循环；③伴随着心排血量增加，心肌耗氧量亦增加。

3. 缺少体力活动

缺少体力活动者可因肥胖而易患糖尿病和高血压，使冠心病发病率增加。初步资料提示由于缺少活动者冠脉侧支循环较少，发生心肌梗死时存活的机会也减少，而缺少活动本身不影响

动脉粥样硬化过程。虽然运动可以改善自我感觉，增强信心和适应能力，改善左心室功能，但并不足以显著降低心血管病的发病率和死亡率。运动可给生活带来益处和较好的适应能力，但缺少运动并非唯一证实的特异性因素。应坚持规律性的适量运动，剧烈运动并非有益，已有冠心病的患者应避免剧烈运动和寒冷中运动。

4. 精神因素

精神应激是公认的心血管疾病危险因素，焦虑是心血管疾病患者最常见的精神心理问题，焦虑作为冠心病的独立危险因素，可预测冠心病和心脏死亡的发生。研究发现在普通人群中，患有抑郁的人群发生冠心病的概率是没有患抑郁人群的 1.5～2.0 倍；而在冠心病患者中，合并有抑郁的人群远期发生心血管事件的危险度是未合并抑郁的 2.0～2.5 倍。现已公认，抑郁是冠心病的独立危险因素。

5. 过量饮酒

饮酒与冠心病的关系一直受到人们的关注。Framingham 研究表明，每月饮酒量少于 60 盎司（1 盎司 =28.35g）可使血中高密度脂蛋白胆固醇（HDL-C）增高。国内的一项研究发现，25～64 岁男性，每月饮少量白酒（酒精含量 283.50～850.46g），HDL-C 水平极显著高于非饮酒组，如继续加大酒量时 HDL-C 不再升高，而血清总胆固醇水平反而升高。而《柳叶刀》2018 年刊登的一项研究表明，喝酒不能带来任何健康收益，适量饮酒有益健康的说法是错误。相反，饮酒是全世界范围内导致中青年男性（15～49 岁）死亡的头号凶手。

二、新的危险因素

1. 促凝因素

一些研究显示高浓度纤维蛋白原、凝血因子Ⅶ和纤溶因子 PAI-1 与 CAD 的发病率和死亡率增加有关。

2. 炎症标志物

动脉粥样硬化有炎性过程的许多特点。CAD 患者，几种急性反应物如纤维蛋白原、C 反应蛋白（CRP）和 HDL-C 血浆水平有明显改变。前瞻性的研究显示，CRP 水平增加与冠脉事件相关联，是一种独立的危险因素。2019 年 ACC/AHA 一级预防指南将慢性炎症和高敏 C 反应蛋白≥ 2mg/L，视为 ASCVD 风险的增强因素。

3. 病原体感染

病原体作为粥样硬化进程及血栓前状态的一般刺激物，通过对循环细胞因子、促凝因素

（如纤维蛋白原、t-PA、PAI-1、血小板等）起作用，刺激平滑肌细胞增殖、炎症细胞聚集，导致斑块生长、持续性感染及血栓前状态，引起冠脉阻塞，引发临床冠脉事件。

4. 同型半胱氨酸（HCY）

HCY 是一种含硫氨基酸，是甲硫氨酸和半胱氨酸代谢的中间产物。前瞻性研究和病例对照研究均显示即使 HCY 水平中度升高也可增加冠状动脉、脑动脉和外周动脉的粥样硬化的形成和心血管疾病的死亡风险。高同型半胱氨酸血症长期存在，可增加心脑血管疾病的发病风险。

5. 高尿酸血症

大量流行病学和临床研究结果证实，血尿酸升高与心血管疾病相关联，并证实血尿酸是冠心病死亡的独立预测因子。高尿酸血症，现已成为心血管疾病发病的一个相对独立的危险因素。

三、冠心病的人群预防

2022 年 11 月 16 日，美国预防心脏病学会发表声明，指出预防心脏病包括零级预防、一级预防和二级预防。

1. 零级预防

所谓零级预防，是指预防心血管病的危险因素，不仅关注心血管病风险的决定因素，也关注健康的环境和社会决定因素。为此，美国心脏协会提出了生命八要素，即吸烟、体重指数、体力活动、饮食、血脂、血压、血糖和睡眠。见表 2-1。

理想心血管健康指标越多的居民，发生动脉粥样硬化性心血管疾病、房颤、心衰和认知障碍、抑郁症和癌症的风险也越低。

在第一次世界大战、朝鲜战争、越南战争中死亡的年轻男性中，通过尸检可见冠脉粥样斑块。Bogalusa 心脏研究发现，半数 2～15 岁儿童青少年冠脉有脂质条纹。鉴于这些发现，心血管病的预防应从生命早期开始。一旦发生超重和肥胖、糖尿病，或有久坐行为和不健康饮食等，个人很难扭转根深蒂固的不良习惯和行为。而且随着时间推移，若危险因素控制不佳，亚临床动脉粥样硬化进展，进而会发生心肌梗死或卒中。许多危险因素还会导致心衰、房颤、睡眠呼吸暂停和非酒精性脂肪肝。

如果及早发现并治疗这些危险因素，心血管疾病在很大程度上是可以预防的。危险因素和心血管病在整个生命过程中都是连续的，减少对风险因素的累积暴露，是长寿和健康的最有效途径。

表2-1　心血管健康指标及定义

指标	定义
吸烟	从不吸烟
体重指数	<25kg/m²
体力活动	每周150min中等或高强度的活动
饮食	DASH饮食，地中海饮食模式
血脂	低密度脂蛋白胆固醇<2.6mmol/L
血压	<120/80mmHg
血糖	<5.6mmol/L（或HbA1c<5.7%），无糖尿病史
睡眠	每晚睡7～9h

《中国心血管健康与疾病报告2020》指出，中国心血管病防治要坚持"大卫生、大健康"理念，从仅关注危险因素本身到关注危险因素形成和流行的环境，更加关注环境因素和生活方式对危险因素形成的作用。

强调"在生命早期强调心血管健康，采取以预防高血压、血脂异常、糖尿病、肥胖和吸烟等零级预防为主的策略"，把健康融入所有政策，形成有利于健康生活方式的社会环境，促进以治病为中心向以健康为中心转变。

2. 一级预防

冠心病的一级预防，是指对尚未发生冠心病的人群进行预防，防止其发病，实际上是防止动脉粥样硬化的发生与发展。预防工作应从儿童时期开始。改善生活方式，是预防心血管疾病的基础。

强调食物多样性、均衡性和组合。有益心脏健康的饮食包括全谷物、水果、蔬菜、豆类、坚果、鱼和海鲜。应尽量减少精制碳水化合物、加工肉类和含糖饮料。反式脂肪和饱和脂肪应该用单不饱和脂肪和多不饱和脂肪代替，同时还鼓励减少钠和胆固醇的摄入以降低心血管病风险。

规律的体力活动已被证明可以改善一系列心血管和代谢危险因素，并降低多种癌症及心血管病风险和全因死亡率风险。现有证据表明，不需要强调至少10min的活动，应该更多地关注任何持续时间的累积运动。每天的步数是一种简单、可行的身体活动测量方法。利用移动健康和可穿戴设备，有助于提高药物依从性，加强全人群筛查和监测。

几项观察性研究显示，冠脉钙化积分≥100分的患者使用阿司匹林进行一级预防有净获益。某些脂蛋白（a）升高患者也可能从阿司匹林一级预防中获益。COMPASS试验显示，在慢性冠脉病变或外周动脉疾病患者中，与单独使用阿司匹林相比，低剂量利伐沙班联合阿司匹林，可显著降低24%的心血管事件风险。当慢性炎症和高敏C反应蛋白≥2mg/L时，开始或强化他汀治疗作为ASCVD的一级预防。预防CAD的发生，还必须控制三高，即高血压、高血脂和高血糖。

3. 二级预防

已确诊心血管病，是事件复发和死亡的最强预测因素，5 年内心肌梗死、卒中、心衰或心血管死亡复发率高达 20%～30%。与正常人相比，意味着风险增加 4～5 倍。冠心病的二级预防，是指对已患 CAD 者控制其发展，并使其更好地康复。对于已患有冠心病者，不仅要防治冠心病的危险因素，且要避免 CAD 的诱发因素，如饱餐、大量饮酒、过累、精神紧张、情绪激动、突然的寒冷刺激等。CAD 的诊断确立后，患者需终身服药。提倡选用抗血小板制剂、调脂药、硝酸盐制剂、β 受体阻滞剂、钙通道阻滞剂、血管紧张素转换酶抑制剂三联或四联联合用药，不仅能改善冠脉循环和心脏功能，减轻症状，同时能延缓病情进一步发展。

心脏康复，是二级预防的重要组成部分，是目前心脏病慢性期治疗的一种重要手段。通过多方面的干预措施，可改善患者社会、心理和身体功能，稳定、减缓或逆转动脉粥样硬化；并有助于人们发挥心脏的潜能，使减弱的心脏功能得以恢复，调整失衡状态的神经系统，从而提高患者的生活质量，延长患者寿命。

心脏康复的适应证包括：过去 12 个月内的心肌梗死、冠脉搭桥手术、稳定型心绞痛、心脏瓣膜修复或置换、冠脉支架术后、心脏或心肺移植、慢性心衰，以及外周动脉疾病。随机临床试验表明，随机接受心脏康复的患者发生致死性或非致死性心肌梗死的风险降低了 28%，心血管病死亡率降低了 23%。

心脏康复的内容包括规律用药、运动疗法、心理疗法、饮食疗法、行为疗法等，将其概括为"五大处方"。

（1）处方 1：药物　美国心血管和肺康复协会和美国心脏协会在最新心脏康复和二级预防指南中均强调，患者服用正确的药物在降低不良心血管事件的发生方面起着实在的作用，患者对药物的依从性好是获得持续益处的必不可少的一部分。所以，患者要严格按照心脏科医生的处方按时吃药。

（2）处方 2：运动　最初，在药物治疗、支架置入或手术治疗的同时，做些简单活动，如从床上坐起、基本的自我照顾，之后慢慢发展到步行、有限度地爬楼梯等；在病情允许时进行运动测评；出院后，根据心内科或者康复科医生的意见，逐步恢复运动，最大可能地保存心肌功能。

（3）处方 3：戒烟　吸烟是心脑血管疾病的重要危险因素，心脏病患者戒烟是非常必要的。大部分患者通过意志行为（就是自我控制的行为）可以成功戒烟，有一部分尼古丁依赖或者心理依赖比较重的患者，单纯依靠意志力不能成功戒烟，需要寻求医生和药物的帮助。另外，被动吸二手烟同样会带来心血管风险，需要做好自我保护。

（4）处方 4：营养　心肌梗死患者以清淡、均衡、适度为饮食原则，每餐只吃八分饱，同时减少食盐的摄入，宜多吃新鲜果蔬，保证摄入足够的维生素和微量元素，保持排便通畅，避免因用力排便而诱发脑出血、心绞痛等心脑血管事件。

（5）处方5：心理　心血管病患者，尤其是心肌梗死患者，或多或少会有些心理方面的问题，比如焦虑、对健康的过度担忧等。因此，对于心肌梗死等心血管病患者进行心理方面的干预非常重要。这是近年来提倡"双心医学"模式的理由。双心医学强调在临床治疗中关注患者躯体疾病的同时，关注患者的精神心理状态，改善患者的心血管疾病预后，实现患者躯体和心理的完全康复。精神应激是公认的心血管疾病危险因素，也是导致患者生活质量下降的重要原因，帮助患者提高有效应对精神应激的能力对心血管健康极其重要，是完整心脏康复治疗的一部分。

第三节　冠心病的辅助检查、诊断及危险分层

一、辅助检查

1. 心电图

近一半的稳定型心绞痛患者心电图（ECG）正常，最常见的心电图异常表现是非特异性ST-T 改变伴有或不伴有陈旧的 Q 波心肌梗死。不稳定型心绞痛患者心电图常表现为暂时性 ST段改变（压低或抬高）及（或）T 波倒置。急性心肌梗死的心电图特征为：坏死型 Q 波形成、损伤型 ST 段移位（抬高或降低）、缺血型 T 波改变（高尖或深倒）。老年冠心病患者心电图表现不典型，心肌梗死时心电图通常表现为传导障碍。5%～10% 的急性心肌梗死的患者都存在右束支或者左束支传导阻滞。24h 心电图（holter）检查如有特征性的 ST-T 变化则对诊断有参考价值，尤其对于无症状性心肌缺血。

2. 心肌标志物

目前临床最常用的心肌标志物包括肌酸激酶（CK）及其同工酶 MB（CK-MB）、肌红蛋白、肌钙蛋白 T 或 I（cTnT 或 cTnI）、乳酸脱氢酶（LDH）等。由于老年心肌梗死患者的症状及心电图不典型，因此对心肌损伤标志物的检查尤为重要。

3. 运动心电图检查

运动心电图检查是简便且经济的辅助检查。部分老年患者运动功能下降，导致心率达不到预期值的 85%，一定程度上限制了运动心电图检查的应用价值。老年患者静息心电图中的ST-T 异常降低了运动试验心电图异常的特异性；但是运动试验的持续时间比 ST 段下移更为重要。平板运动试验可提供部分达到运动量的患者的预后信息，也能够提供有关心功能及运动耐受性的信息。ACC/AHA 关于运动试验指南评估显示 75 岁以上老年人较年轻人敏感性轻度升

高（84%），特异性略低（70%）。

4. 超声心动图

可检出缺血或梗死区室壁节段性运动减弱、消失、矛盾运动，甚至膨出，还可评价心室的收缩功能。对不能运动的老年患者，盐酸多巴酚丁胺可与超声心动图结合，以评估静息时及增加心肌需氧量后的心肌功能。

5. 核素显像

核素显像能显示心肌缺血或坏死的部位和范围。老年人因有高龄、肺源性心脏病、高血压、心肺等重要器官功能不全，虽不适合做运动试验，但特别适合做药物试验。药物试验如双嘧达莫或腺苷可用于核素显像来评价静息时和血管扩张后的心肌灌注，其适应证与运动心电图相同，对冠心病诊断的敏感性和特异性均高于运动心电图。另外，运动核素心肌灌注显像对于已明确诊断的冠心病患者可提供重要的预后信息。正电子发射计算机体层扫描术（positron emission computed tomography，PET）在诊断冠心病方面具有较高的灵敏性与特异性，但其检查价格昂贵，不易普及。

6. 冠脉 CTA

冠状动脉 CT 血管造影，简称冠脉 CTA，是利用 CT 快速多层扫描和图像重建技术，对患者的冠状动脉进行检查的方法。冠脉 CTA 检查快速无创，医生可以通过分析比较清晰的冠状动脉图像，对冠脉病变部位及狭窄程度进行初步了解。目前冠脉 CTA 已成为冠心病筛选和诊断的重要手段，具有较高的阴性预测价值。2019 年，美国发布规范行冠脉 CTA 的报告，即冠状动脉疾病报告与数据制度，简称 CAD-RADS。根据冠脉狭窄程度不同，CAD-RADS 分级规定了 0～5 级共六个级别，其中 CAD-RADS 0 级、1 级、2 级的患者，分别代表无狭窄、小狭窄、轻度狭窄，如果患者症状不典型，可不进行有创检查，即可以排除冠心病的诊断；CAD-RADS 3 级、4 级、5 级分别代表中度狭窄、重度狭窄、完全阻塞，则需要进一步行冠状动脉造影检查。

7. 冠状动脉造影

冠状动脉造影是确定冠状动脉粥样硬化存在和程度的标准检查。能显示冠脉病变部位、严重程度及侧支循环建立情况。应用冠状动脉造影检查是基于老年人显著冠状动脉粥样硬化的较高发生率。如果患者病情稳定且没有主要的影响其风险的疾病，老年患者进行血管造影术的并发症不会增加。老年冠心病患者的冠状动脉病变重，多支病变、左主干病变和完全闭塞病变发生率较年轻患者高，但老年患者冠脉侧支循环较好。稳定型心绞痛患者比不稳定型心绞痛患者冠脉粥样硬化更严重、更弥漫。

8. 血管内超声

血管内超声（IVUS）具有良好的血管穿透性，通过 IVUS 射频技术分析，可以区分内膜、中膜和外膜，检测脂质池容积，并实时提供高分辨率的斑块图像。IVUS 能够精确地反映冠脉病变的性质、严重程度、累及范围以及参考血管的直径情况，从而能够指导术者选择正确的策略处理病变，并能协助术者选择尺寸合适的支架，同时 IVUS 可用于评价冠脉支架术的效果，有利于术者及时发现和纠正支架植入后存在的某些问题，以达到最佳的介入治疗效果，因此相比于冠脉造影指导下的冠脉介入治疗，IVUS 技术能够进一步"优化"冠脉介入治疗的效果。

二、诊断及鉴别诊断

（一）诊断

由于老年患者冠心病的临床症状及心电图不典型，因此冠脉 CTA 和造影对冠心病有确诊价值，可以显示冠脉病变的部位和严重程度，冠状动脉造影（CAG）是当前应用最普遍的较为准确的影像学检查方法。依据国际标准，临床上只要符合持续胸痛 > 30min 的典型缺血症状、ECG 特征性改变和心肌酶学的异常升高三项指标中的任何两条即可诊断为急性心肌梗死。若 ECG 有相应导联 ST 段上抬则诊断为 ST 段抬高型心肌梗死，否则诊断为非 ST 段抬高型心肌梗死。老年患者冠心病病史长，并存疾病多，如常伴有糖尿病、慢性阻塞性肺疾病、高血压等慢性疾病，往往导致表现不典型和诊断困难，因此要较多地依赖于辅助检查，尤其是心电图、心肌标志物、冠脉造影、超声和核素显像等。

（二）鉴别诊断

1. 心包炎

急性非特异性心包炎可有较剧烈而持久的心前区疼痛。但心包炎的疼痛与发热同时出现，呼吸和咳嗽时加重，早期即有心包摩擦音；心电图除 aVR 外，其余导联均有 ST 段弓背向下的抬高，T 波倒置，无异常 Q 波出现。

2. 主动脉夹层

胸痛一开始即达高峰，常放射到背、肋、腹、腰和下肢，两上肢的血压和脉搏可有明显差别，可有下肢暂时性瘫痪、偏瘫和主动脉瓣关闭不全的表现，但无血清心肌坏死标志物升高等。超声心动图检查、螺旋 CT 或磁共振检查有助于诊断。

3. 急性肺动脉栓塞

急性肺动脉栓塞可发生胸痛、咯血、呼吸困难、晕厥和休克。但有右心负荷急剧增加的表现，如肺动脉瓣区第二心音亢进、颈静脉充盈、肝大、下肢水肿等。心电图示窦性心动过速、S1Q3T3（即Ⅰ导联 S 波加深，Ⅲ导联 Q 波显著伴 T 波倒置）、胸导联过渡区左移或右胸导联 T 波倒置等改变，可资鉴别。

4. 急腹症

急性胰腺炎、消化性溃疡穿孔、急性胆囊炎、胆石症等，均有上腹部疼痛，可能伴休克。仔细询问病史、体格检查、心电图检查、血清心肌酶和肌钙蛋白测定可协助鉴别。

5. 胸壁疾病

如肋骨炎、肋软骨炎、胸壁带状疱疹、肋骨骨折、胸锁骨关节炎等，局部常有肿胀和压痛的体征易于同冠心病心绞痛相鉴别。

6. 颈椎病

颈椎病也可引发胸痛症状，但疼痛的发生常与颈部和脊椎的运动有关，颈椎 X 线或 CT 可明确诊断。

7. 心脏神经症

患者多伴有自主神经功能系统的表现，可行运动负荷心电图检查，必要时行冠脉造影或冠脉 CTA 检查，以同心绞痛进行鉴别。

三、分级与早期危险分层

（一）稳定型心绞痛的 CCS 分级

加拿大心血管学会（Canadian Cardiovascular Society，CCS）建议对稳定型心绞痛程度进行如下分级。

Ⅰ级："一般体力活动不引起心绞痛"，例如行走和上楼。费力、快速或长时间用力才引起心绞痛。

Ⅱ级："日常体力活动稍受限制"，行走或快步上楼、登高、饭后行走或上楼、寒冷或风中行走、情绪激动发作心绞痛或仅在睡醒后数小时内发作。以一般速度在一般条件下平地步行 200～400m 以上的距离或上一层以上的楼梯时受限。

Ⅲ级："日常体力活动明显受限"，以一般速度在一般条件下平地行走 200～400m 或上一层楼即感受限。

Ⅳ级："不能无症状地进行任何体力活动"，休息时亦可出现心绞痛综合征。

（二）不稳定型心绞痛的 Braunwald 分型

Braunwald 根据心绞痛的严重程度、有无继发因素和抗胸痛治疗的强度对不稳定型心绞痛（UAP）进行分型。

1. 根据心绞痛严重程度

（1）Ⅰ型，初发或恶化劳力性心绞痛。

（2）Ⅱ型，亚急性胸痛，近1个月至48h内发生的静息性心绞痛。

（3）Ⅲ型，急性胸痛，近48h内发生的静息性心绞痛。

2. 根据有无继发因素

（1）A型，继发性心绞痛，有心外因素（如低血压、休克等）导致心绞痛。

（2）B型，原发性心绞痛，没有心外因素参与心绞痛的发生。

（3）C型，梗死后心绞痛，心肌梗死后2周心内发生的心绞痛。

3. 根据药物治疗强度

（1）未治疗或最小量的抗心绞痛治疗（一种抗心绞痛药物）。

（2）常规口服抗心绞痛药物治疗，包括β受体阻滞剂、钙通道阻滞剂和长效硝酸酯类。

（3）最大强度的抗心绞痛治疗，包括静脉硝酸甘油。

（三）早期危险分层

近年来发现，除临床特征外，心电图和某些心肌标志物（如 cTnT、cTnI 和 CRP）同样具有明显的危险分层意义，明确与临床预后相关（表2-2）。对个体的危险分层应该是一个动态的过程，随患者的临床情况进展而更新。

表2-2　非ST段抬高型急性冠脉综合征（NSTE-ACS）早期危险分层

项目	高度危险性 （至少具备下列一条）	中度危险性 （无高度危险特征 但具备下列任何一条）	低度危险性 （无高度、中度危险特征 但具备下列任何一条）
病史	缺血性症状在48h内恶化	既往心肌梗死，或脑血管疾病，或冠状动脉旁路移植术，或使用阿司匹林	
疼痛特点	长时间（＞20min）静息性胸痛	长时间（＞20min）静息性胸痛目前缓解，并有高度或中度冠心病可能，静息性胸痛（＜20min）或因休息或舌下含服硝酸甘油缓解	过去2周内新发 CCS 分级Ⅲ级或Ⅳ级心绞痛，但无长时间（＞20min）静息性胸痛，有中度或高度冠心病可能

项目	高度危险性 （至少具备下列一条）	中度危险性 （无高度危险特征 但具备下列任何一条）	低度危险性 （无高度、中度危险特征 但具备下列任何一条）
临床表现	缺血引起的肺水肿，新出现二尖瓣关闭不全杂音或原杂音加重，S_3新出现啰音或原啰音加重，低血压、心动过缓、心动过速，年龄＞75岁	年龄＞70岁	
心电图	静息性心绞痛伴一过性 ST段改变（＞0.05mV），新出现束支传导阻滞或新出现的持续性心动过速	T波倒置＞0.2mV，病理性 Q波	胸痛时心电图正常或无变化
心脏标志物	明显增高（即 cTnT ＞0.1μg/L）	轻度增高（即cTnT＞0.01μg/L，但＜0.1μg/L）	正常

第四节　冠心病的药物治疗

目前老年冠心病患者治疗方案类似中青年患者，但须注意根据体重、肌酐清除率调整相应药物剂量。

老年冠心病患者服用药物种类多，存在相互作用。常规药物在老年冠心病患者中容易出现副作用：介入治疗如应用药物洗脱支架后积极抗血小板治疗可能增加出血风险；硝酸甘油类可能导致晕厥、摔倒风险增加；β受体阻滞剂可能抑制心脏变时性功能、限制活动能力、可能增加起搏器植入概率。

一、改善缺血、减轻症状的药物

1. β受体阻滞剂

本类药物能抑制心脏β肾上腺素受体，减慢心率、减弱心肌收缩力、降低血压，从而降低心肌耗氧量以减少心绞痛发作和增加运动耐量。用药后静息心率降至55～60次/分，严重心绞痛患者如无心动过缓症状可降至 50 次/分。推荐使用无内在拟交感活性的选择性β1受体阻滞剂。β受体阻滞剂的使用剂量应个体化，从较小剂量开始，逐级增加剂量，以能缓解症状、心率不低于 50 次/分为宜。临床常用的β受体阻滞剂包括美托洛尔普通片（25～100mg，每日 2 次口服）、美托洛尔缓释片（47.5～190mg，每日 1 次口服）和比索洛尔（5～10mg，每日1 次口服）等。

2. 硝酸酯类药

本类药物为非内皮依赖性血管扩张剂，能减少心肌需氧和改善心肌灌注，从而减低心绞痛发作的频率和程度。缓解期主要为口服应用，常用的硝酸酯类药物包括二硝酸异山梨酯（普通片 5～20mg，每日 3～4 次口服；缓释片 20～40mg，每日 1～2 次口服）和单硝酸异山梨酯（普通片 20mg，每日 2 次口服；缓释片 40～60mg，每日 1 次口服）等。每天用药时应注意给予足够的无药间期，以减少耐药性的发生。

3. 钙通道阻滞剂

本类药物抑制钙离子进入细胞内，也抑制心肌细胞兴奋 - 收缩耦联中钙离子的作用，从而抑制心肌收缩，减少心肌氧耗；扩张冠脉，解除冠脉痉挛，改善心内膜下心肌的供血；扩张周围血管，降低动脉压，减轻心脏负荷；改善心肌的微循环。常用制剂有：非二氢吡啶类包括维拉帕米（普通片 40～80mg，每日 3 次；缓释片 240mg，每日 1 次）、地尔硫䓬（普通片 30～60mg，每日 3 次；缓释片 90mg，每日 1 次），不建议应用于左心室功能不全的患者，与 β 受体阻滞剂联合使用也需要谨慎；二氢吡啶类包括常用的硝苯地平（控释片 30mg，每日 1 次）、氨氯地平（5～10mg，每日 1 次）等，同时有高血压的患者更适合使用。

4. 其他药物

主要用于 β 受体阻滞剂或者钙通道阻滞剂有禁忌或者不耐受，或者不能控制症状的情况下。

（1）曲美他嗪（20～60mg，每日 3 次）通过抑制脂肪酸氧化和增加葡萄糖代谢，提高氧利用率而治疗心肌缺血。

（2）尼可地尔（2mg，每日 3 次）是一种钾通道开放剂，与硝酸酯类制剂具有相似药理特性，对稳定型心绞痛治疗有效。

（3）盐酸伊伐布雷定是第一个窦房结 I_f 电流选择特异性抑制剂，其单纯减慢心率的作用可用于治疗稳定型心绞痛。

（4）雷诺嗪抑制心肌细胞晚期钠电流，从而防止钙超载负荷和改善心肌代谢活性，也可用于改善心绞痛症状。

（5）中医中药治疗目前以"活血化瘀""芳香温通"和"祛痰通络"法最为常用。

二、预防心肌梗死，改善预后的药物

1. 抗血小板药物

（1）环氧合酶（COX）抑制剂　通过抑制 COX 活性而阻断血栓 A_2（TXA_2）的合成，达到抗血小板聚集的作用，包括不可逆 COX 抑制剂（阿司匹林）和可逆 COX 抑制剂（吲哚布芬）。阿司匹林是抗血小板治疗的基石，所有患者只要无禁忌都应该使用，最佳剂量范围为75～150mg/d，其主要不良反应为胃肠道出血或对阿司匹林过敏。吲哚布芬可逆性抑制 COX-1，同时减少血小板因子 3 和血小板因子 4，减少血小板的聚集，且对前列腺素抑制率低，胃肠反应小，出血风险少，可考虑用于有胃肠道出血或消化性溃疡病史等阿司匹林不耐受患者的替代治疗，维持剂量为 100mg，每日 2 次。

（2）P_2Y_{12} 受体拮抗剂　通过阻断血小板的 P_2Y_{12} 受体，抑制 ADP 诱导的血小板活化。目前，我国临床上常用的 P_2Y_{12} 受体拮抗剂有氯吡格雷和替格瑞洛。稳定型冠心病患者主要应用氯吡格雷。氯吡格雷是第二代 P_2Y_{12} 受体拮抗剂，为前体药物，需要在肝脏中通过细胞色素P450（CYP 450）酶代谢成为活性代谢物后，不可逆地抑制 P_2Y_{12} 受体，从而抑制血小板的聚集反应。主要用于支架植入以后及阿司匹林有禁忌证的患者，常用维持剂量为每日 75mg。替格瑞洛可逆性抑制 P_2Y_{12} 受体，起效更快，作用更强，可用于所有 UA / NSTEM 的治疗，首次180mg 负荷量，维持剂量 90mg，2 次 / 日。

（3）血小板糖蛋白 Ⅱb / Ⅲa 受体拮抗剂（GPI）　激活的血小板通过 Ⅱb / Ⅲa 受体与纤维蛋白原结合，导致血小板血栓的形成，这是血小板聚集的最后、唯一途径。阿昔单抗为直接抑制 Ⅱb / Ⅲa 受体的单克隆抗体，能有效地与血小板表面的 GP Ⅱb / Ⅲa 受体结合，从而抑制血小板的聚集。合成的该类药物还包括替罗非班和依替非巴肽，而替罗非班为目前国内GP Ⅱb / Ⅲa 受体拮抗剂的唯一选择，和阿昔单抗相比，小分子的替罗非班具有更好的安全性。目前各指南均推荐 GPI 可应用于接受 PCI 的 UA/NSTEMI 患者和选用保守治疗策略的中高危UA / NSTEMI 患者，不建议常规术前使用 GPI。

2. 降低 LDL-C 的药物

强化降 LDL-C 治疗能显著逆转斑块，延缓动脉粥样斑块的进展，助力 ASCVD 的防治。所有明确诊断为冠心病患者，无论其血脂水平如何，均应给予他汀类药物，并将 LDL-C 降至1.8mmol/L 以下。临床常用的他汀类药物包括辛伐他汀、阿托伐他汀、普伐他汀、氟伐他汀、瑞舒伐他汀等，都建议晚上服用。

胆固醇合成中的限速酶是 3- 羟基 -3- 甲基戊二酸单酰辅酶 A（HMG-CoA）还原酶。他汀类药物的部分结构与 HMG-CoA 还原酶结构相似，可以竞争与酶的活性部位相结合，从而阻碍HMG-CoA 还原酶的作用，阻断细胞内甲羟戊酸代谢途径，使细胞内胆固醇合成减少，从而反馈性刺激肝细胞膜表面 LDL 受体数量和活性增加，使血清胆固醇清除增加、水平降低。因为HMG-CoA 还原酶夜间活性较高，所以他汀类的药物在夜间服用效果较其他时间服用好。

现在有许多研究表明，LDL-C 的水平越低，对心脑血管的保护作用就越强。对于危重患者的 LDL-C 的控制目标，从原本的 1.8mmol/L，已经降到了 1.4mmol/L。他汀类药物的剂量开始越用越大。

但是他汀类药物有一个"6%"的特性，就是在使用他汀类药物的时候，把剂量加倍，对

LDL-C 的降低效果，只能增加 6%。对于 LDL-C 初始值较高的人，如果想达标，就需要使用大剂量的他汀类药物。

而随着剂量的增加，他汀类药物对肝功能、肌肉组织的各种不良反应发生率也会大幅升高。而且中国人对大剂量的他汀类药物耐受性较欧美人差，通常只能用到中等剂量，所以不能只依靠他汀类药物来控制 LDL-C，需要找另一个降低 LDL-C 的方法。

肝脏合成的胆固醇除了被人体利用外，大部分会随着胆汁进入肠道，然后由小肠再度吸收回血液。食物中的胆固醇，也是通过小肠吸收进入血液。如果可以抑制小肠对胆固醇的吸收功能，就可以降低 LDL-C 了。依折麦布就是这样的胆固醇吸收抑制剂，口服后作用于小肠绒毛，可以抑制小肠绒毛上的胆固醇转运蛋白，阻止肠道中的胆固醇通过转运蛋白重新回到血液中。可以产生降低 LDL-C 水平 20% 左右的作用。

可是，即使如此，总有一些人，服用了抑制肝脏合成的他汀类药物，也服用了抑制小肠吸收的依折麦布，LDL 仍然不达标。

科学家发现，前蛋白转化酶枯草溶菌素 9，简称 PCSK9，基因定位于染色体 1p32.3，全长约 22kb，主要存在于肝脏、小肠和肾。作为一种神经细胞凋亡调节转化酶，不但参与肝脏再生，调节神经细胞凋亡，还能通过降低肝细胞上 LDL 受体的数量，影响 LDL 内化，使血液中 LDL 不能清除，从而导致高胆固醇血症。

通过基因技术，开发出多个可以抑制 PCSK9 的抑制剂，增加 LDL 受体的再循环，增加 LDL 清除，从而降低 LDL 水平。临床上，已经看到了这些 PCSK9 抑制剂对于降低 LDL 的良好治疗效果。

这种被称之为"降血脂疫苗"的 PCSK9 抑制剂，其最大的优点就是能够明显降低 LDL，相关医学研究显示：这种 PCSK9 抑制剂在他汀基础上还能进一步让 LDL 降低 59%；让心血管事件风险降低 15%；心肌梗死事件风险降低 27%；卒中发生风险降低 21%；冠状动脉血运重建术风险降低 22%。

依洛尤单抗，于 2018 年 7 月 31 日获得国家药品监督管理局批准，成为首个在中国上市的 PCSK9 抑制剂类新药，商品名瑞百安。用于治疗成人或 12 岁以上青少年纯合子型家族性高胆固醇血症；治疗成人动脉粥样硬化性心血管疾病（ASCVD），以降低心肌梗死、卒中和冠状动脉血运重建的风险。瑞百安的用法用量：每月 1 次，每次 420mg，皮下注射；每 2 周 1 次，每次 280mg，皮下注射。

英克西兰，作为心血管领域的第一个小干扰核酸（siRNA）药物，通过直接靶向抑制蛋白生成，降低胆固醇。药物进入肝细胞后催化降解编码 PCSK9 的 mRNA，从而抑制了 PCSK9 的产生，达到降低 LDL-C 水平的效果。2022 年 8 月，香港大学深圳医院通过"港澳药械通"政策，成功引进内地。患者在初始注射及第三个月的注射治疗后，一年只需要注射 2 次，即可获得长效降脂效果。

3. 血管紧张素转换酶抑制剂（ACEI）或血管紧张素 II 受体阻滞剂（ARB）

可以使冠心病患者的心血管死亡、非致死性心肌梗死等主要终点事件的相对危险性显著降低。稳定型心绞痛患者合并高血压、糖尿病、心力衰竭或左心室收缩功能不全的高危患者建议使用 ACEI 。临床常用的 ACEI 类药物包括卡托普利（12.5～50mg，每日 3 次）、依那普利（5～10mg，每日 2 次）、培哚普利（4～8mg，每日 1 次）、雷米普利（5～10mg，每日 1 次）、贝那普利（10～20mg，每日 1 次）、赖诺普利（10～20mg，每日 1 次）等。不能耐受 ACEI 类药物者可使用 ARB 类药物。

4. β受体阻滞剂

对于心肌梗死后的稳定型心绞痛患者，β受体阻滞剂可能可以减少心血管事件的发生。

三、抗凝治疗

除非有禁忌，所有 UA/NSTEMI 患者均应在抗血小板治疗基础上常规接受抗凝治疗，根据治疗策略以及缺血、出血事件风险选择不同药物。常用的抗凝药包括普通肝素、低分子量肝素、磺达肝癸钠和比伐卢定。

1. 普通肝素

肝素的推荐用量是静脉注射 80～85U/kg 后，以 15～18U/（kg·h）的速度静脉滴注维持，治疗过程中在开始用药或调整剂量后 6h 需监测活化部分凝血活酶时间（APTT），调整肝素用量，一般使 APTT 控制在 50～70s。静脉应用肝素 2～5 天为宜，后可改为皮下注射肝素 5000～7500U，每日 2 次，再治疗 1～2 天。肝素对富含血小板的白色血栓作用较小，并且作用可由于肝素与血浆蛋白结合而受影响。未口服阿司匹林的患者停用肝素后可能发生缺血症状的反跳，这是因为停用肝素后引发继发性凝血酶活性的增高，逐渐停用肝素可能会减少上述现象。由于存在发生肝素诱导的血小板减少症的可能，在肝素使用过程中需监测血小板。

2. 低分子量肝素

与普通肝素相比，低分子量肝素在降低心脏事件发生方面有更优或相等的疗效。低分子量肝素具有强烈的抗 Xa 因子及 I a 因子活性的作用，并且可以根据体重和肾功能调节剂量，皮下应用不需要实验室监测，故具有疗效更肯定、使用更方便的优点，并且肝素诱导血小板减少症的发生率更低。常用药物包括依诺肝素、达肝素和那曲肝素等。

3. 磺达肝癸钠

磺达肝癸钠是选择性 Xa 因子间接抑制剂。其用于 UA / NSTEMI 的抗凝治疗不仅能有效减少心血管事件，而且大大降低出血风险。皮下注射 2.5mg，每日一次。采用保守策略的患者尤其在出血风险增加时可将其作为抗凝药物的首选。对需行 PCI 的患者，术中需要追加普通肝素抗凝。

4. 比伐卢定

比伐卢定是直接抗凝血酶制剂，其有效成分为水蛭素衍生物片段，通过直接并特异性抑制 Ⅱa 因子活性，能使 APTT 时间明显延长而发挥抗凝作用，可预防接触性血栓形成，作用可逆而短暂，出血事件的发生率降低。主要用于 UA/NSTEMI 患者 PCI 术中的抗凝，与普通肝素加血小板 Ⅱb/Ⅲa 受体拮抗剂相比，出血发生率明显降低。先静脉注射 0.75mg/kg，再静脉滴注 1.75mg/（kg·h），维持至术后 3～4h。

四、急性 ST 段抬高型心肌梗死的溶栓治疗

1. 溶栓治疗的适应证

针对年龄超过 75 岁的老年 STEMI 患者的临床试验表明，尽管老年患者颅内出血的发生率较高，但与没有进行溶栓治疗的患者相比，溶栓治疗仍可以给老年患者带来至少与年轻患者同样的益处。在新的指南中，老年患者与年轻患者的适应证相同。

Ⅰ类适应证包括：

（1）对于胸痛伴 2 个或 2 个以上相邻导联 ST 段抬高（胸导联 ≥ 0.2mV、肢体导联 ≥ 0.1mV）的 STEMI 患者，如起病时间＜ 12h，并且没有禁忌证，应尽快进行溶栓治疗（证据级别：A）。

（2）对于胸痛伴新发或推断为新发的左束支传导阻滞（LBBB）的 STEMI 患者，如起病时间＜ 12h，并且没有禁忌证，应尽快进行溶栓治疗（证据级别：A）。

2. 溶栓治疗的禁忌证

包括绝对禁忌证和相对禁忌证。

（1）绝对禁忌证

① 既往任何时间发生过出血性脑卒中。

② 已知脑血管存在器质性病变，如脑动脉畸形。

③ 已知的恶性原发或转移的颅内肿瘤。

④ 3 个月内的缺血性脑卒中，但 3h 内的急性脑卒中除外。

⑤ 可疑主动脉夹层。

⑥ 活动性出血或出血体质（经血除外）。

⑦ 3 个月内包括头部闭合性外伤或面部外伤。

（2）相对禁忌证

① 慢性严重高血压史且平时控制较差。

② 入院时严重且未控制的高血压（收缩压超过 180mmHg，或舒张压超过 110mmHg）。

③ 3 个月以上的缺血性脑卒中，痴呆，或者已知有其他非禁忌证的颅内疾病。

④ 近期内的（3 周内）外伤或者长时间（超过 10min）的心肺复苏或者大的外科手术。

⑤ 近期的内脏出血。

⑥ 近期（＜ 2 周）存在不能压迫部位的大血管穿刺。

⑦ 曾使用链激酶（超过 5 天）或对其过敏的患者，不能重复使用链激酶。

⑧ 妊娠。

⑨ 活动性上消化道溃疡。

⑩ 目前正在使用治疗剂量的抗凝药（国际标准化比值 2～3），并已知有出血倾向。

3. 溶栓治疗方案

纤维蛋白原特异性溶栓药物与非特异性溶栓剂相比血管再通率高，但在 75～80 岁以上的老年患者出血的发生率也高。GUSTO-1 研究的结果表明，对于老年 STEMI 患者，溶栓治疗（tPA）与链激酶相比的净益处可以一直持续至 84 岁，而 85 岁以上的患者，应用链激酶获益更明显。在 ASSESS-2 试验中，替奈普酶与 tPA 相比在超过 75 岁的 STEMI 患者中颅脑出血的发生率更低。尽管如此，在老年患者中如何进行溶栓药物的选择目前仍证据不足。

老年 STEMI 患者接受溶栓治疗颅内出血的风险明显高于年轻患者。那么，减量或半量溶栓剂联合其他抗栓药物在老年患者中是否可降低出血的风险并获得相同的疗效呢？多个临床试验对这一问题进行了验证，其中最多的联合方案是半量溶栓药物联合血小板糖蛋白 Ⅱb/Ⅲa 受体拮抗剂，但目前为止得出的临床结果并不令人满意。在 GUST0-V 研究中，老年（＞ 75 岁）患者应用半量溶栓剂瑞替普酶联合全量阿昔单抗，与全量瑞替普酶相比，30 天的死亡率相同，但是颅内出血的发生率在联合方案中增加了一倍。在 AS-SENT-3 研究中，半量替奈普酶联合阿昔单抗与全量替奈普酶相比，30 天的死亡率和大出血发生率均增加。因此，对于老年 STEMI 患者的溶栓治疗，目前并没有可以遵循的、令人满意的优化推荐方案。

第五节　特殊类型冠心病

一、妇女冠心病

绝经前妇女心血管事件发生率明显低于男性，绝经后心血管事件发生率随年龄增长迅速增加，并于短期内接近男性，成为妇女死亡的主要原因之一。由于内分泌等情况的不同，男女冠心病的发病因素、临床表现、治疗和预后有所差异。因此，近年妇女冠心病的研究受到广泛重视。

将113例经冠状动脉造影确诊为冠心病的患者分为男、女两组，结果发现男性组发病年龄早于女性组，男性组伴吸烟率及心肌梗死发病率高于女性组，而伴高血脂及糖尿病低于女性，两组伴高血压率相似。可见，女性冠心病多发于绝经后，冠心病易患因素多于男性。妇女冠心病的发病因素包括雌激素水平下降、血脂高、糖尿病、高血压、运动少、饮酒和肥胖。

有人检测了绝经后妇女的雌二醇、雌三醇及血脂水平，结果证实冠心病组雌二醇、雌三醇的水平显著低于正常组，而血脂两组无明显差异。流行病学研究也发现，绝经后妇女冠心病的发生率急剧上升，在应用雌激素治疗后，冠心病的发生率明显下降，提示雌激素对心血管具有保护作用。

1996年Venkov等研究发现，在培养的血管内皮细胞中存在雌激素受体（ER）。利用分子生物学和免疫组化方法也发现动物和人的血管内皮细胞、平滑肌细胞的胞浆和核内存在着ER，与其他类固醇激素类似。在大多数情况下，雌激素通过其细胞内受体发挥其效应，经典的类固醇作用模式包括激素快速扩散进入靶细胞与胞质及胞核受体高亲和力结合，形成激素受体复合物，结合特异的DNA片段形成激素反应元件，然后用mRNA转录，蛋白质合成，发挥特有的生物学效应。心脏、血管壁内膜和平滑肌细胞上出现ER，表明这些细胞是雌激素的靶器官。雌激素可通过ER调节血管平滑肌细胞和内皮细胞的功能，如血管的收缩、舒张等。

血脂异常——低密度脂蛋白胆固醇（LDL-C）增高、脂蛋白（a）水平升高和高密度脂蛋白胆固醇（HDL-C）降低，是冠心病的主要危险因素。在动脉粥样硬化中也占有十分重要的地位。绝经后妇女在使用雌激素后LDL-C降低，HDL-C升高，并可降低脂蛋白（a）水平。雌激素对绝经后妇女脂蛋白代谢的有益影响，降低了绝经妇女冠心病的发病率。雌激素可通过血管内皮系统发挥其舒张血管的作用，近年来的研究发现雌激素可调节两种重要的血管舒张因子前列腺素和内皮衍化舒张因子（NO）的生物活性。雌激素替代治疗可调节绝经妇女血管内皮细胞的自分泌功能，使血管扩张和抗凝集物质前列腺素分泌增多。ACE升高，可增加冠心病的发病。Proudler等研究表明接受雌激素替代治疗的绝经后妇女ACE活性明显下降，因此提示雌激素使ACE活性降低，可能是其产生心血管保护性作用的因素之一。

女性的胆固醇水平与冠心病发病率、病死率无相关性。女性LDL密度低、颗粒大，致动脉硬化作用相对弱。与HDL的关系，女性比男性密切，绝经前女性血HDL水平常高于1.3mmol/L，这可能是女性免于冠心病的重要保护性机制。绝经后HDL倾向于降低，若低于0.9mmol/L，则是较明确的冠心病危险因子。TG对女性不属危险因素，但若TG升高而HDL降低则属高危因素。另有报道单纯的TG升高就足以使女性尤其50岁以上女性发生冠心病。脂蛋白（a）是冠心病的危险因子，含量＞0.3g/L，性激素便丧失保护作用，并可能使女性在65岁以前发生冠心病。统计数据显示50岁以上女性冠心病患者TG、LDL-C、Lp（a）水平较未患冠心病者明显升高，HDL-C明显降低，TC轻度升高，血脂升高程度远不如西方国家报道的数据明显。糖尿病对女性的危害比男性大，是独立引发冠心病的危险因子。有糖尿病的中年女性发生冠心病的危险性 3 倍于正常女性，总的冠心病病死率为正常女性的 10 倍。高血压也是女性冠心病的主要危险因子，50 岁以后其发生率迅速升高，有资料显示平均降低舒张压 6mmHg，可减少高血压女性 14%～16% 发生冠心病的机会。所有冠心病可逆的危险因子中，对女性最具有危险性的是吸烟，轻度吸烟史使女性患心肌梗死的危险性提高 1.7%，重度吸烟可达 4.3%。吸烟有对抗雌激素的作用，可致提早绝经，若同时口服避孕药危害更大。运动可减少冠心病的病死率，但不如男性表现显著。大量饮酒，使女性非心血管病病死率明显增加；而少量饮酒，在没有其他危险因子参与时，可明显降低女性冠心病病死率和老年人冠心病发病率。肥胖与脂肪分布情况，女性不如男性与冠心病关系密切，出乎意料的是，女性过度减肥，会使冠心病发生率增多，原因未明。

目前对冠心病临床特征的分析大多以男性为研究对象，对女性的评价报道较少，女性冠心病患者多发生于绝经后。北京地区对 1614 例急性心肌梗死（AMI）患者进行男女分年龄段比较分析显示，429 例女性 AMI 中绝经前占 0.9%，围绝经期占 7.5%，均明显低于同龄男性，绝经后期为 36.1%，接近同龄男性，老年期 55.5%，明显高于老年男性。绝经期及以前梗死部位多发生于前、侧壁范围，多为无 Q 波心肌梗死，绝经期后 Q 波心肌梗死高于男性。围绝经期及老年期女性发生心源性休克及其病死率明显高于男性。心电图的表现，女性 ST-T 改变比男性多，但意义比男性低。心电图运动试验的假阳性，女性可达 38%～67%，男性为 7%～44%，假阴性女性为 12%～22%，男性为 12%～40%。

围绝经期心绞痛症状不典型，以自发性心绞痛为多，主要与冠状动脉受雌激素的保护性作用削弱而痉挛有关，固定性狭窄病变较少且轻，但随年龄增加固定性狭窄病例逐渐增多。据 CASS 登记，临床诊断为心绞痛的妇女，冠脉造影几乎 50% 正常，而男性仅 17% 正常。国内对 72 例临床疑为冠心病的年龄（54.6±6.5）岁的女性经冠脉造影确诊为冠心病 32 例（44.4%），只有 9 例（28.1%）有典型心绞痛发作；X 综合征 9 例（12.5%）；23 例（71.9%）为单支血管病变，7 例（21.9%）为两支血管病变；24 例（75.0%）有左前降支病变，病变程度和范围较国内男性轻。另一项研究将 113 例经冠状动脉造影确诊为冠心病的患者分为男、女两组，男性组 62.7% 为多支病变，而女性组 58.1% 为单支病变。这也证实了女性冠心病冠状动脉病变轻。

根据我们多年的临床观察，未绝经的女性冠心病患者症状多不典型，对冠心病诊断价值不大，冠心病家族史及高胆固醇血症为其易患因素，且冠脉病变程度相对较轻，可能与雌激素等保护因素有关。

冠心病的常用药物如硝酸酯类、钙通道阻滞剂、β 受体阻滞剂、阿司匹林等药物对女性患者也适用，但一般认为女性使用上述药物的量要比男性多，且疗效比男性差。女性 AMI 患者，由于大多年龄较大，入院时间迟，合并症较多，因此得到溶栓的机会明显低于男性，溶栓的疗效在男女之间是相似的，但溶栓后并发症及住院期间病死率高于男性。GISS-2 研究提出，女性是溶栓后颅内出血的一个独立危险因素。但溶栓治疗仍然是治疗妇女冠心病和降低病死率的有效方法。由于女性冠脉较细，内腔较窄，年龄较大，合并症多等因素，经皮冠脉成形术和冠脉搭桥术，女性疗效不如男性，并发症和病死率比男性高，但若手术成功，长期预后则两性相似。

近年来大量流行病学、临床和基础研究的结果都提示，雌激素替代治疗（ERT）在绝经期女性的冠心病一级和二级预防中有作用，认为能明显减少冠心病的发生，且对已患冠心病的妇女益处更大。但是，我们认为雌激素对妇女冠心病的二级预防作用是值得怀疑的。这主要是基于美国国立卫生研究院（NIH）根据循证医学原则组织的心脏及雌激素/孕激素替代研究（Heart and Estrogen/Progestin Replacement Study，HERS）结果的公布。

HERS 入选了 2763 例绝经期老龄女性冠心病患者，平均年龄 66.7 岁。HERS 为前瞻随机双盲安慰剂对照的大规模多中心临床试验。患者被随机分为两组，一组（1380 例）日服雌激素 1 片，另一组（1383 例）服用安慰剂。平均对患者随访 4.1 年，主要终点为非致命性心肌梗死和冠心病死亡。研究结果表明，虽然激素组与安慰剂组相比，LDL-C 降低 11%，HDL-C 升高 10%，但主要预后终点在两组间无显著差异，用药后第 1 年激素组的终点事件多于安慰剂组，第 4、第 5 年激素治疗组的事件较少。因此，目前雌激素不应推荐用于冠心病的二级预防。

一项前瞻性的研究提供有力的证明，鱼及 n-3 脂肪酸与妇女的冠心病危险呈逆向关联，认为 n-3 脂肪酸能预防妇女冠心病。该研究观察了 84688 名妇女，1980 年选入时年龄 34～59 岁，无冠心病。16 年随访中，其中 484 名死于冠心病，1029 名发生非致命性 MI。每周摄鱼一次者，多变量分析冠心病相对危险 0.71，每周摄鱼 2～4 次者，相对危险 0.69，每周摄鱼 5 次以上者，相对危险 0.66。研究者们认为 n-3 脂肪酸摄量较高者，冠心病危险较低。另外，意大利研究者也报道补充 n-3 多价不饱和脂肪酸可降低 MI 后的死亡率。

在我们临床工作中，常常会遇到许多有发作性胸闷气憋等类似心绞痛的妇女，其中不少心电图可见非特异性 ST-T 改变，因而往往被误诊为冠心病，但患者对常用疗法反应不佳。深入了解病情就能发现，其中隐伏着复杂的社会心理问题。表现在：①工作压力；②情绪影响；③家庭变故；④围绝经期；⑤性生活问题；⑥医源性。应当明确，心理问题在短时期内大多只引起机体的某些功能障碍，但如果长期未能被识别和处理，就会成为一种危险因素，导致冠心病或其他器质性疾病。因此，解决心理问题，具有重要的预防作用。

二、冠状动脉痉挛

冠状动脉痉挛是一种特殊类型的冠状动脉疾病。造影显示正常的血管或粥样硬化病变部位均可发生痉挛。其临床表现和治疗方案与冠状动脉粥样硬化性心脏病有明显的差别。患者常较年轻，除吸烟外，大多数患者缺乏动脉粥样硬化的经典危险因素。吸烟、酒精和毒品是冠状动脉痉挛的重要诱发因素。

本病表现为静息型心绞痛，无体力劳动或情绪激动等诱因。发病时间集中在午夜至上午 8 点之间。患者常因恶性心律失常伴发晕厥。少数患者冠状动脉持续严重痉挛，可导致急性心肌梗死甚至猝死。

若冠状动脉痉挛导致血管闭塞，则临床表现为静息型心绞痛伴心电图一过性 ST 段抬高。该类患者临床特点鲜明，因静息性发作与稳定型心绞痛不同，因 ST 段抬高与稳定型心绞痛、UA 和 NSTEMI 不同，因 ST 段抬高呈一过性与 STEMI 不同，因此可直接确立诊断（早先称为变异型心绞痛或 Prinzmetal 心绞痛）。但非闭塞性痉挛表现为 ST 段压低或 T 波改变，此时难以和一般的心绞痛相鉴别。另外，冠状动脉痉挛一般具有自行缓解的特性，心电图和常规冠状动脉造影难以捕捉，因此确诊常需行乙酰胆碱或麦角新碱激发试验。

在戒烟、戒酒基础上，钙通道阻滞剂和硝酸酯类药物是治疗冠状动脉痉挛的主要手段。β受体阻滞剂可能会加重或诱发痉挛，但伴有固定性狭窄的患者并非禁忌。冠状动脉痉挛一般预后良好，5 年生存率可高达 89%～97%。多支血管或左主干痉挛患者预后不良。

三、心肌桥

冠状动脉通常走行于心外膜下的结缔组织中，如果一段冠状动脉走行于心肌内，这束心肌纤维被称为心肌桥，走行于心肌桥下的冠状动脉被称为壁冠状动脉。冠状动脉造影显示该节段血管管腔收缩期受挤压，舒张期恢复正常，被称为"挤奶现象"（milking effect）。冠状动脉造影时心肌桥检出率为 0.51%～16%，尸体解剖时检出率高达 15%～85%，说明大部分心肌桥并没有临床意义。

由于壁冠状动脉在每一个心动周期的收缩期被挤压，如挤压严重可产生远端心肌缺血，临床上可表现为类似心绞痛的症状、心律失常，甚至 MI 或猝死。另外，由于心肌桥存在，导致其近端的收缩期前向血流逆转，而损伤该处的血管内膜，所以该处容易形成动脉粥样硬化斑块。

β受体阻滞剂及钙通道阻滞剂等降低心肌收缩力的药物可有效缓解症状。曾有人尝试植入支架治疗壁冠状动脉受压，但大多数支架发生内膜增生和再狭窄，因此并不提倡。手术分离壁冠状动脉曾被认为是根治此病的方法，但也有再复发的病例。一旦诊断此病，除非绝对需要，应避免使用硝酸酯类药物及多巴胺等正性肌力药物。

四、X 综合征

X 综合征通常指患者具有心绞痛或类似于心绞痛的症状，运动平板试验出现 ST 段下移而冠状动脉造影无异常表现。此类患者占因胸痛而行冠状动脉造影检查患者总数的 10%～30%。

本病病因尚不清楚，可能与内皮功能异常和微血管功能障碍有关。

本病以绝经期前女性多见，心电图可正常，也可有非特异性 ST-T 改变，近 20% 的患者可有平板运动试验阳性。运动负荷试验或心房调搏术时可检测到冠状静脉窦乳酸含量增加。血管内超声及多普勒血流测定显示可有冠状动脉内膜增厚、早期动脉粥样硬化斑块形成及冠状动脉血流储备降低。

本病的预后通常良好，但由于临床症状的存在，患者常反复就医，导致各种检查措施的过度应用、药品的消耗以及生活质量的下降，日常工作受影响。

本病尚无有效治疗手段，常规抗心肌缺血药物（β 受体阻滞剂、硝酸酯类以及钙通道阻滞剂）和曲美他嗪尽管可以改善少部分患者症状，但总体效果不佳。ACEI 和他汀类具有改善内皮功能的作用，可疗效尚不肯定。

第六节 STEMI 诊断和治疗指南（2019）概要

急性 ST 段抬高型心肌梗死（ST-segment elevation myocardial infarction，STEMI），是指急性心肌损伤［血清心肌肌钙蛋白（cardiac troponin，cTn）增高和 / 或回落，且至少 1 次高于正常值上限（参考值上限值的 99 百分位值）］，同时有急性心肌缺血的临床证据。STEMI 是冠心病的严重类型，为致死致残的主要原因。发达国家经过数十年规范化的心血管疾病预防，其发生率已明显下降，而我国则呈现快速增长态势。本文根据我国急性 ST 段抬高型心肌梗死诊断和治疗指南（2019），向大家进行简要介绍。

诊断和危险分层

建议 STEMI 患者管理从首次医疗接触（first medical contact，FMC）开始，应最大限度地提高再灌注效率。

一、初始诊断

STEMI 的初始诊断通常是基于持续性心肌缺血症状和心电图检查。

1. 症状和病史

STEMI 典型的缺血性胸痛为胸骨后或心前区剧烈的压榨性疼痛（通常超过 10～20min），可向左上臂、下颌、颈部、背或肩部放射；常伴有恶心、呕吐、大汗和呼吸困难等，部分患者可发生晕厥。含服硝酸甘油不能完全缓解。应注意典型缺血性胸痛等同症状和非特异性症状。

冠心病的危险因素及既往病史有助于诊断，采集的内容包括冠心病病史（心绞痛、心肌梗死、CABG 或 PCI 治疗史）、高血压病、糖尿病、外周动脉疾病、脑血管疾病（缺血性卒中、颅内出血或蛛网膜下腔出血）、高脂血症及吸烟等。此外，还应记录早发冠心病家族史、消化道系统疾病（包括消化性溃疡、大出血、不明原因贫血或黑便）、出血性疾病、外科手术或拔牙史以及药物治疗史（他汀类药物及降压药物、抗血小板药物、抗凝和溶栓药物应用史等）。

2. 体格检查

应密切注意患者生命体征。观察患者的一般状态，观察有无皮肤湿冷、面色苍白、烦躁不安、颈静脉怒张等；听诊有无肺部啰音、心律失常、心脏杂音和奔马律；评估神经系统体征。建议采用 Killip 分级法评估心功能（表 2-3）。

表2-3 Killip心功能分级法

分级	症状与体征
Ⅰ级	无明显的心力衰竭
Ⅱ级	有左心衰竭，肺部啰音<50%肺野，奔马律，窦性心动过速或其他心律失常，静脉压升高，X线胸片有肺淤血的表现
Ⅲ级	肺部啰音>50%肺野，可出现急性肺水肿
Ⅳ级	心源性休克，有不同阶段和程度的血流动力学障碍

3. 心电图

对疑似 STEMI 的胸痛患者，应在 FMC 后 10min 内记录 12 导联心电图（Ⅰ，B），推荐记录 18 导联心电图，尤其是下壁心肌梗死需加做 V_{3R}～V_{5R} 和 V_7～V_9 导联（Ⅱa，B）。STEMI 的特征性心电图表现为 ST 段弓背向上型抬高（呈单相曲线）伴或不伴病理性 Q 波、R 波减低（正后壁心肌梗死时，ST 段变化可以不明显），常伴对应导联镜像性 ST 段压低。但 STEMI 早期多不出现这种特征性改变，而表现为超急性 T 波（异常高大且两支不对称）改变和 / 或 ST 段斜直型升高，并发展为 ST-T 融合，伴对应导联的镜像性 ST 段压低。对有持续性胸痛症状但首份心电图不能明确诊断的患者，需在 15～30min 内复查心电图，对症状发生变化的患者随时复查心电图，与既往心电图进行比较有助于诊断。建议尽早开始心电监护，以发现恶性心律失常（Ⅰ，B）。

4. 血清学检查和影像学检查

症状和心电图能够明确诊断 STEMI 的患者不需等待心肌损伤标志物和 / 或影像学检查结果，应尽早给予再灌注及其他相关治疗。推荐急性期常规检测心肌损伤标志物水平，优选 cTn，但不应因此延迟再灌注治疗（Ⅰ，C），宜动态观察心肌损伤标志物的演变。超声心动图等影像学检查有助于急性胸痛患者的鉴别诊断和危险分层（Ⅰ，C）。

5. 鉴别诊断

STEMI 应与主动脉夹层、急性心包炎、急性肺动脉栓塞、气胸和消化道疾病（如反流性食管炎）等引起的胸痛相鉴别。向背部放射的严重撕裂样疼痛伴有呼吸困难或晕厥的患者，无论心电图是否为典型的 STEMI 表现，均应警惕主动脉夹层，必须在排除主动脉夹层尤其是 A型夹层后方可启动抗栓治疗。急性心包炎表现为发热、胸膜刺激性疼痛，向肩部放射，前倾坐位时减轻，部分患者可闻及心包摩擦音，心电图表现为 PR 段压低、ST 段呈弓背向下型抬高，无对应导联镜像性改变。肺栓塞常表现为呼吸困难、血压降低和低氧血症。气胸可以表现为急性呼吸困难、胸痛和患侧呼吸音减弱。消化性溃疡可有胸部或上腹部疼痛，有时向后背放射，可伴晕厥、呕血或黑便。急性胆囊炎可有类似 STEMI 症状，但有右上腹触痛。这些疾病均不出现 STEMI 的心电图特征和演变规律。

6. 危险分层

危险分层是一个连续的过程。有以下临床情况应判断为高危 STEMI：①高龄，尤其是老年女性；②有严重的基础疾病，如糖尿病、心功能不全、肾功能不全、脑血管病、既往心肌梗死或心房颤动等；③重要脏器出血病史，如脑出血或消化道出血等；④大面积心肌梗死，如广泛前壁心肌梗死、下壁合并右心室和 / 或正后壁心肌梗死、反复再发心肌梗死；⑤合并严重并发症，如恶性心律失常 [室性心动过速（ventricular tachycardia，VT）或心室颤动（ventricle fibrillation，VF）]、急性心力衰竭、心源性休克和机械并发症等；⑥院外心搏骤停。建议进行缺血风险和出血风险评估。

二、院前及院内急救

早期、快速并完全地开通梗死相关动脉（infarct related artery，IRA）是改善 STEMI 患者预后的关键。应尽量缩短心肌缺血总时间，包括患者自身延误、院前系统延误和院内救治延误。

1. 减少患者自身延误，缩短自发病至 FMC 的时间

应通过健康教育和媒体宣传，使公众了解 STEMI 的早期症状。教育患者在发生疑似心肌梗死症状（胸痛）后尽早呼叫"120"急救中心，及时就医，避免因自行用药或长时间多次评估症状而延误治疗。缩短发病至 FMC 的时间、在医疗保护下到达医院可明显改善 STEMI 患者的预后（Ⅰ，A）。

2. 减少院前系统和院内救治延误，缩短自 FMC 至导丝通过 IRA 的时间

建立区域协同救治网络和规范化胸痛中心是缩短 FMC 至导丝通过 IRA 时间的有效手段

（Ⅰ，B）。有条件时应尽可能在 FMC 后 10min 内完成首份心电图，提前经远程无线系统或微信等将心电图传送到相关医院，并在 10min 内确诊（Ⅰ，B）。应在公众中普及心肌再灌注治疗知识，以减少签署手术知情同意书时的延误。

3. 生命体征监测及复苏

所有 STEMI 患者应立即监测心电、血压和血氧饱和度，观察生命体征，及时发现恶性心律失常。应尽量使用兼备除颤功能的心电监测仪（Ⅰ，B）。所有医疗和辅助医疗人员都应该进行除颤等设备的使用培训（Ⅰ，C）。心搏骤停常出现在 STEMI 发病后很早的阶段，多发生在院外。院外心搏骤停复苏成功的 STEMI 患者（包括未确诊，但高度怀疑进行性心肌缺血者），均应尽早通过院前急救系统转运到心导管室全天候开放的胸痛中心医院接受治疗（Ⅰ，C）。

4. 缓解疼痛、呼吸困难和焦虑

疼痛会引起交感神经系统激活，并会导致血管收缩和心脏负荷增加。STEMI 伴剧烈胸痛患者可考虑静脉给予阿片类药物缓解疼痛（如静脉注射吗啡 3mg，必要时间隔 5min 重复 1 次，总量不宜超过 15mg）（Ⅱa，C）。但吗啡起效慢，可引起低血压和呼吸抑制，并降低 P_2Y_{12} 受体抑制剂（如氯吡格雷和替格瑞洛）的抗血小板作用，实际应用中需注意此问题。STEMI 患者常常处于焦虑状态，严重焦虑者可考虑给予中效镇静剂（如苯二氮䓬类）（Ⅱa，C）。

5. 吸氧

高氧状态会导致或加重未合并低氧血症的 STEMI 患者的心肌损伤。动脉血氧饱和度（arterial oxygen saturation，SaO_2）> 90% 的患者不推荐常规吸氧（Ⅲ，B）。当患者合并低氧血症，且 $SaO_2 < 90\%$ 或 $PaO_2 < 60mmHg$ 时应吸氧（Ⅰ，C）。

—————————————— **再灌注治疗** ——————————————

一、再灌注策略选择

经救护车收治且入院前已确诊为 STEMI 的患者，若 120min 内能转运至 PCI 中心并完成直接 PCI 治疗（FMC 至导丝通过 IRA 时间 < 120min），则应首选直接 PCI 治疗，相关 PCI 中心应在患者到达医院前尽快启动心导管室，并尽可能绕过急诊室直接将患者送入心导管室行直接 PCI（Ⅰ，B）；若 120min 内不能转运至 PCI 中心完成再灌注治疗，最好于入院前在救护车上开始溶栓治疗（Ⅰ，A），院前溶栓后具备条件时应直接转运至具有直接 PCI 能力的医院，根据溶栓结果进行后续处理。

若患者就诊于无直接 PCI 条件的医院，如能在 FMC 后 120min 内转运至 PCI 中心并完成再灌注治疗，则应将患者转运至可行 PCI 的医院实施直接 PCI（Ⅰ，B），且患者应在就诊后 30min 内转出。若 FMC 至导丝通过 IRA 时间＞120min 则应在 FMC 后 30min 内开始溶栓（Ⅰ，A）。

患者自行就诊于可行直接 PCI 的医院，应在 FMC 后 90min 内完成直接 PCI 治疗（Ⅰ，C）。

再灌注治疗时间窗内，发病＜3h 的 STEMI，直接 PCI 与溶栓同效；发病 3～12h，直接 PCI 优于溶栓治疗（Ⅰ，A），优选直接 PCI。

接受溶栓治疗的患者应在溶栓后 60～90min 内评估溶栓有效性，溶栓失败的患者应立即行紧急补救 PCI；溶栓成功的患者应在溶栓后 2～24h 内常规行直接 PCI 策略（急诊冠状动脉造影后，根据病变特点决定是否干预 IRA）（Ⅰ，A）。

根据我国国情，也可请有资质的医生到有 PCI 设备的医院行直接 PCI（时间＜120min）（Ⅱ b，B）。

二、PCI

能够开展急诊 PCI 的心导管室每年 PCI 需≥100 例，主要操作者需具备介入治疗资质且每年独立完成 PCI≥50 例。对首诊可开展直接 PCI 的医院应全天候开放导管室，并要求直接 PCI 患者 FMC 至导丝通过 IRA 时间≤90min（Ⅰ，A）。

（一）直接 PCI 适应证

1. 直接 PCI

发病 12h 内的 STEMI 患者（Ⅰ，A）；院外心搏骤停复苏成功的 STEMI 患者（Ⅰ，B）；存在提示心肌梗死的进行性心肌缺血症状，但无 ST 段抬高，出现以下一种情况（血流动力学不稳定或心源性休克；反复或进行性胸痛，保守治疗无效；致命性心律失常或心搏骤停；机械并发症；急性心力衰竭；ST 段或 T 波反复动态改变，尤其是间断性 ST 段抬高）的患者（Ⅰ，C）；STEMI 发病超过 12h，但有临床和 / 或心电图进行性缺血证据（Ⅱ a，B）；伴持续性心肌缺血症状、血流动力学不稳定或致命性心律失常（Ⅰ，B）。

2. 急诊或早期冠状动脉造影

院外不明原因心搏骤停心肺复苏成功，但未确诊为 STEMI 的患者，如高度怀疑有进行性心肌缺血，宜行急诊冠状动脉造影（Ⅱ a，C）；胸痛自发性或含服硝酸甘油后完全缓解，抬高的 ST 段恢复正常，尽管无症状再发或 ST 段再度抬高，建议早期（＜24h）行冠状动脉造影（Ⅰ，C）。

（二）直接 PCI 的禁忌证

发病超过 48h，无心肌缺血表现、血流动力学和心电稳定的患者不推荐对 IRA 行直接 PCI（Ⅲ，A）。

三、溶栓治疗

溶栓治疗快速、简便，在不具备 PCI 条件的医院或因各种原因使 FMC 至 PCI 时间明显延迟时，对有适应证的 STEMI 患者，静脉内溶栓仍是较好的选择。决定是否溶栓治疗时应综合分析预期风险/效益比、发病至就诊时间、就诊时临床及血流动力学特征、合并症、出血风险、禁忌证和预期 PCI 延误时间。

（一）溶栓指征

1. 适应证

急性胸痛发病未超过 12h，预期 FMC 至导丝通过 IRA 时间 > 120min，无溶栓禁忌证（Ⅰ，A）；发病 12～24h 仍有进行性缺血性胸痛和心电图相邻 2 个或 2 个以上导联 ST 段抬高 > 0.1 mV，或血流动力学不稳定的患者，若无直接 PCI 条件且无溶栓禁忌证，应考虑溶栓治疗（Ⅱa，C）。

随着 STEMI 发病时间的延长，溶栓治疗的临床获益会降低。患者就诊越晚（尤其是发病 3h 后），越应考虑转运行直接 PCI（而不是溶栓治疗）（Ⅰ，A）。

2. 禁忌证

绝对禁忌证：既往任何时间发生过颅内出血或未知原因卒中；近 6 个月发生过缺血性卒中；中枢神经系统损伤、肿瘤或动静脉畸形；近 1 个月内有严重创伤/手术/头部损伤、胃肠道出血；已知原因的出血性疾病（不包括月经来潮）；明确、高度怀疑或不能排除主动脉夹层；24h 内接受非可压迫性穿刺术（如肝脏活检、腰椎穿刺）。

相对禁忌证：6 个月内有短暂性脑缺血发作；口服抗凝药治疗中；妊娠或产后 1 周；严重未控制的高血压（收缩压 > 180mmHg 和/或舒张压 > 110mmHg）；晚期肝脏疾病；感染性心内膜炎；活动性消化性溃疡；长时间或有创性复苏。

（二）院前溶栓

院前溶栓的效果优于入院后溶栓。对 STEMI 发病 3h 内的患者，溶栓治疗的即刻疗效与直接 PCI 基本相似；有条件时可在救护车上开始溶栓治疗（Ⅱa，A）。

院前溶栓治疗须具备以下全部 4 个条件。

① 急性胸痛持续 30min 以上，但未超过 12h。

② 心电图相邻 2 个或 2 个以上导联 ST 段抬高，在肢体导联 ≥ 0.1mV、胸导联 ≥ 0.2mV 或新出现的 LBBB 或右束支传导阻滞（RBBB）。

③ 年龄 ≤ 75 周岁。

④ 不能在 120min 内完成急诊 PCI。

（三）溶栓药物

目前临床应用的主要溶栓药物包括非特异性纤溶酶原激活剂和特异性纤溶酶原激活剂两大类。建议优先采用特异性纤溶酶原激活剂。重组组织型纤溶酶原激活剂阿替普酶是目前常用的溶栓剂，可选择性激活纤溶酶原，对全身纤溶活性影响较小，无抗原性。但其半衰期短，为防止 IRA 再阻塞需联合应用肝素（24～48h）。其他特异性纤溶酶原激活剂有尿激酶、瑞替普酶和重组人 TNK 组织型纤溶酶原激活剂（TNK-tPA）等。非特异性纤溶酶原激活剂，如尿激酶，可直接将循环血液中的纤溶酶原转变为有活性的纤溶酶，无抗原性和过敏反应。由于非特异性纤溶酶原激活剂溶栓再通率低、使用不方便，不推荐院前溶栓使用。

（四）疗效评估

溶栓开始后 60～90min 内应密切监测临床症状、心电图 ST 段变化及心律失常。临床评估溶栓成功的指标包括 60～90min 内出现以下表现。

（1）抬高的 ST 段回落 ≥ 50%。

（2）胸痛症状缓解或消失。

（3）出现再灌注性心律失常，如加速性室性自主心律、室性心动过速，甚至心室颤动、房室传导阻滞、束支阻滞突然改善或消失，或下壁心肌梗死患者出现一过性窦性心动过缓、窦房传导阻滞，伴或不伴低血压。

（4）心肌坏死标志物峰值提前，如 cTn 峰值提前至发病后 12h 内，肌酸激酶同工酶峰值提前至 14h 内。

典型的溶栓治疗成功标准是抬高的 ST 段回落 ≥ 50% 的基础上，伴有胸痛症状明显缓解和/或出现再灌注性心律失常。

冠状动脉造影判断标准：IRA 心肌梗死溶栓（thrombolysis in myocardial infarction，TIMI）2 或 3 级血流表示血管再通，TIMI 3 级为完全性再通，溶栓失败则梗死相关血管持续闭塞（TIMI 0～1 级）。

四、CABG

对于 IRA 明确但解剖结构不适合行 PCI 且存在大面积受损心肌、严重心力衰竭或心源性休克风险的 STEMI 患者，应考虑急诊 CABG。存在心肌梗死相关机械并发症的患者需要进行血运重建时，建议行外科修补术的同时行 CABG。

STEMI 后病情稳定的患者行非急诊 CABG 的最佳手术时机要依据患者个体情况而定。出现血流动力学恶化，或再发缺血事件高危的患者（如有冠状动脉严重狭窄或者再发缺血可导致大面积心肌损伤）应尽快手术，无需等待双重抗血小板治疗（DAPT）停用后血小板功能完全恢复。对于正在服用 P_2Y_{12} 受体抑制剂而拟行择期 CABG 的 STEMI 患者应在术前停用 P_2Y_{12} 受体抑制剂 3～7 天，以减少出血并发症的发生，但建议继续服用阿司匹林。择期 CABG 术前需停用替格瑞洛至少 3 天（Ⅰ，B），氯吡格雷至少 5 天（Ⅰ，B）。

推荐 CABG 术后无出血性并发症的 STEMI 患者尽快（术后 6～24h）重启 DAPT，阿司匹林 100mg/d，替格瑞洛 90mg，2 次 / 天；如替格瑞洛无法获得或禁忌，则选择氯吡格雷 75mg/d。

住院治疗

一、生命体征监护

STEMI 患者发病后至少 24h 内都需要进行心电监测，重点关注心律失常和 ST 段改变（Ⅰ，C）。有中至高度心律失常风险的患者，如血流动力学不稳定、左心室射血分数（left ventricular ejection fraction，LVEF）< 40%、再灌注心律失常、多支血管重度狭窄或 PCI 术中出现并发症，应适当延长心电监测时间。所有 STEMI 患者均应早期行超声心动图检查以评估左心室功能。

二、低温治疗

心搏骤停复苏成功但未恢复意识的患者推荐低温治疗（Ⅰ，B），应用特殊方法（如降温导管、降温毯、冰块等）使患者在一定时间（≥ 24h）内维持在 32～36℃ 的低温环境。但低温治疗并不能降低合并心源性休克的 STEMI 患者 30 天全因死亡。不能因低温治疗而延误急诊 PCI。此外，低温治疗可使氯吡格雷肝脏代谢转化率降低，接受低温治疗的患者应密切监测抗栓效果。

三、药物治疗

（一）抗栓治疗

所有 STEMI 患者均应接受抗栓治疗，并根据再灌注策略选用抗血小板治疗方案（Ⅰ，C）。

STEMI 患者 DAPT 的持续时间取决于患者存在的出血风险［建议采用 PRECISE-DAPT（预测支架置入 DATP 患者出血并发症）评分］和缺血风险（采用 DAPT 评分）。PRECISE-DAPT 评分＜ 25 分且 DAPT 评分≥ 2 分，阿司匹林联合替格瑞洛或氯吡格雷 DAPT 至少持续 12 个月（Ⅰ，A），也可考虑延长至 24～30 个月（Ⅱb，B）；PRECISE-DAPT 评分≥ 25 分，阿司匹林联合替格瑞洛或氯吡格雷 DAPT 持续 6 个月是可以接受的（Ⅱa，B）。服用氯吡格雷期间发生急性心肌梗死的患者应替换为替格瑞洛（负荷剂量 180mg，此后 90mg，2 次 / 天）。

（二）β 受体阻滞剂

β 受体阻滞剂有利于缩小心肌梗死面积，减少复发性心肌缺血、再梗死、心室颤动及其他恶性心律失常，对降低急性期病死率有肯定的疗效。无禁忌证的 STEMI 患者应在发病后 24h 内开始口服 β 受体阻滞剂（Ⅰ，B）。建议口服美托洛尔，从低剂量开始，逐渐加量。若患者耐受良好，2～3 天后换用相应剂量的长效缓释制剂。

以下情况需暂缓或减量使用 β 受体阻滞剂：①心力衰竭或低心排血量；②心源性休克高危患者（年龄＞ 70 岁、收缩压＜ 120mmHg、窦性心律＞ 110 次 / 分）；③其他相对禁忌证：PR 间期＞ 0.24s、二度或三度房室传导阻滞、活动性哮喘或反应性气道疾病。

STEMI 发病早期有 β 受体阻滞剂使用禁忌证的患者，应在 24h 后重新评价并尽早使用（Ⅰ，C）；STEMI 合并持续性心房颤动、心房扑动并出现心绞痛，但血流动力学稳定时，可使用 β 受体阻滞剂（Ⅰ，C）；STEMI 合并顽固性多形性室性心动过速，同时伴交感电风暴者可选择静脉使用 β 受体阻滞剂治疗（Ⅰ，B）。

（三）ACEI/ARB

ACEI/ARB 通过影响心肌重塑、减轻心室过度扩张而减少心力衰竭的发生，降低死亡率。在 STEMI 最初 24h 内，对有心力衰竭证据、左心室收缩功能不全、糖尿病、前壁心肌梗死，但无低血压（收缩压＜ 90mmHg）或明确禁忌证者，应尽早口服 ACEI（Ⅰ，A）；对非前壁心肌梗死、低危（LVEF 正常、心血管危险因素控制良好、已接受血运重建治疗）、无低血压的患者应用 ACEI 也可能获益。发病 24h 后，如无禁忌证，所有 STEMI 患者均应给予 ACEI 长期治疗（Ⅱa，A）。如患者不能耐受 ACEI，可考虑给予 ARB。

ACEI/ARB 禁忌证包括：STEMI 急性期动脉收缩压＜ 90mmHg、严重肾功能不全［血肌酐水平＞265μmol/L（2.99mg/dL）］、双侧肾动脉狭窄、移植肾或孤立肾伴肾功能不全、对 ACEI/ARB 过敏、血管神经性水肿或导致严重咳嗽者及妊娠期 / 哺乳期女性等。

（四）醛固酮受体拮抗剂

STEMI 后已接受 ACEI 和 / 或 β 受体阻滞剂治疗，但仍存在左心室收缩功能不全（LVEF ≤ 40%）、心力衰竭或糖尿病，且无明显肾功能不全［血肌酐男性≤ 221μmol/L（2.5mg/dL），女性≤ 177μmol/L（2.0mg/dL）、血钾≤ 5.0mmol/L］的患者，应给予醛固酮受体拮抗剂治疗（Ⅰ，B）。

（五）硝酸酯类药物

尚无临床随机对照试验显示在 STEMI 患者中应用硝酸酯类药物能改善患者长期预后。STEMI 急性期持续剧烈胸痛、高血压和心力衰竭的患者，如无低血压、右心室梗死或在发病 48h 内使用过 5 型磷酸二酯酶抑制剂，可考虑静脉使用硝酸酯类药物。如患者收缩压＜ 90mmHg 或较基础血压降低＞ 30%、疑诊右心室梗死的 STEMI 患者不应使用硝酸酯类药物（Ⅲ，C）。

（六）钙通道阻滞剂

目前尚无证据提示在 STEMI 急性期使用二氢吡啶类钙通道阻滞剂能改善预后。对无左心室收缩功能不全或房室传导阻滞的患者，为缓解心肌缺血、控制心房颤动或扑动的快速心室率，如果 β 受体阻滞剂无效或禁忌使用，则可应用非二氢吡啶类钙通道阻滞剂（Ⅱa，C）。STEMI 后合并难以控制的心绞痛时，在使用 β 受体阻滞剂的基础上可应用地尔硫䓬（Ⅱa，C）。

（七）他汀类药物

所有无禁忌证的 STEMI 患者入院后均应尽早开始高强度他汀类药物治疗，且无须考虑胆固醇水平（Ⅰ，A）。

四、特殊临床情况患者的治疗

（一）未行急诊再灌注治疗患者

在推荐时间内（12h 内）未能接受再灌注治疗的 STEMI 患者应立即进行临床评估。如存在持续性心肌缺血、心力衰竭、血流动力学不稳定或致死性心律失常等危及生命的症状或体征，应行急诊 PCI。对症状出现 12～48h 的稳定无症状的 STEMI 患者也应考虑 PCI（Ⅱa，B）。

上述情况以外的 STEMI 患者应进行非侵入性检查，评估残留心肌缺血，并决定晚期侵入性治疗或选择性冠状动脉造影的合适时机。非侵入性检查提示中等或高缺血风险者推荐早期 PCI。症状发作超过 48h 且犯罪血管完全闭塞，或血流动力学稳定且无明确心肌缺血证据的患者，不推荐常规 PCI。

未行再灌注治疗的 STEMI 患者的药物治疗包括以阿司匹林为基础的 DAPT，抗凝和二级预防药物。如无禁忌证，应口服阿司匹林，首剂负荷量 150～300mg（仅适合于未服用过阿司匹林的患者），并以 75～100mg/d 长期服用。P_2Y_{12} 受体抑制剂的选择应权衡缺血和出血风险，推荐首选替格瑞洛（负荷剂量 180mg，维持剂量 90mg，2 次 / 天）；当临床判断高出血风险（如合并出血高危因素或 CRUSADE 评分＞ 40 分）或替格瑞洛不适用 / 不耐受 / 不可获得时，氯吡格雷（负荷剂量 300～600mg，维持剂量 75mg/d）是合理的选择。推荐 DAPT 至少 12 个月（Ⅰ，B）。发病 12h 内未行再灌注治疗或发病＞ 12h 的患者，需尽快给予抗凝治疗，直到冠状动脉血运重建或出院。磺达肝癸钠有利于降低死亡和再梗死，而不增加出血并发症。

（二）冠状动脉非阻塞性心肌梗死

有 1%～14% 的急性心肌梗死患者 IRA 无阻塞性病变（狭窄＜ 50%），定义为冠状动脉非阻塞性心肌梗死（myocardial infarction with non-obstructive coronary arteries，MINOCA），是 STEMI 治疗中值得关注的特殊类型。MINOCA 的诊断需同时符合急性心肌梗死和非阻塞性冠状动脉疾病的诊断标准。引起 1 型心肌梗死的 MINOCA 病因包括：斑块破裂、斑块侵蚀、冠状动脉血栓栓塞、冠状动脉夹层等。斑块侵蚀在 MINOCA 发病中更为常见。明确 MINOCA 病因及发病机制对于此类心肌梗死患者的治疗和预后判断至关重要。急性期血管内影像学检查有助于病因学诊断。

（三）右心室梗死

右心室梗死大多与下壁心肌梗死同时发生，但也可单独出现。右胸前导联（尤其是 V_{4R} 导联）ST 段抬高≥ 0.1 mV 高度提示右心室梗死，所有下壁 STEMI 的患者均应记录包括右胸前导联和正后壁导联在内的 18 导联心电图。超声心动图检查可能有助于诊断。右心室梗死容易出现低血压，但很少伴发心源性休克。右心室梗死患者应尽早施行再灌注治疗。维持有效的右心室前负荷，避免使用利尿剂和血管扩张剂。

（四）接受口服抗凝药治疗的患者

接受口服抗凝药治疗的患者发生 STEMI 且无禁忌证时建议 PCI 治疗，因出血风险高不宜进行溶栓治疗。

直接 PCI 围术期抗栓治疗方案如前所述。DAPT 联合口服抗凝药可使出血风险增加 2～3 倍。缺血风险明显大于出血风险的患者，建议给予三联抗栓治疗（口服抗凝药＋阿司匹林＋ P_2Y_{12} 受体抑制剂）1～6 个月（Ⅱa，B），此后改为二联抗栓治疗（口服抗凝药＋P_2Y_{12} 受体抑制剂）持续至 PCI 后 12 个月（Ⅱa，A）。出血风险明显大于缺血风险的患者，推荐三联抗栓治疗 1 个月（Ⅱa，B）后改为二联抗栓治疗持续至 PCI 后 12 个月（Ⅱa，A）。口服抗凝药选用华法林时，P_2Y_{12} 受体抑制剂可选氯吡格雷或替格瑞洛；选用非维生素 K 拮抗剂口服抗凝药时，可联合氯吡格雷。12 个月后长期单用口服抗凝药（Ⅱa，B），优选非维生素 K 拮抗剂口服抗凝药，推荐采用最低有效剂量。若使用华法林，宜维持国际标准化比值在 2.0～2.5。抗血小板药物和口服抗凝药联合治疗期间，建议常规给予质子泵抑制剂降低消化道出血风险。

（五）老年患者

老年患者心肌梗死的症状往往不典型，容易误诊或治疗延误。高龄 STEMI 患者出血风险和心肌梗死并发症、肾功能不全等伴随疾病发生率高，抗栓药物治疗耐受性差，易出现治疗相关的出血和其他并发症。

再灌注治疗不存在年龄限制，尤其是直接 PCI。尽可能使用桡动脉入路。按照推荐进行治疗，采用合适抗栓治疗策略降低出血风险。

（六）肾功能不全

STEMI 合并严重肾功能不全［eGFR ＜ 30mL/(min·1.73m²)］的患者预后较差，且院内并发症风险明显增加。部分患者胸痛和心电图表现不典型，可能会延误诊断。

STEMI 患者不必等待肾功能评估再决定再灌注治疗策略。但已知或肾功能不全高风险患者出血风险增加，某些抗栓药物应减量或避免使用。应尽早评估 eGFR，并根据肾功能考虑抗栓药物的类型和剂量。PCI 时应减少对比剂用量，优选等渗透压对比剂，术后嘱患者适量饮水，监测肾功能变化，降低对比剂相关肾损伤风险。

并发症处理

一、心力衰竭

心力衰竭可发生在 STEMI 的急性期或亚急性期，为心肌顿抑或心功能永久受损。心力衰竭不仅是 STEMI 最为常见的并发症，也是最重要的预后不良指标之一。应结合患者的症状、体征以及辅助检查结果尽早诊断，并采用 Killip 心功能分级进行描述。

STEMI 合并心力衰竭患者应持续监测心律、心率、血压和尿量。肺水肿且 $SaO_2 < 90\%$ 的患者推荐吸氧，维持 $SaO_2 \geqslant 95\%$（Ⅰ，C）；患者出现导致低氧血症、高碳酸血症或者酸中毒的呼吸衰竭且无法耐受无创通气支持时，建议有创通气治疗（Ⅰ，C）；呼吸窘迫（呼吸频率 > 25 次 / 分且 $SaO_2 < 90\%$）的患者在不伴低血压时可考虑使用无创通气支持（Ⅱa，B）；肺水肿伴呼吸困难的 STEMI 患者，可以考虑使用阿片类药物缓解呼吸困难及焦虑症状，同时需监测呼吸状态（Ⅱb，B）；严重心力衰竭伴有难以纠正的低血压的 STEMI 患者可以考虑使用正性肌力药物（Ⅱb，C）；伴有难治性心力衰竭且对利尿剂反应不佳的 STEMI 患者，可行超滤或血液净化治疗（Ⅱb，B）；存在持续性心肌缺血的患者应早期行冠状动脉血运重建治疗。

血流动力学稳定，LVEF ≤ 40% 或心力衰竭的 STEMI 患者推荐尽早使用 ACEI/ARB，以降低死亡率及再住院率（Ⅰ，A）；病情稳定后推荐使用 β 受体阻滞剂，以降低死亡率、再发心肌梗死以及因心力衰竭住院的发生率（Ⅰ，A）；LVEF ≤ 40% 或心力衰竭，但不伴严重肾功能衰竭及高钾血症的 STEMI 患者推荐使用醛固酮受体拮抗剂，以降低心血管疾病死亡及住院风险（Ⅰ，B）。

收缩压 > 90mmHg 的 STEMI 合并心力衰竭患者，应给予硝酸酯类药物以缓解症状及减轻肺淤血（Ⅰ，C）；心力衰竭伴有收缩压升高的 STEMI 患者可考虑使用硝酸酯类药物或硝普钠控制血压及缓解症状（Ⅱa，C）；推荐伴有容量负荷过重症状 / 体征的 STEMI 合并心力衰竭患者使用利尿剂（Ⅰ，C）。

经优化药物治疗 3 个月以上或心肌梗死发作 ≥ 6 周后仍有心力衰竭症状（心功能Ⅱ～Ⅲ级）且 LVEF ≤ 35%、预期寿命 1 年以上的 STEMI 患者，推荐植入式心律转复除颤器（implantable cardioverter defibrillator，ICD）以降低猝死风险（Ⅰ，A）。

二、心源性休克

STEMI 患者心源性休克的发生率为 6%～10%，可为 STEMI 的首发表现，也可发生在急性期的任何阶段，通常是由于大面积心肌梗死或合并严重的机械并发症所致，是 STEMI 患者最主要的死亡原因。心源性休克定义为在心脏充盈状态合适的情况下，仍有严重持续的低血压（收缩压 < 90mmHg）伴有组织低灌注（静息心率增快、意识状态改变、少尿、四肢湿冷），血流动力学监测心指数 ≤ 2.2L/（min·m²）、肺毛细血管楔压 ≥ 18mmHg。需使用升压 / 正性肌力药物或机械循环辅助装置才能维持收缩压 > 90mmHg 的患者也应考虑为心源性休克。

需除外其他原因导致的低血压，如心功能不全、右心室梗死、低血容量、心律失常、心脏压塞、机械并发症、瓣膜功能失调或药物因素等。

应通过经胸超声心动图紧急评估患者的心室和瓣膜结构与功能，排除机械并发症，伴有心源性休克的 STEMI 患者如合并机械并发症应尽早处理（Ⅰ，C）。急诊血运重建治疗（直接 PCI 或紧急 CABG）可改善合并心源性休克的 STEMI 患者的远期预后。为维持血流动力学稳定可使用正性肌力药物及血管扩张剂（Ⅱb，C），血管活性药物优先推荐去甲肾上腺素（Ⅱb，B）。

主动脉内球囊反搏（IABP）不能改善 STEMI 患者的预后，不推荐常规使用（Ⅲ，B）。但对于因机械并发症导致血流动力学不稳定的 STEMI 合并心源性休克患者，IABP 可作为辅助治疗手段（Ⅱa，C）；心源性休克难以纠正的患者也可考虑短期使用机械循环辅助装置，包括体外膜肺、左心室辅助装置、心室辅助系统或体外循环（Ⅱb，C）。但与 IABP 相比，心室辅助系统不能改善 STEMI 合并心源性休克患者 30 天预后。

三、心律失常

STEMI 发病早期心律失常较为常见，且与预后密切相关，院前发生的 VT 及 VF 是心脏性猝死的主要原因。早期再灌注治疗可减少室性心律失常和心血管病死亡风险。

（一）室性心律失常

室性心律失常是 STEMI 最为常见的心律失常，导致血流动力学障碍的 VT 及 VF 发生率占 6%～8%。STEMI 急性期预防性使用抗心律失常药物对患者有害（Ⅲ，B）。再灌注治疗中及 STEMI 发病 24h 内发生的室性心律失常是否需要进行干预治疗取决于持续时间和对血流动力学的影响，无症状且不影响血流动力学的室性心律失常不需要使用抗心律失常药物（Ⅲ，C）。STEMI 发病 48h 后非缺血诱发的持续 VT 或 VF 则为明显的预后不良指标，需评价是否有植入 ICD 的指征。反复发作 VT 和 / 或 VF 的 STEMI 患者推荐早期行完全血运重建以解除潜在的心肌缺血（Ⅰ，C）。

合并多形性 VT 或 VF 的 STEMI 患者如无禁忌证应静脉使用 β 受体阻滞剂治疗（Ⅰ，B）；反复出现多形性 VT 者推荐静脉使用胺碘酮（Ⅰ，C）；多次电复律后血流动力学仍不稳定伴反复 VT 的患者也应考虑静脉使用胺碘酮（Ⅱa，C），如果 β 受体阻滞剂、胺碘酮及超速抑制治疗无效或无法获得，可使用利多卡因治疗（Ⅱb，C）。应注意纠正电解质紊乱（尤其是低钾血症与低镁血症）（Ⅰ，C）。

经完全血运重建及优化药物治疗后仍反复发作 VT、VF 或电风暴的 STEMI 患者，可考虑在植入 ICD 后行射频消融治疗（Ⅱa，C）。

（二）室上性心律失常

心房颤动是 STEMI 患者最常见的室上性心律失常，发生率为 6%～21%，可诱发或加重心力衰竭,但不需要预防性使用抗心律失常药物(Ⅲ,B)。

STEMI急性期心房颤动的心室率控制比心律控制更为有效,如无心力衰竭或低血压时可静脉使用β受体阻滞剂控制心室率(Ⅰ,C);当存在急性心力衰竭但不伴有低血压时可静脉给予胺碘酮控制心室率(Ⅰ,C);同时存在急性心力衰竭和低血压时可考虑静脉使用洋地黄类药物控制心室率(Ⅱa,B)。地高辛不用于心房颤动的心律控制(Ⅲ,A)。

伴心房颤动的STEMI患者如药物治疗不能控制快心室率或存在持续的心肌缺血、严重的血流动力学障碍或心力衰竭时,应立即行电复律(Ⅰ,C);静脉胺碘酮有助于增加电复律的成功率,降低心房颤动再发风险(Ⅰ,C)。

STEMI急性期新发心房颤动的患者,应根据CHA_2DS_2-VASc评分决定是否需长期口服抗凝药物(Ⅱa,C)。

(三)窦性心动过缓和房室传导阻滞

窦性心动过缓多见于下壁心肌梗死患者,通常可自行恢复且不影响预后。宜对患者进行严密监护,但一般不需要特殊处理。STEMI患者发生房室传导阻滞则需进行风险评估,完全房室传导阻滞和二度Ⅱ型的房室传导阻滞有指征进行治疗干预。前壁心肌梗死患者出现高度房室传导阻滞大多由广泛的心肌坏死所致,阻滞部位一般在希氏束以下,难以自行缓解且死亡率明显升高。

伴有血流动力学不稳定的窦性心动过缓或无稳定逸搏心律的高度房室传导阻滞的STEMI患者,有指征使用正性传导药物,如肾上腺素、阿托品、血管升压素(Ⅰ,C),药物治疗无效时应安装临时起搏器(Ⅰ,C)。非高度房室传导阻滞或血流动力学稳定的缓慢型心律失常患者,不需要常规预防性临时起搏治疗(Ⅲ,C)。

四、机械并发症

再灌注治疗虽使STEMI患者合并机械并发症的发生率明显降低,但仍然是STEMI患者致死的主要原因。机械并发症多发生在STEMI早期,需及时发现和紧急处理。STEMI患者如有突发低血压、反复发作胸痛、新出现的提示二尖瓣反流或室间隔穿孔的心脏杂音、肺淤血或颈静脉充盈等情况,应尽快行超声心动图评估以明确诊断。

(一)游离壁破裂

游离壁破裂多见于心肌梗死发病后24h内及1周左右,发生率在1%以下,病死率高达90%以上。早期心脏破裂好发于前壁心肌梗死,表现为循环"崩溃",患者常在数分钟内死亡。老年、未及时有效的再灌注治疗以及延迟溶栓治疗是 STEMI 患者游离壁破裂最主要的危险因素。

游离壁破裂发生时，患者多表现为突发的意识丧失、休克，电机械分离和急性心脏压塞。怀疑游离壁破裂时需立即行床旁超声心动图进行确认，并紧急行心包穿刺术进行引流以解除心脏压塞。部分游离壁破裂患者可能表现为迟发或亚急性过程，血流动力学恶化伴一过性或持续性低血压，同时存在典型的心脏压塞体征。游离壁破裂内科治疗的目标是稳定患者的血流动力学状况，为尽快手术作准备。必要时可行机械循环支持。

（二）室间隔穿孔

室间隔穿孔最早可以在 STEMI 发病后 24h 内出现，前壁与后外侧壁的心肌梗死均可能发生，表现为临床情况突然恶化，出现心力衰竭或心源性休克，胸骨左缘第 3~4 肋间新发粗糙的收缩期杂音（90%），约 50% 伴收缩期震颤；伴心源性休克的患者心脏杂音和震颤可不明显。超声心动图检查可明确诊断并评估严重程度。

血管扩张剂联合 IABP 辅助循环有助于改善症状。外科手术可能为 STEMI 合并室间隔穿孔伴心源性休克的患者提供生存的机会，但最佳手术时机仍无定论。血流动力学不稳定者宜及早（1 周内）手术，在室间隔修补术的同时行 CABG。但心肌梗死早期坏死心肌与正常心肌边界不清楚，早期手术病死率高；血流动力学稳定患者宜推迟 3~4 周后手术，但等待手术的过程中死亡风险高。对某些选择的患者行经皮导管室间隔缺损封堵术可降低病死率，提高远期生存率，但总体病死率仍然较高。

（三）乳头肌或腱索断裂

乳头肌或腱索断裂导致的急性二尖瓣反流可出现在 STEMI 发病后的 2~7 天。表现为突发的急性左心衰竭、血流动力学不稳定、肺水肿，甚至心源性休克，可有二尖瓣区新出现收缩期杂音或原有杂音加重，需要及时行超声心动图检查以寻找原因并确诊。紧急处理以降低左心室后负荷为主，包括利尿、血管扩张剂以及 IABP，必要时可使用正性肌力药物。宜尽早外科手术治疗，根据断裂程度决定手术方式。乳头肌或腱索断裂需要与急性缺血性乳头肌功能不全相鉴别。

（四）心包并发症

STEMI 后的心包并发症多与心肌梗死面积大、血运重建失败或延迟相关，包括早期梗死相关心包炎、晚期梗死相关心包炎（Dressler 综合征）以及心包积液，发生在 STEMI 早期的梗死后心包炎可在发病后迅速出现但持续时间短，Dressler 综合征则多在 STEMI 发病后 1~2 周出现。

STEMI 后心包炎的诊断标准与急性心包炎相同，患者可表现为胸膜性胸痛、心包摩擦音及心电图改变，包括新发的广泛 ST 段抬高或急性期 PR 段压低，心包积液常见。为减少心包炎复发及缓解症状，对心肌梗死后心包炎的患者可给予抗炎治疗。优先选用大剂量的阿司匹林，且可考虑合用秋水仙碱。不推荐使用糖皮质激素。

STEMI 后心包炎患者极少出现大量心包积液及心脏压塞，绝大多数情况下无需行心包穿刺引流。

临床评估及预后判断

所有 STEMI 患者都应尽早行短期风险评估，包括心肌损伤的程度，再灌注治疗是否成功，以及是否存在不良心血管事件高风险的临床特征。STEMI 早期死亡的独立预测因子包括：年龄、Killip 分级、再灌注时间、心搏骤停、心动过速、低血压、前壁心肌梗死、既往有陈旧性心肌梗死、糖尿病、吸烟、肾功能不全和生物标志物持续升高。推荐使用全球急性冠状动脉事件登记（GRACE）评分进行风险评估。

所有 STEMI 患者均应在出院前进行长期风险评估。依据冠状动脉造影、功能学评价（如血流储备分数）或负荷试验评估未完全血运重建患者非梗死相关血管是否需要择期 PCI 及其治疗时机（同次住院期间或择期）。

推荐 STEMI 患者发病早期及出院前行超声心动图检查，评价 LVEF，明确心肌梗死范围、有无附壁血栓、室壁瘤和机械并发症等。对于 STEMI 诊断尚不确定的患者，如果出现心搏骤停、心源性休克、血流动力学不稳定或疑似机械并发症时，推荐行紧急超声心动图检查。但在超声心动图图像不理想或诊断不确定的情况下，心脏磁共振有助于明确诊断。

STEMI 患者应进行残余缺血或存活心肌评估。可选择负荷超声心动图或单光子发射计算机断层成像术，心脏磁共振和正电子发射型计算机断层显像的价值仍有待确定。

长期治疗

一、二级预防

1. 非药物干预

STEMI 患者应终身戒烟。合理膳食，控制总热量和减少饱和脂肪酸、反式脂肪酸以及胆固醇摄入（＜200mg/d）。对超重和肥胖的 STEMI 患者，建议通过控制饮食与增加运动降低体重，在 6～12 个月内使体重指数降低 5%～10%，并逐渐控制到 25kg/m² 以下。还应注意识别患者的精神心理问题并给予相应治疗。

单纯血运重建并不能预防 STEMI 合并严重左心室功能不全患者心脏事件的发生。ICD 可以显著降低此类患者心脏性猝死的发生率及总死亡率。出院前 LVEF < 40% 的患者，建议在完成血运重建和最佳药物治疗后 6～12 周再次评估心脏功能和猝死风险。对最佳药物治疗无效且预期寿命 1 年以上的症状性心力衰竭（NYHA 心功能 Ⅱ～Ⅲ 级）及 LVEF ≤ 35% 的患者，建议植入 ICD（Ⅰ，A）。STEMI 后 40 天虽经最佳药物治疗仍存在轻度心力衰竭症状且 LVEF ≤ 30% 和预期寿命 1 年以上者也有必要植入 ICD。有明确的左心室功能不全或血流动力学不稳定的持续性 VT 或非急性期内发生 VF 存活的患者，作为二级预防措施置入 ICD 也可显著获益。

2. 药物治疗

若无禁忌证，所有 STEMI 患者出院后均应长期服用阿司匹林、ACEI 和 β 受体阻滞剂。STEMI 患者 DAPT 方案详见前述。在阿司匹林基础上，无禁忌证患者替格瑞洛维持剂量 90mg，2 次 / 天，至少 1 年。替格瑞洛禁忌或无法获得时，应给予氯吡格雷，维持剂量 75mg/d，至少 1 年。对于高缺血风险的 STEMI 患者，如果可耐受 DAPT 且无出血并发症，可考虑延长使用替格瑞洛至心肌梗死后 3 年，剂量为 60mg，2 次 / 天（Ⅱ b，B）。

β 受体阻滞剂和 ACEI 可改善心肌梗死患者生存率，建议给予最大耐受剂量长期治疗（Ⅰ，B）。不能耐受 ACEI 的患者可改用 ARB 类药物。无明显肾功能损害和高血钾的 STEMI 患者，经有效剂量的 ACEI 与 β 受体阻滞剂治疗后，如 LVEF 仍 < 40% 者，可应用醛固酮受体拮抗剂治疗，但需密切观察相关不良反应（特别是高钾血症）。

STEMI 患者出院后应进行有效的血压管理，目标血压为 < 130/80mmHg（Ⅱ a，C），（收缩压不低于 110mmHg），年龄 > 80 岁的患者目标血压为 < 150/90mmHg（Ⅱ a，B）。STEMI 患者出院后应持续强化调脂治疗，低密度脂蛋白胆固醇（LDL-C）治疗目标值 < 1.8mmol/L（Ⅰ，B）。对既往有心肌梗死史、缺血性卒中史、合并症状性外周动脉疾病的 STEMI 患者，或 STEMI 合并多个危险因素（如年龄 ≥ 65 岁、杂合子家族性高胆固醇血症、既往 CABG 或 PCI 手术史、糖尿病、高血压、吸烟及慢性肾脏病 3～4 期等）的患者，可考虑将 LDL-C 治疗目标值设定为 1.4 mmol/L。治疗首选他汀类药物。若强化他汀治疗后 LDL-C 仍不能达标或不耐受大剂量他汀类药物，可联合应用胆固醇吸收抑制剂依折麦布，必要时加用前蛋白转化酶枯草溶菌素 9 抑制剂。

STEMI 患者病情稳定后均应进行空腹血糖检测，必要时行口服葡萄糖耐量试验。合并糖尿病的 STEMI 患者应在积极控制饮食和改善生活方式的同时给予降糖药物治疗。若患者一般状况较好、糖尿病病史较短、年龄较轻，可将糖化血红蛋白（HbA1c）控制在 7% 以下。过于严格的血糖控制可能增加低血糖发生率并影响患者预后，相对宽松的 HbA1c 目标值（如 < 8.0%）更适合于有严重低血糖史、预期寿命较短、有显著微血管或大血管并发症，或有严重合并症、糖尿病病程长、口服降糖药或胰岛素治疗后血糖难以控制的患者。部分胰高血糖素

样肽 -1 受体激动剂可减少冠心病合并 2 型糖尿病患者的远期主要不良心血管事件，SGLT-2 抑制剂达格列净在降低主要不良心血管事件的同时还可降低患者的心血管死亡、心力衰竭住院风险及再梗死风险，应在二甲双胍治疗基础上优先联合应用（Ⅰ，B）。合并糖尿病的 STEMI 患者应强化其他冠心病危险因素的控制。

二、康复治疗

基于运动的心脏康复可降低 STEMI 患者的全因死亡率和再梗死，有助于更好地控制危险因素、提高运动耐量和生活质量。如患者病情允许，应在 STEMI 住院期间尽早开始康复治疗。建议患者住院期间进行运动负荷试验，客观评估运动能力，以指导日常生活或制订运动康复计划。STEMI 后早期行心肺运动试验具有良好的安全性与临床价值。建议病情稳定的患者出院后每日进行 30～60min 中等强度有氧运动（如快步行走等），每周至少 5 天，并逐渐增加抗阻训练。运动锻炼应循序渐进，避免诱发心绞痛和心力衰竭。

（江凤林）

参考文献

[1] German C A, Baum S J, Ferdinand K C, et al. Defining preventive cardiology: A clinical practice statement from the American Society for Preventive Cardiology.Am J Prev Cardiol, 2022, 12: 100432.

[2] Montalescot G , Sechtem U , Achenbach S , et al .2013 ESC guidelines on the management of stable coronary artery disease . European Hear Journal, 2013, 34: 2949-3003.

[3] Fihn S D , Gardin J M , Abrams J , et al .2012 ACCF / AHA / ACP / AATS / PCNA / SCAI / STS guideline for the diagnosis and management of patients with stable ischemic heart disease . Circulation , 2012, 126: e354-e471.

[4] Fihn S D , Blankenship J C , Alexander K P , et al. 2014 ACC / AHA / AATS / PCNA / SCAI /STS focused update of the guideline for the diagnosis and management of patients with stable ischemic heart disease . Circulation, 2014, 130: 1749-1767.

[5] The Task Force on the management of ST -segment elevation acute myocardial infarction of the European Society of Cardiology (ESC). ESC Guidelines for the management of acute myocardial infarction in patients presenting with ST-segment elevation. Eur Heart J , 2012, 33: 2569-2619.

[6] 中华医学会心血管病学分会 . 急性 ST 段抬高型心肌梗死诊断和治疗指南 (2019). 中华心血管病杂志 , 2019, 47(10): 766-783.

[7] 韩雅玲 , 周玉杰 , 陈韵岱 . 王士雯老年心脏病学 .4 版 . 北京 : 人民卫生出版社 ,2018.

[8] 张建 , 范利 . 老年医学 .2 版 . 北京 : 人民卫生出版社 ,2014.

[9] 江凤林 , 杨侃 . 冠心病学 . 长沙 : 中南大学出版社 ,2007.

第三章
老年高血压

第一节　流行现状

人口老龄化是全球发展中不可忽视的问题，根据世界卫生组织的预测 65 岁及以上的老年人口数量预计将从 2010 年的 5.24 亿增长到 2050 年的 15 亿，其中增长最快的是发展中国家。而高血压是老年人群中常见的慢性疾病，在老年人中，高血压的患病率随着年龄的增长而逐渐增加。全球范围内，60～69 岁的人口中有一半以上患有高血压，而 70 岁以上的人口中则有 60% 患有高血压，对社会造成了巨大的疾病负担。

在我国，根据 2002 年全国居民营养与健康状况调查，≥ 60 岁老年人高血压的患病率为 49.1%，治疗率为 32.2%，控制率为 7.6%。2012—2015 年调查显示，≥ 60 岁老年人高血压患病率为 53.2%，而知晓率、治疗率和控制率分别为 57.1%、51.4% 和 18.2%，较 2002 年明显增高。

虽然老年人高血压的患病率增高了，但在知晓高血压的患者中，服用降压药物的比率高达 96.3%；且在服用降压药物的患者中，有 24% 的患者将血压控制到了 < 140/90mmHg 的达标水平。如果将老年人群中的数据与 18 岁以上整个人群相比，除了患病率显著高于整体人群外（53.2% 比 18.8%），知晓高血压并接受降压治疗的比例也明显高于整体人群（96.3% 比 81.8%）。这一对比说明，老年人尽管患高血压的风险较高，但高血压的治疗与管理水平也较高。

第二节　分类与定义

高血压是以体循环动脉压升高为主要临床表现的心血管综合征。高血压是老年人群最常见的慢性病之一，也是罹患脑卒中、心肌梗死乃至造成心血管死亡的重要危险因素。

一、高血压的定义与分级

年龄 ≥ 65 岁，在未使用降压药物的情况下，非同日 3 次测量血压，收缩压（systolic blood pressure，SBP）≥ 140mmHg 和（或）舒张压（diastolic blood pressure，DBP）≥ 90mmHg，可诊断为老年高血压。曾明确诊断高血压且正在接受降压药物治疗的老年人，虽然血压 < 140/90mmHg，也应诊断为老年高血压。

老年高血压的分级方法与一般成年人相同，如表 3-1 所示。血压分为正常血压、正常高值和高血压，而高血压又分为1、2、3三级。当SBP与DBP分属于不同级别时，以较高的分级为准。

表3-1 血压水平分类与定义

分类	SBP/mmHg		DBP/mmHg
正常血压	<120	和	<80
正常高值	120~139	和（或）	80~89
高血压	≥140	和（或）	≥90
1级高血压（轻度）	140~159	和（或）	90~99
2级高血压（中度）	160~179	和（或）	100~109
3级高血压（重度）	≥180	和（或）	≥110
单纯收缩期高血压（ISH）	≥140	和	<90

二、血压的测量

高血压诊断主要根据诊室测量的血压值，采用经核准的电子血压计（根据WHO的倡议，逐步废除汞柱式血压计），测量安静休息坐位时上臂肱动脉部位血压。诊室血压测量，需要遵循以下几个步骤。

（1）要求受试者安静休息至少5min后开始测量坐位上臂血压，上臂应置于心脏水平。

（2）推荐使用经过验证的上臂式医用电子血压计，水银柱血压计将逐步被淘汰。

（3）使用标准规格袖带（气囊长22~26cm、宽12cm），肥胖者或臂围大者（>32cm）应使用大规格气囊袖带。

（4）首诊时测量两上臂血压，以血压读数较高的一侧作为测量的上臂。

（5）测量血压时，应至少测量2次，间隔1~2min，若差别≤5mmHg，则取2次测量的平均值；若差别>5mmHg，应再次测量，取3次测量的平均值。

（6）老年人、糖尿病患者及出现直立性低血压情况者，应该加测站立位血压，站立位血压在卧位改为站立位后1min和3min时测量。

（7）在测量血压的同时，应测定脉率。

虽然老年高血压的诊断与分类依据是诊室坐位血压水平，但是由于老年人可能存在异常血压波动、假性高血压等特点，注重诊室血压的测量和评估的同时，也应鼓励老年高血压患者开展诊室外血压的测量，包括家庭自测血压和24h动态血压监测，定期（如每年）进行双上肢及四肢血压和不同体位（立、卧位）血压的测量，特别注意临睡前、清晨时间段和服药前的血压监测。因为诊室外血压监测更适合老年高血压患者，并且能更真实地反映个体生活状态下的血压状况，预测心血管风险能力优于诊室血压。

家庭血压值一般低于诊室血压值。根据动态血压监测数值，还可以获得一些衍生指标，例如：夜间血压下降幅度、清晨血压水平、24h 血压变异、血压负荷、晨峰现象、动态动脉硬化指数。

不同血压测量方法对应的高血压诊断标准不同，其临界值如下：诊室血压为 140/90mmHg；动态血压为 24h 平均血压为 130/80mmHg，白天平均血压为 135/85mmHg，夜间平均血压为 120/70mmHg；家庭自测血压为 135/85mmHg。

第三节　病理生理学与临床特点

老年高血压的病理生理学与临床特点根据发病的时间不同，包括两种情况：一种是进入老年期后新发生的高血压；另一种则是在进入老年期前即已发病，进入老年期后仍持续存在。尽管这两种情况有许多相似之处，但也有许多不同之处。

一、病理生理学特点

老年高血压的发生发展除了因为存在与成年人相似的生理病理机制，亦有自身的特点，导致高血压的患病率随着年龄的增长而逐渐增加。

1. 动脉硬化，弹性下降

随着年龄增长，动脉弹性下降。据统计 60 岁以上无动脉硬化改变者仅占 17%。胆固醇积聚在动脉壁上，使动脉壁变厚，促使动脉硬化。一方面，动脉僵硬、弹性下降，因此心脏收缩时，硬化的动脉血管表现出有限的扩张，无法有效地缓冲心脏收缩所产生的压力，导致收缩压增加。另一方面，由于大动脉储存的血量减少，舒张期主动脉回缩力减小，舒张压进而降低。故老年高血压患者常表现为单纯收缩期高血压，脉压增大。

2. 神经 - 体液和自主神经调节异常

诸如肾素 - 血管紧张素 - 醛固酮系统等神经 - 体液调节能力会随着年龄的增长而下降。60 岁时血浆肾素活性是年轻个体水平的 40%～60%，这归因于与年龄有关的肾小球硬化对近肾小管的影响。交感神经系统活动则随着年龄的增长而增加，老年人外周血浆去甲肾上腺素的浓度是年轻受试者的两倍，而 β 受体数目及反应性减弱。与年龄相关的血浆去甲肾上腺素升高被认为是 β- 肾上腺素反应性降低的补偿机制。此外，随着年龄的增长，压力感受器敏感性降低，对体循环的血压调节能力下降，使老年人更易出现直立性低血压。

3. 肾脏功能退化

肾脏功能退化的特点是肾小球硬化和间质纤维化的逐渐进展，这与肾小球滤过率的下降和其他体内平衡机制调节异常相关。此外，随着年龄的增长，肾小管的钠 - 钾泵和钙泵的活性下降，导致细胞内钙和钠的过量，进而增加了血管收缩和血管阻力。同时也导致老年人肾脏排泄钠能力有限，容量负荷增加，对盐的敏感性增加，表现为钠超载时血压升高，因此老年人盐敏感性高血压的发病率亦有增加的趋势。

二、临床特点

流行病学和临床研究发现，老年高血压具有以下特点。

1. 收缩压增高，脉压增大

随年龄增长，大动脉弹性下降，动脉僵硬度增加，血管外周阻力增加，老年人的血压多表现为收缩压增高、脉压增大。老年单纯收缩期高血压（ISH）是老年高血压最常见的类型，占老年高血压 60%～80%，大于 70 岁高血压人群中，可达 80%～90%。收缩压增高明显增加卒中、冠心病和终末肾病的风险。但是，若脉压过大，SBP 明显升高且 DBP 水平＜ 50mmHg，应注意合并主动脉瓣关闭不全的可能性。

2. 血压波动大

由于血压调节能力下降，老年人的血压水平容易受各种因素（如体位、进餐、情绪、季节或温度等）影响，称为异常血压波动。最常见为体位性血压变异、餐后低血压和血压昼夜节律异常等。体位性血压变异包括直立性低血压和卧位高血压，血压波动大，影响治疗效果，可显著增加发生心血管事件的危险。

3. 血压昼夜节律异常的发生率高

夜间低血压或夜间高血压多见，清晨高血压也增多。

4. 白大衣高血压和假性高血压增多

老年高血压患者伴有严重动脉硬化时，可出现袖带加压时难以压缩肱动脉，所测血压值高于动脉内测压值的现象，称为假性高血压。通过无创中心动脉压监测可获得相对较为准确的血压值。假性高血压发生率随年龄增长而增高。当 SBP 测量值异常升高但未合并相关靶器官损害或药物降压治疗后即出现低血压症状时，应考虑假性高血压可能。高血压可导致过度降压治疗，SBP 过低在高龄患者可能引起跌倒、衰弱等不良预后的增加。

5. 高龄老年高血压患者一体多病

高龄老年高血压患者常伴有多种危险因素和相关疾病，合并糖尿病、高脂血症、冠心病、肾功能不全和脑血管病的检出率较高，使治疗难度增加。

第四节　临床评估

一、诊断性评估

老年高血压的诊断性评估包括以下内容：①确定血压水平；②了解心血管危险因素；③明确引起血压升高的可逆和（或）可治疗的因素，如有无继发性高血压；④评估靶器官损害和相关临床情况，判断可能影响预后的合并疾病。

通过上述评估，有助于指导老年高血压患者的治疗。

对于初诊的老年高血压患者，应全面了解症状和病史，包括以下内容。

（1）病程　患高血压时间、最高血压、降压治疗情况、依从性。

（2）既往史　有无冠心病、心力衰竭、脑血管病、肾脏疾病、外周血管疾病、糖尿病、血脂异常、高尿酸血症、睡眠呼吸暂停综合征、甲状腺功能异常和类风湿关节炎等疾病及治疗情况。

（3）家族史　有无高血压、冠心病、脑卒中、肾脏疾病、糖尿病和血脂异常家族史。

（4）有无提示继发性高血压的临床表现。

（5）正在服用的药物以及曾经发生过的药物不良反应。

（6）生活方式　膳食脂肪、盐、酒、咖啡摄入量，吸烟时间和支数及体重变化。

（7）心理社会因素　包括家庭情况、生活环境及有无精神创伤史。

仔细的体格检查有助于发现继发性高血压线索和靶器官损害情况，包括以下内容。

（1）测量体重指数、腰围及臀围。

（2）观察有无特殊面容、向心性肥胖、皮肤紫纹、多毛和甲状腺功能亢进性突眼征等。

（3）触诊甲状腺，检查有无肾脏增大（多囊肾）或肿块。

（4）听诊颈动脉、胸主动脉、腹部动脉和股动脉有无杂音。

（5）全面的心肺查体。

（6）检查四肢血压（至少需要检测双上臂血压）、动脉搏动和神经系统体征。

（7）利用检眼镜检查视网膜有无异常。

除血生化（包括空腹血糖、血脂、血尿酸、肝肾功能及电解质，特别是血钾）、血常规、尿液分析和心电图等基本检查外，推荐对老年高血压患者监测空腹和餐后 2h 血糖、糖化血红蛋白、尿微量白蛋白测定、24h 尿蛋白定量（用于尿常规检查尿蛋白阳性者）、24h 动态血压监测、超声心动图等，有条件可进一步检测颈动脉超声、胸片、眼底检查、脉搏波传导速度、踝 - 臂血压指数等，并对老年人进行衰弱评估。随年龄增长，左心室壁厚度增加，超声心动图有助于鉴别老年人生理性的与增龄相关的左心室壁增厚与高血压所致的靶器官损害。对于怀疑继发高血压者，应进行相应的辅助检查。

二、危险分层

1. 危险因素评估

包括血压水平 1～3 级、吸烟或被动吸烟、血脂异常（总胆固醇 ≥ 5.2mmol /L 或低密度脂蛋白胆固醇 ≥ 3.4mmol/L 或高密度脂蛋白胆固醇 < 1.0mmol/L）、糖耐量受损（餐后 2h 血糖 7.8～11.0mmol/L）和（或）空腹血糖异常（6.1～6.9mmol/L）、腹型肥胖（腰围：男性 ≥ 90cm，女性 ≥ 85cm）或肥胖（体重指数 ≥ 28kg/m²）、早发心血管病家族史（一级亲属发病年龄 < 50 岁）等，其中高血压是目前最重要的心血管危险因素；而高钠、低钾膳食，超重和肥胖，饮酒，精神紧张以及缺乏体力活动等又是高血压发病的重要危险因素。还需强调，老年本身就是心血管病和高血压的危险因素。

2. 靶器官损害筛查

无症状性亚临床靶器官损害是高血压诊断评估的重要内容。包括左心室肥厚（室间隔或左心室后壁厚度 ≥ 11mm 或左心室质量指数男性 ≥ 115g/m²，女性 ≥ 95g/m²），颈动脉内膜中层厚度增厚（≥ 0.9mm）或斑块，颈动脉 - 股动脉脉搏波传导速度 ≥ 12m/s，踝 / 臂指数 < 0.9，估算肾小球滤过率（estimated glomerular filtration rate，eGFR）降低 [30～59mL/（min·1.73m²）] 或血清肌酐轻度升高（男性 115～133μmol/L，女性 107～124μmol/L），微量白蛋白尿（30～300mg/24h 或白蛋白 / 肌酐比值 30～300mg/g）。一个患者可以存在多个靶器官损害。

3. 伴发的相关临床疾病

包括心脏疾病（心肌梗死、心绞痛、冠脉血运重建、充血性心力衰竭）、脑血管疾病（缺血性卒中、脑出血、短暂性脑缺血发作）、糖尿病、肾脏疾病（糖尿病肾病、肾功能受损）以及外周血管疾病。

危险分层，对老年高血压患者整体危险度进行评估，有助于确定降压治疗时机、优化治疗方案以及心血管风险综合管理。因老年本身即是一种危险因素，故老年高血压患者至少属于心血管病的中危人群。见表 3-2。

表3-2　老年高血压患者的危险分层

其他危险因素和病史	血压水平		
	1级	2级	3级
1~2个危险因素	中危	中危	很高危
≥3个危险因素或靶器官损害	高危	高危	很高危
临床合并症或合并糖尿病	很高危	很高危	很高危

三、老年高血压的衰弱评估

对于高龄高血压患者，推荐制定降压治疗方案前进行衰弱的评估，特别是近1年内非刻意节食情况下体重下降＞5%或有跌倒风险的高龄老年高血压患者。

衰弱筛查推荐采用国际老年营养和保健学会提出的FRAIL量表或步速测定。如有条件可进一步采用经典的Fried衰弱综合征标准进行评估。

FRAIL量表，包括疲劳、耐力下降、行动受限、多病共存、体重减轻5项，具备其中3项及以上为衰弱；＜3项为衰弱前期；0项为无衰弱。

Fried衰弱综合征标准：也称Fried衰弱表型，满足以下5项中3项或以上：①不明原因体重下降。②疲乏。③握力下降。④行走速度下降。⑤躯体活动降低（体力活动下降）。

具有1项或2项的状态是为衰弱前期（pre-frail），而无以上5项人群为无衰弱的健壮老人。

四、老年高血压与认知障碍

老年人血压过高或过低均能增加认知障碍的发生风险。对于老年高血压患者推荐早期筛查认知功能，结合老年生物学年龄和心血管危险分层确定合理的降压治疗方案和目标值。降压治疗可延缓增龄相关的认知功能下降以及降低痴呆发生风险。

第五节　治疗

一、降压治疗的目的

延缓高血压所致心血管疾病进程，最大限度降低心血管疾病发病率和死亡率，提高生活质量，延长寿命。老年高血压降压治疗应强调收缩压达标，在能耐受的前提下，逐步使血压达标。在启动降压治疗后，需注意监测血压变化，避免降压过快带来的不良反应。

二、综合干预危险因素

在追求降压达标的同时，针对所有可逆性心血管危险因素（如吸烟、血脂异常或肥胖、血糖代谢异常或尿酸升高等）干预处理，并同时关注和治疗相关靶器官损害及临床疾病。大多数患者需长期甚至终身坚持治疗。推荐起始药物治疗的血压值和降压目标值。老年高血压患者心血管风险较高，更能从严格的血压管理中获益。

三、非药物治疗

非药物治疗是降压治疗的基本措施，无论是否选择药物治疗，都要保持良好的生活方式。2020 国际高血压学会全球高血压实践指南建议，对于不合并心血管疾病、慢性肾脏病（CKD）、糖尿病和高血压介导靶器官损害（HMOD）的低至中危的 1 级高血压患者，必须先进行生活方式干预 3～6 个月，如血压仍未得到良好控制，再启动药物治疗。

生活方式干预降低血压和心血管危险的作用肯定，所有患者都应采用，主要措施包括以下内容。

（1）健康饮食　减少钠盐摄入，补充钾盐，有助于降低血压。WHO 建议每日摄盐量应 < 6g，老年高血压患者应适度限盐；鼓励老年人摄入多种新鲜蔬菜、水果、鱼类、豆制品、粗粮、脱脂奶及其他富含钾、钙、膳食纤维、多不饱和脂肪酸的食物；减少脂肪摄入，减少食用油摄入，少吃或不吃肥肉和动物内脏。

（2）保持理想体重　超重或肥胖的老年高血压患者可适当控制能量摄入和增加体力活动，维持理想体重（体重指数 $20.0～23.9kg/m^2$）、纠正腹型肥胖（男性腹围 ≥ 90cm，女性腹围 ≥ 85cm）有利于控制血压，减少心血管病发病风险，但老年人应注意避免过快、过度减重。

（3）戒烟限酒　不吸烟，彻底戒烟，避免被动吸烟，戒烟可降低心血管疾病和肺部疾病风险。不饮酒或限制饮酒，老年人应限制酒精摄入，男性每日饮用酒精量应 < 25g，女性每日饮用酒精量应 < 15g；白酒、葡萄酒（或米酒）或啤酒饮用量应分别 < 50、100、300mL。

（4）规律运动　老年高血压及高血压前期患者进行合理的有氧锻炼可有效降低血压。建议老年人进行适当的规律运动，每周不少于 5 天、每天不低于 30min 的有氧体育锻炼，如步行、慢跑和游泳等。不推荐老年人剧烈运动。

（5）减轻精神压力　保持心态平衡，好心情是老年人的免疫力。

（6）改善睡眠　睡眠的时程、质量与血压的升高和心血管疾病发生风险有关。保证充足的睡眠并改善睡眠质量对提高生活质量、控制血压和减少心脑血管疾病并发症有重要意义。

（7）注意保暖　血压往往随着季节的变化而变化。老年人对寒冷的适应能力和对血压的调控能力差，常出现季节性血压波动现象；应保持室内温暖，经常通风换气；骤冷和大风低温时减少外出；适量增添衣物，避免血压大幅波动。

四、老年人降压药物应用的基本原则

老年高血压患者药物治疗应遵循以下几项原则。

1. 尽快启动

2020 国际高血压学会全球高血压实践指南建议，对于合并心血管疾病、CKD、糖尿病或 HMOD 的 1 级高血压患者，应在确诊后立即启动药物治疗；对于 2 级高血压患者，均应立即启动药物治疗。

2. 小剂量

初始治疗时通常采用较小的有效治疗剂量，并根据需要，逐步增加剂量。

3. 长效

尽可能使用 1 次 / 天、24h 持续降压的长效药物，有效控制夜间和清晨血压。

4. 联合

若单药治疗疗效不满意，可采用两种或多种低剂量降压药物联合治疗以增加降压效果，单片复方制剂有助于提高患者的依从性。联合用药已经成为降压治疗的重要原则之一，其降压及保护和逆转靶器官损害的效果均明显高于单一用药 。

5. 适度

大多数老年患者需要联合降压治疗，包括起始阶段，但不推荐衰弱老年人和≥ 80 岁高龄老年人初始联合治疗。

6. 个体化

根据患者具体情况、耐受性、个人意愿和经济承受能力，选择适合患者的降压药物。65 ～ 79 岁的普通老年人，血压≥ 150/90mmHg 时推荐开始药物治疗，≥ 140/90mmHg 时可考虑药物治疗。65 ～ 79 岁的老年人，首先应降至＜ 150/90mmHg；如能耐受，可进一步降至＜ 140/90mmHg。

五、各类降压药物作用特点

钙通道阻滞剂（calcium channel blocker，CCB）、血管紧张素转换酶抑制剂（angiotensin converting enzyme inhibitor，ACEI）、血管紧张素受体拮抗剂（angiotensin receptor blocker，ARB ）、利尿剂及单片复方制剂（SPC），均可作为老年高血压降压治疗的初始用药或长期维

持用药。根据患者的危险因素、亚临床靶器官损害以及合并临床疾病情况，优先选择某类降压药物。

1. CCB

如非洛地平缓释片、氨氯地平，其降压作用主要通过阻滞电压依赖 L 型钙通道减少细胞外钙离子进入血管平滑肌细胞内，减弱兴奋 - 收缩耦联，降低阻力血管的收缩反应。CCB 还能减轻 AT Ⅱ 和 α_1 肾上腺素受体的缩血管效应，减少肾小管钠重吸收。CCB 降压起效迅速，降压疗效和幅度相对较强，疗效的个体差异性较小，与其他类型降压药物联合治疗能明显增强降压作用。CCB 对血脂、血糖等无明显影响，服药依从性较好。相对于其他降压药物，CCB 还具有以下优势：对老年患者有较好降压疗效；高钠摄入和非甾体抗炎药不影响降压疗效；对嗜酒患者也有显著降压作用；可用于合并糖尿病、冠心病或外周血管病患者；长期治疗还具有抗动脉粥样硬化作用。主要缺点是开始治疗时有反射性交感活性增强，引起心率增快、面部潮红、头痛、下肢水肿等，尤其使用短效制剂时。非二氢吡啶类抑制心肌收缩和传导功能，不宜在心力衰竭、窦房结功能低下或心脏传导阻滞患者中应用。

2. ACEI

如培哚普利，其降压作用主要通过抑制循环和组织 ACE，使 AT_1 生成减少，同时抑制激肽酶使缓激肽降解减少。降压起效缓慢，34 周时达最大作用，限制钠盐摄入或联合使用利尿剂可使起效迅速和作用增强。ACEI 具有改善胰岛素抵抗和减少尿蛋白作用，对肥胖、糖尿病和冠心脏、肾脏靶器官受损的高血压患者具有较好的疗效，特别适用于伴有心力衰竭、心肌梗死、房颤、蛋白尿、糖耐量减退或糖尿病肾病的高血压患者。不良反应主要是刺激性干咳和血管性水肿。干咳发生率为 10%～20%，可能与体内缓激肽增多有关，停用后可消失。对于妊娠期妇女、双侧肾动脉狭窄、高钾血症（＞ 6.0mmol/L）和血管神经性水肿等患者应禁用；对于血肌酐水平显著升高（＞ 265μmol/L）、高钾血症（＞ 5.5～6.0mmol/L）、有症状的低血压（收缩压＜ 90mmHg）和左心室流出道梗阻等患者应慎用。

3. ARB

如阿利沙坦酯、缬沙坦等，其降压作用主要通过阻滞组织 AT_1 受体亚型 AT，更充分有效地阻断 AT 的血管收缩、水钠潴留与重构作用。近年来的研究表明，阻滞 AT 负反馈引起 AT_2 增加，可激活另一受体亚型 AT_2，能进一步拮抗 AT_1 的生物学效应。降压作用起效缓慢，但持久而平稳。低盐饮食或与利尿剂联合使用能明显增强疗效。多数 ARB 随剂量增大降压作用增强，治疗剂量窗较宽。最大的特点是直接与药物有关的不良反应较少，一般不引起刺激性干咳，持续治疗依从性高。治疗对象和禁忌证与 ACEI 相同。

4. 利尿剂

利尿剂有噻嗪类利尿剂、袢利尿剂和保钾利尿剂三类。噻嗪类使用最多，常用的有氢氯噻嗪。降压作用主要通过排钠，减少细胞外容量，降低外周血管阻力。降压起效较平稳、缓慢，持续时间相对较长，作用持久。适用于轻、中度高血压，对单纯收缩期高血压、盐敏感性高血压、合并肥胖或糖尿病、围绝经期女性高血压、合并心力衰竭和老年人高血压有较强降压效应。利尿剂可增强其他降压药的疗效。主要不良反应是低钾血症和影响血脂、血糖、血尿酸代谢，往往发生在大剂量时，因此推荐使用小剂量。其他还包括乏力、尿量增多等，痛风患者禁用。保钾利尿剂可引起高血钾，不宜与 ACEI、ARB 合用，肾功能不全者慎用。袢利尿剂主要用于合并肾功能不全的高血压患者。

5. SPC

SPC 是常用的一组高血压联合治疗的药物，通常由不同作用机制的两种或两种以上的降压药组成。与随机组方的降压联合治疗相比，其优点是使用方便，可改善治疗的依从性及疗效，是联合治疗的新趋势。应用时注意其相应组成成分的禁忌证或可能的不良反应。目前我国上市的新型的 SPC 主要包括，ACEI/ARB+ 噻嗪类利尿剂，二氢吡啶类 CCB+ARB/ACEI/β 受体阻滞剂等。

其中，ARB+ 利尿剂两者的联合，机理上非常契合老年高血压患者病理生理学特点，可以同时减轻血管容量负荷及阻力负荷，有明显增强降压的疗效，能有效控制老年患者（包括 ISH）血压，显著降低心脏事件风险，是老年高血压治疗的卓越之选。一项含 53 个临床中心、超过 17 万患者的荟萃分析结果发现，ARB+ 利尿剂组合的降压达标率达到 35%，联合治疗方案中达标率最高。也正因如此，ARB+ 利尿剂组合赢得众多指南的推荐。例如，2009 日本高血压学会指南建议：ARB+ 利尿剂组合（如奥美沙坦酯 + 氢氯噻嗪片，复傲坦）是首选的联合降压方案之一。研究显示，培哚普利氨氯地平片（开素达）较单用培哚普利咳嗽发生风险降低 22%，较单用氨氯地平水肿发生风险减轻 43%。上述两种 SPC，已在临床广泛应用，降压效果获得肯定。

六、联合降压治疗方案

迄今最大规模有关降压试验的荟萃分析，纳入了 1966—2007 年完成的 147 项随机临床试验，共计 958000 例 50～79 岁的原发性高血压患者，旨在评估不同降压药物在预防冠心病、卒中等方面的有效性，以及确定哪些人群需要接受治疗。结果表明，联合用药较单药降压治疗更有效减少心脑血管事件。

研究证实，大多数患者均需要降压药物联合治疗才能有效控制血压。小剂量联合用药不但可以有效地控制血压，且可以从多靶点、多途径降低血压，保护靶器官，抵消不同药物引起的不良反应，避免单一大剂量用药带来的更多不良反应。2018 ESH/ESC 指南更加重视联合用药在降压治疗中的作用。新指南认为，为改善血压控制效果与速度，建议大多数高血压患者的初始治疗应为联合治疗。因为，起始联合治疗可以快速、有效降压，同时耐受性良好、有更好的依从性，起到持续控制血压的效果。新指南推荐的无并发症的高血压药物治疗流程：首推RAS抑制剂 CCB 或利尿剂的组合方案；若两药联合不能满意控制血压，可选用由 RAS 抑制剂、CCB、利尿剂三药联合；血压仍不能满意控制者，若无禁忌证，可加用螺内酯。

七、有合并症的高血压的处理

1. 高血压伴脑卒中

病情稳定的脑卒中患者，血压 ≥ 140/90mmHg 时应启动降压治疗，降压目标为 < 140/90mmHg；急性缺血性卒中并准备溶栓者的血压应控制在 < 180/110mmHg。

急性脑出血的降压治疗，SBP > 220mmHg 时，应积极使用静脉降压药物降低血压；患者 SBP > 180mmHg 时，可使用静脉降压药物控制血压，160/90mmHg 可作为参考的降压目标值。

2. 高血压伴冠心病

推荐降压目标血压 < 140/90mmHg，如能耐受，目标 < 130/80mmHg，但 DBP 不要低于60mmHg。

药物选择：稳定型心绞痛降压药物首选 β 受体阻滞剂（如美托洛尔缓释片或阿罗洛尔），或 CCB（如氨氯地平或非洛地平缓释片），降低心肌氧耗量；如血压未达标，可加用 ACEI/ARB 及利尿剂。非 ST 段抬高型心肌梗死首选 β 受体阻滞剂、CCB，如未达标，可加用 ACEI/ARB 及利尿剂，冠脉痉挛者避免使用大剂量 β 受体阻滞剂。急性 ST 段抬高型心肌梗死首选 β 受体阻滞剂及 ACEI/ARB，如血压未达标，可加用 CCB 及利尿剂。

3. 高血压伴心力衰竭

高血压合并心力衰竭时推荐降压目标为 < 130/80mmHg，高血压伴左心室肥厚时推荐降压目标为 < 140/90mmHg，如能耐受者，则降压目标 < 130/80mmHg，有利于心力衰竭的预防。

药物选择：高血压合并慢性收缩功能减退的心力衰竭（HFrEF），首选 ACEI（不耐受时用 ARB 代替）、β 受体阻滞剂及醛固酮拮抗剂，多数患者需要加用袢利尿剂；如果血压控制不佳时可加用氨氯地平或非洛地平缓释片。高血压合并慢性收缩功能正常的心力衰竭（HFpEF），推荐 ACEI 或 ARB、β 受体阻滞剂及醛固酮拮抗剂；如果血压不达标，可加用氨氯地平或非洛地平缓释片。高血压合并急性左心衰竭，需积极降压，24～48h 内逐渐下降。静脉用药可用袢利尿剂及血管扩张药（硝酸甘油或硝普钠或乌拉地尔），初 1h 的 MBP 降低幅度 < 治疗前水平25%，2～6h 降至 160/100mmHg，24～48h 降至正常。

4. 高血压伴肾脏病

CKD 患者的降压目标：无白蛋白尿者降压目标为＜ 140/90mmHg，有白蛋白尿者降压目标为＜ 130/80mmHg。

药物选择：CKD 合并高血压患者的初始降压治疗应包括一种 ACEI 或 ARB，单独或联合其他降压药，但不建议 ACEI 和 ARB 两药联合应用。

5. 高血压伴糖尿病

患者降压目标为 130/80mmHg。老年或伴有严重冠心病患者，可采取更宽松的降压目标：140/90mmHg。

药物选择：高血压合并糖尿病的患者降压治疗应首先考虑 ACEI 或 ARB，联合用药以 ACEI 或 ARB 为基础，加用利尿药或二氢吡啶类 CCB；合并有心绞痛患者可加用 β 受体阻滞剂；血压达标通常需要 2 种或 2 种以上的药物。

6. 围术期高血压的血压管理

控制原则：保证重要脏器灌注，降低心脏后负荷，维护心功能。术前服用 β 受体阻滞剂和 CCB 可以继续维持，不建议继续使用 ACEI 及 ARB。

血压控制的目标：年龄≥ 60 岁，如不伴糖尿病、慢性肾病，SBP 应＜ 150mmHg；高龄患者（＞ 80 岁），SBP 应维持在 140～150mmHg，如伴糖尿病、CKD，血压控制目标＜ 140/90mmHg。

八、降压治疗需注意的问题

1. 平稳降压

老年高血压患者本身易受各种因素影响而出现异常血压波动，急剧的血压升高和下降易引起重要脏器的功能异常，因此在规范患者非药物治疗的同时，应注意患者血压波动的特点，个体化患者短效、中效或长效降压药物，使患者血压维持平稳。

2. 定期随访

适当随访和监测可以评估治疗依从性和治疗反应，有助于血压达标，并发现不良反应和靶器官损害。启动新药或调药治疗后，需要每月随访评价依从性和治疗反应，直到降压达标。随访内容包括血压值达标情况、是否发生过直立性低血压、是否有药物不良反应、治疗的依从性、生活方式改变情况、是否需要调整降压药物剂量，实验室检查包括电解质、肾功能情况和其他靶器官损害情况。

3. 注意药物不良反应

老年人常伴有多种疾病，存在多重用药，而且药物吸收代谢减缓，因此该人群对药物种类和剂量更敏感，更容易出现电解质紊乱、肝肾功损害、精神状态异常等不良反应，因此应根据患者整体情况，合理制订降压方案，定期评估电解质水平、肝肾功能等。联合用药时可考虑降压作用机制互补性的几类药物，以减轻药物不良反应。

4. 提高患者依从性

老年高血压的控制率低一部分原因是老年患者的依从性较差，主要原因包括记忆力下降、降压方案复杂、经济水平等，简化治疗方案可以有效地提高依从性，长效制剂、固定复方制剂是简化治疗方案的有效手段。同时也要重视健康教育在慢性病管理中的作用，给予患者心理支持。

第六节　高龄老年人的血压管理策略

80 岁或 80 岁以上者称为高龄老年人，该人群中，70%～90% 患有高血压。由于老年人的身体状况和成年人不同，即便都是高血压，两者对血压管理的要求也不同。

高龄老年高血压患者研究（HYVET 研究），是首个针对 80 岁及以上高龄老年人的国际前瞻性、随机、双盲、安慰剂临床对照研究。纳入了 3845 例收缩压 160～199mmHg 和舒张压 ＜ 110mmHg 的高龄患者，随访 2 年后，结果显示，高龄老年人血压降至 150/80mmHg 后，全因死亡率降低 21%，脑卒中发生率减少，致命性脑卒中发生减少 39%，心力衰竭发生率降低 64%，心血管事件发生率降低 34%，心血管死亡降低 23%。提示高龄人群同样可因积极的降压治疗而显著获益。

但需要注意该研究所纳入的患者收缩压均 ≥ 160mmHg，且除外了一般健康状况较差的高龄患者，因此其研究结论可能并不适用于所有老年人，特别是对于收缩压 140～159mmHg 或衰弱的高龄老年人应避免因过度降压造成重要脏器缺血。

为此，中国老年医学学会高血压分会制订了《高龄老年人血压管理中国专家共识》，旨在完善我国血压管理策略，有效降低高血压对高龄人群的危害。

一、降压策略

目前的证据支持当高龄高血压患者的血压 ≥ 160/90mmHg 时，便要开始药物治疗。那么，高龄高血压患者的血压降到多少才合适？不同人群，降压的目标值是不同的，分以下几种情形。

（1）不合并临床并存疾病（如慢性脑血管病、冠心病、心力衰竭、糖尿病和慢性肾功能不全等）的高龄患者，血压目标值 ＜ 145～150/90mmHg。

（2）高龄患者血压不宜低于130/60mmHg。

（3）应平稳降压，避免过快降低血压，3个月内血压达标。推荐＜145～150/90mmHg作为高龄患者的降压目标值。

（4）对于伴有心、脑、肾并存疾病的高血压患者，若血压长期控制不理想，更易发生或加重靶器官损害，显著增加心血管死亡率和全因死亡率。考虑到高龄患者的特点，建议采取分阶段的血压控制策略，首先降至150/90mmHg，若耐受性良好，则进一步降至＜140/90mmHg。

二、降压药物的选择及注意事项

药物治疗是高龄老年人高血压的主要治疗措施，考虑到高龄老年人的生理和血压特点，用药时应格外小心谨慎。选择降压药物时应遵循以下几条原则。

（1）首先使用小剂量单药作为初始治疗，避免血压过低。

（2）应选择平稳、有效、安全、不良反应少、服药简单、依从性好的降压药物。如利尿剂、长效CCB、ACEI或ARB。

（3）若单药治疗血压不达标，推荐小剂量联合用药。小剂量单片复方制剂如ACEI/利尿剂、ARB/利尿剂、ACEI/长效钙通道阻滞剂、ARB/长效钙通道阻滞剂等有助于提高患者依从性。

（4）高血压合并心肌梗死、慢性心力衰竭或心律失常的患者，若无禁忌证，可加用β受体阻滞剂。

（5）伴发有症状的良性前列腺增生的男性高龄高血压患者，亦可以选用α受体阻滞剂。

（6）应警惕多重用药带来的风险和药物不良反应以及用药过多带来的不利影响。

（7）清晨高血压患者，应选用平稳、长效的降压药物，并根据血压特点选择用药时间。发生餐后低血压的患者，应避免诱因（如进食过饱、高碳水化合物饮食等），并考虑调整降压药物。

（8）季节和室外温度变化对高龄老年人血压的影响较其他年龄人群更为显著，随着气温的升高，血压呈降低的趋势；温度变化越大，血压波动越明显。因此，在季节交替、遭遇极端天气或外出旅行时，应该密切监测血压，并及时调整治疗方案。

（9）治疗过程中，应密切监测血压（包括立位血压）并评估耐受性，若出现低灌注症状、直立性低血压或其他不能耐受的情况，则应考虑减少降压药物的剂量或种类。还应识别其他可能降低血压的因素，尤其要注意可能影响血压的药物。

三、生活方式干预

通常，降压治疗包括非药物疗法和药物疗法两种手段。生活方式干预即非药物疗法，有助于血压的控制，如限盐、合理膳食、控制总热量摄入、戒烟、限酒、减轻体重、适度运动、缓解精神压力等。

目前，调整生活方式在改善高龄高血压患者转归方面尚缺少有力证据。高龄老年人常合并有营养不良，体重迅速降低有可能引起老年人衰弱的风险增加；过度强调严格的膳食控制和限制食盐摄入可能导致高龄老年人的营养障碍及电解质紊乱；已广泛提倡的有氧运动并非适用于所有高龄患者。因此，对于高龄老年人的生活方式干预，仍需采取个体化的原则，并密切随访。

第七节 《中国高血压防治指南（2023）》更新要点

我国在2018年修订了《中国高血压防治指南》，时隔5年，新版高血压防治指南即将发布。2023年3月11日，在2022中国高血压年会暨第24届国际高血压及相关疾病学术研讨会上，参与指南修订工作的专家学者齐聚一堂，就《中国高血压防治指南》更新要点进行了解读。

本次会议确定高血压诊断界值仍为140/90mmHg，并介绍了该指南在研究证据、血压测量、诊断流程、降压时机、生活方式建议、药物和器械治疗、特殊人群管理等方面的更新要点。

一、基于诊室血压的血压分类和高血压分级

新版指南首次提出，完全可以依据诊室外血压（动态血压监测和家庭血压监测）诊断高血压，强调基于诊室血压与诊室外血压确定高血压表型，并进行分类管理。血压分类及高血压分级，详见表3-3。

表3-3 基于诊室血压的血压分类和高血压分级

分类	收缩压/mmHg		舒张压/mmHg
正常血压	<120	和	<80
正常高值	120～139	和/或	80～89
高血压	≥140	和/或	≥90
1级高血压(轻度)	140～159	和/或	90～99
2级高血压(中度)	160～179	和/或	100～109
3级高血压(重度)	≥180	和/或	≥110
单纯收缩期高血压	≥140	和/或	<90

注：当收缩压和舒张压分属于不同级别时，以较高的分级为准。

二、降压策略与目标

高血压的本质是心血管综合征。高血压的治疗应涵盖以下三方面的内容：①针对血压升高本身的降压治疗（分级）；②针对高血压病因的纠正和治疗（分型）；③针对合并的危险因素、靶器官损害和临床并发症的治疗（分期）。基于血压水平和心血管风险启动降压治疗的时机，详见图 3-1。

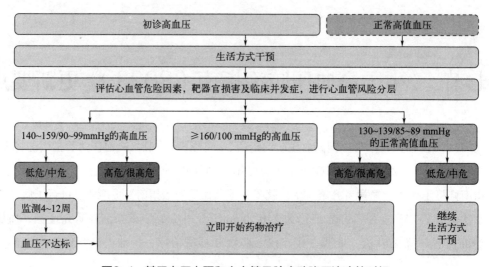

图3-1　基于血压水平和心血管风险启动降压治疗的时机

1. 降压治疗的获益与风险

（1）降压药物治疗的获益主要在中危及以上的高血压患者以及高危及以上的血压正常高值患者中得到证实。

（2）降压治疗中需要对获益和潜在的风险进行权衡，特别是高危及很高危患者，多种合并症患者和老年患者。

（3）降压治疗的风险，应着重考量患者对治疗方案的不良反应和患者的耐受程度。

（4）目前仍然缺乏在多种合并症人群、衰弱老年人群和高龄老年人群的强化降压干预研究的证据。

2. 启动降压药物治疗的时机

（1）启动降压药物治疗的时机取决于包括血压水平在内的总体心血管风险。

（2）血压水平 ≥ 160/100mmHg 的高血压患者，应立即启动降压药物治疗。

（3）血压水平（140～159）/（90～99）mmHg 的高血压患者，心血管风险为高危和很高危者应立即启动降压药物治疗；低危和中危者可改善生活方式 4～12 周，如血压仍不达标，应尽早启动降压药物治疗。

（4）血压水平（130～139）/（85～89）mmHg的正常高值人群，心血管风险为高危和很高危者应立即启动降压药物治疗；低危和中危者，目前没有证据显示可以从药物降压治疗中获益，建议继续进行生活方式干预。

3. 降压治疗目标及诊室血压目标

（1）高血压治疗的根本目标是降低心、脑、肾与血管并发症和死亡的总危险。

（2）在治疗条件允许的情况下，应采取强化降压的治疗策略，以取得最大的心血管获益。

（3）一般高血压患者推荐诊室血压降至基本目标＜140/90mmHg；如能耐受，可进一步降至理想目标＜130/80mmHg。

（4）心血管高危/很高危的高血压患者以及有合并症的高血压患者，在可耐受的条件下推荐诊室血压目标为＜130/80mmHg。

（5）65～79岁老年人降压目标＜140/90mmHg，如能耐受可降至＜130/80mmHg。

（6）80岁及以上高龄老年人降压目标＜150/90mmHg。

诊室血压目标推荐，详见图3-2。在降压达标的时间方面，对大多数高血压患者而言，应根据病情，在4周内或12周内将血压逐渐降至目标水平，年轻、病程较短的高血压患者，达标时间可稍快。老年人、病程较长，有合并症且耐受性差的患者，降压速度则可稍慢。

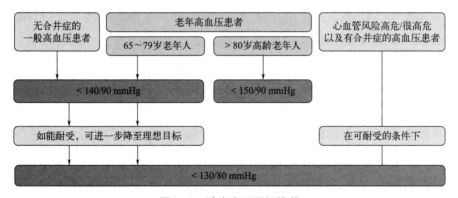

图3-2　诊室血压目标推荐

在诊室血压达标的同时应关注家庭血压达标：家庭血压目标为＜135/85mmHg；家庭清晨血压目标为清晨家庭/动态血压＜135/85mmHg。新版指南还指出，实现24h血压控制应作为降压达标的重要内容。

三、高血压的生活方式干预

2018版指南推荐患者进行生活方式"七部曲"，包括：① 减少钠盐摄入，增加钾摄入；②合理膳食；③控制体重；④不吸烟；⑤限制饮酒；⑥ 增加运动；⑦保持心理平衡。更新版指南新增了管理睡眠（⑧），推荐生活方式"八部曲"。

（1）减少钠盐摄入，增加钾摄入　①减盐措施更明确、精准：限钠由原来的＜6g盐，减少到了＜5g。②用简易点尿公式评估食盐摄入量。③不建议服用钾补充剂（包括药物）来降低血压。④在应用低钠富钾盐前，需评估肾功能。肾功能良好者推荐选择低钠富钾替代盐；肾功能不全者，补钾前应咨询医生。

（2）合理膳食　新版指南推荐患者采用DASH饮食、中国心脏健康（CHH）饮食和辣膳食模式，以降低血压。

（3）限制饮酒　①任何类型的酒精对人体都无益处，为使健康损失最小化，建议高血压患者不饮酒。②若饮酒，成年人每日酒精摄入量不超过15g。③对酒精使用情况做出评估，根据结果制订个性化干预方案。

（4）控制体重　①正常高值血压及所有高血压患者均应积极控制体重。②所有超重和肥胖患者均应减重。③将减重5%～15%及以上作为体重管理的目标；1年内体重减少初始体重的5%～10%。④首先通过综合生活方式干预控制体重，包括自我监测体重、合理膳食、增加体力活动/运动以及行为干预四方面。⑤对于综合生活方式干预减重效果不理想者，推荐使用药物治疗或手术治疗。⑥对特殊人群，如哺乳期妇女和老年人，应视具体情况采用个体化减重措施。⑦减重计划应长期坚持，速度因人而异，不可急于求成。

（5）运动干预　患者可采取有氧运动、抗阻运动、冥想与呼吸训练、柔韧性训练与拉伸训练等运动干预措施。对于血压控制良好的高血压患者，推荐以有氧运动为主（中等强度，每天30min，每周5～7天），以抗阻运动为辅（每周2～3次）的混合训练；也建议同时结合呼吸训练与柔韧性和拉伸训练。对于血压未控制者（SBP＞160mmHg），在血压得到控制前，不推荐进行高强度运动。

（6）不吸烟　①应强烈建议并督促高血压吸烟者戒烟。②必要时，应用戒烟药物对抗戒断反应。③尽量避免使用电子烟替代疗法。④戒烟时，辅以体育锻炼。⑤联合戒烟干预。⑥个性化戒烟干预。

（7）保持心理平衡　①自我调整，避免心理不平衡产生。②建立防御屏障，保持心理平衡，如身体防御、情绪防御和精神防御。

（8）管理睡眠　增加有效睡眠时间和/或改善睡眠质量可显著提高降压药的药效，降低血压的发病率和病死率。管理睡眠的主要措施包括睡眠评估、睡眠认知行为疗法和必要时进行药物治疗。

四、高血压的药物治疗

1.降压药物应用基本原则

降压药物应用基本原则包括降低风险、长效降压、联合治疗、起始剂量、服药时间、个体化治疗6个方面。建议选择有证据支持可降低心血管病发病和死亡风险的降压药物，以降低患者风险。此外，与 2018 年指南相比，新版指南增加了服药时间。普通高血压患者通常应在早晨服药。除非明确需要控制夜间血压升高，否则不应常规推荐睡前服用降压药。

2. 常用降压药物

既往指南推荐的常用降压药物包括 CCB、ACEI、ARB、噻嗪类利尿剂和 β 受体阻滞剂五类，及由上述药物组成的单片复方制剂（SPC）。新版指南补充了血管紧张素受体脑啡肽酶抑制剂（ARNI）作为新一类常用降压药物。以上六类降压药物和 SPC 均可作为初始和维持治疗的常用药物。此外，新版指南建议，螺内酯作为三药联合基础之外的联合药物给予治疗，不能耐受者可选择依普利酮。

五、老年血压管理

较 2018 版，2023 版指南新增老年高血压的临床评估，详见图 3-3。

老年高血压的临床评估
诊断性评估 ·初诊老年高血压患者均应测量双侧上肢血压和站立位血压。 ·除需鉴别引起血压升高的继发性因素外，应排查白大衣现象和假性高血压。 ·不影响启动降压治疗的前提下，应及时筛查评估老年患者并存的心血管危险因素、心脑肾血管等靶器官损害和临床疾病，确定总体心血管风险等级。
老年综合评估 ·通过老年综合评估（CGA）和衰弱状态评估制订适宜的血压管理策略。 ·对老年患者的活动能力及认知功能、并存疾病及多器官功能、心理情绪及精神状态，以及家庭社会支持等诸方面进行综合评价。 ·通常采用FRAIL量表或FRIED评价标准对患者进行衰弱评估，并以此作为制订血压管理策略的依据。

图3-3 老年高血压的临床评估

（1）一般情况下，65～79 岁老年人血压 ≥ 140/90mmHg 应开始药物治疗，≥ 80 岁老年人 SBP ≥ 150mmHg 可开始药物治疗；并存衰弱等老年综合征者，启动药物治疗的时机可适当放宽。

（2）合并心血管并发症或靶器官损害、心血管风险高危者应及早启动药物降压以改善预后，经老年综合评估（CGA）等评估后在患者可耐受前提下可采取较严格的降压策略。

（3）建议 65～79 岁老年人降压目标 < 140/90mmHg，如患者可耐受，可降至 < 130/80mmHg；80 岁及以上高龄老年人降压目标 < 150/90mmHg。

（4）并存多种共病或老年综合征患者降压目标需个体化，衰弱患者 SBP 目标 < 150mmHg，应不 < 130mmHg。

（江凤林）

参考文献

[1] International Society of Hypertension. ISH 2020 global hypertension practice guidelines .Hypertension, 2020；75(6): 1334-1357.

[2] Williams B , Mancia G, Spiering W , et al. ESH guidelines for the management of arterial hypertension . European Heart Journal, 2018；39(33): 3021-3104.

[3] 中国老年医学学会高血压分会 . 中国老年高血压管理指南 2019. 中华老年多器官疾病杂志 , 2019, 18(2): 81-106.

[4] 华琦 , 范利 , 李静 , 等 . 高龄老年人血压管理中国专家共识 . 中华高血压杂志 , 2015, 12: 1127-1134.

[5] 《中国高血压防治指南》修订委员会 . 中国高血压防治指南 (2018 修订版). 北京 : 中国医药科技出版社 , 2018

[6] 韩雅玲 , 周玉杰 , 陈韵岱 . 王士雯老年心脏病学 .4 版 . 北京 : 人民卫生出版社 , 2018.

第四章
老年心律失常

心律失常是指心脏冲动的频率、节律、起源部位、传导速度和激动顺序的异常。其可见于生理状态,更多见于病理状态,包括心脏本身疾病和其他躯体疾病,是临床常见的心血管疾病之一。心律失常按发生部位分为室上性和室性心律失常两大类,按发生时心率的快慢可分为快速型和缓慢型心律失常两大类,按其发生机制分为冲动形成异常和冲动传导异常两类。

心律失常的发生以老年患者多见,发病因素较为复杂,对于老年人来说,心肌纤维化、淀粉样变及瓣膜发生退行性变,心脏传导系统内脂肪组织浸润、胶原纤维灶性增生、自主神经系统功能失衡等,使心肌的兴奋性较高,传导减慢,是导致其心律失常发生的基础,这种老化和退化的组织学改变属生物老化现象。此外,随着年龄的增加,老年患者的基础疾病如冠心病、高血压、肺源性心脏病等也随之加重,对心脏乃至全身器官组织的损伤加重,使自身的心脏结构与功能老化,发生心律失常的风险随之增加。

冠心病是引起老年心律失常的主要原因,冠状动脉供血不足可致窦房结缺血、功能低下并波及心房,易引起窦性心动过缓、房颤,缺血致心肌应激性增高,易产生期前收缩;高血压患者由于心脏后负荷加重,致使左心室肥厚、扩张,肥厚的心室肌细胞相对缺血,使心室肌异位兴奋性增加,肥厚的心室肌顺应性差,使左心室终末压增高,此外,左心房压升高亦是引起房颤的主要原因;肺源性心脏病患者因低氧血症和电解质紊乱易诱发心律失常。基础疾病的存在是老年心律失常患者发病的重要原因,同时,电解质紊乱,烟酒、药物作用,感染,低氧血症等诱发因素的影响也不容忽视。老年人随着年龄的增长,体内各脏器的生理功能均逐渐下降,内环境代偿功能减退,稳定机制降低,对体内水和电解质的自动调节作用明显减弱,患病、服用药物或饮食不规律等情况下极易引起水、电解质紊乱,使心脏中原本无自律性的心肌细胞(如心房、心室肌细胞)出现异常自律性,导致快速型心律失常发生;低氧血症同样多见,可能是由于动脉血氧含量不足,不能满足心肌细胞对氧的需求,引起心肌受损,降低心肌异位兴奋点阈值,导致异位搏动发生;烟、酒、药物等可使心脏自主神经功能异常,心肌细胞代谢功能紊乱,也是老年人心律失常的重要诱因;感染导致老年人心律失常的情况也不容忽视,有文献分析其原因可能与病原体产生的毒素有关,毒素引起心脏传导系统损害,导致心律失常发生。室性早搏、房性早搏、阵发性室上性心动过速、缓慢型心律失常和房颤是老年人最为常见的心律失常。

第一节　流行病学

我国心律失常患者约占 0.9%,患者人数超过一千万,随着我国进入老龄化社会,心血管疾病发生率在快速提升,心律失常发病率也相应增高,占心血管疾病的 20% 左右。随年龄增长,老年人心律失常发生率增加,有研究采用动态心电图分别对 60～64 岁、65～69 岁、

70～79 岁和 80 岁以上人群进行监测，结果显示房性心律失常发生率分别为 5%、10%、22% 和 100%，室性心律失常发生率分别为 10%、11%、75% 和 96%。住院冠心病患者发生包括病态窦房结综合征、房室传导阻滞等缓慢型心律失常显著高于同期中年冠心病患者。统计数据表明，在全世界发达国家中约有 720 万心脏病患者有心律失常的症状，美国患病人群约占 30%，每年原发性房颤住院者为 21.5 万人，继发性房颤已超过 140 万人次。

第二节　期前收缩

期前收缩，又称早搏，是指在规则的心脏节律的基础上，异位起搏点发放冲动而提前发生的心脏搏动，分为房性早搏、交界性早搏和室性早搏。几乎所有的心脏疾病患者和 90% 的健康人群均可出现早搏。

一、室性期前收缩

室性期前收缩，简称室性早搏或室早，是一种最常见的心律失常，指希氏束及其分支以下心室肌的异位兴奋灶提前除极而产生的心室期前收缩。正常人与各种心脏病患者均可出现室早。在普通人群中，其发病率为 1%～4%。通过普通心电图筛查发现室早患病率约为 1%，而通过动态心电图监测则高达 40%～75%。室早的发病率随年龄增长而增加，在 < 11 岁的儿童中，其发病率 < 1%；而在 > 75 岁的人群中，其发病率可高达 69%。

室早的本质是心室肌的提前除极，任何可导致心室肌提前除极的因素均可成为室早的病因。对于无结构性心脏病的普通人群，精神紧张、过度劳累、过量吸烟、饮酒、过量饮用咖啡等均可诱发室早，而各种结构性心脏病如冠心病、心肌病、瓣膜性心脏病、二尖瓣脱垂等亦是室早常见的病因。其他如洋地黄、奎尼丁、三环类抗抑郁药中毒，电解质紊乱（低钾、低镁）等也可诱发室早。其发生机制包括自律性异常、触发活动和折返三大类。

1. 临床症状

室早通常无特异性症状，其临床表现因人而异，有些患者即便频发室早也无明显症状，有些患者仅仅是偶发室早却有严重的症状。最常见的症状包括心悸、心跳或停跳感，类似电梯快速升降的失重感或代偿间歇后有力的心脏搏动，可伴有头昏、乏力、胸闷等症状。部分室早可导致心输出量下降及重要脏器血流灌注不足，由此引发乏力、气促、出汗、头晕、黑矇。严重器质性心脏病患者，长时间频发室早可出现心绞痛、低血压或心力衰竭等。

2. 室性早搏心电图表现

（1）室性早搏的典型心电图特点

① 提早出现的 QRS-T 波群，其前没有和其有关的异位 P 波。

② QRS 波群宽大畸形，粗钝或有切迹，时间一般大于或等于 0.12s。

③ T 波方向常与 QRS 波主波方向相反，为继发性 T 波改变。

④ 有完全性代偿间歇。

⑤ 如为同一异位兴奋灶引起的室性早搏，则室性早搏与前一个心搏有固定的联律间期（配对间期、配对时间）。

（2）对室性早搏典型心电图特点的详细描述

① QRS 波形态取决于在心室的起源部位和激动在心室的传导情况，可发生在心室的任何部位。QRS 波的时限常 > 0.12s，通常不超过 0.16s；如 > 0.16s，则提示为病理性室性早搏。当发生室性融合波时，其 QRS 波形态可介于窦性和室性早搏 QRS 波之间。

② 继发性 ST-T 改变。

③ P 波：室性早搏很少逆传至心房，但在室性早搏发出的前后，窦性冲动仍然发出而激动心房。

④ 室性早搏的联律间期是固定的，并可持续多年不变。但在窦性心律失常时，可见到当窦性心率较慢时联律间期可稍延长，窦性心率稍快时，联律间期可稍短，这种在同一导联上的联律间期之差，不能大于 0.08s。

⑤ 代偿间歇：大多数是完全性代偿间歇。少数为不完全性代偿间歇，见于以下几种情况。a. 室性早搏逆传到心房，使窦房结提前除极重新安排节律时；b. 异位搏动室性早搏后以逸搏结束；c. 室性早搏阻断了一个正在进行的文氏周期；d. 在窦性心律失常、心房颤动时发生的室性早搏，其代偿间歇可为不完全性的；e. 插入性室性早搏无代偿间歇。

（3）室性早搏的定位

① 左心室早搏：室性早搏 QRS 主波在 Ⅰ、V_5 导联向下，在 Ⅲ、V_1 导联向上，类似完全性右束支传导阻滞。

② 右心室早搏：室性早搏 QRS 主波在 Ⅰ、V_5、V_6 导联向上，在 V_1、V_2 导联向下，类似完全性左束支传导阻滞。

③ 心底部室性早搏：室性早搏 QRS 主波在 Ⅱ、Ⅲ、aVF 导联均向上，在 aVR 导联向下。

④ 心尖部室性早搏：室性早搏 QRS 主波均向下，在 aVR 导联向上。

3. 室性早搏的临床意义

（1）不具有临床意义的室性早搏　亦称功能性或良性室性早搏，多发生在正常健康人，一般无症状或有轻微症状，血流动力学无障碍，也无严重后果。

（2）具有临床意义的室性早搏　亦可称器质性室性早搏。

①同时存在心脏病的临床依据，如各种器质性心脏病、心功能不全、心绞痛发作等。

②伴有基础心电图异常，如心肌缺血、心肌梗死、心肌肥厚或其他心律失常者。

③运动后或心率增快后室性早搏增多。

④在 40 岁以上患者，尤其是男性患者出现频发的室性早搏，可能有潜在的心脏疾病，如冠心病、心肌病等。

⑤室性早搏呈病理性改变：QRS 波群有切迹、顿挫或升支与降支有明显不对称，电压低至≤ 1.0mV 或时限＞ 0.16s。ST 段水平样压低，T 波与 QRS 波主波同向或 T 波对称倒置呈冠状 T 波或尖锐者。有 Q 波的室性早搏。

⑥Lown 3 级以上的室性早搏。

⑦联律间期极短型室性早搏、多种类型室性早搏（同时合并房性、交界性早搏）、双向型室性早搏（多见于洋地黄中毒）。

⑧起源于左心室的室性早搏（呈右束支传导阻滞图形），大多为器质性；起源于右心室的室性早搏（呈左束支阻滞图形）多为功能性。

⑨室性早搏后第一个窦性 P-QRS-T 波及 ST-T 改变者也多属器质性。

⑩室性早搏指数（RR′ 间期 /Q-T 间期）＜ 1.0，或 RR′ 间期＜ 0.43s，容易引起室性心动过速、心室颤动等。

⑪室性早搏曾伴有室性心动过速、心室颤动发作史者。因为在它们的发作间歇期可见到室性早搏。该室性早搏可能会诱发室性心动过速。

⑫室性早搏如伴发长 QT 综合征者。

4. 治疗

首先应对患者室早的类型、症状及其原有心脏病变做全面的了解，然后根据不同的临床状况决定是否给予治疗，采取何种方法治疗以及确定治疗的终点。

（1）无器质性心脏病　室早不会增加心脏性死亡的危险性，因此对于无结构性心脏病且症状轻微的室早患者，首先是对患者进行健康教育，告知其室早的良性特性并给予安抚。目前尚无大规模随机对照研究验证药物对无结构性心脏病室早的疗效。部分患者症状明显，注意避免诱发因素，可考虑使用 β 受体阻滞剂或非二氢吡啶类钙拮抗剂，但疗效有限，仅有 10%～15% 的患者室早抑制＞ 90%，与安慰剂相比并无差异。值得注意的是，钙通道阻滞剂的应用证据少于 β 受体阻滞剂，并且这些药物本身有可能会引起明显的症状。虽然膜活性抗心律失常药可能更有效，但在无结构性心脏病室早患者中应用此类药物的风险 - 获益比并不清楚。尽管这些药物可以显著改善症状明显患者的不适感，但除胺碘酮外，这类药物可能会增加合并严重结构性心脏病室早患者的死亡率，治疗前应当进行谨慎的评估。

（2）合并器质性心脏病　包括急性冠脉综合征和心功能不全者，首先应进行分层评估、分类治疗。需明确此类患者的预后与室性早搏并无明确关系，但与基础疾病的严重程度及处理是否得当直接相关，首先要处理其基础心脏疾病，如未诱发其他严重心律失常，不建议常规应用抗心律失常药物。如症状明显可选用β受体阻滞剂或非二氢吡啶类钙拮抗剂、胺碘酮等。由于老年人基础病变不同，病情复杂，个体差异较大，若用药选择不合理，不仅导致治疗失败，还会引起致命的心律失常发生。因此要达到安全有效的治疗效果，不仅要了解抗心律失常药物的药理学和药代学特性，还要根据患者的全身状况，各器官的基础病变及个体差异，结合临床经验来选药。

近年来，中药治疗室性心律失常取得了一定进展，稳心颗粒、参松养心胶囊等中成药在临床上得到广泛应用。国内有文献报道，单独使用稳心颗粒治疗室性早搏，其改善心慌、胸闷等临床症状的有效率优于对照组单独使用普罗帕酮、胺碘酮、富马酸比索洛尔等抗心律失常药物。单独使用参松养心胶囊的治疗组在治疗室性早搏的同时对改善心慌、胸闷等临床症状的有效率优于单独应用酒石酸美托洛尔、美西律、胺碘酮、富马酸比索洛尔等抗心律失常药物的对照组。而联合美西律、胺碘酮、富马酸比索洛尔、酒石酸美托洛尔药物使用参松养心胶囊治疗室性早搏，对改善心慌、胸闷等临床症状的有效率优于上述单独抗心律失常药物。对于多伴有焦虑、失眠等情况的老年患者，参松养心胶囊、稳心颗粒等联合常规抗心律失常药物可以更为有效地减少室早发作。

导管消融治疗适用于：症状严重且频发室早，影响生活、工作或学习；并发心律失常性心肌病、有室性心动过速、心室颤动发作史并有黑矇、晕厥者。有学者以动态心电图室早负荷达到10%～20%作为标准。国内有些心脏中心以每日室早总数超过10000次作为消融适应证。因为老年人自身心脏的退行性变，及老年人对手术的意愿不强，选择导管消融的老年人相对较少。

二、房性早搏和交界性早搏

房性早搏和交界性早搏也是老年人常见的早搏。

房性早搏，是指起源于窦房结以外心房任何部位的过早搏动。交界性早搏是指起源于房室交界区的过早搏动。对健康成人进行24h动态心电图监测，约60%的人有房性早搏发生。

各种器质性心脏病患者均可发生房性早搏和交界性早搏，并且房性早搏可能是快速型房性心律失常出现的先兆。健康人群，尤其是老年人也可发生房性早搏和交界性早搏。交界性早搏的发生率远低于室性早搏和房性早搏。房性早搏和交界性早搏的发生机制主要是自律性增强，其次是折返机制和心房内/交界区的并行节律点。

房性早搏和交界性早搏可发生于器质性心脏病患者、内分泌疾病患者、肺部疾病患者、药物及电解质紊乱患者等，也可见于正常人。其主要症状为心悸、心脏"停跳"感，可有胸闷、心前区不适、乏力、脉搏有间歇等，也可无任何症状。

房性早搏为提前出现的QRS波群，若不伴有传导阻滞或差异性传导，其图形与窦性心搏一致，其后常有不完全代偿间期。若其前有 P 波，PR 间期 ≥ 0.12s，形态与窦性 P 波不同，为房性早搏。若无 P 波，或 QRS 波前后可见逆传 P 波，为交界性早搏。

房性早搏和交界性早搏患者通常无须治疗。加强健康教育，详细告知患者其良性特征，消除精神紧张、情绪激动、吸烟、饮酒、过度疲劳、焦虑等诱因，避免饮用浓茶、咖啡等；焦虑情绪严重时应给予抗焦虑治疗。症状明显或诱发其他快速型心律失常时应治疗。合并器质性疾病的患者，应积极治疗原发病。

对于房性早搏和交界性早搏的患者应定期随访，复查超声心动图评价早搏对心脏结构和功能的影响。

许多冠心病患者合并有房性早搏，多见于老年冠心病患者，极易发生频发房性早搏情况，通常会伴有不同程度的气短以及心悸、胸闷、乏力等症状，在临床治疗上，通常采用 β 受体阻滞剂进行干预治疗。然而有些 β 受体阻滞剂会造成患者在治疗期间产生乏力以及血压降低、早搏控制不良等症状，其治疗效果并不是很好。采用美托洛尔、比索洛尔进行治疗，对于老年冠心病伴房性早搏的改善具有较好的临床治疗效果，患者使用后没有发生显著的不良反应，针对老年患者尤其适用，安全可靠。

第三节　心动过速

一、室上性心动过速

室上性心动过速是临床上常见的快速型心律失常，简称室上速（SVT）。定义为静息状态下，由希氏束或以上组织参与的除外心房颤动（房颤），引起心房率和 / 或心室率 > 100 次 / 分的心动过速。室上速主要包括窦性心动过速（窦速）、局灶性房性心动过速（房速）、大折返性房速［包括典型心房扑动（房扑）、交界性心动过速、房室结折返性心动过速（AVNRT）和房室折返性心动过速（AVRT）］。其中，阵发性室上性心动过速（PSVT）中 90% 以上为房室结折返性心动过速（AVNRT）和房室折返性心动过速（AVRT），其他 PSVT 还有窦性和房性折返性心动过速等，房室结折返性心动过速常见于无器质性心脏病患者，由房室交界区存在传导速度快慢不同的双径路形成连续的折返激动所致，少数患者可由心脏疾病或药物等诱发；房室折返性心动过速发生于预激综合征患者，由房室结区（正路）和房室旁路组成的环路发生连续的折返激动所致。

根据心电图 QRS 波时间、形态，室上速既可表现为"窄 QRS 波心动过速"（QRS 时限 ≤ 120ms），也可表现为"宽 QRS 波心动过速"（QRS 波时限 > 120 ms）。

由于不同患者室上速发作的频率与持续时间差异大，同时病史采集不十分准确，发作心电图难以捕捉，且难以通过发作心电图与其他心动过速鉴别，这些因素使得室上速的流行病学研究较为困难。美国的调查数据显示在一般人群中，SVT 的患病率为 2.25/1000 人，每年发病率为 35/100000 人。女性患 SVT 的风险是男性的 2 倍，而年龄 ≥ 65 岁的人患 SVT 的风险是年轻人的 5 倍。室上速患者中 AVRT 占比随年龄增长而降低，而 AVNRT 和房速患者占比则随年龄增长而增加，中年以上人群中 AVNRT 更为常见，青少年中 AVRT 则可能更为普遍。

房速占室上速的 10%～15%，房速患者多合并器质性心脏病，但其流行病学资料非常有限。在非器质性心脏病人群中，异位性自律性房速更常见于儿童及青年人群，在健康青年人群及青年长跑者中非持续性房速发生率约为 2%。在慢性阻塞性肺疾病、急性心肌梗死、电解质紊乱等情况下房速的发病率增加。

房扑发病率约 0.088%，其中男性发病率是女性的 2.5 倍。房扑发病率随年龄增长而呈指数级升高，80 岁以上人群发病率为 50～79 岁人群的 100 倍。吸烟者、较长的 PR 间期以及有心肌梗死或心力衰竭病史的患者房扑发病率更高。

1. 临床症状

室上速患者临床症状主要是心动过速的起始和终止常较突然，发作在无器质性心脏病的年轻患者，频率＜ 200 次 / 分，且持续时间较短的，大多仅有突然心悸感，有时伴恐惧、不安和多尿；在有器质性心脏病基础的患者，频率＞ 200 次 / 分，且持续时间较久的，可引起心脑等器官供血不足，导致血压下降、头晕、黑矇、心绞痛、心力衰竭等。有研究显示室上速患者心悸症状约 22%、胸闷约 5%、晕厥约 4%、心脏性猝死约 0.2%。SVT 引起的头昏眼花并不罕见。发作性黑矇、先兆性晕厥和晕厥不太常见，但在老年人容易发生，而且在老年患者中，头晕、发作性黑矇、先兆性晕厥和晕厥的症状可能更严重。室上速极少引起真正的晕厥，但可引起近乎晕厥，更经常出现于老年人、有基础心脏病者或 AVRT 发作；运动中 AVRT 发作引起近乎晕厥，与 AVRT 的更快心室率和 / 或继发迷走反射引起血压下降有关，后者引起的血压下降在心动过速发作开始时 10～30s 最为明显，通常在 30～60s 内恢复。室上速发作对患者生活质量的影响，与发病的频率、持续时间以及发作时运动状态密切相关。老年室上速患者多因年轻时发作较少、未行手术治疗而带入老年，随年龄增长往往发作越来越频繁，持续时间越来越长。体格检查示脉搏细弱，听诊可闻快速、规则而匀整的心律，颈静脉搏动与心率一致。

2. 心电图表现

室上速的诊断有赖于记录患者窦性心律（窦律）和心动过速发作时的 12 导联心电图。但是心动过速发作可能因不够频繁而无法在心电图或者动态 ECG 监测中记录下来。通常需要电生理检查（electrophysiologic study，EPS）来确定诊断，尤其是准备进行导管消融时。

室上速发作时心电图特征是一系列快速、规则的 QRS 波群，频率 160～220 次 / 分，平均 200 次 / 分。QRS 波群大多不增宽畸形，保持窦律时形态，ST 段压低和 T 波倒置常见。

（1）AVNRT心电图特点　QRS频率150～250次/分，节律规则。QRS形态与时限均正常，但心室率过快发生室内差异传导，或窦性激动伴有束支传导阻滞时，QRS波可宽大畸形，可见逆行P'波，常重叠于QRS波群内或位于其终末部。心电生理检查时心动过速能被期前刺激诱发和终止。R-P'间期＜70ms，房室交界区存在双径路现象，表现为房室传导曲线中断。同一频率刺激时，出现长短两种S-R间期，相差＞50ms。

（2）AVRT心电图特点　QRS波频率150～250次/分，节律规则；QRS波群时限正常时为房室顺传型AVRT，QRS波群宽大畸形和有delta波时为房室逆传型AVRT；可见逆行P'波，R-P'间期一般＞110ms；电生理检查时，心动过速能被期前刺激诱发和终止，R-P'间期常＞110ms。

3. 治疗

临床处理室上速时主要根据血流动力学是否稳定、病史和心律失常机制进行处理。

在处理规则的窄QRS波心动过速时，首先需判断患者血流动力学，对血流动力学稳定的心动过速，需完成12导联心电图检查，以便于鉴别心律失常类型。

对于血流动力学稳定的心动过速，在未明确窄QRS波心动过速机制时，可首选刺激咽部致恶心、Valsalva动作、按摩一侧颈动脉窦等迷走神经刺激方法进行尝试治疗。对于刺激迷走神经无效的患者，可应用腺苷治疗。腺苷有效终止AVNRT或AVRT所致的室上速成功率可达90%以上。但腺苷可能引起呼吸困难、心动过缓、胸痛等不良反应，故腺苷应慎用于哮喘患者及既往有心动过缓的患者。如果刺激迷走神经和应用腺苷均无效，可应用非二氢吡啶类钙通道阻滞剂（维拉帕米、地尔硫䓬），能通过抑制房室结传导实现终止折返性心动过速的效果，尤其适用于频发早搏反复诱发的折返性心动过速。但由于非二氢吡啶类钙通道阻滞剂存在负性肌力作用，不宜用于射血分数下降的心力衰竭患者及低血压患者。另外，静脉应用β受体阻滞剂（如艾司洛尔）对室上速也有一定转复效果。

对于伴有低血压，但无需紧急电复律者，可尝试静脉应用α受体激动剂（如间羟胺、去氧肾上腺素等），通过药物升高血压作用激发迷走神经反射，从而达到终止心动过速的效果。对于血流动力学不稳定的患者，首选立即同步直流电复律治疗。

如果心动过速发作时QRS时限＞120ms，可能是室速或室上速伴心室内差异性传导或旁路前传的逆向型AVRT，无论哪种类型，仍需以血流动力学作为第一评估步骤。对于血流动力学不稳定的患者，应直接进行同步电复律治疗。对于血流动力学稳定的患者，需完成12导联心电图检查，便于鉴别心律失常类型。通过12导联心电图先行鉴别心动过速类型为室速或室上速，若可明确诊断，则分别针对不同类型进行治疗。如果不能明确诊断且患者血流动力学稳定，可进行刺激迷走神经动作，实现房室结传导延迟，尝试复律或协助诊断。对于QRS波起始无预激波的心动过速，亦可应用腺苷尝试治疗。如果刺激迷走神经和静脉应用腺苷无效，应考虑静脉推注普鲁卡因胺或胺碘酮复律。

经食管心脏调搏由于可清晰地显示房室关系，对诊断心律失常机制可提供一定参考，可给予分级递增刺激（S_1S_1）、程序早搏刺激（S_1S_2、$S_1S_2S_3$）终止折返性质的室上速及部分束支折返型室速和分支型室速。对于血流动力学稳定的患者，经药物治疗无效者，也可考虑尝试经食管心脏调搏终止室上速。

根治方法：上述治疗只是暂时的，一旦停用抗心律失常药物等治疗，则可再发心动过速。射频消融术是目前成熟有效地根治室上速的治疗方法，经导管射频消融术相对安全，对心脏的损伤较小。一般说来，60岁以上的老年患者可接受此治疗技术，疗效肯定，手术相关风险小。

老年人发生快速型室上性心律失常时往往伴有窦房结和房室结功能低下，在应用抗心律失常药和洋地黄时，首剂静脉用药应缓慢注射，尤其是联合用药时剂量要适当减少，以防窦性停搏或房室传导阻滞发生。老年人维持治疗的剂量也应个体化、小剂量，而且要密切观察，对于反复发作的快速室上性心律失常建议行射频消融治疗。

二、房性心动过速

房性心动过速基于电生理机制的不同，可分为局灶性房性心动过速和多源性房性心动过速。

局灶性房性心动过速的发生机制复杂，可以是自律性增加、触发活动或折返。自律性房性心动过速可发生于任何年龄组，但老年人多发。常在器质性心脏病基础上发作，如急性心肌梗死、心肌病、慢性阻塞性肺疾病（尤其是伴急性感染时）、肺源性心脏病等。折返性房性心动过速病因大多为病理性，约50%房内折返性心动过速患者有器质性心脏病。多源性房速常见于＞65岁的老人，往往与慢性阻塞性肺疾病、肺动脉高压、冠心病、瓣膜性心脏病、低镁血症和使用茶碱类药物治疗相关。

1.临床症状

根据发作时间、心室率不同，症状有所不同，多数表现有发作性心悸，或原有症状阵发性加重。

2.心电图表现

按照心电图表现，房性心动过速可有以下三种形式。

（1）非持续性房性心动过速 3个或3个以上快速心房异位搏动连续发生，持续时间＜30s，常无自觉症状。

（2）阵发性房性心动过速 房性心动过速可骤发骤停，发作时间＞30s，可持续数分钟、数小时，甚至数日，多可产生明显的症状。

（3）无休止性房性心动过速 无休止性房性心动过速或称永久性房性心动过速，可能呈反复发作性或持续发作性。

心电图可见：①心房率通常为 150～200 次 / 分；②P 波形态与窦性者不同，在Ⅱ、Ⅲ、aVF 导联通常直立；③常出现二度Ⅰ型或Ⅱ型房室传导阻滞，呈现 2∶1 房室传导者亦属常见，但心动过速不受影响；④P 波之间的等电位线仍存在（与心房扑动时等电位线消失不同）；⑤刺激迷走神经不能终止心动过速，仅加重房室传导阻滞。自律性房性心动过速是心房刺激不能诱发、拖动和终止心动过速，而折返性房性心动过速可因心房程序刺激和分级刺激诱发和终止心动过速，部分心动过速能被刺激迷走神经方法和静脉注射腺苷所终止。

多源性房性心动过速心电图：①三种以上 P 波，PR 间期各不同；②心房率 100～130 次 / 分；③多数 P 波能下传心室，部分 P 波过早而受阻，心室律不规则，有时不易与房扑相鉴别。

3. 治疗

房性心动过速治疗：首先是针对基础病因的治疗。抗心律失常药物治疗效果不理想。β 受体阻滞剂和钙通道阻滞剂可作为一线药物，因其不良反应较少。如果房性心动过速持续，应加用Ⅰa/Ⅰc 或Ⅲ类抗心律失常药物，因房速多发生于有器质性心脏病的老年人，应用Ⅰc 类药物需格外慎重。如果服用洋地黄的患者出现房性心动过速，首先应考虑洋地黄中毒。治疗应包括停用洋地黄，低钾时用钾剂，如果心室率不是很快，只需停用洋地黄。

维拉帕米在没有心室功能减退、窦房结功能低下或房室传导阻滞的多源性房速患者中有一定效果。由于多存在严重的肺部疾病，β 受体阻滞剂通常禁忌使用，2021 年我国室上性心动过速指南提出美托洛尔可谨慎用于治疗未合并呼吸失代偿、窦房结功能低下或房室传导阻滞的多源性房速患者。此外，伊布利特、胺碘酮和伊伐布雷定等也在多源性房速治疗中有一定作用。对于药物难治的症状性多源性房速患者，合并左心室功能减退，可考虑行房室结改良以控制心室率。

如果上述药物治疗效果不佳，可行同步电复律。对于反复发作的折返性心动过速，特别是无休止发作或引起心动过速性心肌病的患者，导管消融为一线选择。

三、心房扑动

心房扑动（房扑）是一种快速异位心律失常，是指发生于心房内的、冲动频率较房性心动过速更快的心律失常，心电图表现为 P 波消失，出现大小、形态、间距基本相同的 F 波。房扑也分为阵发性和持久性两种类型，其发生率较房颤少。心房扑动几乎总是见于器质性心脏病患者，很少见于正常人。最常见于风湿性心脏病，以二尖瓣狭窄或左心房增大者最为多见。其次是冠心病、急性心肌梗死合并心房扑动者。此外，也可见于心肌炎、慢性肺源性心脏病、病态窦房结综合征、某些先天性心脏病（尤其是房间隔缺损）、肺栓塞、慢性缩窄性心包炎、急性心包炎等的患者。其他如甲状腺功能亢进症、胸手术后、心脏手术、心导管、低钾血症、低温、缺氧、胆石症、全身感染、蛛网膜下腔出血，尤其是原有器质性心脏病患者更易发生。精神过度紧张、激动过度和洋地黄中毒等均可诱发心房扑动。

目前认为系心房内环形折返机制所致心房扑动，此外自律性增高局灶性异位起搏点也可能是因素之一。

1. 临床症状

房扑的临床表现常与原发病有关，但主要取决于心室率的快慢、心室率变化的急骤程度及心脏的状态。如果心室率慢，心脏的基本状态良好，则心房扑动可多年存在而不被患者所察觉。在突然发生的快速型心房扑动伴有心脏疾患时，患者则出现类似阵发性心动过速的一系列症状，患者感到心悸、呼吸困难、无力、头晕、晕厥，甚至出现心绞痛、心力衰竭，或脑、肺、肢体栓塞现象。心房扑动可突然中止发作，亦可先转为心房颤动，而后又恢复窦性心律。心房扑动时心室率快而规整，容易误诊为阵发性室上性心动过速或窦性心动过速，有时误诊为心房颤动。因此，在未做心电图的情况下，诊断心房扑动，是十分困难的。

2. 心电图表现

心电图特点：①窦性 P 波消失，代之以形态、振幅相同、间距相等，频率为 250～350 次 / 分的心房扑动波（F 波），呈锯齿状或波浪状，F 波在 Ⅱ、Ⅲ、aVF 导联易出现，F 波之间无等电线；② QRS 波群形态与窦性心律的 QRS 波群相同，有时因 F 波的影响，QRS 波群形态可稍有差异；③常见房室传导比例为 2∶1，也可呈 3∶1、4∶1，房室传导比例不固定者心室律可不规则；④有时 F 波频率和形态不是绝对规则，称不纯性心房扑动或心房扑动 - 颤动。

3. 治疗

心房扑动的治疗主要分为两方面：

（1）病因治疗　由于心房扑动大多系器质性心脏病所致，因此，治疗原发病很重要。有时当原发病未能纠正时，心房扑动虽用药物控制但很易反复发作。

（2）对心房扑动的治疗　心房扑动时心室率常增快，尤以活动时更明显，这对原发病患者影响较大。故原则上除了对极短阵发作的心房扑动且无器质性心脏病依据的患者可以观察外，对其他患者均应及时纠正，使心房扑动转为窦性心律，即使变成心房颤动也比心房扑动要好，最起码也应将其心室率下降。阵发性或持续性心房扑动的治疗目的有以下几个方面。

①终止发作：a. 直流电转复；b. 食管心房调搏术；c. 抗心律失常药：胺碘酮、普罗帕酮（心律平）等。

②维持治疗：当药物或电转复为窦性心律时，需服胺碘酮、普罗帕酮（心律平）等药物以维持疗效，近期研究显示静脉注射Ⅲ类抗心律失常药物多非利特或伊布利特通常能有效转复房扑（多非利特亦可口服）。

③采用导管射频消融术或外科手术可达根治目的。

心房扑动电复律是最有效的方法，成功率可高达 94%～100%。最适用于持续性心房扑动而药物治疗无效者。对于预激综合征合并心房扑动，或伴有明显血流动力学障碍需要紧急复律的心房扑动，宜首选电复律治疗。急性心肌梗死伴心房扑动者由于心室率过快也应用电复律。通常应用 25～50J 即可成功转复心房扑动。电复律的缺点：复发率高，约有 20% 的患者在复律后数天内又复发。文献报告转复后又复发者，在 3 个月内者约有 20%，在 3 个月后约有 50%，在 1 年后者为 66%。复发率与心房扑动持续时间的长短有关，持续时间长的复发率高。故在复律后应服胺碘酮 200mg/ 次，3 次 / 天，服 7 天；再以 200mg/ 次，2 次 / 天，服 7 天；然后以 200mg/ 次，1 次 / 天，维持下去。或服奎尼丁 0.2g/ 次，3 次 / 天，可使复发率明显减少。

导管消融是最有效的维持窦律的方法，典型心房扑动（Ⅰ型心房扑动、峡部依赖性心房扑动）消融成功率＞ 90%，复发率为 10% 左右。消融靶点在下腔静脉开口和三尖瓣环之间的峡部，即是心房扑动折返环的解剖关键部位，行线性消融，实现峡部双向性传导阻滞。非典型心房扑动（Ⅱ型心房扑动、非峡部依赖性心房扑动）消融成功率低，常需新型的三维标测系统进行标测。

注意房扑患者虽然栓塞风险低于房颤，但仍有较高的栓塞事件发生率，故房扑患者同样需要抗凝治疗，具体抗凝策略参照房颤。如果房扑发作时间超过 48h，需抗凝 3 周后行电复律治疗。

四、室性心动过速

室性心律失常在临床上十分常见，发生在无结构性心脏病患者的非持续性室性心律失常预后多为良好，但持续性快心室率室性心动过速和心室扑动与颤动可导致心脏性猝死。

1. 非持续性室速

非持续性室速（NSVT）是指连续 3 个及 3 个以上的室性心律，频率大于 100 次 / 分，在 30s 内自行终止。典型的 NSVT 是短暂的，持续 3～10 个心搏，心室率一般在 100～200 次 / 分之间，NSVT 是临床上常见的无症状型心律失常，心脏病患者及表面上健康的人群均可发生。

在大多数情况下，NSVT 发生短暂，无临床症状，在表面健康人群中 NSVT 与猝死的危险增加无关，在老年人中也是如此。有报道 11% 的表面健康的老人有 NSVT。NSVT 的发生可能与触发活动有关，浦肯野纤维细胞或心室肌的早期后除极是多数长 QT 综合征（LQTS）所致的多形性室速［如尖端扭转型室速（TdPVT）］的发生机制。右心室流出道 NSVT 的可能机制与触发活动有关，折返可能是慢性冠心病 NSVT 的发生机制。

NSVT 的心电图形态可以是单形性，也可以是多形性，形态特点与基础心脏病没有关系。

通常 NSVT 患者无症状，然而，即使在左心室功能处于代偿状态下的患者，NSVT 仍可引起晕厥，尤其是在心室率过快且持续时间超过数秒的患者。起源于右心室流出道的室速心电图常显示为左束支传导阻滞（LBBB），额面电轴偏下，可表现为反复单形性 NSVT，也可与室早和持续性室速混杂出现。瓣膜病与高血压患者，室性心律失常通常表现为多形性。

心脏结构正常的 NSVT 患者可选择 β 受体阻滞剂、非二氢吡啶类钙通道阻滞剂、Ⅰc 类抗心律失常药物或者导管消融。对伴有结构性心脏病的 NSVT 患者，治疗基础心脏病较治疗心律失常本身更为重要。对于多形性 NSVT 应该进一步评价是否伴有冠状动脉缺血，因为直接改善冠状动脉供血将有效治疗这种心律失常。对于反复发作 NSVT 并有黑矇、晕厥史、慢性心力衰竭（LVEF ≤ 0.35）的患者都应考虑植入 ICD。老年患者的治疗原则与普通人相似，但应考虑到老年人的特点，制订个性化的方案。

2. 持续性单形性室速

单形性室速持续时间 ≥ 30s，或持续时间虽 < 30s，但室速发作时伴随血流动力学障碍，需早期进行干预治疗，则称为持续性单形性室速（SMVT）。SMVT 大多发生于结构性心脏病患者，但也可见于目前的诊断技术尚不能发现的心脏病患者，后者称为特发性室速（IVT）。

近 90%SMVT 发生于结构性心脏病（如缺血性心脏病、肥厚型心肌病、扩张型心肌病、先天性心脏病和心脏瓣膜病等，以缺血性心脏病最为常见）患者。

大多数特发性 SMVT 患者表现为轻到中度的心悸和头晕症状，通常血流动力学稳定，其症状的轻重与室速的频率、发作持续时间及个体耐受性相关。该类室速发作多预后较好。结构性心脏病患者中，SMVT 发作可产生多种临床表现，从症状轻微（心悸）到低灌注症状（头晕、神志状态改变、晕厥先兆和晕厥）、心力衰竭和心绞痛症状加重，甚至出现猝死。

药物治疗可选择 β 受体阻滞剂及非二氢吡啶类钙通道阻滞剂，如上述两类药物无效，可选用其他抗心律失常药，如索他洛尔、美西律、普罗帕酮、胺碘酮等。ICD 是结构性心脏病持续性室速患者的治疗适应证。导管消融是结构性心脏病室速重要的非药物治疗措施。

3. 多形性室速

多形性室速是指 QRS 波形态可以清楚识别，但连续发生变化（提示心室激动顺序不断改变）、频率 > 100 次 / 分的室性心律失常。多形性室速电生理机制主要为心室内折返。

对于无结构性心脏病患者，多形性室速发生时通常没有前驱症状，即使出现症状也是非特异性的，如胸部不适、心悸、气短及虚弱。合并结构性心脏病患者发生多形性室速或室颤前多有相应的基础心脏疾病的表现，如冠心病、充血性心力衰竭等相应临床表现。有些患者可有晕厥、心悸等与室性心律失常发生有关的病史。多形性室速一旦发生，可造成晕厥、意识丧失、抽搐、呼吸停止，甚至猝死。

多形性室速诊断主要依据临床表现和心电图特征。多形性室速的心电图特征表现为 QRS 波形态不一、无明显等电位线和 / 或电轴多变。要注意与室颤鉴别，室颤心电图表现为 QRS 波、ST 段与 T 波完全消失，代之以形态不同、振幅大小各异和极不规则的颤动波。

无结构性心脏病的多形性室速通常发生于遗传性心律失常综合征的患者，合并结构性心脏病的多形性室速或室颤最多见于冠心病患者。

老年人的持续性多形性室速多为心肌缺血所致，首要治疗方法为冠状动脉血运重建，反复发作的多形性室速可选择β受体阻滞剂和静脉注射胺碘酮。ICD是不可逆原因所致的持续性多形性室速患者的有效治疗措施。

第四节　心房颤动

一、概述

心房颤动（简称房颤）是老年人最常见的心律失常，随着人口老龄化，房颤已成为老年人的常见病。《2010年全球疾病负担研究》显示，世界范围内房颤患者人数达3300万；其中80岁以上人群可高达13%以上，男女比例约为1.2∶1。截至2019年，全球房颤患者（包括房扑）估测约5970万例。中国房颤及其相关卒中负担增加显著，近11年房颤患病率增加20倍，房颤卒中增加13倍。与较年轻的人群（51～60岁）相比，71～80岁的人群房颤患病率增加5倍，80岁以上高龄老年人房颤患病率增加6倍。房颤的患病率及发病率均随年龄增长逐步增加，且各年龄段男性均高于女性。

房颤对患者的发病率和死亡率有重大影响，也是卒中的独立危险因素，心房颤动可使患者全因死亡率上升2倍以上。老年人房颤多见于冠心病、高血压、心力衰竭、甲状腺功能亢进、心脏瓣膜病、慢性阻塞性肺疾病、心肌病等患者。年龄是导致房颤发生的独立危险因素，65岁及以上人群的房颤特称老年房颤。

二、分类

房颤是一种以快速、无序心房电活动为特征的室上性快速型心律失常。房颤在心电图上主要表现为P波消失，代之以不规则的心房颤动波（f波）；RR间期绝对不规则。临床特点为心悸、脉律绝对不整。根据患者房颤基础病情况，分为瓣膜性房颤和非瓣膜性房颤。非瓣膜性房颤是指无风湿性二尖瓣狭窄、机械/生物瓣膜、二尖瓣修复情况下发生的房颤。本章重点陈述非瓣膜性房颤。

近年按照房颤发作频率和持续时间进行分类已成为共识，2021年我国最新房颤指南与共识将房颤分为阵发性房颤（paroxysmal AF）、持续性房颤（persistent AF）、长程持续性房颤（long standing persistent AF）、永久性房颤（permanent AF）4类，其定义见表4-1。

表4-1 房颤的分类

类型	定义
阵发性房颤	发作后7天内自行或干预终止的房颤
持续性房颤	持续时间超过7天的房颤
长程持续性房颤	持续时间超过1年的房颤
永久性房颤	无法复律（包括药物、电复律、导管消融）的房颤

三、临床表现

临床症状轻重受心室率快慢的影响。患者可出现心悸、乏力、胸闷、运动耐量下降等临床症状。心室率超过150次/分时，患者可出现心绞痛与充血性心力衰竭。房颤引起心房功能下降，心排出量可下降25%或以上。心力衰竭并发房颤是引起心脏性死亡和全因死亡的重要危险因素。心脏结构和功能正常的初发和阵发性房颤，心室率异常所引起的心慌可能是主要表现，持续性房颤则多为运动耐量降低。

房颤引起心室停搏可导致脑供血不足而发生黑矇、晕厥。阵发性房颤反复发作和终止引起窦性静止是心室停搏的重要原因，心室搏动间期达3s或以上可引起黑矇或晕厥。持续房颤伴发心室停搏，多在夜间发生，与迷走神经张力改变或使用抑制房室传导的药物有关，如清醒状态出现多次3s以上的心室停搏，可能与房室传导阻滞有关，可伴有较明显的症状。如果持续房颤患者出现一次或多次至少5s的长间歇，则应起搏治疗。房颤并发左心房附壁血栓易引起动脉栓塞，其中脑栓塞最常见，是致残和致死的重要原因。瓣膜性心脏病合并房颤的患者，其脑栓塞的风险高出正常人17倍；非瓣膜性心脏病合并房颤的患者高出正常人6倍；80～90岁人群中，房颤导致脑栓塞的比率高达23.5%。房颤持续48h以上即可发生左心房附壁血栓，左心耳是最常见的血栓附着部位。

老年房颤患者多存在血栓或出血倾向性疾病，使之成为血栓及出血的高危人群。85岁的高龄老年患者，约27%合并血栓倾向性疾病，21%合并出血倾向性疾病，8.6%同时合并血栓及出血倾向性疾病。老年房颤患者的血栓事件表现为"复杂血栓"，即多系统、多部位的血栓事件，可能同时存在或反复发生静脉系统血栓及动脉系统血栓，患者发生下肢深静脉血栓、心房血栓与冠状动脉血栓等。

缺血性脑卒中是房颤引发的主要栓塞性事件，也是房颤患者残疾的主要原因。老年房颤患者脑卒中30天病死率高达24%；老年房颤患者栓塞发生率更高，80～89岁房颤患者卒中发生率高达23.5%；平均年龄70岁的房颤患者缺血性脑卒中发生率为5.3%，住院房颤患者脑卒中发生率24.8%，80岁以上高达32.9%。

房颤体征包括脉律不齐、脉搏短绌、颈静脉搏动不规则、第一心音强弱不等、节律绝对不规整等。房颤病程中或使用抗心律失常药物治疗过程中，心室律突然规整应考虑：①恢复窦性心律；②转变为房性心动过速（简称房速）或房扑（呈固定的房室传导比率）；③发生完全性房室传导阻滞或非阵发性交界区性心动过速；④如果使用了洋地黄类药物，应考虑洋地黄中毒。

四、治疗

首先强调的是综合治疗，不仅是控制症状、防治栓塞事件，还要针对房颤相关危险因素与病因进行治疗。研究显示，多个危险因素与房颤发作、相关并发症发生及导管消融术后复发风险增加相关，其中包括可干预的临床危险因素：高血压、糖尿病、心肌梗死、心脏瓣膜病、慢性阻塞性肺疾病、慢性肾病、肥胖、耐力运动、睡眠呼吸暂停、甲状腺功能异常、吸烟、饮酒；不可干预的临床危险因素：年龄、性别、家族史、种族、身高、基因以及一些实验室检查指标，如左心室肥厚、左心房增大、左心室收缩功能降低、C反应蛋白、血浆脑钠肽等。对可干预危险因素进行有效的管理，是房颤整体管理的重要组成部分。老年人群常同时罹患2种及2种以上的疾病（共病）即共病状态，这可能既是房颤发作的诱因，也可能是房颤发作的结果。因此，对老年人群进行共病综合管理是房颤治疗的目标之一。

心房颤动是卒中的独立危险因素，因此抗凝是房颤治疗的重要内容。对于房颤患者应定期评估其血栓栓塞风险。国际权威指南推荐采用 $CHA_2DS_2\text{-}VASc$ 积分对非瓣膜性房颤进行初始卒中风险评估（表4-2）。其危险因素包括患者是否有近期心力衰竭（1分）、高血压（1分）、年龄 ≥ 75岁（2分）、糖尿病（1分）和血栓栓塞病史［卒中、短暂性脑缺血发作（TIA）或非中枢性血栓栓塞］（2分）、血管疾病（1分）、年龄65～74岁（1分）和性别（女性，1分），最高积分为9分。血管疾病是指心肌梗死、复合型主动脉斑块以及外周动脉疾病。$CHA_2DS_2\text{-}VASc$ 积分 ≥ 2分者需抗凝治疗，$CHA_2DS_2\text{-}VASc$ 积分为1分者，服口服抗凝药物或阿司匹林均可，但优先推荐口服抗凝药物。无危险因素，即孤立性房颤患者，年龄 < 65岁，可服用阿司匹林或不进行抗栓治疗。

表4-2　非瓣膜性房颤脑卒中风险 $CHA_2DS_2\text{-}VASc$ 评分

危险因素	计分/分
充血性心力衰竭/左心室功能障碍（C）	1
高血压（H）	1
年龄≥75岁（A）	2
糖尿病（D）	1
脑卒中/TIA/血栓栓塞病史（S）	2
血管疾病（V）	1
年龄65～74岁（A）	1
性别（女性，Sc）	1

在抗凝治疗开始前应对老年房颤患者抗凝出血的风险进行评估，易引起出血的因素包括高血压、肝肾功能损害、卒中、出血史、国际标准化比值（INR）易波动、老年（如年龄＞65岁）、药物（如联用抗血小板或非甾体抗炎药）或嗜酒，HAS-BLED评分有助于评价房颤患者抗凝出血风险（表4-3），评分≤2分为出血低风险者，评分≥3分时提示出血风险增高。

表4-3　出血风险评估HAS-BLED评分

临床特点	计分/分
高血压（H）	1
肝肾功能异常（各1分，A）	1或2
卒中（S）	1
出血（B）	1
INR值易波动（L）	1
老年（如年龄＞65岁，E）	1
药物或嗜酒（各1分，D）	1或2
最高值	9

注：高血压定义为收缩压＞160mmHg；肝功能异常定义为慢性肝病（如肝纤维化）或胆红素＞2倍正常值上限，谷丙转氨酶＞3倍正常值上限；肾功能异常定义为慢性透析或肾移植或血清肌酐≥200μmol/L；出血指既往出血史和／或出血倾向；INR值易波动指INR不稳定，在治疗窗内的时间＜60%；药物指合并应用抗血小板药物或非甾体抗炎药。

老年房颤患者则建议在CHA$_2$DS$_2$-VASc评分和HAS-BLED评分基础上增加老年患者的综合评估。主要包括失能评估（ADL量表）、衰弱筛查（FRAIL量表）、步态异常与跌倒风险评估（TUGT表）、认知功能评估（Mini-Cog量表）、肾功能（eGFR、CKD-EPI公式）评估、营养状态评估、共病及多重用药评估。

老年房颤抗栓治疗策略选择的建议如下。

（1）血栓高危者　建议口服抗凝药物治疗：①华法林，维持INR 2.0～3.0，或1.6～2.5（年龄≥75岁或HAS-BLED评分≥3分的出血风险高危者）；②达比加群或利伐沙班。

（2）血栓中危者　①口服抗凝治疗：华法林，维持INR 2.0～3.0，或1.6～2.5（年龄≥75岁或出血风险高危者）；达比加群或利伐沙班；②抗血小板治疗：不愿意口服抗凝药物或者抗凝药物禁忌者，评估出血风险后，视患者意愿可选用阿司匹林联合氯吡格雷，或者阿司匹林。

（3）血栓低危者　CHA$_2$DS$_2$-VASc评分低危患者不用抗栓药物，CHADS$_2$评分低危患者视风险情况及患者意愿选择相应药物。

预防房颤患者血栓栓塞事件的经典抗凝药物是维生素K拮抗剂华法林。华法林可使房颤患者发生卒中的相对危险度降低64%，每年发生卒中的绝对危险度降低2.7%，且华法林治疗可使全因死亡率降低26%。虽然华法林的抗凝效果确切，但该药也存在一些局限性：首先，不同个体的有效剂量变异幅度较大；其次，有效治疗窗较窄，抗凝作用易受多种食物和药物的影响，在用药过程中需频繁监测凝血功能及INR。

华法林抗凝治疗的效益和安全性取决于抗凝治疗的强度和稳定性。目前推荐华法林抗凝治疗 INR 目标值为 2.0～3.0，2016 年《老年人非瓣膜性心房颤动诊治中国专家建议》指出对于年龄 > 75 岁的患者建议 INR 目标值为 1.6～2.5。使用华法林的主要风险是出血，尤其是危及生命的大出血，多发生于用法不当或未及时监测导致 INR 过高时。服药前须向患者和家属沟通治疗的必要性、出血风险和严密监测的重要性。使用华法林抗凝，初始时每周监测 INR 值，稳定后每月 1 次。

新型口服抗凝药（NOAC）可特异性阻断凝血瀑布效应中某一关键环节。近期多项研究表明与华法林对比，NOAC 在保证抗凝疗效的同时显著降低出血风险，包括直接凝血酶抑制剂达比加群酯以及 Xa 因子抑制剂利伐沙班、阿哌沙班与艾多沙班。NOAC 具有稳定的剂量相关性抗凝作用，受食物和其他药物的影响小，应用过程中无需常规监测凝血功能，便于患者长期治疗。对于高龄（≥ 75 岁）、中等肾功能受损（肌酐清除率 30～50mL/min）以及存在其他出血高危因素者需减少达比加群酯剂量，避免引起严重出血事件。

普通肝素或低分子肝素为静脉和皮下用药，一般用于华法林开始前或停用华法林期间的短期替代抗凝治疗。

阿司匹林或氯吡格雷预防房颤患者卒中的有效性远不如华法林，氯吡格雷与阿司匹林合用减少房颤患者卒中、非中枢性血栓栓塞、心肌梗死和心血管死亡复合终点的有效性也不如华法林。而且抗血小板治疗，尤其是双联抗血小板治疗可增加出血风险。高龄房颤患者不建议用阿司匹林等抗血小板制剂替代华法林和 NOAC 等抗凝药物。

老年患者常伴有各种慢性病，如高血压、糖尿病、肝肾功能不全、贫血，并接受多种其他药物治疗。虽然老年房颤患者有更高的出血风险，但是与年轻人相比，老年患者有效抗凝治疗可带来更大的获益。BAFTA 研究显示与阿司匹林（75mg/d）相比，华法林（INR 2.0～3.0）可降低老年房颤患者致死、致残性卒中及症状明显的动脉栓塞 52% 的风险，而二者所致严重颅外出血并发症差异无统计学意义。NOAC 和华法林相比，降低 75 岁以上老年患者的缺血性卒中和出血事件更多。因此推荐高龄房颤患者（75 岁以上）起始抗凝治疗首选 NOAC。总之，高龄不应作为房颤抗凝治疗的禁忌，但应加强出凝血指标监测。

心室率控制和节律控制是改善房颤患者症状的两项主要治疗措施。节律控制是指尝试恢复并且维持窦性心律，即在适当抗凝和心室率控制的基础上进行包括心脏复律、抗心律失常药物治疗和 / 或射频消融治疗。恢复和维持窦性心律能够改善和消除房颤带来的症状，延缓病程进展，逆转解剖和电重构改变。

抗心律失常药物可用于房颤转复窦性心律。大多数阵发房颤在 1～2 天内可自行转复，药物可加快转复速度。对于房颤发作持续时间 7 天内的患者，药物复律有效，超过 7 天药物复律的有效性下降。心房颤动持续时间越久，复律成功率越低。

目前用于房颤复律的主要药物是Ⅰc 类（氟卡尼、普罗帕酮）和Ⅲ类（胺碘酮、伊布利特、多非利特、维纳卡兰）抗心律失常药物，它们分别通过减慢传导速度和延长有效不应期终止折返激动而达到房颤复律的目的。药物在起效时间、不良反应方面存在差异。选择药物时需考虑患者是否有基础疾病、药物作用特点和安全性及治疗成本等因素。对于无器质性心脏病患者，可静脉应用氟卡尼、普罗帕酮、伊布利特、维纳卡兰复律。多非利特也可用于新发房颤的复律治疗。上述药物无效或出现不良作用时，可选择静脉应用胺碘酮。伴有器质性心脏病的患者应根据基础病的程度选用药物。伴有中等程度器质性心脏病患者可以选择静脉伊布利特、维纳卡兰。上述方法无效可选用胺碘酮。伴有严重器质性心脏病、心力衰竭患者以及缺血性心脏病患者应选择胺碘酮。在恢复窦性心律方面，胺碘酮和氟卡尼均显示比索他洛尔更有效。老年人多合并有多种基础疾病，药物复律需要充分评估。

同步直流电复律是转复房颤的有效手段，伴有严重血流动力学障碍及预激综合征旁路前传伴快速心室率的房颤首选电复律。预先使用某些抗心律失常药可提高转复窦性心律的成功率并预防房颤复发。

房颤复律过程中存在血栓栓塞风险，恰当抗凝治疗可以减少栓塞风险。房扑或房颤 ≥ 48h 或持续时间不清者，当血流动力学不稳定时需立即复律，同时应尽快启动抗凝治疗并至少持续至复律后 4 周；血流动力学稳定时，无论 CHA_2DS_2-VASc 评分和使用何种复律方法（电复律或药物复律），至少在复律前 3 周和复律后 4 周推荐用华法林抗凝（INR 2.0～3.0），或者用达比加群、利伐沙班抗凝治疗。若复律之前 3 周未进行抗凝治疗，则复律前进行经食管超声心动图检查（TEE），如果左心房无血栓（包括左心耳），只要抗凝治疗达标就可以进行复律，复律后至少维持 4 周。如果 TEE 检查证实有血栓，应再进行 ≥ 3～4 周抗凝之后，经 TEE 复查，确保血栓消失后行电复律。若仍存在血栓，不建议复律。

房扑或房颤 < 48h 的患者，若为脑卒中高危者，建议复律前尽快或复律后立即给予静脉肝素或低分子肝素，或使用 NOAC 继而长期抗凝治疗；对房扑或房颤 < 48h 且血栓栓塞低危的患者，复律前可考虑抗凝治疗（静脉应用肝素、低分子肝素或 NOAC）或不抗凝治疗，复律后无需口服抗凝治疗。

心室率控制是目前房颤管理的主要策略，也是房颤治疗的基本目标之一，房颤时控制心室率有助于增加心室充盈，改善心肌供血。临床医生应根据患者基础疾病、全身情况和患者意愿选择治疗策略。老年患者往往患有基础心脏疾病，并且维持时间较长，不管以何种方式转复为窦律的可能性较小，即使能够转复，也多会复发，有研究发现心室率控制在预防死亡和心血管死亡上并不比节律控制差。

房颤心室率控制包括急性心室率控制和长期心室率控制。对于需急性心室率控制的房颤患者，应评估心室率增快的原因，根据患者临床特征、症状、LVEF 和血流动力学特点选择合适药物。长期心室率控制方法包括长期口服药物控制心室率以及房室结消融＋永久性心脏起搏器植入。

房颤患者的最佳心室率控制目标值尚不明确，既往指南曾建议行严格的心室率控制策略，即静息时控制在 60～80 次／分，而中度体力活动时控制在 90～115 次／分。近年的欧美指南就此项进行了更新，不推荐严格控制心室率。中国 AF 建议推荐将宽松心室率（静息心率 < 110 次 / 分）作为心室率控制的初始心率目标。

房颤患者接受心室率控制治疗时，除参考循证证据外，需根据患者的症状严重程度、合并症（尤其是合并冠心病和心力衰竭）、血流动力学状态、是否有潜在的诱因等进行综合判断，从而个体化地确定心室率控制目标。

控制心室率常用的药物包括 β 受体阻滞剂、非二氢吡啶类钙通道阻滞剂（维拉帕米和地尔硫䓬）、洋地黄类及某些抗心律失常药物（例如胺碘酮）。临床如需紧急控制快心室率，可考虑静脉用药或电复律。心力衰竭失代偿、急性心肌缺血、低血压等情况下首选同步直流电复律。血流动力学稳定的快心室率患者，可选择口服药物控制心室率。

控制心室率的药物均有潜在的副作用，故用药时应从低剂量开始，逐渐滴定增加剂量直至症状改善，临床实践中通常需要联合用药以达到较好的心室率控制目标。药物治疗效果不佳或不能耐受的患者，可考虑房室结消融联合心室起搏以控制心室率、改善心功能。不建议在未经药物治疗的情况下直接进行房室结消融治疗。

老年房颤合并心力衰竭需控制室率时可根据心力衰竭指南选择药物。β 受体阻滞剂可降低心力衰竭患者的病死率，减少新发房颤，对控制静息及活动状态下的心室率均有效，在老年快心室率房颤伴心力衰竭或射血分数降低患者中为控制室率的一线用药，但须注意适用于血流动力学稳定的患者。用药同样遵循小剂量起始、剂量递增原则。

如 β 受体阻滞剂效果不佳可加用洋地黄类药物，地高辛对控制静息状态的心室率有效。老年患者应根据肾功能情况调整剂量，并注意监测洋地黄中毒表现及药物浓度。

胺碘酮可用于控制血流动力学不稳定患者的心室率，也可用于心力衰竭患者维持窦律。地尔硫䓬可控制快心室率房颤伴心力衰竭患者的心室率，尤其是心力衰竭症状主要由过快心室率所诱发的患者，但其负性肌力作用可能加重心力衰竭，使用中应注意观察。

第五节　心室扑动与心室颤动

心室扑动（简称室扑）和心室颤动（简称室颤）是恶性心律失常，可以导致患者突然出现抽搐，意识丧失，呼吸停止甚至死亡，听诊心音消失、脉搏触不到，血压也无法测到。室扑和室颤在临床上区别不明显。但是心电图上有明显的区别，室扑的心电图特点是心室波明显增宽，且呈规律连续大幅度的正弦曲线波，频率在 150～300 次 / 分之间，有时难与室速鉴别，通常不能持续，很快转变为心室颤动。室颤的心电图特征为波幅形、振幅与频率均极不规则，无法辨认 QRS 波及 ST 段、T 波，代之以形态不同、振幅大小各异和极不规则的颤动波，常由室扑转变而来，如不及时抢救，一般心电活动在数分钟内迅速消失。

室扑和室颤状态下心脏无排血，心音和脉搏消失，心、脑等器官和周围组织血液灌注停止，阿 - 斯综合征发作和猝死。室颤是导致心源性猝死的严重心律失常，也是临终前循环衰竭的心律改变；而室扑则为室颤的前奏。

无结构性心脏病的室颤通常发生于遗传性心律失常综合征患者。合并结构性心脏病的室颤最多见于冠心病患者，在心肌梗死的急性期，室颤的发生率大约为 15%，数天后下降为 3%，约 80% 室颤发生在心肌梗死后 6h 内。发生在急性心肌梗死期间的室颤 1 年的复发率不到 2%。相反，若室颤发生在慢性心肌缺血时，1 年的复发率大于 30%。此外抗心律失常药物，特别是引起 QT 间期延长与尖端扭转的药物，严重缺氧、缺血、预激综合征合并房颤与极快的心室率、电击伤等都可引起室颤。

室扑和室颤电生理机制主要为心室异位起搏点发放激动加速（如发生于心室肌易激期的室性期前收缩或室性心动过速）和心室各部分心肌传导速度和复极不均匀，故其不应期长短不等，因而激动可从不应期较短的心肌折返到不应期较长的心肌，在心室肌内出现快速规则（室扑）或紊乱（室颤）的多发性局部折返现象。无论是否存在结构性心脏病，室颤易被反复出现、联律间期较短、形态固定的室早诱发。室扑和室颤的诊断主要依据临床表现和心电图特征。

电除颤等心肺复苏是室扑和室颤主要治疗措施，但复苏后长期存活者（尤其是不伴急性心肌梗死的患者）室颤的复发率高，一年内死亡率可达 30%。ICD 是不可逆原因所致的室扑和室颤患者的主要预防治疗措施，对于有可能在短时间内再发室颤，但不适合植入 ICD 的患者，可考虑穿戴式心律转复除颤器（WCD）治疗。急性缺血所致室颤首要治疗方法为冠状动脉血运重建，有小样本实验证实奎尼丁可有效预防特发性室颤、Brugada 综合征、短 QT 综合征（SQTS）及早期复极综合征患者室颤的复发。对于反复发作多形性室速 / 室颤持续性室速（CPVT）和长 QT 综合征（LQTS）患者可考虑联合应用氟卡尼和 β 受体阻滞剂。如室颤反复发作，但触发室颤室早形态仅有 1 种或少数几种，可考虑导管消融治疗。因交感神经激活是室颤的重要诱发因素，目前认为自主神经系统调节防治心律失常是一种新的治疗手段。已有临床研究表明，左侧心脏交感神经切除术及肾动脉交感神经消融可显著降低室性心律失常发生率和 ICD 治疗事件，耳缘迷走神经刺激亦可显著降低急性 ST 段抬高型心肌梗死直接经皮冠状动脉介入治疗（PCI）患者再灌注后早期室性心律失常的发生。然而，尚需更多的临床证据明确自主神经系统调节在持续性室速 / 室颤或猝死中的作用。

第六节　缓慢型心律失常

缓慢型心律失常是临床上常见的心律失常。随着年龄的增长，心脏的传导系统发生自然变化，出现心肌纤维化、心脏传导系统内脂肪组织浸润、胶原纤维灶性增生、传导系统退行性改变等，故老年人心脏发生心脏传导阻滞的发生率明显高于年轻人。根据其发生的部位，缓慢型心律失常可分为：窦房结功能障碍（sinus node dysfunction，SND）、房室传导阻滞和室内传导阻滞。SND 是指窦房结和心房冲动形成和传导异常症候群，包括窦性心动过缓（心率＜ 50 次 / 分）、窦性停搏（停搏＞ 3.0s）、窦房传导阻滞、心动过缓 - 心动过速综合征、变时性功能不全。房室传导阻滞可分为一度房室传导阻滞、二度房室传导阻滞、三度房室传导阻滞，其中二度房室传导阻滞包括二度Ⅰ型房室传导阻滞、二度Ⅱ型房室传导阻滞和高度房室传导阻滞。高度房室传导阻滞是指连续 3 个以上 P 波被阻滞的严重二度房室传导阻滞。室内传导阻滞可分为右束支传导阻滞（RBBB）、左束支传导阻滞（LBBB）、左前分支传导阻滞和左后分支传导阻滞。

心动过缓临床表现多样。轻症患者可无症状，也可出现疲倦、乏力、头晕、心悸和运动耐量下降；严重者可出现心、脑、肾等重要器官供血不足的症状，表现为晕厥、黑矇、心力衰竭或者阿 - 斯综合征，甚至因心脏停搏或者继发心室颤动而导致死亡。

一、病态窦房结综合征

老年人窦房结起搏细胞随着增龄而逐渐减少，甚至可减至正常人的 5%～10% 以下。窦房结动脉多呈单一血管，60% 起始于右冠状动脉，40% 起始于左冠状动脉回旋支。老年人冠心病、高血压等疾病发生率较高，这些疾病可能损伤窦房结动脉，导致窦房结及其周围组织缺血、纤维化，发生窦房结退行性变，导致窦房结冲动形成障碍或者心房组织冲动传导异常。

病态窦房结综合征（SSS）常见于 70～80 岁老年患者，其在 65 岁以上人群中发病率约为 1%，且无性别差异。

按照病变部位及心电图表现的不同，病态窦房结综合征可分为三型。

（1）A 型　即单纯病态窦房结型，主要病变局限在窦房结，表现为窦房结起搏和（或）传导功能障碍。心电图表现如下。

① 窦性心动过缓，是最早出现和最常见的表现，心率＜ 50 次 / 分。

② 窦性停搏。长 PP 间期通常超过 1.5s；长间期与正常的窦性节律之间无整倍数关系；长间期后可出现交界性或室性逸搏，亦可出现交界性或室性自主节律。

③ 窦房传导阻滞。窦房传导阻滞按阻滞程度可分为一度、二度、高度和三度。窦房传导阻滞与窦性停搏不同，窦房结仍按时、有规律地发出激动，但激动从窦房交接区向外传至心房肌时，发生传导延缓或不能传出，为传出性阻滞。前者表现一度及二度Ⅰ型窦房传导阻滞，后者表现为二度Ⅱ型窦房传导阻滞或三度窦房传导阻滞。

一度窦房传导阻滞：是指窦房结发出的电脉冲在通过窦房连接部位时传导速度减慢，但每个窦性电脉冲均能传导至心房，导致心房的收缩，产生窦性 P 波。单纯从体表心电图上无法诊断一度窦房传导阻滞，因其窦性 PP 间期无改变，与正常窦性心律完全一样。

二度Ⅰ型窦房传导阻滞：又称为文氏型窦房传导阻滞。表现为窦性激动经窦房连接部位传导至心房的速度逐渐减慢、传导时间逐渐延长，直至最后一个窦性激动完全不能下传至心房，导致一次窦性P波的脱落，每次脱落后的第一次窦房传导因较长时间的间歇后可恢复至原来的传导速度。体表心电图的诊断有赖于PP间期的文氏变化规律。在一个文氏周期中，PP间期进行性缩短，直至因窦性P波脱落而出现一个长的PP间期；长的PP间期小于短的PP间期的2倍；长间期后的第一个PP间期大于其前的PP间期。

二度Ⅱ型窦房传导阻滞：窦房结规律地发出激动，部分不能传出，长PP间期可为规律的PP间期的2倍以上。

（2）B型　心动过缓-心动过速综合征型，病变不仅发生于窦房结，心房或结周区也受累（主要为纤维化或变性）。其心电图表现以窦性心动过缓、窦性停搏、窦房传导阻滞等缓慢型心律失常为基础，伴有以阵发性房颤为最常见的房性快速型心律失常，在快速型心律失常终止时，可伴有缓慢型心律失常（如窦性心动过缓或窦性停搏）的发生。

（3）C型　双结病变或全传导系统病变型。双结病变是指窦房结和房室结同时出现病变，全传导系统病变是指心脏的全部传导系统均有病变。心电图表现除有以窦性心动过缓为主的心律失常外，还伴有房室交界区起搏功能障碍，在窦性心律不能按时出现时，房室交界区逸搏或逸搏心律明显延迟出现（逸搏间期＞2s，逸搏频率＜35次/分），或者伴有房室交界区传出阻滞以及室性逸搏。

临床治疗：SSS首先应尽可能地明确病因并针对病因进行治疗。例如急性心肌梗死可行冠脉血运重建，改善冠脉供血。心肌炎则可用能量合剂、大剂量维生素C静脉滴注或静脉注射。某些药物影响、电解质失衡、甲状腺功能减退等，都可通过纠正病因使窦房结功能恢复。轻度窦性心动过缓或窦房结功能异常，且次级起搏点逸搏功能良好、症状不明显者，定期随诊，不需特殊治疗；对于有症状的心动过缓患者，可以试用阿托品、氨茶碱、异丙肾上腺素或山莨菪碱等药物提高心率，改善临床症状并维持心脏供血功能，预防阿-斯综合征。但上述用药可引起心悸等不良反应，产生快速型心律失常与缓慢型心律失常之间的用药矛盾，最终必须进行起搏器治疗。此外由于心动过缓-心动过速综合征患者合并心房扑动或心房颤动使血栓栓塞发生率增高，需考虑抗凝治疗。

老年人由于多合并有基础疾病，尤其是心脑血管疾病，耐受心律失常的能力较年轻人差，而且预后不良，所以病态窦房结综合征诊断明确且有与心动过缓相关症状的老年人应及时安装起搏器，有时不一定要停搏大于3s才考虑。

在起搏器的选择方面，《心动过缓和传导异常患者的评估与管理中国专家共识2020》指出，症状性SND人群中，基于心房的起搏方式优于单腔心室起搏，如房室传导系统完整且无传导异常证据，应植入单腔心房起搏或双腔起搏器；对于已植入双腔起搏器，但房室传导完整的患者应尽可能优化起搏策略以减少右心室起搏比例；对于预期寿命较短或起搏比例不高的SND患者而言，单腔右心室起搏具有更优的经济-效益比。

二、房室传导阻滞

房室传导阻滞可分为一度房室传导阻滞、二度房室传导阻滞、三度房室传导阻滞，其中二度房室传导阻滞包括二度Ⅰ型房室传导阻滞、二度Ⅱ型房室传导阻滞和高度房室传导阻滞。高度房室传导阻滞是指连续 3 个以上 P 波被阻滞的严重二度阻滞。

引起房室传导阻滞的病因分为遗传性与获得性，其中获得性因素更为常见，包括退行性变、感染、炎症、缺血、医源性、迷走神经过度激活、内环境紊乱等。而房室传导系统退行性变是临床中最为常见的病因。老年人发生房室传导阻滞的比例明显高于年轻人，尤其在 70 岁以上的老年人中更为常见。在老年人群中，一度房室传导阻滞发生率达 5%。二度房室传导阻滞的发病率随年龄增加而升高，年龄每增加 5 岁，其发病风险增加 1.34 倍。三度房室传导阻滞的发病风险与年龄有关，在 70 岁以上的老年人中发病率最高。糖尿病或者高血压等疾病可增加三度房室传导阻滞的发病风险。

心电图特点如下。

（1）一度房室传导阻滞 PR 间期延长。老年人 PR 间期＞0.22s，或对两次检测结果进行比较，心率没有明显改变而 PR 间期延长超过 0.04s，可诊断为一度房室传导阻滞。PR 间期可随年龄、心率而变化，故诊断标准需相适应。

（2）二度房室传导阻滞 心电图主要表现为部分 P 波后 QRS 波脱漏，分两种类型。①二度Ⅰ型房室传导阻滞（称 Morbiz Ⅰ型）：P 波规律地出现，PR 间期逐渐延长（通常每次延长的绝对增加值多呈递减），直到 1 个 P 波后脱漏 1 个 QRS 波群，漏搏后房室传导阻滞得到一定改善，PR 间期又趋缩短，之后又复逐渐延长，如此周而复始地出现，称为文氏现象。通常以 P 波数与 P 波下传数的比例来表示房室传导阻滞的程度，例如 4∶3 传导表示 4 个 P 波中有 3 个 P 波下传心室，而只有 1 个 P 波不能下传。②二度Ⅱ型房室传导阻滞（称 Morbiz Ⅱ型）：表现为 PR 间期恒定（正常或延长），部分 P 波后无 QRS 波群。一般认为，绝对不应期延长为二度Ⅱ型房室传导阻滞的主要电生理改变，且发生阻滞部位偏低。凡连续出现 2 次或 2 次以上的 QRS 波群脱漏者，称高度房室传导阻滞，例如呈 3∶1、4∶1 传导的房室传导阻滞等。

（3）三度房室传导阻滞 又称完全性房室传导阻滞。当来自房室交界区以上的激动完全不能通过阻滞部位时，在阻滞部位以下的潜在起搏点就会发放激动，出现交界性逸搏心律（QRS 波形态正常，频率一般为 40～60 次/分）或室性逸搏心律（QRS 波形态宽大畸形，频率一般为 20～40 次/分），以交界性逸搏心律为多见。如出现室性逸搏心律，往往提示发生阻滞的部位较低。老年人群中多有合并快速房颤者，一旦房颤患者的心室率突然变为规整，要警惕房颤合并了三度房室传导阻滞。

老年人的房室传导阻滞大多为缓慢发展过程。有些老年人则呈间歇性表现，常规 12 导联心电图可能正常，但 24h 动态心电图可以发现房室传导阻滞，此种情况要警惕是否发生了一过性的心肌缺血。

房室传导阻滞的治疗应针对病因进行，及时纠正缺血、电解质紊乱等。对于有症状的心动过缓患者，可以试用阿托品、氨茶碱、异丙肾上腺素或山莨菪碱等药物提高心率，改善临床症状并维持心脏供血功能，预防阿 - 斯综合征。但阿托品对二度Ⅱ型房室传导阻滞或三度房室传导阻滞可能无效。如果阿托品无效，可以考虑应用异丙肾上腺素静脉滴注或静脉泵入治疗，但需要警惕出现室性心动过速和心室颤动的风险。急性心肌梗死引起的缓慢型心律失常患者应用异丙肾上腺素治疗可加重缺血，是临床禁忌。

一过性或可逆性病因引起的房室传导阻滞，如急性心肌梗死、心肌炎、地高辛过量、内环境紊乱等，推荐给予临时起搏支持以待房室传导功能恢复。对于必须接受长期、稳定剂量的抗心律失常药物或 β 受体阻滞剂治疗的患者，如果急诊出现有症状的二度或三度房室传导阻滞，可不需要观察药物洗脱或可逆性，进行永久起搏治疗。

《心动过缓和传导异常患者的评估与管理中国专家共识 2020》指出对于一度、二度Ⅰ型及 2∶1 房室传导阻滞，有无心动过缓症状是决定永久起搏适应证的主要依据。但若阻滞位点在房室结以下或存在系统性疾病可能导致房室传导阻滞进展，即使没有心动过缓症状，亦需考虑永久起搏。对于已知可逆原因导致的症状性房室传导阻滞患者，首先予病因及支持治疗。若治疗潜在疾病后仍存在房室传导阻滞，推荐行永久起搏。迷走神经张力增高引起的房室传导阻滞，若患者无症状，不应行永久起搏。

三、室内传导阻滞

室内传导阻滞是指希氏束分叉以下部位的传导阻滞，又称为束支传导阻滞。可分为右束支传导阻滞（RBBB）、左束支传导阻滞（LBBB）、左前分支传导阻滞和左后分支传导阻滞。病变可波及单支、双支或三支。

室内传导阻滞的发生可能与遗传、代谢、感染、免疫、心肌缺血、退行性变等因素有关。RBBB 和 LBBB 的患病率随着年龄的增长而增加，其中 80 岁以上的老年人 RBBB 患病率在 10% 以上，而 LBBB 的患病率为 RBBB 的一半。

老年人单支阻滞的发生率较高，简述如下。

（1）RBBB　指房室束下传的激动不能传入右束支，仅从左束支下传，仍先使室间隔左侧中 1/3 部分激动，在左心室壁除极将完毕时，激动才通过室间隔传向右心室。可见于老年慢性阻塞性肺疾病、风湿性心脏病、高血压、冠心病等，健康人也可发生。

心电图特点：① V_1、V_2 导联呈 rSR′ 或宽大而有切迹的 R 波。② V_5、V_6 导联呈 qRS 或 RS，S 波深宽。③Ⅰ、aVL 与 V_5 相似，Ⅲ、aVF 与 V_1 相似。④ QRS 波时限大于 0.12s；⑤继发性 ST-T 改变，有晚迟 R 波的导联中 ST 段压低，T 波倒置；有宽大 S 波的导联 ST 段稍抬高，T 波直立。

不完全性右束支传导阻滞时，心室的除极与完全性右束支传导阻滞基本一样，其心电图的图形与完全性相似，仅 QRS 波时限小于 0.12s。

（2）LBBB　指从房室束传导的激动不能传入左束支，仅沿右束支下传，然后缓慢地通过室间隔激动左侧室间隔和左心室，使间隔激动与正常方向相反。LBBB 左束支较粗，分支也早，LBBB 常表示有弥漫性的心肌病变，多见于器质性心脏病患者，如心力衰竭、急性心肌梗死、高血压、冠心病、风湿性心脏病、心肌病、梅毒性心脏病等。奎尼丁等药物中毒也可引起。左前分支传导阻滞较为常见，多发生于老年冠心病、心肌病。

心电图特点：① QRS 波群的时限大于等于 0.12s。② QRS 波群的形态的改变：V_5 导联呈宽大、平顶或有切迹的 R 波。③ V_1、V_2 呈宽大、较深的 S 波，呈现 QS 或 rS 波。（Ⅱ、Ⅲ、aVF 与 V_1 相似）。④继发 ST-T 波改变，凡 QRS 波群向上的导联（如Ⅰ、aVL、V_5 等）ST 段下降，T 波倒置；在 QRS 波群主波向下的导联（如Ⅱ、aVR、V_1 等）ST 段抬高、T 波直立。

不完全性左束支传导阻滞 QRS 波时限小于 0.12s。但要注意，不完全性左束支传导阻滞的心电图与左心室肥厚的图形相似，必须结合临床其他资料进行区别。

（3）左前分支传导阻滞　指激动传入左束支时不能传入左前分支，仅沿左后分支下传，心室的传导通路发生改变。室间隔下部激动后，将电冲动通过右束支、左右分支，同时激动右心室及左心室后壁，然后电冲动由右下通过浦肯野纤维向左上传导，激动左心室前壁和侧壁。

心电图特点：①电轴左偏，一般在 -40°～-90°；②Ⅰ、aVL 导联呈 qR 波，Ⅱ、Ⅲ、aVF 呈 rS 波形，且 R aVL ＞ R Ⅰ、S Ⅱ ＜ S Ⅲ；③ QRS 波时限正常或稍延长，为 0.10～0.11s，aVL 的室壁激动时间可延长，大于 0.045s，V_1～V_3 的 r 波低小呈 rS，V_5、V_6 可出现较深的 S 波。

（4）左后分支传导阻滞　指左束支后分支传导阻滞后，激动首先从左前分支向上，使左心室前侧壁除极，然后通过浦肯野氏纤维吻合支转向左下传到后分支区域，使左心室下壁除极。

心电图特点：①平均电轴右偏，一般在 +100°～+120°；②Ⅰ、aVL 导联为 rS 波，Ⅱ、Ⅲ、aVF 导联呈 qR 波，R Ⅲ 特别高；③ QRS 波时限正常或稍增宽，ST-T 亦明显改变。

（5）双支阻滞　是指室内传导系统三分支中的任何两支同时发生阻滞，最常见为右束支合并左前分支阻滞。右束支合并左后分支阻滞较罕见。当右束支阻滞与左束支阻滞交替出现时，双侧束支阻滞的诊断即可成立。

（6）三支阻滞　是指右束支、左前分支和左后分支同时发生传导阻滞。如三支均发生阻滞则表现为完全性房室传导阻滞。

老年人发生双支阻滞或三支阻滞，往往提示患者有大面积或弥漫性的心肌损害，可以出现与缓慢型心律失常相关的严重症状，如晕厥、黑矇、心力衰竭或者阿-斯综合征等，预后较差。

老年单支阻滞患者，若未合并其他原因所致的心动过缓，无明显症状，无需特殊治疗。但在间歇性或持续性三支阻滞的患者中，可能出现与缓慢型心律失常相关的严重症状，需植入心脏起搏器。

（谢晓华　余国龙）

参考文献

[1] 马振华.老年人心律失常病因分析及其防治.河南医学研究,2015, 24(8): 83–84.

[2] 《中成药治疗优势病种临床应用指南》标准化项目组.中成药治疗室性早搏临床应用指南(2020年).中国中西医结合杂志,2021, 41(6): 646–650.

[3] 中华医学会,中华医学会杂志社,中华医学会全科医学分会,等.早搏基层诊疗指南(2019年).中华全科医师杂志,2020, 19(7): 561–566.

[4] 郭继鸿.室性早搏的再评价.中华心脏与心律电子杂志,2015, 3(1): 1–3.

[5] 范利,尚延忠.治疗老年快速室上性心律失常的药物选择和疗效观察.中国老年学杂志2005, 25(2): 363–364.

[6] 中华医学会心电生理和起搏分会,中国医师协会心律学专业委员会.2020室性心律失常中国专家共识(2016共识升级版).中国心脏起搏与心电生理杂志,2020, 34(3): 189–253.

[7] 中华医学会心电生理和起搏分会,中国医师协会心律学专业委员会.室上性心动过速诊断及治疗中国专家共识(2021).中华心律失常学杂志,2022, 26(3): 202–262.

[8] 李小鹰.老年医学.1版.北京:人民卫生出版社,2015.

[9] 中华医学会心电生理和起搏分会,中国医师协会心律学专业委员会,中国房颤中心联盟心房颤动防治专家工作委员会.心房颤动:目前的认识和治疗建议(2021).中华心律失常学杂志,2022, 26(1): 15–88.

[10] 《老年人心房颤动诊治中国专家建议》写作组.老年人非瓣膜性心房颤动诊治中国专家建议(2016).中华老年医学杂志,2016, 35(9): 915–928.

[11] 中华医学会心电生理和起搏分会,中国医师协会心律学专业委员会.心动过缓和传导异常患者的评估与管理中国专家共识2020.中华心律失常学杂志,2021, 25(3): 185–211.

[12] 戴亚楠,赵翠萍.病态窦房结综合征的病因及药物治疗研究进展.中华老年多器官疾病杂志,2018, 17(7): 549–552.

第五章
老年慢性心力衰竭

第一节　心力衰竭的定义、流行病学及预后

一、心力衰竭定义

心力衰竭（简称心衰）是指各种原因造成心脏结构和（或）功能异常改变，使心室射血和（或）充盈功能障碍，引起以乏力、呼吸困难和肺淤血、体循环淤血及外周水肿为主要表现的临床综合征。慢性心力衰竭是指心力衰竭的持续状态，通过治疗可表现为稳定状态，或者随着病情的进展以及各种诱因作用下表现为进一步失代偿或者恶化。老年慢性心力衰竭患者因多病共存，较成年人更易因心功能的反复恶化而多次住院，加速心衰的进展。

二、流行病学及预后

心力衰竭全球的总体患病率为1%～2%，在发达国家中70岁及以上人群发病率高达10%。2003年流行病学调查结果显示，我国心力衰竭总患病率为0.9%，其中64～74岁年龄组患病率为1.3%；至2015年，我国≥75岁人群心力衰竭的患病率为3.2%。老年人心力衰竭的患病率呈急剧上升趋势，这与衰老及冠心病、高血压、糖尿病等增加及医疗水平提高使得患者寿命延长有关。

随着医疗水平的提高，近年来我国总体心力衰竭住院死亡率呈下降趋势，但老年心力衰竭患者病死率较成年患者呈现明显升高趋势。随着人口老龄化趋势加重，且高血压、冠心病等心血管疾病及其他危险因素的增加，预计未来老年心力衰竭患病率将持续升高。

第二节　慢性心衰的病因、诱因和发病机制

一、病因

老年心力衰竭的主要病因包括心脏前后负荷过重、心脏瓣膜病变、心肌改变及心脏结构异常、心律失常等四类原因，常见疾病包括冠心病、各种心肌病、心房颤动、心脏瓣膜疾病、高血压及糖尿病等。随着年龄的增长，心脏瓣膜退行性病、传导系统退行性改变、浆细胞变性引起的心肌淀粉样变性等也是老年心力衰竭的重要病因。

二、诱因

诱发老年心力衰竭的病因较多，常见的包括：感染、快速或缓慢型心律失常、急性心肌缺血、钠盐摄入过多、血压波动、情绪激动、输液输血过快和（或）过多及药物（如抑制心肌收缩力的药物和引起水钠潴留的药物）等。

三、发病机制

心衰是多种原因导致心脏结构和/或功能的异常改变，使心室收缩和/或舒张功能发生障碍，从而引起的一组复杂临床综合征，是各种心脏疾病的严重表现或晚期阶段。原发性心肌损伤和心脏负荷过重是心力衰竭发生的基础。目前认为神经内分泌系统激活，导致心肌重构是引起心衰发生和发展的关键因素，所有可导致心肌损伤、心室重构的因素，如心肌梗死、炎症、内源性神经内分泌系统的激活，心脏的前后负荷过重等因素均可诱发并加重心衰。

第三节　心衰新分类和老年心衰的临床特点

一、心衰新分类

根据心衰的进程将心衰分为 A、B、C、D 四期，强调疾病的发生和进展。具体分期见表5-1。

表5-1　慢性心衰临床分期

分期	定义	患病人群	纽约心脏学会心功能分级
A期（心衰风险期）	患者存在心衰高危因素，无心脏结构或功能异常，无心衰症状和（或）体征	高血压、冠心病、糖尿病、肥胖、代谢综合征、使用心脏毒性药物史、酗酒史、风湿热史、心肌病家族史	无
B期（心衰前期）	已发展成器质性心脏病，但无心衰症状和（或）体征	左心室肥厚、陈旧性心肌梗死、无症状性心脏瓣膜病等	I
C期（临床期）	有器质性心脏病，既往或目前有心衰症状和（或）体征	器质性心脏病伴运动耐量下降（呼吸困难、疲乏）和液体潴留	I～Ⅳ
D期（终末期）	器质性心脏病不断进展，虽经积极的内科治疗，休息时仍有症状，且需特殊干预	因心衰反复住院，且不能安全出院；需要长期静脉用药；等待心脏移植；使用心脏机械辅助装置	Ⅳ

及早识别心衰危险因素（针对 A 期，心衰风险期），在心脏结构变化和心功能下降发生之前提供治疗（针对 B 期，心衰前期）。对心衰过程的分期有利于防控关口前移，降低心衰发病率。

心衰程度通常应用纽约心脏学会（NYHA）心功能分级。根据左心室射血分数（LVEF）不同，慢性心衰分为 HFrEF、HFpEF 和中间范围射血分数心衰（HFmrEF）。与 HFrEF 相比，HFpEF 在老年心衰中占有更大比例。在新指南中，对于 C 期心衰患者，新版指南根据 LVEF 进一步分类。① HFrEF：LVEF ≤ 40%。②射血分数改善的心衰（HFimpEF）：新版指南强调射血分数的动态演变，提出监测后再分类，即 HFrEF 患者 LVEF 改善到 > 40%，则定义为 HFimpEF，应继续 HFrEF 治疗。③ HFmrEF：LVEF 41%～49%，且有证据表明左心室充盈压增加。④ HFpEF：LVEF ≥ 50%，且有证据表明左心室充盈压增加。充盈压增加的证据可以通过无创（例如利钠肽、影像学评估舒张功能）或有创检查（例如血流动力学监测）获得。

二、老年心衰的临床特点

老年心力衰竭临床特点不典型，常多病共存，同时合并有老年综合征（包括衰弱、多重用药和认知障碍等）。其临床特点主要有如下表现。

1. 症状隐匿

老年心衰急性失代偿或者急性心衰患者容易出现急性左心衰竭表现，以及血压波动。但对大部分老年慢性心衰患者而言，临床症状往往比较隐匿、不典型，可无典型的呼吸困难，仅仅表现为乏力、咳嗽、全身不适、食欲减退、疲倦、恶心、腹泻、腹部不适、反应迟钝、注意力不集中等。

2. 体征不典型

典型的心力衰竭体征：肺部啰音、第三心音、颈静脉怒张等在老年心力衰竭患者中特异性不强，同时老年人外周水肿，除了考虑心衰，还需要与使用 CCB 类降压药物的副作用、下肢静脉瓣功能不全、肾功能不全或其他原因引起相鉴别。

3. 多伴有老年综合征

老年心力衰竭多伴衰弱、营养不良、肌肉减少症、认知障碍、跌倒、睡眠障碍、谵妄、焦虑、抑郁、多重用药和大小便失禁等临床表现，需综合判断，心力衰竭亦是一种老年综合征。

4. 多病共存

对于老年心力衰竭患者，常有 2～3 个及以上的合并疾病存在，如常合并高血压、冠心病、糖尿病、COPD、心房颤动、慢性肾病、贫血、卒中、肿瘤、睡眠呼吸暂停、周围血管病及老年综合征等。

第四节　心衰诊断、诊断流程及评估

一、心衰诊断、诊断流程

HFrEF：有心衰的症状和体征，且 LVEF ≤ 40%。

HFimpEF：有心衰的症状和体征，且 HFrEF 患者 LVEF 改善到 > 40%。

HFmrEF：有心衰的症状和体征，LVEF41% ～ 49%，且有证据表明左心室充盈压增加。

HFpEF：有心衰的症状和体征，LVEF ≥ 50%，且有证据表明左心室充盈压增加。

欧洲心力衰竭协会射血分数保留性心力衰竭评分系统见表 5-2，包括心脏形态、功能和 NPs 3 个指标，每项 1 个主要标准得 2 分，每项最多 2 分，1 个次要标准得 1 分（同一项目中只能计 1 分），不同项得分可相加而同一项不能相加，得分 ≥ 5 分明确诊断 HFpEF，≤ 1 分不诊断 HFpEF；2 ～ 4 分诊断为舒张功能障碍，需行心肺运动试验或有创血流动力学检查；老年人 6min 步行试验小于 300m 可诊断为 HFpEF，但要排除非心脏因素如 COPD 或周围血管病等。心衰的诊断流程见图 5-1。

表5-2　基于超声心动图检查的心脏功能、形态和心律的射血分数保留性心力衰竭评分

标准	功能	形态	NPs（窦性心律）	NPs（心房颤动）
主要标准	室间隔e′<7cm/s或侧壁e′<10cm/s或平均E/e′≥15或三尖瓣反流速度>2.8m/s（肺动脉收缩压>35mmHg）	左心房体积指数>34mL/m²，或左心室质量指数≥149/122g/m²（男/女）和左心室相对厚度>0.42	氨基末端脑钠肽前体>220ng/L或脑钠肽>80ng/L	氨基末端脑钠肽前体>660ng/L或脑钠肽>240ng/L
次要标准	平均E/e′9～14或整体纵向应变<16%	左心房体积指数>29～34mL/m²或左心室质量指数>115/95g/m²（男/女）或相对室壁厚度>0.42或左心室壁厚度≥12mm	氨基末端脑钠肽前体125～220ng/L或脑钠肽35～80ng/L	氨基末端脑钠肽前体365～660ng/L或脑钠肽105～240ng/L

注：左心室相对厚度为，2 倍后壁厚度除以左心室舒张末期内径。

无条件进行超声心动图（UCG）检查、运动负荷试验或有创检查的医院，可参考 H_2FPEF 评分作出 HFpEF 的临床诊断，见表 5-3。评分 0 ～ 1 分可排除 HFpEF；6 ～ 9 分可确诊 HFpEF；2 ～ 5 分需进一步检查。

另外，诊断 / 排除心衰的 BNP/NT-proBNP/MR-proANP 界值见表 5-4。

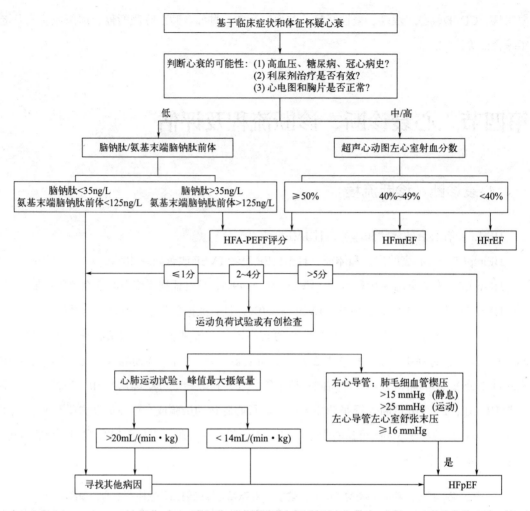

图5-1 心衰的诊断流程图

注：HFA-PEFF评分：欧洲心力衰竭协会射血分数保留性心力衰竭评分

表5-3 欧洲心力衰竭协会射血分数保留性心力衰竭H_2FPEF评分

英文简写	临床变量	数值	评分/分
H_2	肥胖	体重指数>30kg/m²	2
	高血压	≥2种降压药物	1
F	心房颤动	持续性或阵发性	3
P	肺动脉高压	多普勒超声估测肺动脉收缩压>35mmHg	1
E	年龄	>60岁	1
F	左心室充盈压	多普勒超声E/e'>9	1
总分			9

表5-4　诊断/排除心衰的BNP/NT-proBNP/MR-proANP界值

心衰类型	NT-proBNP/（pg/mL）			BNP/（pg/mL）	MR-proANP/（pg/mL）
急性心衰	年龄＜50岁	年龄50～75岁	年龄＞75岁		
排除标准	＜300	＜300	＜300	＜100	＜120
灰色区域①	300～450	300～900	300～1800		
诊断标准					
eGFR≥60mL/min	＞450	＞900	＞1800	≥100	≥120
eGFR＜60mL/min	＞1200	＞1200	＞1800	≥100	≥120
慢性心衰					
排除标准	＜125			＜35	＜40
诊断标准					
HFrEF/HFmrEF/HFpEF(SR)	≥125			≥35	≥40
HFpEF(AF)	＞365			＞105	≥40

注：肥胖患者（BMI≥30kg/m²）的BNP/NT-proBNP界值应降低50%。①急性呼吸困难约有20%患者出现灰色区域利钠肽值，其中50%患者将有急性心衰，其他病因包括非心源性病因、肺动脉高压、肺栓塞后继发右心功能不全、肺炎及肺源性心脏病等；合并心衰病史、颈静脉怒张及存在利尿剂使用史等临床特征时，高度疑诊心衰。NT-proBNP，N末端脑钠肽前体；MR-proANP，心房利钠肽原中间片段。

二、鉴别诊断

老年心衰临床表现不典型，因此对有呼吸困难、周围水肿、不明原因疲乏无力、运动耐力下降、食欲减退、注意力不集中、反应迟钝等患者要考虑有无心衰可能，应注意与COPD、肺间质纤维化、原发性肺动脉高压、非血栓栓塞性疾病、严重贫血、慢性肾病、肝硬化、静脉功能不全、淋巴水肿和药物不良反应等鉴别。鉴别要点是对老年患者的病史、症状、体征、血常规、尿常规、肝肾功能、ECG、UCG和生物标志物等辅助检查的结果进行全面综合分析而做出确定和排除诊断，当然也要注意老年心衰合并上述非心血管共病（如COPD、贫血和慢性肾病或老年综合征）的可能。

三、老年心衰患者伴其他综合征的评估

建议在诊断老年心衰同时，应完成包括老年综合评估的内容（详见图5-2），以更好地个体化管理老年心衰患者。常见老年综合征及其评估简述如下。

1. 老年生活能力评估

包括基本生活活动能力（BADL）和工具性日常生活活动能力（IADL）。BADL临床最常用的评估方法是Barthel指数，而IADL多采用LawtonIADL指数量表。

2. 衰弱评估

常用评估工具是Fried标准。包括5项内容，符合5项内容的3种及以上即为衰弱，符合1个或2个表现的为衰弱前期。

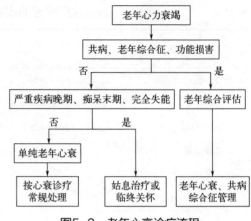

图5-2　老年心衰诊疗流程

3. 痴呆与认知障碍评估

推荐认知障碍评估工具。

（1）简易精神状态评价量表（MMSE）。

（2）简易认知评估量表（Mini-Cog）测试，其优点为简单快速。

4. 抑郁评估

推荐应用老年抑郁量表（GDS）。

5. 营养不良评估

老年心衰住院患者均应进行营养风险评估，评估工具可用老年简易营养评价法（MNA-SF）、营养风险筛查2002（NRS2002）等。

6. 多重用药评估

对老年心衰患者要定期复审调整用药情况，避免潜在不合理药物。

第五节　老年慢性心衰的治疗

一、慢性心衰的治疗

具有心衰风险的人群（A期）较为广泛，应及时干预。在血压控制方面，正常的静息血压应低于130/80mmHg。对于患2型糖尿病且已确诊心血管疾病或心血管高风险的人群，建议考虑使用SGLT-2抑制剂，以改善生存率。建议采取心血管疾病预防措施（健康的生活习惯）来降低心衰风险，如规律的体育锻炼、健康的饮食模式、避免吸烟、保持健康的体重。这些建议同样适用于 B 期人群。

对于 B 期人群，可选择相应的药物来预防症状性心衰。LVEF ≤ 40% 的 B 期心衰患者，应使用 ACEI 类药物预防心衰症状的发展；不能耐受 ACEI 的患者或者存在禁忌证，可选择 ARB 类药物。这两类药物均有助于舒张血管，降低血压。有心肌梗死或急性冠脉综合征病史者，建议使用他汀类药物。

对于 C 期的症状性心衰患者，应进行多学科团队管理，促进按照指南使用确定的药物治疗（guideline determined medication therapy，GDMT）和患者自我管理，后者包括坚持用药以及保持健康行为，如限制钠盐摄入和进行适度活动。此外，患者还应了解如何进行自我监测，及时发现心衰恶化征象，并了解如何应对这些症状。C 期患者还应接种包括 COVID-19 在内的呼吸道疾病疫苗。通过上述管理措施来降低再住院率，提高患者生存率。

对于 D 期患者，应转诊至心衰专业团队，给予高级治疗措施包括左心室辅助装置、心脏移植等。

2022ACC/AHA/HFSA 指南中 GDMT 包括血管紧张素脑啡肽酶抑制剂（ARNI）/ACEI/ARB、β 受体阻滞剂、SGLT-2 抑制剂和盐皮质激素受体拮抗剂（MRA）四类药物。对于存在液体潴留的患者，推荐使用利尿剂。对于 HFrEF、NYHA 分级 Ⅱ～Ⅲ 级患者，指南推荐使用 ARNI；若不可行则选择 ACEI；若患者不能耐受 ACEI 或者潜在不良反应，则选择 ARB。对于能够耐受 ACEI 或 ARB 的慢性症状性 HFrEF、NYHA 分级 Ⅱ～Ⅲ 级患者，建议使用 ARNI 替代 ACEI 或 ARB 以进一步改善预后。在 β 受体阻滞剂选择方面，指南推荐比索洛尔、卡维地洛和琥珀酸美托洛尔缓释片。SGLT-2 抑制剂被推荐用于有症状的慢性 HFrEF 患者，无论是否合并 2 型糖尿病。MRA 被推荐用于 HFrEF、NYHA 分级 Ⅱ～Ⅲ 级、eGFR > 30mL/（min·1.73m^2）、血清钾 < 5.0mmol/L 的患者。

对于 HFmrEF 或者 LVEF 为 41%～49% 的患者，应首先根据需要选择 SGLT-2 抑制剂和利尿剂进行治疗；同时推荐使用 ARNI、ACEI、ARB、MRA 和 β 受体阻滞剂。由于 LVEF 可能会随时间而变化，因此 HFmrEF 患者应重复评估 LVEF。对于 HFpEF 患者，SGLT-2 抑制剂可能有助于降低心衰住院率和心血管死亡率；其他推荐药物包括 MRA 和 ARNI，特别是 LVEF 处于 HFpEF 范围下限的患者。针对房颤的管理，可以改善患者的症状。对于射血分数改善的患者，应继续其 HFrEF 治疗，即使患者没有症状。

二、老年心衰的共病管理

1. 高血压

高血压是老年慢性心衰最常见的病因，血压波动是心衰加重和恶化的主要诱因之一。积极降压治疗可降低心衰的发病率、预防或延缓心衰的进程。合并心衰的高血压患者推荐首选

ARNI、RAAS 阻滞剂（ACEI/ARB）和 β 受体阻滞剂控制血压，如血压控制不理想，可联用利尿剂、氨氯地平或非洛地平，建议将血压控制在 140/90mmHg 以下，如能耐受可考虑控制在 130/80mmHg 以下。

2. 心房颤动

房颤是心衰患者中最常见的心律失常，慢性心衰合并心房颤动显著增加脑栓塞发生风险，而快速心房颤动可导致心功能进一步恶化，二者相互影响，形成恶性循环，导致患者住院率和死亡率增加。心衰合并心房颤动在老年患者发生率更高，治疗上应积极寻找可纠正的诱因（电解质紊乱、高血压、感染、缺氧、甲状腺功能异常等），治疗原发病，依据 CHA_2DS_2-VAS 评估脑栓塞风险，依据 HAS-BLED 评估出血风险，个体化制订诊疗方案，包括抗凝、控制心室率、维持窦性心律等。

3. 糖尿病

糖尿病是心衰的独立危险因素。SGLT-2 抑制剂可有效降低糖尿病合并心血管疾病患者的全因死亡率、心血管疾病死亡率及心衰再住院风险，尤其是对于 ≥ 65 岁人群获益更大。

4. 认知障碍、焦虑抑郁、谵妄

80 岁以上的心衰患者中约 1/3 合并认知功能障碍。谵妄在老年心衰患者中更常见，其与老年患者死亡风险、住院周期相关。

5. 贫血

贫血与老年心衰症状严重性、生活质量及预后相关。铁缺乏为贫血最常见的原因。无论心衰患者 LVEF 是否降低，如血红蛋白 < 140g/L 均应检查铁缺乏情况。对 NYHA 分级 Ⅱ～Ⅲ 级心衰合并铁缺乏患者可考虑静脉铁剂治疗。

6. 衰弱

衰弱的慢性心衰患者的死亡风险、心衰再住院率及生活质量受损发生率更高。心衰再住院及老年人活动受限又可加重衰弱。应及时评估和制订个体化治疗方案。

7. 营养不良

营养不良影响心衰患者的预后，所有患者均应在住院期间接受营养风险评估。对存在营养风险的患者建议营养干预。

8. 多重用药

多重用药会导致依从性降低，心衰恶化。因此，应加强对心衰症状、药物不良反应、肝肾功能、电解质等的监测，简化用药方案。

三、综合管理

心衰是一种复杂的多病因、多机制、多种表现的心血管疾病综合征。对老年心衰患者要从心衰加重的诱因、生活方式、药物治疗、康复、护理等多方面、多层次进行综合管理，且贯穿于住院前、住院中和出院后的医疗全过程。

四、转诊与随访

当各种诱因导致发生急性失代偿性心衰病情恶化加重，生命体征不平稳时，需立即入院进行医疗干预。不具备心脏急救能力与重症监护条件的基层医疗卫生机构，患者需尽快转运至就近的大中型医院。

老年慢性心衰患者需定期随访。建立患者档案，通过门诊随访、社区访视、电话网络家庭监测、可穿戴式设备远程监控等方式对患者进行病情随访、健康教育及运动康复指导。随访初始为1～2周1次，病情稳定后为1～2个月1次。随访内容包括评估患者的病情和用药情况，监测心衰症状、NYHA心功能分级、血压、心率、心律、体重、肾功能和电解质等，监测药物不良反应及用药依从性，对用药方案作出适当调整。同时，评估生活能力、认知功能、心理状态及饮食活动情况，指导规范的运动康复，在治疗基础病的同时控制心衰诱因。

由于老年人器官功能的自然衰退、各种老年慢性疾病长期的积累、多种共病与老年综合征间的相互影响，各种社会环境和老年心理适应能力的下降，增加了老年心衰患者的发病率与死亡率。充分认识老年心衰患者的临床特点，尽早诊断不典型心衰患者，全面综合评估患者的总体状况，充分考虑个体化治疗方案的应用，密切监测病情变化，做到合理药物治疗、康复治疗及长期心衰的综合管理。同时做好患者及家属的健康教育是提升老年心衰患者的综合治疗水平的重要基础。

（邓婷智）

参考文献

[1] Ponikowski P, Voors A A, Anker S D, et al.2016 ESC Guidelines for the diagnosis and treatment of acute and chronic heart failure: The task force for the diagnosis and treatment of acute and chronic heart failure of the European Society of Cardiology(ESC) Developed with the special contribution of the Heart Failure Asociation (HFA)of the ESC. Eur Heart J, 2016, 37(27)：2129-2200.

[2] 顾东风,黄广勇,何江,等.中国心力衰竭流行病学调查及其患病率.中华心血管病杂志,2003,31(1): 3-6

[3] Hao G, Wang X, Chen Z, et al. Prevalence of heart failure and left ventricular dysfunctionin China: the China

Hypertension Survey, 2012—2015.Eur J Heart Fail, 2019, 21(11)：1329-1337.

[4] VanRiet E E S, Hoes A W, Wagenar K P, et al. Epidemiology of heart failure: theprevalence of heart failure and ventriculardys function in older adults over time.A systematic review. Eur J Heart Fail, 2016, 18(3)：242-252.

[5] 王华，李莹莹，柴坷，等．中国住院心力衰竭患者流行病学及治疗现状．中华心血管病杂志，2019, 47(11): 540-552.

[6] 裴志勇，赵玉生，李佳月，等．慢性心力衰竭住院患者病因学及近期预后的 1 年变迁．中华心血管病志，2011, 39(5): 434-439.

[7] 杨杰孚，张健，韩雅玲，等．中国心力衰竭诊断和治疗指南 2018．中华心血管病杂志，2018, 46(10): 760-789.

[8] Ruso D, Musumeci M B, Volpe M.The neglected issue of cardiac amyloidosis in trials on heart failure with preserved ejection fraction in the elderly. Eur J Heart Fail, 2020, 22(9): 1740-1741.

[9] Heidenreich P A, Bozkurt B, Aguilar D, et al. 2022 AHA/ACC/HFSA Guideline for the Management of Heart Failure: Executive Summary.A Report of the American College of Cardiolgy/American Heart Association. J Am Coll Cardiol, 2022, 145(18): 895-1032.

[10] Cvetinovic N, Loncar G, Farkas J. Heart failure management in the elderly-apublic health challenge .Wien KlinWochenschr, 2016, 128(Suppl7): 466-473.

[11] Bader F, Atallah B, Brennan L F, et al. Heart failure in the elderly：ten peculiar management Considerations . Heart Fail Rev, 2017, 22(2)：219-228.

[12] Fagotto V, Cavarape A, Bocanelli A. Heart failure in the elderly: Age riatric syndrome. Monaldi Archi Chest Dis, 2019, 89(1031)：67-68.

[13] VanDeursen V M, Urso R, Laroche C, et al. Comorbidities in patients with heart failure：an analysis of the European Heart Failure Pilot Survey . Eur J Heart Fail, 2014, 16(1)：103-111.

[14] Pieske B, Tschöpe C, DeBoer R A, et al. How to diagnose heart failure with preserved ejection fraction: the HFA-PEFF diagnostical gorithm: a consensusre commendation from the Heart Failure Association (HFA)of the European Society of Cardiology(ESC). Eur Heart J, 2019, 40(40): 1-21.

[15] 中国医师协会心力衰竭专业委员会，国家心血管病专家委员会心力衰竭专业委员会，中华心力衰竭和心肌病杂志编辑委员会．心力衰竭生物标志物临床应用中国专家共识．中华心力衰竭和心肌病杂志，2022, 6(3): 175-192.

[16] 洪华山．老年心力衰竭的防与治．中华老年病研究电子杂志，2017, 4(4): 1-6.

[17] 陈旭娇，严静，王建业，等．中国老年综合评估技术应用专家共识．中华老年病研究电子杂志，2017, 4(2): 1-6.

[18] Wachter R, Senni M, Belohlavek J, et al. In itiation of sacubitril/valsartan in haemodynamicaly stablised heart failure patients in hospital or early after discharge: primary results of ther and omised TRANSITION study. Eur J Heart Fail, 2019, 21(8)：998-1007.

[19] Liguori I, Ruso G, Curcio F, et al.Depresion and chronic heart failure in the elderly: an intriguing relationship. J Geriatr Cardiol, 2018, 15(6): 451-459.

[20] Wleklik M, Uchmanowicz I, Jankowska-Polanska B, et al.The role of nutritionalstatus in elderly patients with heart failure.J Nutr Health Aging, 2018, 225(5): 1-8.

[21] Unger T, Borghi C, Charchar F, et al.2020 in ternational society of hypertension global hypertension practice guidelines. J Hypertens, 2020, 38(6)：982-1004.

[22] Cannon J A, McMurray J J, Quinn T J. 'Hearts and minds' ：association, causation an dimplication of cognitive impairment in heart failure. Alzheimers Res Ther, 2015, 7(1)：22.

[23] Seferovic P M, Ponikowski P, Anker S D, et al. Clinical practice update on heart failure 2019: pharmacotherapy, procedures, devices and patient management. An expert consensus meeting report of the Heart Failure Association of the European Society of Cardiology . Eur J Heart Fail, 2019, 21(10): 1169-1186.

第六章
老年性心脏瓣膜病

第一节 概述

一、定义

心脏瓣膜病（valvular heart disease，VHD）是指心脏瓣膜包括二尖瓣、主动脉瓣、三尖瓣和肺动脉瓣及其附属结构出现解剖结构或功能的异常，造成单个或多个瓣膜狭窄或关闭不全，进而造成血流动力学紊乱，并伴随一系列临床症状的心脏疾病，是老年心脏病的主要类型之一。老年 VHD 分为三类：①老年期特有 VHD，即老年退行性 VHD，又称为老年钙化性 VHD；②发生在青少年和中年期延续至老年的 VHD，如风湿性心脏病；③其他原因如先天性瓣膜畸形及缺血、感染等所致的心瓣膜损害。上述原因可导致单个或多个瓣膜结构及功能异常，以二尖瓣及主动脉瓣病变最常见。发展中国家 VHD 类型以风湿性为主，而发达国家则多为退行性。本章节重点介绍老年退行性 VHD。

二、流行病学

美国心脏协会 2016 年心血管疾病报告数据表明，美国 VHD 的发病率为 2.5%，男性和女性发病率持平，且均随年龄增长呈上升态势。2021 年我国一项全国性 VHD 流行病学研究发现，VHD 患病率为 3.8%，其中 60 岁以上人群老年退行性 VHD 的发病率为 9%，55.1% 为风湿性，21.3% 为退行性，且风湿性的比例随着年龄的增长而降低，退行性的比例随着年龄的增加而增加。无论男女，退行性变已逐渐成为西方国家主动脉瓣狭窄（aortic valve stenosis，AS）和主动脉瓣关闭不全（aortic valve insufficiency，AI）的首要病因。老年 VHD 以退行性钙化病变为主要病理特征的 AS 和二尖瓣关闭不全（mitral valve insufficiency，MI）最为常见，占总数的 90% 以上。2007 年欧洲心脏调查报告显示，AS 和 MI 分别占单瓣膜疾病的 43.1% 和 33.6%，且主要由退行性疾病引起，2017 年的后续调查进一步证实了先前 VHD 调查的结果，退行性变为欧洲国家 AS 和 MI 病变的首要原因。老年瓣膜退行性变的病因不明，可能与年龄、性别、原发性高血压、糖尿病、骨质的脱钙及吸烟等因素有关。而二尖瓣狭窄（mitral stenosis，MS）则仍以风湿为主。

三、临床特点

VHD 严重威胁老年人的健康和生存，合并 VHD 的患者死亡风险较普通人群增加 35%～75%。瓣膜退行性变通常会产生钙盐沉积，导致瓣膜弹性减退，脆性增加。这些变化会引起血流动力学紊乱，从而导致心血管系统的功能受损。瓣膜退行性变患者可能会出现严重的心血管并发症，包括猝死、心肌梗死、血管撕裂、肢体坏疽、心力衰竭和心律失常等。因此，VDH 是导致心血管疾病死亡的一个重要因素。随着我国人口老龄化加剧，老年退行性瓣膜病的发生率将持续上升，可能取代风湿性瓣膜病而成为我国瓣膜病的首要病因，给家庭及社会带来极大负担。如何准确评估患者病史和症状以及适当的体格检查对于 VHD 的诊断和管理至关重要。超声心动图是诊断 VHD 并评估其严重程度和预后的关键技术。其他非侵入性检查，如心脏磁共振（CMR）、心脏计算机断层扫描（CCT）、荧光检查和生物标志物检测，可提供重要的附加信息。运动超声心电图应广泛运用于无症状患者。除了术前冠状动脉造影外，侵入性检查仅限于非侵入性评估不确定的情况。VHD 患者的治疗应主要致力于改善患者的症状和心肺功能情况、提高患者生活质量及身体功能、维持生活自理能力和延长寿命，将 VHD 相关并发症如心力衰竭，肺动脉高压、卒中和房颤等的风险降到最低。具体治疗包括合并房颤患者抗凝治疗管理、介入和外科手术治疗。心脏瓣膜术前风险评估对于提高手术质量和患者医疗安全非常重要，可以使用现有的风险计算器预测手术死亡率，推荐的评分有欧洲的 EuroSCORE Ⅱ 评分、美国的 STS 评分和日本的 JapanSCORE 评分。这些评分都使用不同的算法和变量来评估患者的手术风险，因此对于低、中、高危的划分可能会有所不同。2021 年欧洲心脏病协会 VHD 管理指南还强调了 VHD 共病的评估，指出评估共病特殊检查的选择应以临床评估为导向。最常遇见的共病是外周动脉粥样硬化、肝肾功能不全和慢性阻塞性肺疾病。经过验证的积分系统能够评估认知能力和功能，这对老年人有重要的预后意义。在这种情况下，老年病学专家的专长显得尤为重要。

第二节　主动脉瓣疾病

——————　主动脉瓣狭窄　——————

一、病因

　　流行病学调查显示，西方国家主动脉瓣狭窄的首要病因为退行性变。退行性主动脉瓣狭窄（degenerative aortic valve stenosis，DAVS）是在 65 岁以上人群中常见的一种心血管疾病，仅次于高血压和冠心病。中国 VHD 的流行病数据较为匮乏。在中国，普遍认为风湿热是导致主动脉瓣狭窄的首要病因。风湿性炎症会导致主动脉瓣上的瓣膜交界处粘连融合，进而导致瓣叶纤维化、僵硬、钙化和畸形收缩，从而导致主动脉瓣口变窄。单纯的风湿性 AS 罕见，常与 AI 和二尖瓣病变合并存在。随着我国经济发展和人口老龄化加剧，DAVS 发病率大有超过风湿性

AS 的趋势。一项覆盖全国多个中心的前瞻性队列研究表明，我国的主动脉瓣膜疾病中有一半左右是由退行性病变所致。随着人口老龄化程度不断加深，这种疾病的发病率预计还会继续上升。AS 的主要病因还包含先天性畸形，先天性 AS 可分为单叶式、二叶式或三叶式。单叶瓣狭窄是一种罕见的情况，出生时瓣口就呈圆形或泪滴状且偏心，通常狭窄较轻，但随着成年期进行性钙化，狭窄会逐渐加重。相比之下，二叶瓣畸形是最常见的先天性主动脉瓣狭窄的原因之一，占人群的 1%～2%。男性患病的比例多于女性。出生时，二叶瓣通常没有交界处融合和狭窄。由于瓣叶结构的异常，即使在正常的血流动力学情况下，也可能导致瓣膜增厚、钙化、僵硬和瓣口狭窄，大约 1/3 的患者会发生狭窄。成年期时，二叶瓣畸形通常会形成椭圆形或窄缝形的狭窄瓣口，这是成人孤立性主动脉瓣狭窄的常见原因。值得一提的是，主动脉瓣二叶瓣畸形易并发感染性心内膜炎，在主动脉瓣感染性心内膜炎中，二叶瓣畸形是最常见的基础心脏病。先天性三个瓣叶狭窄非常罕见，通常是由于三个瓣叶大小不等所致。狭窄可能在出生时就存在，也可能在中年以后瓣叶逐渐纤维化和钙化导致狭窄。此外，辐射、药物、动态主动脉瓣下梗阻（肥厚型心肌病、贫血、甲状腺功能亢进症、运动）、褐黄病、Paget 病等也可以导致 AS。本章节主要介绍 DAVS。

二、病理

目前对于 DAVS 的发病机制尚未完全阐明，没有药物可以延缓 AS 的进程。过去认为 DAVS 是由机械压力和损伤引起的被动性退行性病变，导致瓣膜的钙盐沉积和开合受限。但是，越来越多的证据表明 DAVS 是由遗传、环境因素和常见的心血管危险因素（如高血脂、高血糖和高血压）等因素诱导的主动的炎症过程。这意味着瓣膜的病理改变是由一系列复杂的分子和细胞事件引起的，这些事件在炎症过程中发挥着关键作用。这种新的理解为预防和治疗 DAVS 提供了新的思路和方向。

1. 异常的瓣膜张力

正常情况下，主动脉瓣的纤维层和肌层结构可以有效适应血流层切应力，预防内皮细胞损伤。但是，当存在高血压、高负荷等异常情况时，血流动力学发生紊乱，血流形成湍流，血管壁受到的机械张力增加，导致内皮细胞损伤和基底膜断裂。在先天性二叶型主动脉瓣人群中，这种现象更为明显，因为它们比正常三叶型主动脉瓣更容易受到机械张力的影响。退行性钙化是一种常见的病理变化，特别是在主动脉瓣纤维层靠近主动脉根部和无冠瓣处。这是因为主动脉瓣纤维层处于弯曲状态，易受到血流动力学改变的影响，导致机械张力的增加。无冠瓣在舒张期没有血流通过，受到的层切应力较低，但机械张力较大，也容易发生钙化。这些病理变化最终可能导致 AS，使血液流动受限，并增加心脏负荷，最终导致心脏功能受损。

2. 脂质沉积和慢性炎症

高血流张力对瓣膜的损害可能导致瓣膜断裂和基底膜处的脂质浸润。这些脂质点周围的脂质可能来自血浆中的载脂蛋白 B、载脂蛋白 E 以及脂蛋白（a）。此外，在瓣膜病变处，大量的氧化性低密度脂蛋白（OX-LDL）也被检测到，它可以激活炎症细胞、诱发炎症浸润，为炎症反应提供有效场所。动物实验表明，高脂饮食会导致钙化性主动脉瓣狭窄，而阿托伐他汀可以有效抑制这一过程。此外，由于内皮损伤、脂质沉积等因素的诱导，大量巨噬细胞和少量 T 淋巴细胞会在主动脉瓣病变处聚集。这些炎症细胞会分泌糜蛋白酶、组织蛋白酶等活性酶，降解正常的胶原纤维和弹性纤维，破坏瓣膜结构。同时，它们也会释放大量的细胞因子，如白细胞介素 1β、转化生长因子 1β、肿瘤坏死因子 α、基质金属蛋白酶、骨成形蛋白等，促进间质细胞和成纤维细胞增生，引起胞外间质重构，同时激活肌成纤维细胞，促进钙化形成。此外，在严重的 AS 患者中，C 反应蛋白（CRP）的血浆浓度也显著升高。病变瓣膜可以检测到 CRP 的存在，提示 CRP 可能参与了钙化过程。

3. 钙化和骨形成

主动脉瓣中含有一种介于成纤维细胞和平滑肌细胞之间的细胞，称为肌成纤维细胞。在主动脉瓣瓣膜钙化过程中，肌成纤维细胞会被多种细胞因子激活，转化为成骨样细胞，形成小的钙化结节。随着病程的进展，这些钙化结节会出现活跃的成骨样改变和骨吸收过程，形成凌乱的板层骨样组织。这一成骨过程受到多种细胞因子调控，包括骨桥蛋白、骨结合素、骨钙素、骨成形蛋白以及骨碱性磷酸酶等，是一个在瓣膜内异位骨化、可能与全身钙磷代谢有关的主动过程。

4. 调节通路和遗传因素

免疫组织化学证实，在瓣膜钙化病变处可检测到血管紧张素转换酶（ACE）和血管紧张素 Ⅱ，ACE 通常与载脂蛋白 B 合并存在。同时，在肌成纤维细胞表面也能检测到血管紧张素 Ⅱ 受体。研究认为，ACE 可能是由血浆中的脂质颗粒带入，参与钙化形成，而血管紧张素 Ⅱ 可以促进单核细胞浸润，增强 OX-LDL 的损伤作用。除此之外，骨保护素（OPG）/RANKL/RANK 轴和 Wnt 信号通路也参与了主动脉瓣瓣膜钙化和骨形成的调节过程。

在瓣膜钙化的发生和发展过程中，遗传因素也起到了重要的作用。瓣膜钙化患者中，*NOTCH1* 基因存在显著性突变，这会增加成骨细胞的形成，促进钙化的发生。另外，维生素 D 受体基因也备受关注，因为该基因在正常人和主动脉瓣狭窄患者之间存在显著差异。

三、病理生理

成人正常主动脉瓣口面积应超过 3.0cm × 3.0cm。当瓣口面积减少一半时，即 ≤ 1.5cm × 1.5cm 时，压力差仍不明显；但当瓣口进一步缩小至 ≤ 1.0cm × 1.0cm 时，左心室收缩压明显升高，跨瓣压差显著增加。

对于慢性 AS 所致的心脏压力负荷增加，左心室的主要代偿机制是通过进行性室壁向心性肥厚以平衡左心室收缩压升高，从而维持正常收缩期室壁应力和左心室心排出量。然而，左心室肥厚会使其顺应性降低，引起左心室舒张末期压力进行性升高，因而增加左心房的后负荷，导致左心房代偿性肥厚。肥厚的左心房在舒张末期的强有力收缩有利于僵硬左心室的充盈，使左心室舒张末容量增加，达到左心室有效收缩时所需水平，以维持正常心搏量。同时，左心房的有力收缩还有助于防止肺静脉和肺毛细血管内压力持续增高。左心室舒张末容量在失代偿的病程晚期才会增加。最终，由于室壁应力增高、心肌缺血和纤维化等原因，左心室可能出现衰竭。

严重 AS 可能导致心肌缺血。其机制包括：①左心室壁增厚、心室收缩压升高和射血时间延长，增加心肌氧耗；②左心室肥厚，导致心肌毛细血管密度相对减少；③舒张期心腔内压力升高，压迫心内膜下冠状动脉，减少冠状动脉血流；④左心室舒张末压升高致舒张期主动脉 - 左心室压差降低，减少冠状动脉灌注压。运动增加心肌工作和氧耗，进一步加重心肌缺血。

四、临床表现

DAVS 通常具有缓慢起病的特点，疾病初始阶段瓣膜的狭窄或关闭不全程度通常较轻，因此对心血管系统的影响较小，可能在相当长的时间内不会表现出明显症状。然而，一旦进入临床期，病情变化会比较快，预后较差，可能出现心力衰竭、心律失常、心绞痛、晕厥和猝死等症状。

1. 症状

出现较晚，呼吸困难、心绞痛和昏厥为典型 AS 常见的三联征。

（1）劳力性呼吸困难　是晚期肺淤血引起的最常见症状之一，约 90% 的患者都会出现。当病情加重时，患者可能会出现阵发性夜间呼吸困难、端坐呼吸和急性肺水肿等严重症状。这些症状可能会影响到患者的日常生活，并且需要及时治疗以避免出现危及生命的并发症。

（2）心绞痛　约 60%AS 患者会有心绞痛症状。通常情况下，这种疾病会因为运动而诱发，并在休息后得到缓解。但是，一些患者也可能合并有冠心病，这会进一步加重心肌缺血的症状。

（3）晕厥　见于 1/3 的有症状患者。通常发生在站立和运动时，也可能在休息时发生。出现这种症状是由于脑缺血引起暂时失去知觉。其机制为：①运动时周围血管扩张，而狭窄的主动脉瓣口限制心排出量的相应增加；②运动致心肌缺血加重，使左心室收缩功能降低，心排血量减少；③运动时左心室收缩压急剧上升，过度激活室内压力感受器，通过迷走神经传入纤维兴奋血管减压反应，导致外周血管阻力降低；④运动后即刻发生者，为突然体循环静脉回流减少，影响心室充盈，左心室心搏量进一步减少；⑤休息时可因心律失常（如心房颤动、房室阻滞或心室颤动）导致心排血量骤减而出现昏厥。以上均引起体循环动脉压下降，脑循环灌注压降低，发生脑缺血。

2. 体征

（1）心音　第一心音正常。如主动脉瓣钙化僵硬，则第二心音主动脉瓣成分减弱或消失。由于左心室射血时间延长，第二心音中主动脉瓣成分延迟，严重狭窄者可呈逆分裂。肥厚的左心房强有力收缩产生明显的第四心音。先天性 AS 或瓣叶活动度尚属正常者，可在胸骨右、左缘和心尖区听到主动脉瓣喷射音，不随呼吸而改变，如瓣叶钙化僵硬，喷射音消失。

（2）收缩期喷射性杂音　在第一心音稍后或紧随喷射音开始，止于第二心音前，为吹风样、粗糙、递增 - 递减型，在胸骨右缘第 2 肋间或左缘第 3 肋间最响，主要向颈动脉，也可向胸骨左下缘传导，常伴震颤。老年人钙化性 AS 者，杂音在心底部，粗糙，高调成分可传导至心尖区，呈乐音性，为钙化的瓣叶振动所引起，狭窄越重，杂音越长。左心室衰竭或心排出量减少时，杂音消失或减弱。杂音强度随每搏间的心搏量不同而改变，长舒张期之后，如期前收缩后的长代偿间期之后或心房颤动的长心动周期时，心搏量增加，杂音增强。

（3）其他　动脉脉搏上升缓慢、细小而持续（细迟脉），在晚期，收缩压和脉压均下降。在轻度 AS 合并 AI 的患者以及动脉床顺应性差的老年患者，收缩压和脉压可正常，甚至升高和增大。在严重的 AS 患者，同时触诊心尖部和颈动脉可发现颈动脉搏动明显延迟。心尖搏动相对局限、持续有力，左心室扩大时可向左下移位。

五、辅助检查

1. X 线检查

于侧位片上可见主动脉瓣钙化影。部分患者可有左心室轻度扩大。升主动脉根部可见狭窄后扩张。

2. 心电图

重度 AS 心电图上可出现左心室肥大伴继发性 ST-T 改变，也可出现室性心律失常或心房颤动等心律失常的心电图改变。

3. 超声心动图

诊断 DAVS 敏感性及特异性均较高，其特征如下：①主动脉瓣增厚回声增强。无冠瓣受累率最高，其次为右冠瓣和左冠瓣，可单叶或多叶同时受累。②受累瓣叶开放幅度偏小，引起瓣口狭窄。③合并主动脉瓣环钙化。④瓣叶边缘甚少波及，无交界处粘连融合，也无瓣叶变形。老年 DAVS 有别于风湿性主动脉瓣疾病，AS 程度多不严重。

4. 三维超声心动图

对超声心动图形成的图形经过计算机处理具象化，可立体地显示心脏形态，了解瓣膜、心室形态及相关参数。相对于二维超声心动图，其在了解瓣膜形态和心脏结构方面更为直观且更有优势。

5. CT 和 MRI

可准确评估瓣膜形态和相关参数。心脏 CT 可测量主动脉瓣的钙化，通过钙化评分判断严重 AS 的可能性。心脏 MRI 可用于检测和量化心肌纤维化。

6. 心导管检查

可测量主动脉瓣口面积、狭窄程度及主动脉与左心室之间的压力阶差，还可判断 AS 类型。此外，心导管检查对于 AS 的术前诊断很重要，在确定治疗策略时，应密切评估患者冠状动脉疾病情况，冠状动脉造影是实现这一目标的标准诊断方法。

六、诊断标准

心脏超声为本病诊断提供重要依据，排除其他心脏病之后即可诊断。超声下 AS 严重程度的分级详见表 6-1，主动脉瓣口面积 < 1.0cm^2，峰值流速 ≥ 4.0m/s 或主动脉瓣平均跨瓣压差 ≥ 40mmHg，上述三个标准中的任何一个均提示重度 AS。理想情况下，应严格符合范围内的所有标准。在诊断标准不一致的情况下，应在最终做出诊断之前将这些标准与其他影像结果和临床数据进行整合综合判断。由于钙化性 AS 的病变首先发生在瓣叶基底部，瓣叶边缘甚少波及，易与风湿性、先天性、梅毒性主动脉炎所引起的主动脉瓣病相鉴别。需要注意的是，高血压患者中除了瓣膜阻塞引起的压力负荷，还有高血压对心脏的压力负荷，可能会错误评估 AS 的严重程度，因此控制血压和心率对超声心动图的评估至关重要，应当控制血压后行超声心动图等检查，以准确评估 AS 的严重程度。

表6-1　主动脉瓣狭窄程度的分级标准（ESC 2021 瓣膜性心脏病管理指南）

项目	轻度狭窄	中度狭窄	重度狭窄
峰值流速/（m/s）	2.6~2.9	3.0~4.0	≥4.0
平均跨瓣压差/mmHg	<20	20~40	≥40
主动脉瓣口面积/cm^2	>1.5	1.0~1.5	<1.0
主动脉瓣口面积指数/（cm^2/m^2）	>0.85	0.60~0.85	<0.6
速度比值	>0.50	0.25~0.50	<0.25

注：1mmHg=0.133kPa。

　　AS 应与其他左心室流出道梗阻的疾病进行鉴别。以下是三种可能与 AS 相混淆的疾病及其特征：①先天性主动脉瓣上狭窄，该疾病的杂音最响的位置是右锁骨下，杂音和震颤会向胸骨右上缘和右颈动脉传导，且喷射音较少见。大约有一半的患者右颈动脉和肱动脉的搏动和收缩压大于左侧。②先天性主动脉瓣下狭窄，该疾病难以与 AS 鉴别。患者常常合并轻度主动脉瓣反流，没有喷射音，第二心音也不是单一性的。③梗阻性肥厚型心肌病，该疾病的特征是在左心室流出道梗阻的情况下，出现收缩期二尖瓣前叶前移，从而产生收缩中或晚期喷射性杂音，杂音最响的位置在胸骨左缘，不会向颈部传导，同时还有快速上升的重搏脉。要鉴别这些疾病，需进行超声心动图检查。

七、治疗

1. 一般治疗

　　早期无症状者无需特殊治疗，但应动态观察，当出现并发症时则应做相应处理。

　　（1）重视对并存基础病的治疗　包括原发性高血压、糖尿病、高脂血症等，对这些疾病应积极治疗并予以控制。

　　（2）控制心绞痛　心绞痛发作时，可用小剂量硝酸酯类药物缓解症状，避免使用大剂量硝酸酯类药物以防血压过低。对严重单纯性 AS、合并青光眼或颅内高压者则不宜用硝酸酯类药。药物治疗效果不佳时，应考虑完善冠状动脉造影和主动脉造影排除冠状动脉或主动脉严重狭窄所致心绞痛。

　　（3）防治晕厥　应针对引起晕厥的原因进行处理：①严重心动过缓引起晕厥者应植入起搏器；②快速心房颤动者则应控制心室率；③严重 AS 则应考虑手术治疗以解除机械性梗阻。

2. 介入和手术治疗

　　AS 是欧洲和北美最常见的需要手术或经导管介入的原发性瓣膜病变。常用的介入和手术方式有主动脉瓣成形术（aortic valvuloplasty，AVP）、外科主动脉瓣置换（surgical aortic valve replacement，SAVR）、经皮穿刺球囊主动脉瓣成形术（percutaneous balloon aortic valvuloplasty，PBAV）、经导管主动脉瓣植入术（transcatheter aortic valve implantation，TAVI）。其中 AVP 和 SAVR 为传统外科手术。AVP 主要适用于因主动脉瓣先天性发育不全导致的狭窄。SAVR 一直是重度 AS 的标准治疗，也是手术风险较低的年轻患者的首选，具有良好的长期预后。手术风险应当由外科手术团队来评估。PBAV 主要用于新生儿或婴幼儿严重瓣膜型狭窄，伴充血性心力衰竭者，可作为缓解症状的治疗手段，推迟外科手术时间，以及应用于外科瓣膜切开术后再狭窄。TAVI 主要用于年龄 ≥ 75 岁或因为高风险或者禁忌证不能进行外科手术的重度 AS 患者。目前，TAVI 治疗 AS 的适应证已经扩展到外科手术低危患者。虽然 TAVI 技术已经得到了广泛的应用和改进，但仍然存在一些问题需要克服。这些问题包括血管并发症、术后卒中、术后瓣周漏、术后心电传导异常和人工瓣膜的耐久性等。因此，尽管 TAVI 技术在缓解主动脉瓣狭窄方面取得了重要的进展，但我们需要继续努力解决这些问题，以进一步提高其安全性和效果。

AS 的介入和手术指征由严重程度和症状决定，治疗方式应当由患者和医疗团队根据患者意愿、手术风险、治疗获益等因素共同来决定：①有症状的严重 AS 患者建议进行介入或手术治疗；②无症状的严重 AS 和左心室射血分数＜50% 的患者，建议进行介入或手术治疗；③接受其他心脏手术的无症状重度 AS 患者，可同时进行外科手术治疗；④无症状的重度 AS 和运动负荷试验有症状的患者，建议进行介入或手术治疗；⑤无症状的重度 AS 和运动负荷试验血压降低＞20mmHg 的患者，介入或手术治疗是合理的；⑥手术风险低的无症状的极重度 AS 患者，介入或手术治疗是合理的；⑦合并重度肺动脉高压（静息时肺动脉收缩压≥60mmHg）、手术风险较低的无症状重度 AS 患者，介入或手术治疗是合理的；⑧无症状但是进展迅速（主动脉瓣口最大血流速度每年增加≥0.3m/s）且手术风险较低的 AS 患者，可考虑介入或手术治疗；⑨接受其他心脏手术的无症状中度 AS 患者，同时进行外科手术治疗是合理的。

瓣膜选择原则：①生物瓣。适合以下患者，如老年伴肺部疾患者；合并冠心病、有肾功能不全、心功能不全（EF＜40%）；预期寿命＜10 年者；无抗凝治疗条件者及有出血倾向者。生物瓣不易形成血栓，故不需终身服抗凝剂。植入 10 年的瓣膜完好率为 75%～85%。②机械瓣。60 岁以下有抗凝治疗条件者应选择机械瓣。当机械瓣植入者有颅内出血时，应暂停使用华法林。对多数患者只需暂停抗凝剂 1～2 周即可。

主动脉瓣关闭不全

一、病因

主动脉瓣关闭不全（aortic insufficiency，AI）可由主动脉瓣尖部的原发疾病和/或主动脉根部和升主动脉几何结构异常引起。在西方国家因单纯 AI 手术的患者中，后一种情况日益多见。机制的分析影响到患者的处理，尤其是考虑瓣膜修复时。在欧洲观察性心脏瓣膜疾病 II 注册研究中，退行性三叶和二叶 AI 是高收入国家主动脉瓣疾病最常见的病因，约占 AI 潜在病因的三分之二。在 Framingham 研究中观察到 AI 的发生率大约是 4.9%，中度和重度 AI 大约 0.5%，男性比女性更为常见。孤立的先天性 AI 并不常见，AI 通常合并二尖瓣病变。在年轻人中二叶式主动脉瓣是主动脉瓣疾病的主要因素，发生率为 0.5%～2%，男性是女性的 3 倍，而且男性主要表现为中度以上的 AI。在我国，风湿热仍然是 AI 的常见病因，老年患者的退行性 AI 通常合并轻度 AI。除风湿热和退行性改变外，主动脉扩张（动脉硬化、高血压、马方综合征、梅毒、主动脉夹层、Ehlers-Danlos 综合征、主动脉窦动脉瘤）、感染性心内膜炎、脱垂、辐射、药物、抗磷脂综合征、类癌等也可能导致 AI 的发生。急性 AI 主要见于细菌性心内膜炎、主动脉夹层、创伤、人工血管置换术后急性功能障碍等。本章节主要介绍老年退行性 AI。

二、病理

老年退行性 AI 是一种随着年龄增长而逐渐发展的疾病，它导致主动脉瓣膜发生退行性病变并引起功能障碍。该病的发病机制目前仍未得到统一认同，但普遍认为主动脉瓣膜钙化是其关键病理变化之一。这种钙化过程较为缓慢，通常从主动脉的基底部开始沉积钙盐，然后逐渐扩散到主动脉瓣环，最终导致瓣膜的游离缘受损。钙化的形态可以是点状、结节状或斑片状。目前，学术界公认的有四种关于主动脉瓣膜钙化病理机制的学说，包括机械动力学说、骨化学说、钙磷代谢学说和慢性炎症学说。同 DAVS，退行性 AI 的发生是多因素共同作用的结果。

三、病理生理

退行性 AI 中，由于主动脉瓣逐渐失去正常功能，瓣膜结构变硬并发生钙化，导致瓣环扩大，无法完全关闭，从而导致心室舒张时部分血液会逆流回左心室，导致左心室充血。这种心脏病的发展会影响心脏的顺应性，使得瓣膜的闭合运动变得不协调，最终导致主动脉瓣关闭不全的症状。左心室对慢性容量负荷过度的代偿反应为左心室舒张末容量增加，使总的左心室心搏量增加；左心室扩张，不至于因容量负荷过度而明显增加左心室舒张末压；心室重量增加使左心室壁厚度与心腔半径的比例不变，室壁应力维持正常。另一有利代偿机制为运动时外周阻力降低和心率增快伴舒张期缩短，使反流减轻。以上因素使左心室能较长期维持正常心排血量和肺静脉压无明显升高。失代偿的晚期心室收缩功能降低，直至发生左心衰竭。左心室心肌重量增加使心肌氧耗增多，主动脉舒张压低使冠状动脉血流减少，引起心肌缺血，左心室心肌功能恶化。

四、临床表现

1.症状

老年退行性 AI 病程较长，早期症状不典型，甚至可耐受运动。最先的主诉为与心搏量增多有关的心悸、心前区不适、劳累后呼吸困难、头部强烈搏动感、乏力等症状。晚期出现左心衰竭表现。心绞痛较 AS 时少见。常有体位性头昏，晕厥罕见。

2.体征

（1）血管　收缩压升高，舒张压降低，脉压增大。周围血管征常见，包括点头征（DeMusset征）、水冲脉、枪击音（Traube 征）、毛细血管搏动征和 Duroziez 征等。主动脉根部扩大者，在胸骨旁右侧第 3 肋间还可扪及收缩期搏动。

（2）心尖搏动　向左下移位，呈抬举性心尖搏动。

（3）心音　第一心音减弱，由于收缩期前主动脉瓣反流导致二尖瓣前叶部分前移、二尖瓣处于半关闭的状态。第二心音主动脉瓣成分减弱或缺如，但梅毒性主动脉炎时常亢进。心底部可闻及收缩期喷射音，与左心室心搏量增多突然扩张已扩大的主动脉有关。由于舒张早期左心室快速充盈增加，心尖区常有第三心音。

（4）心脏杂音　AI 杂音表现为伴随第二心音出现的高调叹气样递减型舒张早期杂音，坐位前倾和深呼气时明显。轻度反流时，杂音限于舒张早期，音调高；中或重度反流时，杂音表现为全舒张期粗糙杂音。如杂音为乐音性则提示瓣叶脱垂、撕裂或穿孔。由主动脉瓣损害所致者，杂音在胸骨左中下缘明显；升主动脉扩张引起者，杂音在胸骨右上缘更清楚，向胸骨左缘传导。老年人的杂音有时在心尖区最响。心底部常有主动脉瓣收缩期喷射性杂音，较粗糙，强度 2/6～4/6 级，可伴有震颤，与左心室心搏量增加和主动脉根部扩大有关。重度 AI 患者常常能在心尖区听到一种舒张期后期的隆隆样杂音（Austin Flint 杂音）。其产生的原因是严重的 AI 导致了左心室在舒张期快速增加压力，使得二尖瓣处于半关闭的状态，当血流在舒张期向左心室充盈时遇到阻力，就会产生这种杂音。与器质性二尖瓣狭窄的杂音的鉴别要点是 Austin Flint 杂音不伴有开瓣音、第一心音亢进和心尖区舒张期震颤。

五、辅助检查

1. X 线检查

可表现为主动脉型心脏扩大，左心室段延长，心尖下移、隆突并向左增大；主动脉球凸出区延伸，心腰较凹陷，心形态略呈靴状。左心衰竭发生后可出现肺淤血。AI 患者多数有主动脉扩张，严重扩张者提示主动脉本身的病变。

2. 心电图

12 导联心电图可正常，随着反流加重，左心室肥厚逐渐发展，可表现为左心室面电压升高和心肌劳损。

3. 超声检查

超声检查是一种非侵入性的诊断方法，它具有高度的敏感性和可重复性，能够观察瓣膜钙化的病变程度、反流程度以及心脏结构和功能的情况。在诊断老年退行性 AI 中具有重要地位。M 型超声显示舒张期二尖瓣前叶或室间隔纤细扑动，为 AI 的可靠诊断征象，但敏感性低（43%）；二维超声可显示主动脉瓣关闭时有裂隙，瓣膜和主动脉根部的形态改变，有助于确定病因。脉冲式多普勒和彩色多普勒血流显像在主动脉瓣的心室侧可探及全舒张期反流束，为最敏感的确定主动脉瓣反流的方法，并可通过计算反流血量与搏出血量的比例，判断其严重程度。经食管超声有利于主动脉夹层和感染性心内膜炎的诊断。

4. 放射性核素心室造影

可测定左心室收缩、舒张末容量和静息、运动时的射血分数，判断左心室功能。根据左心室和右心室心搏量比值估测反流程度。

5. 磁共振显像

诊断主动脉疾病如夹层极准确。可目测主动脉瓣反流射流，可靠地半定量反流程度，并能定量反流量和反流分数。

6. 主动脉造影

当无创技术不能确定反流程度，考虑外科治疗时，可行选择性主动脉造影，半定量反流程度。

六、诊断标准

有典型舒张期杂音伴周围血管征，可诊断为 AI。急性重度反流者早期出现左心室衰竭，X 线心影正常而肺淤血明显。慢性如合并主动脉瓣或二尖瓣狭窄，支持风湿性心脏病诊断，超声心动图可助确诊（表 6-2）。主动脉瓣舒张早期杂音于胸骨左缘明显时，应与 Graham-Steell 杂音鉴别。后者见于严重肺动脉高压伴肺动脉扩张所致相对性肺动脉瓣关闭不全，常有肺动脉高压体征，如胸骨左缘抬举样搏动、第二心音肺动脉瓣成分增强等。

表6-2　严重AI超声心电图诊断标准（ESC 2021瓣膜性心脏病管理指南）

定性	
瓣膜形态	异常/连枷/大的联合部缺陷
彩色血流反流喷射区[①]	中心射流较大，偏心射流可变
反流喷射连续波信号	稠密
其他	降主动脉全舒张期血流逆转（EDV>20cm/s）
半定量	
静脉收缩宽度/mm	>6
压力半衰期[②]/ms	<200
定量	
EROA/ms^2	≥30
反流量/（mL/搏）	≥60
心腔扩大	左心室扩张

注：EDV—舒张末期速度；EROA—有效反流口面积。

① EDV 以奈奎斯特极限为 50～60cm/s。

② 压力半衰期随着左心室舒张压的升高、血管扩张剂治疗以及顺应性主动脉扩张的患者而缩短，或在慢性 AI 时延长。

七、治疗

老年退行性 AI 是一种缓慢进展、具有隐匿性的疾病。在疾病早期，患者可能没有明显的临床症状，不会对生活质量产生明显影响。目前尚无明确的早期治疗方案或特效药物可用于治疗该病。然而，当瓣膜功能明显受损，导致心室扩大、心力衰竭等症状出现时，这通常意味着疾病已经进入晚期阶段。在这种情况下，外科手术治疗通常是主要的治疗方法。主动脉瓣置换术为重度 AI 患者的重要治疗手段。

1. 一般治疗

舒张压＞90mmHg 者应用降压药物控制血压。药物治疗如 ACEI 或二氢吡啶类钙通道阻滞剂可改善无法手术的慢性严重 AI 患者的症状。ACEI 或二氢吡啶类钙通道阻滞剂在无症状的中、重度 AI 患者中，延迟手术的价值尚未确定，因此对于这种情况不推荐使用 ACE 抑制剂或二氢吡啶类钙通道阻滞剂。对于进行了手术但仍患有心力衰竭或高血压者，可使用 ACE 抑制剂、ARB（血管紧张素受体阻滞剂）和 β 受体阻滞剂。心绞痛可使用硝酸酯类药物。AI 患者耐受心律失常的能力极差，应积极使用 ACE 抑制剂和 β 受体阻滞剂等纠正心房颤动和其他心律失常。如有感染应及早积极控制。

所有严重 AI 和左心室功能正常的无症状患者，应至少每年随访一次，随访应包含超声心电图检查。对于首次诊断或左心室内径和 / 或射血分数显示显著异常，或接近手术阈值的患者，应每隔 3～6 个月继续随访。对于在随访期间左心室显著扩张（左心室舒张末期内径＞65mm）、左心室逐渐增大或左心室射血分数（LVEF）逐渐降低的无症状患者，可考虑手术。患者的脑钠肽（BNP）水平作为结局的预测指标（特别是症状发作和左心室功能恶化）可能具有潜在的意义，并且可能有助于无症状患者的随访。轻度至中度 AI 患者可以每年检查一次，每 2 年进行一次超声心动图检查。

2. 手术治疗

人工瓣膜置换术为严重 AI 的主要治疗方法，应在不可逆的左心室功能不全发生之前进行，而又不过早承担手术风险。

下列情况的严重关闭不全应手术治疗：对于有症状的患者，只要 AI 严重且手术风险无禁忌，无论 LVEF 值如何，均推荐手术。推荐对接受冠状动脉旁路移植术（CABG）、升主动脉或其他瓣膜手术的有症状和无症状的严重 AI 患者进行手术。在严重 AI 无症状患者中，左心室功能受损（LVEF ≤ 50% 或左心室收缩末期内径＞ 50mm）与不良结局相关，当达到这些临界值时，应进行手术。对于未达到手术阈值，但左心室明显扩张（左心室收缩末期内径＞ 65mm）、左心室逐渐增大或功能逐渐降低的无症状患者也应考虑手术。

手术的禁忌证为 LVEF ≤ 15%～20%，左心室收缩末期内径≥ 80mm 或左心室舒张末期容积指数≥ 300mL/m²。AI 瓣膜置换或修复手术死亡率较低，为 1%～4%。手术死亡率最强的预测指标是老年、术前心功能分级较高、LVEF ＜ 50% 和左心室收缩末期内径＞ 50mm。术后存活者大部分有明显临床改善，心脏大小和左心室重量减少，左心室功能有所恢复，但恢复程度不如 AS 者大，术后远期存活率也低于后者。

（段　娟）

第三节　二尖瓣疾病

解剖学上二尖瓣准确的名称应为二尖瓣装置或二尖瓣复合体，由二尖瓣瓣叶、瓣环、腱索、乳头肌、左心房肌和左心室肌共 6 个部分组成。正常的二尖瓣功能不仅依赖于二尖瓣瓣下结构的完整性，还依赖于邻近心肌的功能。二尖瓣的炎症、黏液变性、脱垂、腱索断裂、乳头肌缺血或坏死、创伤等原因可导致二尖瓣的狭窄和（或）关闭不全。

───────── 二尖瓣狭窄 ─────────

一、病因

二尖瓣狭窄（MS）最常见的病因为风湿热，青、中年多见，2/3 的患者为女性。约半数患者无急性风湿热史，但有反复扁桃体炎或咽峡炎病史。急性风湿热后，至少需 2 年始形成明显 MS，多次发作急性风湿热较一次发作出现狭窄早。单纯 MS 占风湿性心脏病的 25%，MS 伴有二尖瓣关闭不全（MI）占 40%，主动脉瓣常同时受累。二尖瓣瓣环及环下区钙化造成的 MS，多发生于老年人。此时瓣膜有大量钙化，粥样瘤隆起，造成瓣口狭窄。先天性畸形或结缔组织病，如系统性红斑狼疮心内膜炎为 MS 的罕见病因。

二、病理

风湿热可导致二尖瓣的不同部位发生粘连融合，致 MS：①瓣膜交界处；②瓣叶游离缘；③腱索；④以上部位的结合。单独的交界处增厚粘连约占 30%，单独瓣叶游离缘增厚粘连约占 15%，单独腱索增厚粘连约占 10%，其余的为一个以上的结构受累。狭窄的二尖瓣呈漏斗状，瓣口常呈鱼口状，使得二尖瓣开放受限，瓣口截面积减少。瓣叶钙化沉积可累及瓣环，使瓣环显著增厚。如果风湿热主要导致腱索的挛缩和粘连，而瓣膜交界处的粘连很轻，则主要出现 MI。慢性 MS 可导致左心房扩大、左心房壁钙化，合并房颤时左心耳及左心房内可形成附壁血栓。

三、病理生理

正常人的二尖瓣质地柔软，瓣口面积为 4～6cm²，当瓣口减小一半即出现狭窄的相应表现。瓣口面积 1.5cm² 以上为轻度狭窄、1～1.5cm² 为中度狭窄、小于 1cm² 为重度狭窄。根据二尖瓣口狭窄程度及代偿状态，病理生理分为三期。

1. 左心房代偿期

正常二尖瓣瓣口面积 4～6cm²，舒张期房室间无跨瓣压差。当瓣口面积减至 2.0cm² 时（轻度狭窄），左心房压力增高，左心房发生代偿性扩张及肥厚以增强收缩力，增加瓣口血流量，从而延缓左心房平均压的升高，患者一般无症状。

2. 左心房失代偿期

瓣口面积小于 1.5cm²（中度狭窄），或小于 1cm²（重度狭窄）时左心房平均压开始升高，肺静脉及肺毛细血管压相继升高，管径扩张，肺淤血，安静时可无症状，活动时回心血量增加或心动过速使舒张期缩短，从而减少左心房血液流过狭窄瓣口的时间及血量，均可加重肺淤血，发生呼吸困难。肺淤血及肺顺应性下降使肺通气/血流比值下降，肺静脉血氧分压下降，可致反射性肺小动脉收缩，产生肺动脉高压。当肺毛细血管压升高过快超过 30～35mmHg 时，血浆及血细胞渗入肺泡，导致急性肺水肿。

3. 右心受累期

长期肺动脉高压进一步引起肺小动脉及肌肉型小肺动脉内膜及中层增厚，血管腔变窄，更加重肺动脉高压，增加右心室后负荷，产生右心室扩张、肥厚，最终将导致右心衰竭。

四、临床表现

1. 症状

多在瓣口面积小于 1.5cm² 时，静息状态下患者出现明显症状。

（1）呼吸困难　呼吸困难是最早出现、最常见的症状。这是由于肺的弹性降低所致。在疾病早期，呼吸困难出现在活动后。随着病情加重，轻微活动即可出现呼吸困难，甚至夜间端坐呼吸。当有劳累、情绪激动、感染或快速心房颤动等诱因时，可诱发急性肺水肿。

（2）咳嗽　多为干咳，活动后或夜间睡眠时容易发作。合并支气管炎或肺部感染时，可咳脓痰。左心房明显扩大压迫支气管亦可引起咳嗽。

（3）咯血　痰中带血或血痰，与支气管炎，肺部感染和肺充血或毛细血管破裂有关；二尖瓣狭窄晚期出血肺梗死时，亦可咳血痰。左心房压力突然增高，以致支气管静脉破裂可造成大量咯血。急性肺水肿毛细血管破裂，可咳粉红色泡沫样痰。

（4）嘶哑　左心房扩大和左肺动脉扩张可压迫左喉返神经，左侧声带麻痹可致声音嘶哑（称 Ortner 综合征）。

（5）胸痛　约有 15% 的 MS 患者有胸痛表现，可能是由扩大的右心室缺血及室壁张力增高所致。

2. 体征

（1）二尖瓣面容　双颧绀红，可见于部分患者。

（2）心脏体征　心尖部舒张期"隆隆"样杂音伴震颤为特征性体征，可有第一心音亢进、开瓣音。轻度 MS 的患者杂音不明显，需于活动后左侧卧位时才能听到。伴肺动脉高压者可有第二心音亢进和肺动脉瓣反流性杂音。严重狭窄的患者可无杂音，称为哑型二尖瓣狭窄，但常有肺动脉瓣区第二心音亢进和 Graham Steell 杂音。右心室增大者可于胸骨左缘 3～4 肋间触及抬举性搏动，在部分患者可听到三尖瓣反流性杂音。

五、辅助检查

1. 胸片

胸部正位 X 线片示左心房增大、肺动脉段突出、肺淤血等。右前斜位食管钡餐造影片示食管被扩大的左心房推向右后方。右心室扩大时，在左前斜位片上可见心脏、胸骨的三角区缩小或消失。

2. 心电图

MS 者心电图可正常。重度者的心电图可见"二尖瓣型 P 波"，表现为 P 波宽度 > 0.12s，伴切迹。合并肺动脉高压时，显示右心室肥厚图形。病程晚期可合并心房颤动。

3. 超声心动图

超声心动图是对 MS 患者最敏感、最常用的无创的确诊方法，对确定瓣口面积和舒张期平均跨瓣压力差、判断病变的程度有很大的价值。M 型超声心动图：表现为二尖瓣前、后叶开放幅度降低，后叶与前叶呈同向运动，EF 斜率减慢，前叶活动曲线呈城墙样改变。典型的二维超声心动图：二尖瓣瓣口狭窄，瓣叶增厚，活动与开放受限及瓣下结构的损害；左心房、右心室内径增大等。

六、诊断

心尖区隆隆样舒张期杂音伴胸片或心电图示左心房增大，提示 MS。超声心动图检查可明确诊断。

七、治疗

（1）积极预防及治疗风湿活动，风湿性心脏病患者需预防链球菌感染与风湿热复发及感染性心内膜炎的发生。

（2）大咯血 采取坐位、用镇静剂（如地西泮）、利尿药（如呋塞米）等降低肺静脉压。

（3）急性肺水肿处理 与急性左心衰竭所引起的肺水肿相似，不同之处是不宜用扩张小动脉为主的血管扩张药及强心药，洋地黄对窦性心律的 MS 治疗并无益处，除非出现快速房颤或心功能不全时。

（4）心房颤动 有症状的 MS 患者 30%～40% 发展为心房颤动。诱发心力衰竭时，可先用洋地黄制剂控制心室率，必要时亦可静脉注射 β 受体阻滞药。对急性心房颤动伴快速心室率或持续性心房颤动病程小于 1 年、左心房内径＜ 60mm、无高度或完全性房室传导阻滞和病态窦房结综合征者，可选择电复律或药物复律。于复律前 3 周和转复窦性心律后 4 周服用抗凝剂华法林以预防转复窦律后的动脉栓塞。对慢性心房颤动者，可以用 β 受体阻断药控制心室率，并给予抗凝治疗，以预防血栓形成和动脉栓塞的发生。

（5）右心衰竭 限制钠盐、用洋地黄制剂、间歇使用利尿药。

（6）抗凝治疗 出现栓塞情况时，除一般治疗外，可用抗凝治疗或血栓溶解疗法。当心房颤动成为阵发性、持续性或永久性，或即使是窦性心律，仍然出现栓塞事件、超声心动图提示左心房血栓或左心房内径＞ 55mm 者，均应长期口服华法林抗凝，达到 2.5～3.0 的国际标准化比值。

（7）对于中重度 MS、呼吸困难进行性加重或有肺动脉高压发生者，需通过机械性干预解除 MS，缓解症状。治疗选择包括经导管和外科手术，都是高风险的方式。即使手术成功，跨瓣压差减小，但由于左心房和左心室顺应性低，平均心房压仍可能较高。

二尖瓣关闭不全

随着诊断水平的提高以及心脏彩色多普勒超声检查的普及，越来越多的资料显示，老年慢性左心功能不全的患者存在二尖瓣关闭不全（MI），其发生率高达 43%～74%。MI 的存在与心功能的恶化成级联关系，MI 越严重，其病死率越高。资料显示，在左心室收缩末径和（或）

射血分数相同的患者中，合并 MI 的患者其生存率较无 MI 的患者明显降低，故 MI 得到越来越多的关注。

一、病因

1. 按照病因分类

包括慢性风湿热、二尖瓣脱垂、感染性心内膜炎、冠状动脉粥样硬化性心脏病、左心室扩张、结缔组织疾病、马方综合征、二尖瓣瓣环钙化、先天性结构异常、严重外伤、左心房黏液瘤、人工心脏瓣膜瓣周漏和生物瓣穿孔或退行性变等。

2. 按病理生理发展过程分类

包括原发性和继发性 MI，前者是由于二尖瓣本身的组成部分（如瓣叶、瓣环、腱索、乳头肌等）的破坏引起的关闭不全，可以由风湿性、遗传性、二尖瓣脱垂、先天性、退行性等原因引起；后者又称功能性 MI，因冠心病引起的缺血或心肌梗死后心室重构，由扩张性心肌病等导致左心室扩张、乳头肌功能不全、瓣环扩张，从而引起相对性 MI。在这种情况下，二尖瓣结构本身可无异常。

目前的观点更倾向于按后者来进行 MI 的病因分类。针对老年患者特点，本节描述心肌梗死后导致的缺血性 MI 和退行性改变所致的退行性 MI。

二、病理

MI 涉及瓣膜结构和功能的一系列变化，主要包括腱索的延长、断裂，瓣叶的增厚并最终引起瓣膜整体功能的不协调。二尖瓣退行性改变的病因主要包括：弹性纤维缺陷、巴洛综合征及马方综合征。弹性纤维蛋白的缺陷可以导致一条或多条腱索的延长、变细，并易自发断裂，通常发生于二尖瓣后瓣的终点处。其他未受累节段的腱索及瓣叶形态大致正常。部分患者瓣叶可伴有较轻微的黏液样变性。巴洛综合征则由于瓣膜的广泛黏液性变性而导致瓣叶的广泛性增厚，瓣叶面积增大，瓣膜发生脱垂。多个节段的腱索发生不规则增厚或变薄，腱索延长，并最终发生断裂。部分严重病例还可出现二尖瓣瓣环的明显扩大及瓣下结构的纤维化和钙化。

三、病理生理

1. 急性 MI

MI 的急性期（如特发性腱索断裂时的急性 MI），左心房和左心室容量负荷突然过重，反流的血液与肺静脉回流的血液一起使左心房和左心室扩张，尽管患者的左心室心肌收缩功能正常，甚至还可能由于交感反射而有所增强，但患者仍会出现心输出量减少或肺淤血等类似左心衰竭的表现。急性严重 MI 可能会导致休克和肺水肿，需在主动脉内球囊反搏的支持下行紧急二尖瓣修补或置换手术。如果患者能够在急性期维持一个相对稳定的血流动力学状态，在 3～6 个月内则会过渡到 MI 的慢性代偿期。

2. 慢性 MI

在 MI 的慢性代偿期，心肌离心性肥大，心室容积增加，总搏出量相应增加，进而使有效搏出量恢复正常。同时，左心房由于长期的负荷过重，也逐渐扩张，左心房压较前有所下降，减轻了肺淤血的程度。这个阶段患者可无明显的症状，能够从事日常活动，甚至参加适度的体力活动，这种代偿期可维持数月或数年，但持续的容量超负荷状态最终会使左心室功能下降，左心室收缩末容积增加，有效心搏出量减少。扩大的左心室也会进一步加重 MI。

四、临床表现

1. 症状

轻度 MI 者，多无明显自觉症状。中度以上的关闭不全者，因回流入左心房血量增多，心搏量减少，可出现疲倦、乏力、心悸、活动后气促等症状。重度 MI 可出现劳力性呼吸困难、疲乏、端坐呼吸等，活动耐力显著下降。急性肺水肿、咯血和右心衰竭是较晚期出现的症状，发生率较 MS 低。晚期右心衰竭时可出现肝脏淤血肿大、转氨酶升高、食欲缺乏、多浆膜腔积液等。急性 MI 者可很快发生急性左心衰竭或肺水肿。

2. 体征

（1）心脏听诊　当出现 MI 时，可在心尖区听到全收缩期的吹风样杂音，杂音强度通常在 3/6 级以上，并且向左腋下或心底部传导，在吸气时会减弱。如果反流量较小，则杂音音调会变高，而瓣膜增厚者的杂音则较粗糙。如果瓣膜前叶受损，杂音可能向左腋下或左肩胛下传导；如果后叶受损，杂音可能向心底部传导，还可能伴随着收缩期震颤。此外，心尖区第一心音可能会减弱或被杂音掩盖。左心室射血期缩短，主动脉瓣关闭提前，导致第二心音分裂。严重 MI 者可出现低调的第三心音。闻及二尖瓣开瓣音提示合并 MS，但不能除外 MI。当患者出现严重的 MI 时，由于大量的血液在舒张期通过，会导致相对性二尖瓣狭窄，因此心尖区可能会听到低调、短促的舒张期杂音。此外，肺动脉高压时，肺动脉瓣区第二心音可能会亢进。不同类型的 MI 病变可能会出现不同的杂音。例如，当关闭不全合并狭窄时，除了收缩期杂音外，还可能出现狭窄导致的舒张期杂音。这些杂音的响度常与病变性质相关，如以关闭不全为主，收缩期杂音比较明显，以狭窄为主，舒张期杂音就较为显著。

（2）其他体征　动脉血压正常而脉搏较细小。心界向左下扩大，心尖区触及局限性收缩期抬举样搏动，说明左心室肥厚和扩大。肺动脉高压和右心衰竭时，可有颈静脉怒张、肝脏肿大、下肢水肿。

五、辅助检查

1. 胸片

左心房的显著扩大是 MI 的特有征象。后前位可显示主动脉弓缩小，肺动脉段凸出，有时呈动脉瘤状，左心房双重阴影，显著扩大，左心室也向左向下扩大，肺门血管明显增多，可有肺动脉高压表现，肺野有淤血征象。右前斜位食管钡餐造影片示食管被扩大的左心房推向右后方。左心室扩大时，在左前斜位片上可见心脏、食管和膈肌的三角区缩小或消失。

2. 心电图检查

轻度关闭不全者可正常，中度以上者，显示 P 波增宽而有切迹，电轴左偏，逆钟向转位，左心室肥大，伴有肺动脉高压和右心室负荷过重者可示双心室肥大劳损。心律失常多见，如心房颤动、传导阻滞或偶发性室性期前收缩。

3. 超声心动图检查

单纯性 MI 者二维超声心动图显示二尖瓣前后瓣叶在收缩期对合错位或呈分层改变，同时显示瓣叶增厚、钙化斑块、挛缩和瓣下结构畸形，甚至可示瓣叶脱垂，腱索松弛冗长或断裂等。左心室前后径增大，左心房内径显著增大。

4. 左心室造影

可见造影剂由左心室反流入左心房内，而且能显示出瓣环的大小、反流量的多少以及其充盈范围和浓度，从而可以估计关闭不全的程度。

六、诊断

体征上心尖区有抬举性搏动，响亮的全收缩期杂音，向左腋下传导，结合心电图、X 线检查，典型 MI 的诊断一般不难。超声心动图检查有助于明确 MI 的病因，对 MI 的鉴别诊断起重要作用。

七、治疗

MI 的治疗应充分考虑临床病史和影像学检查资料。临床病史包括年龄、性别、纽约心脏病学会心功能分级、急性心力衰竭事件、合并症（糖尿病和肾功能不全等）。影像学资料同样重要，特别是多普勒超声，包括静息状态时 MI 的严重程度，左心室病理性重构，心肌活力及左心室失同步的程度，收缩储备能力。轻度 MI，因对血流动力学的影响较小，可不予特殊处理。中、重度 MI，明显影响血流动力学，降低患者的远期生存率，必须予以治疗。目前 MI 的治疗手段主要包括以下几种。

1. 药物治疗

药物治疗的目的在于减少二尖瓣反流，减轻肺淤血程度，一定程度上增加左心前向血流量。血管紧张素转换酶抑制剂、血管紧张素受体脑啡肽酶抑制剂和 β 受体阻滞剂可防止或减轻左心室重构而减低反流，但并不能解决左心室存在的结构变化及其对二尖瓣的影响。可以使用强心剂改善心肌收缩力，利尿剂及血管扩张药物降低心脏前、后负荷，缩小左心室容积，减少二尖瓣反流。对于房颤患者，且有口服抗凝药适应证时，相对于维生素 K 拮抗剂更优先推荐新型口服抗凝药以预防卒中。

2. 心脏再同步化治疗（CRT）

可通过双心室起搏的方式治疗心室收缩不同步的心力衰竭患者，改善患者的心脏功能，提高运动耐量以及生活质量，逆转左心室重构。适应证为：窦性心律，左束支传导阻滞，QRS 波时限 ≥ 150ms，左心室的射血分数 EF ≤ 35%，NYHA 分级 Ⅲ～Ⅳ 级，充分药物治疗无效的患者。但在 CRT 治疗中，仍有 20%～30% 的患者对 CRT 治疗没有反应，临床症状得不到改善。

3. 外科手术治疗

如同所有的瓣膜疾病，MI 增加心脏负荷，最终只能靠外科手术恢复瓣膜的完整性，减轻患者的症状，或防止无症状患者左心室功能的进一步恶化。应正确把握手术时机，如 MI 是心力衰竭的主因，则早期手术能取得良好的远期预后。一旦 MI 导致左心室功能严重受损，左心室舒张末期内径 > 80mm，便不适合手术治疗。

欧洲心脏病学会（ESC）与欧洲心胸外科学会（EACTS）联合发布了《2021 ESC/EACTS 瓣膜性心脏病管理指南》。指南指出：对于重度原发性 MI 患者，左心室功能障碍（左心室收缩末期内径 ≥ 40mm 和 / 或左心室射血分数 ≤ 60%）的无症状患者推荐行外科手术（Ⅰ）。左心室功能保留（左心室收缩末期内径 < 40mm 且左心室射血分数 > 60%）、MI 继发房颤或肺动脉高压（静息 > 50mmHg）的无症状患者推荐行外科手术（Ⅱa）。对于左心室射血分数 > 60%、左心室收缩末期内径 < 40mm，左房明显增大（左心房容积指数 ≥ 60mL/m² 或直径 ≥ 55mm）的低风险的无症状患者，如在心脏瓣膜病中心且预期瓣膜修复后耐久性高的，应考虑行二尖瓣修复术（Ⅱa）。新指南中左心室收缩末期内径的阈值调低为 40mm。

对于伴有冠心病或其他需治疗的心脏疾病的重度继发性 MI 患者，推荐在行冠脉搭桥手术或其他心脏手术时行瓣膜手术（Ⅰ）。新指南不再保留左心室射血分数 > 30% 的限定条件。对于不伴有冠心病或其他需治疗的心脏疾病、不适合外科手术的重度继发性 MI 患者应考虑行经导管缘对缘二尖瓣修复（Ⅱa）。新指南对经导管缘对缘二尖瓣修复的推荐由Ⅱb升级到Ⅱa。

对于不伴有冠心病或其他需治疗的心脏疾病、手术风险高不适合手术、有症状的重度慢性继发性 MI 患者，心脏中心在仔细地评估心室辅助装置或心脏移植后，考虑在经过选择的患者中进行经导管缘对缘二尖瓣修复或者其他经导管瓣膜治疗（Ⅱb）。

CHA_2DS_2-VASc 评分 ≥ 2 的房颤患者，在进行瓣膜手术时应考虑进行左心耳封堵以降低血栓栓塞风险（Ⅱa）。由Ⅱb上调到Ⅱa推荐。

第四节　其他瓣膜疾病

一、三尖瓣狭窄

（一）病因

三尖瓣狭窄以风湿性多见。单纯三尖瓣狭窄罕见，常合并二尖瓣病变。少见病因有：引起右房排空障碍的疾病，如右心房肿瘤、类癌综合征；引起右室流入障碍的疾病，如心内膜纤维化、三尖瓣赘生物、心外肿瘤等。

（二）临床表现

乏力、水肿、颈部震动样不适，2/3 的患者有风湿热的病史。阵发性夜间呼吸困难不常见，肺水肿及咯血罕见。因并发 MS 的概率较高且与二尖瓣病变的体征类似，其诊断常被遗漏。消瘦，周围性发绀，颈静脉怒张，腹水，可扪及肝脏搏动。听诊胸骨左下缘可闻及全收缩期杂音，吸气增强，常较 MS 的杂音柔和，音调高，间期短。

（三）辅助检查

1. 心电图

Ⅱ、Ⅲ、aVF 的 P 波异常增宽，常见明显的双相波。V_1 导联 QRS 波群振幅降低，常含有 Q 波，而 V_2 导联 QRS 波群则变得更高。

2. 胸片

X 线表现为心脏明显增大，右心房显著增大，即右心室边缘明显外突，无肺动脉扩张。如并发二尖瓣病变的特征性肺血管改变则被掩盖，很少或无间质性水肿和血管再分布，但可见左心房增大。

3. 超声心动图

其改变与 MS 病变相似。二维超声特征性地显示瓣叶尖在舒张期呈现圆顶形，特别是三尖瓣前叶、其他瓣叶增厚和运动受限，三尖瓣口直径减小。经食管超声探查，瓣膜结构的显示更为清晰。多普勒超声显示前向血流的斜率延长。

（四）治疗

轻度三尖瓣狭窄经限制钠盐摄入及应用利尿药可改善症状，严重的三尖瓣狭窄最根本的治疗措施为外科治疗或球囊扩张。大多数三尖瓣狭窄的患者同时合并需手术治疗的其他瓣膜性疾病，因行外科治疗或球囊扩张术亦取决于二尖瓣或主动脉瓣病变的严重程度。其球囊扩张术的禁忌证与二尖瓣球囊扩张术相同。外科治疗则生物瓣较机械瓣更适宜于三尖瓣置换术。

二、三尖瓣关闭不全

（一）病因

三尖瓣关闭不全最常见的原因并非瓣膜本身的病变，而是右心衰竭导致右心室及三尖瓣环扩大造成的相对性三尖瓣关闭不全。最常见的是二尖瓣病变、右心室梗死、先天性心脏病、原发性肺动脉高压等导致右心衰竭的疾病。器质性的三尖瓣关闭不全多为先天性因素所致。少见病因为心脏肿瘤，如右心房黏液瘤。

（二）临床表现

在无肺动脉高压时，一般无临床症状。肺动脉高压和三尖瓣关闭不全同时存在时，心排血量下降，右心衰竭表现明显。患者感乏力、虚弱。可出现消瘦、恶病质、发绀、颈静脉怒张和颈部搏动感、腹水、肝大伴疼痛、黄疸、明显水肿。严重三尖瓣关闭不全可有颈静脉的收缩期震颤和杂音。伴有肺动脉高压时，杂音常为高音调、全收缩期杂音，于胸骨旁第 4 肋间最响，偶可在剑突下区闻及，P_2 亢进。不伴有肺动脉高压时，杂音一般为低调、局限于收缩期的前半期杂音。轻度三尖瓣关闭不全，则杂音短促。一般吸气时杂音增强。如右心房明显扩大而占据心脏表面时，杂音在心尖区最明显且难于与 MI 相鉴别。

（三）辅助检查

1. 心电图

一般为非特异性的改变，常见有不完全性右束支传导阻滞，可见高尖的P波，V_1呈QR型，心房颤动和心房扑动常见。

2. 胸片

功能性三尖瓣关闭不全的患者因常继发于右心室扩大而表现为明显的心脏增大，右心房突出明显，常见有肺动脉和肺静脉高压的表现。腹水可引起横膈向上移位。

3. 超声心动图

超声心动图可发现三尖瓣关闭不全，评估其严重程度、肺动脉压力和右心室功能。如继发于三尖瓣瓣环扩张，超声心动图可显示右心房、右心室及三尖瓣瓣环明显扩张。彩色多普勒是非常准确、敏感和特异性的评估三尖瓣关闭不全的方法，且对手术治疗的选择和评估手术预后均有帮助。

（四）治疗

无肺动脉高压的三尖瓣关闭不全一般不需手术治疗。因二尖瓣疾病致肺动脉高压的轻度三尖瓣关闭不全患者，在二尖瓣手术成功后，肺血管压力下降，轻度三尖瓣关闭不全也趋于消失。严重的风湿性三尖瓣关闭不全及交界处粘连的患者需手术治疗，但严重功能性三尖瓣关闭不全的治疗则有争论。

器质性病变引起的三尖瓣关闭不全，如Ebstein畸形或类癌综合征，如严重需手术者，一般采用瓣膜置换术。三尖瓣采用机械瓣栓塞的危险较二尖瓣和主动脉瓣为大，目前三尖瓣置换术常选择生物瓣。

三、肺动脉瓣狭窄

肺动脉瓣狭窄的最常见病因为先天性畸形。风湿性极少见，且极少严重，总是合并其他瓣膜损害，临床表现被后者掩盖。类癌综合征为罕见病因。轻度肺动脉瓣狭窄可能没有明显的症状，中度狭窄的患者在活动时会有呼吸困难和疲倦。对于严重狭窄的患者来说，可因剧烈活动而导致晕厥甚至猝死。典型的体征为：胸骨左缘第2肋间有一响亮的收缩期喷射性杂音，这种杂音可广泛传导到颈部，整个心前区甚至背部常伴有震颤；肺动脉瓣区第二心音减弱。结合超声心动图和右心导管检查可确定狭窄的部位及类型。治疗以介入球囊扩张或手术治疗为主。

四、肺动脉瓣关闭不全

（一）病因

最常见病因为二尖瓣狭窄或先天性心脏病引起的肺动脉高压与扩张。少见病因有特发性肺动脉扩张、感染性心内膜炎、类癌综合征、风湿病、肺动脉狭窄或法洛四联症术后。

（二）临床表现

原发性肺动脉瓣关闭不全引起的血流动力学变化较轻，可长期甚至终身无症状。继发性肺动脉关闭不全的临床表现易被原有疾病所掩盖，故病史对肺动脉瓣关闭不全诊断的意义较小。听诊对肺动脉瓣关闭不全的诊断有较大意义，继发性肺动脉瓣关闭不全者常可于肺动脉瓣区闻及亢进分裂的第二心音和沿胸骨左缘向下传导的叹息样杂音（Graham Steell 杂音），部分患者在胸骨左缘第 4 肋间可听到第四心音，原发性肺动脉瓣关闭不全者第二心音无明显增强，肺动脉瓣区的舒张期杂音也不像 Graham Steell 杂音那样高调和响亮。

（三）辅助检查

1. 心电图

可有右室肥厚的心电图特征。

2.X 线检查

右心室和肺动脉干扩张。

3. 超声心动图

对肺动脉瓣关闭不全的检出、反流程度的判断和病因诊断有很大的价值。根据杂音和超声心动图特点可确定诊断。

（四）治疗

主要是对原发性疾病进行治疗，有右心功能不全时，按右心功能不全治疗。肺动脉瓣关闭不全一般无须手术治疗，仅在严重肺动脉瓣关闭不全导致难治性右心功能不全时才考虑是否进行肺动脉瓣关闭不全的手术治疗。

（李　丹）

参考文献

[1] 韩雅玲,周玉杰,陈韵岱.王士雯老年心脏病学.4版.北京:人民卫生出版社,2018.

[2] 程晓静.实用心血管病诊断与治疗.北京:科学出版社,2021.

[3] Driscoll K, Cruz A D, Butcher J T. Inflammatory and biomechanical drivers of endothelial-interstitial interactions in calcific aortic valve disease.Circ Res. 2021, 128(9): 1344-1370.

[4] 袁祖贻,陈绍良.心脏病学实践2021.北京:人民卫生出版社,2021.

[5] European Society of Cardiology (ESC)/European Association for Cardio-Thoracic Surgery (EACTS) Task Force on Valvular Heart Disease. 2021 ESC/EACTS Guidelines for the management of valvular heart disease. Eur Heart J, 2021, 42(34): 3221-3347.

[6] 中华医学会胸心血管外科分会瓣膜病外科学组.功能性二尖瓣关闭不全外科治疗中国专家共识.中华胸心血管外科杂志,2022, 38(3): 8.

[7] Otto C M, Nishimura R A, Bonow R O, et al. 2020 ACC/AHA Guideline for the Management of Patients With Valvular Heart Disease: A Report of the American College of Cardiology/American Heart Association Joint Committee on Clinical Practice Guidelines . Circulation, 2021, 143(5): e72-e227.

[8] 李佳名,刘俊兰,边勇,等.老年钙化性心脏瓣膜病病因及发病机制的研究进展.中华老年心脑血管病杂志,2021, 23(3): 321-322.

[9] 经导管主动脉瓣置换术流程优化共识专家组.经导管主动脉瓣置换术(TAVR)流程优化专家共识2022版.中华急诊医学杂志,2022, 31(2): 154-160.

[10] 中华医学会心电生理和起搏分会,中国医师协会心律学专业委员会,中国房颤中心联盟心房颤动防治专家工作委员会.心房颤动:目前的认识和治疗建议(2021).中华心律失常学杂志,2022, 26(1): 15-88.

第七章
老年血管疾病

第一节　主动脉夹层

主动脉夹层（aortic dissection，AD）是由于各种原因导致的主动脉内膜、中膜撕裂，内膜与中膜分离，血液通过撕裂破口进入中膜，致使主动脉腔被分隔为真腔和假腔。典型的 AD 可见到位于真、假腔之间的分隔或内膜片。真、假腔可相通或不相通，血液可以在真、假腔之间流动或形成血栓（图 7-1）。AD 是一种严重威胁人民生命健康的心血管危重症。

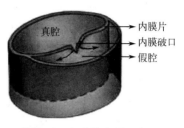

图7-1　主动脉夹层示意图

目前基于人口学的 AD 流行病学资料较少，且部分患者在入院前即死亡或误诊，其实际发病率难以确定。研究估计欧美国家 AD 的年发病率为（2.6～6.0）/10 万，春季和冬季发病率较高，夏季最低。我国大陆地区尚无相关流行病学调查结果。但有研究表明，近年来我国 AD 的发病率有上升趋势。我国台湾地区报道的 AD 年发病率约为 4.3/10 万，与欧美国家相差不大。急性 AD 国际注册研究（IRAD）结果显示，AD 患者的平均年龄为 63 岁，其中 Stanford A 型 AD 占 60%～70%，男性约占 65%。中国 AD 注册研究（Sino-RAD）结果显示，我国 AD 患者平均年龄约为 51 岁，其中 Stanford A 型占 40%，男性约占 76%。我国 AD 患者年龄较欧美国家年轻 10 岁以上。近年来，随着对主动脉疾病认识的提高，以及影像诊断、心血管内外科、麻醉及体外循环技术的进步，AD 的诊出率不断提高，手术死亡及并发症发生率明显下降。

一、病因

AD 确切的病因尚不明确，但其基本病变为含有弹力纤维的主动脉中层破坏或坏死，常与以下情况有关。

（1）高血压和动脉粥样硬化　文献报道 AD 患者中高血压患病率为 50.1%～75.9%，高血压可使动脉壁长期处于应激状态，弹力纤维常发生囊性变性或坏死，导致夹层形成。

（2）结缔组织病　马方综合征、Turner 综合征、Ehlers-Danlos 综合征或白塞综合征等。

（3）先天性心血管病　先天性主动脉缩窄所继发的高血压，或者先天性主动脉瓣病。

（4）严重外伤可引起主动脉峡部撕裂，医源性损伤也可导致主动脉夹层。

（5）其他　妊娠、梅毒等。

二、发病机制

主动脉夹层由真腔和假腔组成，由内膜所分隔。主动脉壁的退行性改变是 AD 发生、发展的基础条件，中膜变性或胶原增加，均降低了主动脉壁对血流的承受力。升主动脉和胸主动脉转折最明显处受血流的冲击最大，随着心脏的搏动，这些部位随之扩展、回缩和摆动，损伤颇大。每年的心搏次数几乎达 0.5 亿次，加上高血压、糖尿病、中膜变性、滋养血管供血障碍、先天性发育不良等因素，很容易引起上述部位自内向外的创伤，表现为内膜甚至不同程度的中膜穿破、撕裂和壁间血肿及其破裂，血流进入壁间，将主动脉分裂形成大范围的夹层。

以 DeBakey Ⅲ 型为例：图 7-2A 代表了弓降部内膜创伤和壁间血肿。图 7-2B 和图 7-2C 均为弓降部撕裂致胸主动脉外壁形成夹层病变。当假腔无远侧再入口或流出道时，假腔内压力高，将夹层压向真腔，导致不同程度甚至完全性真腔受压或萎陷（图 7-2B$_2$）。此时，下半躯体血流灌注不足，可致截瘫和肝、肾、肠缺血。如在远侧假腔形成自假腔向真腔的穿破，也即较大的再入口时（图 7-2B$_3$ 箭头），可使假腔减压、真腔受压缓解，这种再入口可以为一个或者多个，这便是远侧开窗术有效的原理。图 7-2C$_1$ 示夹层病变向近侧延伸扩展为 DeBakey Ⅰ 型夹层病变。内膜撕裂发生在升主动脉（60%）、胸主动脉（30%）、主动脉其他部位（10%），大多穿破一处，也可穿破第二或第三处，形成多个假腔（图 7-2C$_2$，图 7-2C$_3$）。内膜撕裂多发生在外侧，少数在内侧，撕裂多涉及主动脉管径的 50%，极少呈全撕裂。除形成夹层病变（图 7-2B$_1$）外，按 Laplace 定律，较薄弱的弓降部外壁受到更大的压强，从而形成了膨出，即夹层动脉瘤（图 7-2C$_4$），其发展的结局几乎均为进一步地扩大、膨出（图 7-2C$_5$）和穿破，如图 7-2C$_6$ 所示病变破裂入胸腔，患者多立即死亡。病变也可穿入纵隔、心包，分别形成压迫或填塞，同样可以

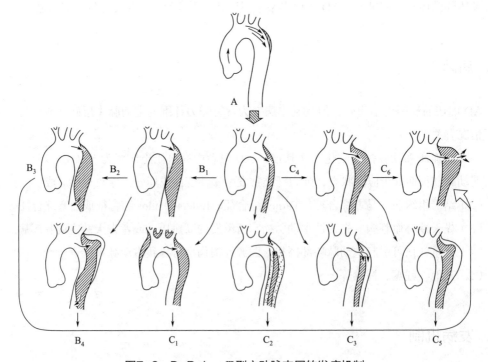

图7-2　DeBakey Ⅲ型主动脉夹层的发病机制

注：B$_4$，压闭主动脉真腔伴假腔胸膜后破裂；C$_2$，四腔；C$_5$，胸膜后破裂；C$_6$，破裂入胸腔

致死。图 7-2B_4 颇少见，假腔外壁已穿破，血流灌入胸膜后间隙，菲薄但具有一定抗张强度的胸膜将出血加以局限，此为弓降部主动脉夹层的胸腹后破裂，可以为患者赢得抢救的机会。此时左胸出血不是破裂性鲜血，而是经胸膜渗出的血性液体，若有真腔受压，则更加凶险（图 7-2B_4）。动脉粥样硬化溃疡或由任何原因引起的壁间血肿也可以成为主动脉夹层病变的起源。

三、国际分型

目前 AD 主要根据病变的解剖部位和发病时间分类，分型的目的是指导临床治疗和评估预后。国际上 DeBakey 分型和 Stanford 分型应用最为广泛（图 7-3）。其他分型如 Lansman 改良分型、Penn 分型等。

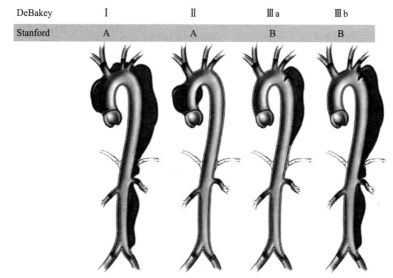

图7-3　主动脉夹层DeBakey分型与Stanford分型

1. DeBakey 分型

根据原发破口的位置及夹层累及范围分为 3 种类型。

DeBakey Ⅰ型：原发破口位于升主动脉或主动脉弓，夹层累及大部分或全部升主动脉、主动脉弓、降主动脉和腹主动脉。

DeBakey Ⅱ型：原发破口位于升主动脉，夹层累及升主动脉，少数可累及主动脉弓。

DeBakey Ⅲ型：原发破口位于左锁骨下动脉以远，夹层范围局限于降主动脉为Ⅲa型，向下同时累及腹主动脉为Ⅲb型。

2. Stanford 分型

1970 年 Daily 根据夹层累及的范围提出了 Stanford 分型，将 AD 分为 A、B 两型。

Stanford A 型：凡累及升主动脉的夹层病变（包括 DeBakey Ⅰ、Ⅱ型）及破口位于左主动脉弓而逆行剥离至升主动脉者。

Stanford B 型：夹层仅累及胸降主动脉及其以远（相当于 DeBakey Ⅲ型）。

四、临床表现

1. 疼痛

疼痛是 AD 患者最为普遍的主诉，常被描述为"撕裂样"或"刀割样"难以忍受的锐痛，疼痛多表现为持续性、进行性加重，含服硝酸甘油或休息均不能缓解。疼痛的部位和性质可提示 AD 破口的部位及进展情况。Stanford A 型夹层常表现为前胸或背部疼痛，Stanford B 型夹层常表现为背部或腹部疼痛，但两者疼痛部位可存在交叉。因此对于剧烈胸背疼痛且伴高危病史及体征者应怀疑 AD 的可能。出现迁移性疼痛可能提示夹层进展，如下肢疼痛，则提示夹层可能累及髂动脉或股动脉。需要警惕的是 6.4%～17.0% 的患者可无明显胸痛症状，老年人和糖尿病患者尤为常见。

2. 心脏并发症表现

心脏是 Stanford A 型 AD 最常受累的器官。AD 可导致心脏正常解剖结构破坏或心脏活动受限，从而引起相关症状。

（1）主动脉瓣关闭不全　AD 可导致主动脉根部扩张、主动脉瓣对合不良等，可引起主动脉瓣关闭不全，轻者无明显临床表现，重者可出现心力衰竭甚至心源性休克。

（2）急性心肌梗死　夹层累及冠状动脉开口可导致急性心肌梗死，进而发展为心力衰竭或恶性心律失常，患者可有典型急性冠脉综合征的表现，如胸痛、胸闷和呼吸困难，心电图 ST-T 波改变。

（3）心包积液　夹层假腔渗漏或夹层破入心包可引起心包积液或心脏压塞。

（4）心力衰竭　急性主动脉瓣关闭不全、急性心肌缺血或梗死及心脏压塞患者常有心力衰竭的症状。

3. 其他脏器灌注不良表现

AD 累及主动脉的其他重要分支血管可导致脏器缺血或灌注不良的临床表现。

（1）中枢神经系统症状　AD 累及弓上动脉可出现中枢神经系统症状，3%～6% 患者发生脑血管意外，患者可表现为晕厥或意识障碍。夹层影响脊髓动脉灌注时，脊髓局部缺血或坏死可导致下肢轻瘫或截瘫。

（2）肾脏缺血症状　AD 累及肾动脉可有血尿、无尿、严重高血压，甚至急性肾功能衰竭。

（3）胃肠道缺血症状　AD 累及腹腔干、肠系膜上及肠系膜下动脉时可引起胃肠道缺血表现，如急腹症和肠坏死，部分患者表现为黑便或血便。

（4）下肢动脉缺血症状　夹层累及下肢动脉时可出现急性下肢缺血症状，如疼痛、皮温减低、无脉甚至下肢缺血性坏死等。

4. 体征

除上述症状外，疑似 AD 的患者出现以下体征有助于临床诊断。

（1）四肢血压异常　AD 常可引起夹层远端肢体血流减少，四肢血压差别较大。若测量的肢体是夹层受累一侧，将会误诊为低血压，从而导致误诊误治，故对于 AD 患者，应常规测量四肢血压。

（2）主动脉瓣区舒张期杂音　患者既往无心脏病史，主动脉瓣区舒张期杂音提示夹层所致急性主动脉瓣关闭不全可能。

（3）肺部体征　AD 导致大量渗出或者破裂出血时，可出现气管向右侧偏移，左胸叩诊呈浊音，左侧呼吸音减弱；双肺湿啰音提示急性左心衰。

（4）腹部体征　AD 导致腹腔脏器供血障碍时，可引起肠麻痹甚至坏死，表现为腹部膨隆、叩诊呈鼓音、腹膜炎三联征（压痛、反跳痛及肌紧张）等。

（5）神经系统体征　脑供血障碍时出现神情淡漠、嗜睡、昏迷或偏瘫。脊髓供血障碍时，可有下肢肌力和感觉减弱甚至截瘫。

五、辅助检查

1. 实验室检查

高度怀疑急性 AD 的患者，应完善常规检查如血常规及血型、尿常规、肝肾功能、血气分析、血糖、传染病筛查、心肌酶、肌红蛋白、凝血功能（包括 D- 二聚体）和血脂检查。这些检查有助于鉴别诊断及评估脏器功能及手术风险，减少术前准备的时间。

D- 二聚体是诊断 AD 的重要指标，其水平与 AD 累及范围相关，正常参考范围＜ 500μg/L，D- 二聚体明显升高（＞ 500μg/L），诊断急性 AD 的敏感度可达 95% 以上，阴性有助于排除AD。50 岁以上的患者中，使用年龄 ×10μg/L 作为 AD 的诊断界值，可提高诊断的特异性，使假阳性减少 13%。

2. 影像学检查

AD 的影像学检查目的是对全主动脉进行综合评价，包括 AD 受累的范围、形态、不同部位主动脉的直径、主动脉瓣及各分支受累情况、与周围组织的关系，以及 AD 的其他相关表现如心包积液、胸腔积液及脏器缺血情况等。包括明确内膜片、明确内膜破口的位置、识别真腔与假腔、明确 AD 的累及范围、明确主动脉窦、主动脉瓣累及情况、主动脉一级分支受累情况及血流状态、识别主要脏器的缺血情况、识别心包积液与胸腔积液及程度、识别主动脉周围出血与否及识别扫描野内其他脏器的病变及性质等。

（1）计算机断层扫描（CT） CT 由于其无创、简便、快捷、敏感性和特异性高，已成为主动脉夹层首选的检查方法，其敏感性超过 95%，特异性达 87%～100%，并能确定破口的位置和累及范围，可给外科手术医师制订治疗方案提供有效的信息。推荐使用 64 排以上 CT 扫描仪进行全主动脉及其一级分支血管 CTA 检查（从胸廓入口上方至耻骨联合水平），上可评价头臂血管走行及受累情况，下可评价股动脉以便某些需要介入治疗患者选择穿刺或切开入路。对于 AD 术后存在可疑内瘘的患者可进行延迟扫描，明确内瘘的位置及程度。另外，多角度多平面三维重建可明确 AD 各部位形态学改变。

（2）磁共振成像（MRI） 对于碘过敏、肾功能损害、妊娠及甲状腺功能亢进或其他 CTA 检查相对或绝对禁忌的患者，MRI 可作为首选的替代检查手段，对 AD 的诊断效率与 CTA 相似。除了形态学的显示，MRI 还能对瓣膜功能、内膜片的摆动及通过破口的血流、真假腔内血流进行评价。但 MRI 扫描时间较长，循环不稳定的患者难以配合、耐受。另外，体内置入生命辅助装置和金属物的患者是禁忌。

（3）超声心动图 超声心动图对 AD 的诊断准确性较 CT、MRI 略低，但由于其便携性强，故可用于各种状态患者的术前、术中及术后评价。经胸超声心动图（transthoracic echocardiography，TTE）诊断 Stanford B 型 AD 的灵敏度较低，但经食管超声心动图（transesophageal echocardiography，TEE）可明显提高诊断的准确性。TTE 诊断 Stanford A 型 AD 的灵敏度可达 88%～98%，特异度可达 90%～95%。对于 Stanford A 型 AD，TTE 可便捷、快速评价患者心功能、主动脉瓣膜功能及主动脉窦受累情况，为制订手术方案提供帮助。当受患者体型、胸壁、肺部疾病等因素影响时 TEE 可提高 AD 诊断的准确性，但作为一种侵入性操作对急性 AD 患者具有一定的风险，非全麻状态下不建议常规实施。

（4）血管造影 血管造影曾被认为是 AD 诊断的"金标准"，但是对于内膜片、内膜破口及主动脉双腔的显示并不优于 CTA。作为一种侵入性有创操作，依靠血管造影明确 Stanford A 型 AD 的诊断存在巨大的风险。因此，血管造影不作为 AD 的常规诊断检查手段，仅作为 Stanford B 型 AD 覆膜支架置入手术中的辅助检查。

六、诊断标准

主动脉夹层的诊断依据：①病因和诱因。②临床表现。突发的持续剧烈背痛，呈刀割或者撕裂样，向前胸和背部放射，亦可延伸至腹部、腰部、下肢和颈部；有夹层累及主动脉及主要分支的临床表现和体征。③辅助检查。CTA、MRA 或多普勒超声证实 AD。可根据病因/诱因、临床表现疑诊 AD，但需辅助检查以证实有夹层瓣从血管真腔中分离出假腔来确诊 AD。诊断流程见图 7-4。

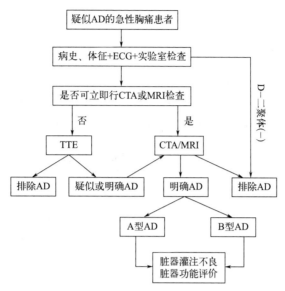

图7-4　主动脉夹层的诊断流程

对于急性胸痛的患者，2010 年 AHA 指南中提出疑诊 AD 的高危易感因素、胸痛特征和体征（详见表 7-1）。IRAD 研究基于上述高危因素提出 AD 危险评分，根据患者符合危险因素分类（高危易感因素、高危疼痛特征及高危体征）的类别数计 0~3 分，0 分为低危，1 分为中危，≥ 2 分为高危；该评分 ≥ 1 分诊断 AD 的敏感度达 95.7%。因此，对存在上述高危病史、症状及体征的初诊患者，应考虑 AD 可能并安排合理的辅助检查以明确诊断。急性胸痛疑似 AD 的患者诊断流程参考图 7-4，该诊断流程仅适用于 AD。以胸腹部疼痛为表现的疾病众多，具体诊断决策应根据医师的经验和医疗机构条件综合考虑。

表7-1　主动脉夹层的高危病史、胸痛症状及体征

高危病史	高危胸痛症状	高危体征
马方综合征等结缔组织病	突发疼痛	动脉搏动消失或无脉
主动脉疾病家族史	剧烈疼痛，难以忍受	四肢血压差异明显
已知的主动脉瓣疾病	撕裂样、刀割样尖锐痛	局灶性神经功能缺失
已知的胸主动脉瘤	新发主动脉瓣杂音	
曾行主动脉介入或外科操作	低血压或休克	

七、治疗

一旦确诊本病，应当立即开始内科治疗。根据影像学检查结果，对患有 DeBakey Ⅰ型和Ⅱ型夹层的患者，为防止夹层恶化和破裂，应当尽早行外科手术治疗。对于 DeBakey Ⅲ型，

如病情稳定，不伴有并发症，可选择内科综合治疗。

1. 内科治疗

AD 内科综合治疗的原则是有效镇痛、控制心率和血压，减轻主动脉剪应力，降低主动脉破裂的风险。

（1）镇痛 适当肌内注射或静脉应用阿片类药物（非甾体抗炎药、吗啡、哌替啶，详见表 7-2）可降低交感神经兴奋导致的心率和血压的上升，有助于控制心率和血压。

表7-2 常用镇痛药物的用法用量

药物	常用剂量	最大剂量	注意事项
对乙酰氨基酚	口服：0.3～0.6g，6～8h 1次	不宜超过2.0g	可能引起肝脏毒性，老年人或肝功能不全者应减少剂量
吗啡	静脉：2～5mg，2～4h 1次 口服：10～30mg，4h 1次	逐渐增加剂量至疼痛缓解	有恶心、呕吐等不良反应，肾功能不全的患者应减少剂量
哌替啶	肌内注射：25～100mg	每日不超过600mg	肝肾功能不全的老年人药物代谢速度减低，有发生癫痫的风险

（2）控制心率和血压 AD 通常伴有高血压和心率快，药物治疗包括硝普钠、β 受体阻滞剂，也可选用钙通道阻滞剂，以减低心肌收缩力，减慢左心室收缩速度和降低外周动脉压（见表 7-3）。合并有休克者应抗休克治疗，如静脉输注全血、血浆或液体。血压明显低于正常时可用升压药如多巴胺等，应从小剂量开始，以防血压升高过快。内科治疗的目标应使收缩压控制在 100～120mmHg，心率每分钟 < 60 次，以便有效地稳定或终止夹层继续解离，使症状缓解、疼痛消失。

表7-3 常用控制血压和心率药物的用法用量

药物	常用剂量	最大剂量	注意事项
硝普钠	起始剂量0.5μg/（kg·min），可根据治疗反应，以0.5μg/（kg·min）逐渐递增	极量10μg/（kg·min）	维持应用警惕氰化物中毒，代偿性高血压如动静脉分流或主动脉缩窄时禁用
艾司洛尔	负荷剂量0.5mg/kg，维持剂量0.05～0.2mg/（kg·min）	最大剂量0.3mg/（kg·min）	支气管哮喘、慢性阻塞性 肺疾病、二和三度房室传导阻滞、心源性休克、难治性心功能不全禁用
维拉帕米	起始剂量5～10mg缓慢静推2min以上，如效果欠佳，15～30min再给5～10mg；静脉滴注给药，5～10mg/h	每日不超过50～100mg	严重低血压、心源性休克、二和三度房室传导阻滞、重度充血性心力衰竭、房扑或房颤合并房室旁道者禁用
地尔硫䓬	5～15μg/（kg·min）泵入		严重低血压、心源性休克、二和三度房室传导阻滞、重度充血性心力衰竭、严重心肌病患者禁用

2. 手术治疗

（1）Stanford A 型 AD Stanford A 型 AD 一经确诊，急诊手术是首选的治疗方法。出血性脑卒中、持续性昏迷、持续心肺复苏及合并严重伴随疾病是紧急手术治疗的相对禁忌证。年龄不是急性 Stanford A 型 AD 手术的禁忌。IRAD 研究显示，年龄＞ 70 岁是患者术后死亡的独立危险因素，但患者手术相关死亡率明显低于药物保守治疗。DeBakey Ⅰ型可采用升主动脉＋主动脉弓人工血管置换术＋改良象鼻手术，DeBakey Ⅱ型可采用升主动脉人工血管置换术，如合并主动脉瓣关闭不全和冠脉受累，同时需做主动脉瓣置换术和 Bentall 手术。如 Stanford A 型 AD 出现器官灌注不良，推荐采用杂交手术方案，即升主动脉和 / 或弓部置换，同时考虑经皮主动脉或分支动脉腔内治疗。

（2）Stanford B 型 AD　对于 Stanford B 型 AD，如病情稳定，不伴有并发症，可选择内科综合治疗，择期再考虑经皮腔内治疗。覆膜支架治疗 Stanford B 型夹层患者的调查研究（INSTEAD）显示，腔内治疗 Stanford B 型夹层（发病＞ 14 天）的主动脉重构率明显高于药物治疗，但两种治疗措施生存率相似。伴有并发症如持续或再发疼痛、药物难以控制的高血压、存在破裂征象或已经破裂等的 Stanford B 型夹层推荐首选腔内治疗，外科手术亦可考虑。

（谭胜玉）

第二节　周围动脉疾病

一、流行病学

周围动脉疾病（peripheral arterial disease，PAD）包括颈动脉、上肢动脉、肠系膜动脉、肾动脉和下肢动脉疾病。全球约 6% 的成人患有 PAD，且患病率呈上升趋势。其中下肢动脉疾病发病率最高，通常在 50 岁以后发病，患病率随着年龄增长而增加，在 65 岁以后呈指数增长，发病率达 10%～18%，80 岁时达到 20%。不同地理区域和民族群体中 PAD 的患病率也不同。在高收入国家，有症状的男性下肢动脉疾病更为多见，在中低等收入国家，女性发病率高于男性。与低收入和中等收入国家相比，年龄相关的 PAD 的升高在高收入国家中更明显。

二、病因与病理

动脉粥样硬化、血栓闭塞性脉管炎、Takayasu 动脉炎、巨细胞动脉炎、急性肢体缺血均可导致 PAD，最常见的是动脉粥样硬化，动脉发生血流受阻，使阻塞下方的肌肉萎缩纤维化，进一步发展为缺血性肌病和组织坏死。致冠状动脉粥样硬化的因素同样可导致周围动粥样硬化，例如吸烟、糖尿病、血脂异常、高血压、高同型半胱氨酸血症、腰围增加、代谢综合征、活动量减少、炎症因子和纤维蛋白原增高等。与不吸烟者相比，吸烟者患 PAD 的风险是不吸烟者的两倍，风险随吸烟的次数和吸烟年限累积而增加，尤其是 16 岁之前开始吸烟的人群风险更高。糖尿病患者发生有或无临床症状 PAD 的风险均增加。PAD 是动脉粥样硬化的炎症级联反应，炎症标志物如 C 反应蛋白（CRP）和白介素 -6（interleukin 6，IL-6）在有症状的 PAD 患者中升高，且与周围动脉疾病发生、进展和并发症密切相关。纤维蛋白原也与 PAD 相关，纤维蛋白原每升高 0.70g/L，5 年后发生 PAD 的危险增加 35%。同型半胱氨酸水平可用于评估周围动脉疾病的预后。自身免疫疾病（如系统性红斑狼疮和类风湿关节炎）增加周围动脉疾病危险。焦虑和抑郁、空气污染、重金属（如铅和镉等）的暴露也可增加 PAD 风险。

三、发病机制

PAD 主要是由外周动脉粥样硬化或血栓闭塞导致的供血不足以及相关的微血管功能障碍引起。血流受阻导致供血不足是 PAD 主要的病理生理改变。当管腔狭窄 ≥ 50%，静息时不存在压力阶差，运动时出现。运动时肌肉对代谢需求超过血供，局部代谢产物（包括腺苷、一氧化氮、钾和氢离子）积聚，引起周围阻力血管扩张，可使狭窄灌注压进一步下降。此外，肌内压在运动时升高，超过远端阻塞的动脉压力使血流中断。侧支血流通常可满足静息时骨骼肌的代谢需求，但不足以满足运动需要。

周围动脉粥样硬化的患者传输和阻力血管的扩张能力下降，血管舒缩反应性异常进一步减少血流。正常情况下，动脉对药理和生物化学刺激，如乙酰胆碱、5- 羟色胺、凝血酶、缓激肽以及血流增加时形成的切应力，产生扩张效应。内皮释放生物活性物质，尤其是一氧化氮，也可引起血管扩张。运动产生的血流刺激使健康人的传输血管松弛，运动肌肉的血管可得到灌注。PAD 患者由于内皮细胞功能受损，其血管对血流或药理刺激产生的内皮依赖性血管扩张反应减弱，运动肌肉的血管灌注不足。

除此之外，PAD 患者骨骼肌发生部分轴突去神经化，仅存 I 型氧化的慢收缩纤维，缺乏 II 型糖酵解的快收缩纤维。II 型纤维的缺失与肌肉力量和运动能力的下降有关。PAD 患者远端的骨骼肌在运动时发生无氧代谢较早，乳酸释放和酰基卡尼汀堆积增加，线粒体呼吸活性、磷酸肌苷和三磷酸腺苷恢复时间缩短，这种变化即使停止运动后持续时间也较长。

严重肢体缺血时主要是出现微循环障碍，患者皮肤毛细血管的数量减少、红细胞变形能力下降、白细胞黏附增加、血小板聚集、纤维蛋白原释放、微血栓形成、血管过度收缩和间质水肿，这些均导致毛细血管灌注下降。同时局部血管代谢产物释放使毛细血管前小动脉扩张，血管内压也下降，进一步导致毛细血管灌注压下降。

四、临床表现

PAD 的主要特征为动脉狭窄或闭塞，会导致生活质量下降、疼痛、活动受限、组织缺损以及包括卒中、血运重建、截肢和死亡在内的主要不良事件风险增加。其主要临床表现如下。

1. 下肢动脉疾病

随着病变程度加重，从无明显临床症状，逐渐出现间歇性跛行、静息痛、缺血性肌病甚至坏疽。间歇性跛行是一种由运动诱发的症状，表现为患者行走一段距离后，感到一侧或双侧下肢酸胀、紧束、麻木、乏力、灼烧、痉挛或疼痛而跛行，短时间休息（常＜10min）后上述症状缓解。病变累及主动脉和髂动脉会导致臀部、髋部、大腿的间歇性跛行。病变累及股、腘动脉会导致小腿间歇性跛行。病变累及胫、腓动脉会导致踝、趾性间歇性跛行。病变加重，导致血管闭塞，从而使相应部位组织缺血缺氧，即使不运动，休息状态下也会出现的疼痛为静息痛。典型的疼痛是小腿肌或动脉闭塞远端的肌群痉挛样疼痛。缺血患肢营养不良，皮肤冰冷干燥，且变得薄、亮、苍白，趾甲增厚且生长缓慢，毛发稀疏，肌肉萎缩，肢体远端脉搏减弱或消失，严重时可能出现肢体水肿，溃疡和坏疽，此时患者可出现 5 "P" 征，即无脉（pulselessness）、疼痛（pain）、苍白（pallor）、感觉异常（paresthesia）和麻痹（paralysis）。

2. 上肢动脉疾病

通常位于头臂干、锁骨下动脉和腋动脉的水平，临床症状与下肢动脉疾病类似，依次出现运动后疼痛、静息痛及缺血性疾病等。

3. 肠系膜动脉疾病

分为急性和慢性，临床上容易漏诊，且病死率高。急性肠系膜动脉疾病通常是血栓栓塞导致，80% 的患者存在急性肠系膜动脉栓塞临床三联征：①腹痛症状中腹部体征不明显；②胃肠排空症状，包括呕吐和腹泻；③存在形成栓子的基础疾病，如房颤。慢性肠系膜动脉疾病的典型症状为餐后腹痛、体重下降、腹泻或便秘。

4. 颈动脉疾病

早期患者没有临床症状，随病变加重可出现眩晕、思维模糊、共济失调、短暂性脑缺血发作（TIA），甚至缺血性脑卒中。

5. 肾动脉疾病

主要临床表现为高血压，如出现以下情况需高度警惕和排除肾动脉疾病：①持续高血压达 2 级或以上，伴有明确的冠心病、四肢动脉狭窄、颈动脉狭窄等；②高血压合并持续的轻度低血钾；③高血压伴脐周血管杂音；④既往高血压可控制，降压药未改变情况下突然出现血压难以控制；⑤顽固性或恶性高血压；⑥高血压患者左心室射血分数正常，但反复出现一过性肺水肿；⑦难以用其他原因解释的肾功能不全或非对称性肾萎缩（双肾长径差值大于15mm）；⑧服用血管紧张素转换酶抑制剂（ACEI）或血管紧张素Ⅱ受体拮抗剂（ARB）后出现血肌酐升高大于基线值30%或伴有血压显著下降。

五、辅助检查

1. 爱丁堡跛行问卷（Edinburgh Claudication Questionaire）

爱丁堡跛行问卷是用于 PAD 流行病学研究的有效诊断问卷（表 7-4）。

表7-4　爱丁堡跛行问卷

1. 走路时腿部有痛感或不舒服吗？
A. 没有→无间歇性跛行　　　　　B. 有→第二题

2. 疼痛是否在您静坐或站立时开始？
A. 不是→是间歇性跛行

3. 你上坡或快走时会发作吗？
A. 有→是间歇性跛行

4. 当你以平常的步态行走时，你是否会感到疼痛？
A. 没有→轻度间歇性跛行　　B. 有→中重度间歇性跛行

5. 如果你停下来会怎么样？通常持续超过10min，还是10min或更短时间内消失？
A. 10min内消失→间歇性跛行

6. 这种疼痛或不适在什么部位？
A. 典型部位：小腿　B.不典型部位：大腿、臀部　C.非间歇性跛行：皮肤、腘窝、关节、足部疼痛，或伴有放射痛

2. 踝肱指数（ankle brachial index，ABI）

ABI 可快速有效确诊下肢 PAD，具有价格低廉、无创、简便易行的优点。ABI 数值可用血压计分别测定双侧肱动脉和双侧踝动脉收缩压后计算得出：左（右）侧 ABI= 左（右）踝收缩压高值 / 双上肢收缩压高值，ABI 的正常值为 1.0～1.4，静息 ABI ≤ 0.9 诊断下肢 PAD 的敏感性约90%，特异性约95%。ABI 0.91～0.99 是临界值，ABI ＞ 1.40 需进一步检查。ABI 的测量方法包括多普勒超声法、示波法、体积描记法、光电容积描记法、听诊法和脉搏触诊法，其中最为常用的是多普勒超声和示波法。

3. 趾肱指数（toe brachial index，TBI）

TBI 可通过大拇趾动脉血压与肱动脉血压测量来计算。用大拇趾收缩压除以双上肢收缩压高值得出每条腿的 TBI。TBI ＜ 0.60 考虑下肢 PAD，但诊断临界值在不同研究中是不同的。TBI 可作为伴有动脉钙化 PAD 患者的辅助诊断手段。

4. 多普勒超声

包括 B 型超声、脉冲波、连续超声、彩色超声和强力多普勒模式，广泛用于检测和定位血管病变，并通过速度标准量化病变范围和严重程度。超声造影剂可以进一步提高多普勒超声诊断的敏感性。

5. 多排 CT 血管造影（CTA）

CTA 检查用时少，受呼吸活动影响小，属于非侵入性、宽适应性、高分辨率和 3D 复位的检查。CTA 与数字减影血管造影（DSA）和磁共振血管造影（MRA）相似，能显示血管走行图，对确定介入治疗策略、了解损伤部位和严重程度及上游 / 下游状态是必不可少的。但 CTA 缺乏功能和血流动力学数据，有辐射暴露风险和需使用碘对比剂，慢性肾脏疾病患者、造影剂过敏患者使用受限。造影剂的肾毒性可以通过最小化造影剂容量和检查前后水化来减少。

6. MRA

与 CTA 相比，MRA 不需要碘对比剂，并且具有较高的软组织分辨率，比动脉造影应用更广泛。植入起搏器和植入式心律转复除颤器（ICD）、幽闭性恐怖症和严重慢性肾病不能行 MRA 检查。

7. DSA

多被无创诊断方法替代，仅在血管介入治疗操作时应用。

六、诊断标准

1. 病史和家族史

可存在动脉硬化高危因素，如吸烟、糖尿病、高血压、高脂血症。评估个人史和家族史。家族史包括冠心病、脑血管病、主动脉瘤和下肢动脉疾病等。

2. 体格检查

详细的血管检查包括脉搏的触诊和动脉杂音的听诊。病变部位远端动脉搏动减弱或消失、双臂血压不对称（相差 ≥ 15mmHg）、狭窄部位动脉杂音都是 PAD 的重要体征。肾动脉狭窄时，在上腹部或腰背部可闻及收缩期杂音。

3. 多普勒超声检查

与 CTA、MRA、DSA 等影像学检查显示动脉硬化狭窄 ≥ 50% 或闭塞性病变。

4. 下肢 PAD 的诊断标准

包括：①有间歇性跛行、下肢静息痛、足温低、毛发少或足部皮肤发绀等下肢症状、股动脉闻及杂音、足背动脉或胫后动脉搏动减弱或消失；②静息时 ABI ＜ 0.9，或 TBI ＜ 0.6，或运动后 1min ABI 下降 20%；③多普勒超声检查与 CTA、MRA、DSA 等显示下肢动脉硬化狭窄或闭塞性病变。

七、治疗

PAD 的治疗目标包括促进动脉侧支血管生成、纠正缺血部位肌肉病理改变和限制供血动脉的动脉粥样硬化血栓形成，降低心血管疾病的发病率和死亡率，减少跛行症状及静息痛以提高生活质量。

1. 生活方式管理

（1）戒烟　吸烟是 PAD 最强烈的危险因素之一，减少吸烟可降低主要心血管不良事件（major adverse cadiovascular events，MACE）和主要肢体不良事件（major adverse limbic events，MALE），包括截肢风险的缺血和截肢的发生。戒烟可预防 PAD，应用含尼古丁的口香糖和贴剂的尼古丁替代疗法、含尼古丁的电子烟、安非他酮和伐伦克林可帮助戒烟。

（2）控制血糖　严格的血糖控制对 PAD 和糖尿病患者或需要血运重建的患者有益。应该选择具有心血管保护和减少 MALE 的药物。SGLT-2 抑制剂可降低 MACE 和截肢风险，患有 PAD 的 2 型糖尿病者应该使用 SGLT-2 抑制剂，也可考虑使用胰高血糖素样肽受体（glucagonlike peptide-1，GLP-1）激动剂和二肽基肽酶 4（dipeptidyl peptidase 4，DPP-4）抑制剂降糖治疗。

（3）降低血脂　血脂未达标的 PAD 患者，均应接受调脂治疗以减少 MACE 和 MALE。降脂目标为低密度脂蛋白胆固醇小于 1.8mmol/L，非高密度脂蛋白胆固醇小于 2.4mmol/L。他汀类药物为首选，单用他汀类不能达标者，可考虑联合降脂治疗，包括胆固醇吸收抑制剂和前蛋白转化酶枯草杆菌蛋白酶 Kexin-9 抑制剂等。

（4）控制血压　无禁忌证时，ACEI 或 ARBs 是 PAD 合并高血压患者的首选。降压目标为收缩压小于 120mmHg，但不应低于 110mmHg。PAD 患者如果两臂间血压测量值存在差异，则应将较高值用于诊断和治疗的标准。

2. 运动疗法

运动疗法主要用于下肢 PAD，目标是提高最大和无痛步行距离和时间。制订以家庭或社区为基础的运动计划，改善腿部症状和生活质量。行走是首选运动方式，其他形式的运动还包括骑行、手臂测力计训练、撑杆跨步走、北欧式健步走或动态腿部运动等，也能改善腿部症状。抗阻训练可以作为步行疗法的补充，但不能作为替代治疗。运动疗法应包括至少 30min 的受监督的运动康复，每周至少 2 次，进行 12 周。例如：鼓励患者在运动平板上行走 8～9min，在

8～9min 的间隔期结束时，速度和 / 或倾斜度足以引起 60%～80% 疼痛发作，然后患者休息直至疼痛消失，再进行下一次步行周期，重复 3 次直至疼痛完全缓解。在运动过程中，由治疗师调整行走速度和 / 或倾斜度以达到上述参数。完成运动计划后，应鼓励每天至少行走 30min，每周 3 次，以维持运动治疗过程中的行走距离和生活质量。

3. 药物治疗

PAD 患者的主要药物治疗是抗栓治疗，包括抗血小板和抗凝治疗。即使是单纯无临床症状的 PAD 患者也需使用抗血栓治疗。单一抗血小板治疗被认为是最佳的抗血栓选择，特别症状轻并高出血风险患者，可选用阿司匹林（75～325mg/d）或氯吡格雷（75mg/d），首选氯吡格雷。近期（＜1 年）接受了冠状动脉血运重建的下肢 PAD 患者应考虑替格瑞洛和阿司匹林的联合治疗。

小剂量利伐沙班（2.5mg，2 次 / 日）联合阿司匹林（80～100mg，1 次 / 日）的抗栓治疗适合以下 PAD 患者：①低出血高缺血风险患者，如多血管疾病、糖尿病、心力衰竭或肾功能不全患者；②外周血运重建高风险患者，如可能需截肢、静息痛、缺血性溃疡等患者；③有其他抗凝指征的重度心力衰竭（纽约心脏协会分级 Ⅲ～Ⅳ 或左心室射血分数＜30%）患者。

不宜应用小剂量利伐沙班联合阿司匹林的患者包括：① 正在使用细胞色素 P450 家族 3 亚家族 4（CYP3A4）或 p-gp 糖蛋白药物的患者；②近期卒中（＜1 个月）；③既往出血性卒中；④肾小球滤过率小于 15mL/min；⑤心房颤动或急性静脉血栓者。

4. 血运重建

血运重建方法有血管内介入治疗和外科手术治疗 2 种。介入治疗包括经皮球囊扩张、支架置入和激光血管成形术。外科手术包括人造血管和自体血管旁路移植术。

（1）颈动脉 当决定对颈动脉狭窄 50%～99% 的有症状患者进行血运重建时应尽早手术。有症状颈动脉狭窄 50%～99% 的患者和无症状颈动脉狭窄 60%～99%、外科手术中危患者应考虑行颈动脉内膜切除术。近期有症状颈动脉狭窄 50%～99% 的患者，解剖学特征不佳或合并临床并发症，且颈动脉内膜切除术高危，可考虑行颈动脉支架置入术。无症状颈动脉狭窄 60%～99%、颈动脉内膜切除术高危患者，可考虑行颈动脉支架置入术。

（2）锁骨下动脉 有症状锁骨下动脉狭窄或闭塞患者可考虑血运重建术，选择支架置入术还是外科手术取决于病变特点和患者危险分层。接受内乳动脉冠状动脉旁路移植术的无症状锁骨下动脉狭窄患者，如出现锁骨下动脉近端狭窄或有心肌缺血证据可考虑行血运重建术。无症状锁骨下动脉狭窄患者，如行同侧动静脉瘘透析术，可考虑行血运重建术。

（3）肠系膜上动脉 急性血栓性闭塞患者，优先考虑血管腔内治疗，亦可考虑外科手术。有症状多支血管慢性肠系膜缺血患者，推荐血管重建术。

（4）肾动脉 不推荐动脉粥样硬化导致的肾动脉狭窄常规进行血运重建术。血运重建的解剖学指征包括：①肾动脉直径狭窄＞70% 是比较有力的解剖学指征。②肾动脉狭窄 50%～70%，需有明确的血流动力学依据，如跨病变收缩压差＞ 20mmHg 或平均压差＞ 10mmHg。

血管重建临床指征包括：①严重高血压（持续高血压 2～3 级）、恶性高血压、难治性高血压、高血压恶化或药物治疗不耐受；②单功能肾或双侧肾动脉狭窄合并肾功能不全，血肌酐 ≤ 265μmol/L；③一过性肺水肿；④不稳定型心绞痛。

以控制血压为目的的血运重建必须满足解剖学和临床指征，且能证明狭窄与血压升高存在因果关系。高血压或存在肾动脉纤维肌性发育不良导致肾损害的患者可考虑进行球囊扩张或支架成形术。对于存在血运重建术指征的患者，如果肾动脉解剖复杂，血管腔内成形术失败或者其间接受主动脉开放性手术，可考虑进行外科血运重建术。

（5）下肢动脉　血运重建术适用于严重间歇性跛行影响生活质量、药物治疗无效、伴静息疼痛、皮肤溃疡及坏疽等的患者。主髂动脉短的闭塞病变（＜ 5cm）优先进行血管腔内成形术，主髂动脉闭塞适合外科手术（可进行主股动脉旁路移植术），如果是较长主髂动脉病变或者双侧病变优先考虑进行血管腔内成形术。股腘动脉短的闭塞病变（＜ 25cm）优先进行血管腔内成形术，可以考虑进行支架置入术，自体大隐静脉可用于股腘动脉旁路移植术。腘动脉以下病变腔内治疗的主要目的是保肢，球囊扩张是首选治疗方案。支架植入仅作为球囊扩张成形术效果不满意或失败后（压力差持续存在、残余狭窄＞ 50% 或发生影响血流的夹层）的补救治疗方法。

（欧阳敏）

第三节　周围静脉疾病

一、流行病学

周围静脉疾病是老年人常见疾病之一，主要包括单纯性下肢静脉曲张、非血栓性髂静脉压迫综合征（May-Thurner 综合征或 Cockett 综合征）、急性下肢深静脉血栓形成（deep venous thrombosis，DVT）以及深静脉血栓形成后综合征（post-thrombotic syndrome，PTS）等。这些疾病会导致静脉高压，甚至进展为静脉溃疡，临床表现为肢体水肿、皮肤改变等。国外文献报道成人大隐静脉曲张的患病率达 25%。原发性下肢浅静脉曲张成人患病率为 10%，女性患病率略高于男性。急性 DVT 1h 内死亡率达 4%，1 个月内的死亡率达 6%～10%。50% 的急性 DVT 患者 2 年内可发展为 PTS，5%～10% 的患者可发展为严重的 PTS，髂股静脉血栓患者或全肢静脉血栓患者发生 PTS 概率更高。因此，早期诊断与治疗可以有效缓解患者症状，预防和降低肺栓塞与 PTS 的发生率。

二、病因、病理与发病机制

单纯性下肢静脉曲张是指下肢浅静脉伸长、迂曲而呈曲张状态。国际上对下肢浅静脉曲张的发病机制存在多种理论，但普遍认同是由轴向静脉的功能障碍所致，静脉壁薄弱或浅静脉瓣膜关闭不全，会导致静脉内血液倒流，远端静脉淤滞，继而病变静脉壁扩张、变性、出现不规则膨出和扭曲。久站、重体力劳动、妊娠、习惯性便秘、慢性咳嗽等是患病的高危因素。

血栓性髂静脉压迫是导致下肢慢性静脉功能不全的主因之一，由于解剖上腰骶椎前方髂动脉对髂静脉的压迫，导致静脉管腔狭窄，管壁出现隔膜或峰状结构，引起下肢静脉和盆腔静脉回流障碍，也会引起下肢髂股静脉血栓形成。最常见的是右侧髂总动脉对左侧髂总静脉的压迫，动脉瘤、肿瘤引起的髂静脉压迫少见。

Virchow 三要素可以解释大部分血栓形成的病理机制：静脉淤滞、血管内膜损伤、炎症 / 高凝状态。DVT 危险因素包括遗传性和获得性因素。遗传性危险因素从机制上大致分为四类遗传缺陷：①凝血抑制因子基因功能丧失，如抗凝血酶基因、蛋白 C 基因、蛋白 S 基因、血栓调节蛋白基因变异，可导致抗凝血系统功能减弱。②促凝因子功能基因获得，如凝血酶原基因 *G20210A*、凝血因子 V 基因 *Leiden*、血管性血友病因子（von willebrand factor，vWF）及凝血因子Ⅷ的部分相关基因突变，可导致血液促凝趋势增强。③纤溶系统基因功能异常，如纤溶酶原激活物抑制剂 -1 基因 4G/5G（*PAI-1 4G/5G*），可导致纤溶系统功能抑制。④其他可间接影响凝血的基因变异或表观遗传学改变，如高 DNA 甲基化水平可引起多种抗凝血因子沉默。获得性危险因素包括易栓因素和易栓疾病，在临床上获得性危险因素更为多见，并且常叠加出现于同一患者，根据其不同风险比值比（odds ratio，OR）可分为强危险因素、中等危险因素和弱危险因素（见表 7-5）。新型冠状病毒感染（COVID-19）是最新的血栓危险因素，COVID-19 感染通常会导致高凝状态，即使应用抗栓药物，静脉和动脉血栓栓塞事件的发生率仍较高。

DVT 的病因可能因患者而异，但与血栓形成有关的主要病理生理因素被认为是促凝血的增加。下肢深静脉血栓形成会导致局部炎症反应、静脉压升高、血栓机化、静脉再通、静脉瓣膜破坏等一系列病理生理学过程，若未给予及时、有效的治疗，可导致 PTS 的发生。PTS 的发病机制复杂，目前关于 PTS 发生、发展机制的研究较少，考虑与生理学解剖、静脉压升高、炎症反应等因素有关。PTS 好发于髂静脉和股静脉，左侧髂总静脉的行径较长，部分左髂总静脉腔受右髂总动脉压迫，这对 PTS 的发生、发展具有重要的影响。生理解剖学因素导致的髂静脉狭窄或闭塞引起下肢静脉血流动力学的改变，导致静脉压升高，也是深静脉血栓复发的主要独立危险因素。深静脉血栓可导致静脉血液回流受阻，下肢深静脉持续高压，进而造成

表7-5 深静脉血栓危险因素

分类	危险因素
强危险因素 （OR≥10）	骨科和神经外科大手术、大创伤
	最近（＜3个月）因急性心脏病住院
	浅静脉血栓栓塞症
	抗磷脂综合征
	肿瘤进展期（取决于类型和分期）、化疗
中等危险因素 （OR 2～9）	膝关节腔镜手术
	植入静脉导管
	口服避孕药/激素替代疗法/体外受精术（取决于激素的剂量和类型）
	怀孕或产褥期
	炎症和自身免疫性疾病
	感染
	肿瘤进展期（取决于类型和分期）、化疗
	充血性心力衰竭或呼吸衰竭
	遗传性血栓形成症
	浅静脉血栓形成（距离隐股静脉交界或深静脉系统＞3cm，长度＞5cm）
	偏瘫
弱危险因素 （OR＜2）	卧床（＞3天）/坐位时间延长
	年龄
	肥胖
	浅静脉血栓
	静脉曲张/慢性静脉功能不全
	腹腔镜手术

下肢淤血，而腓肠肌泵功能受损会进一步加重下肢淤血，引起血液反流，诱导血栓形成，血栓清除不彻底会导致静脉再闭塞，引发静脉压升高、下肢肌肉组织灌注不足、缺血、缺氧、细胞坏死、炎性渗出。下肢静脉回流障碍及静脉反流造成的静脉高压可能是下肢皮肤溃疡形成的主要原因。首先，血栓形成后的静脉梗阻直接导致下肢静脉回流障碍，即使血管再通，静脉瓣膜功能也会受到不同程度的影响，造成下肢静脉反流，而人直立行走的特性又进一步加重了静脉反流。其次，多种因素相互作用导致下肢静脉压进行性升高，静脉高压状态可导致静脉有效滤过压增加，造成纤维蛋白原等大分子物质漏出，积聚于毛细血管周围组织间隙内，从而阻碍细胞间的营养物质交换，造成皮肤组织缺氧、溃疡形成、坏死。白细胞和内皮细胞的炎症反应在PTS的形成过程中起到关键作用。白细胞介导的静脉循环内炎症反应可能是慢性静脉功能不全形成、静水压升高的生理基础，静脉高压则会进一步导致血细胞和纤维蛋白原外渗至皮内，促进炎症级联反应，白细胞介素、D-二聚体、纤维蛋白单体复合物的分泌增加会造成血管内皮

细胞损伤、坏死、肿胀，损伤下肢静脉瓣膜和腓肠肌泵功能，为后续出现的血液反流、阻塞创造条件，最终导致下肢皮肤坏死和溃疡形成。

三、临床表现

1. 大小隐静脉曲张

主要表现为下肢浅静脉扩张、迂曲，下肢沉重和乏力感，可出现踝部轻度肿胀和足靴区皮肤变化，如色素沉着、皮炎、湿疹、皮下脂质硬化和溃疡，部分患者下肢可形成浅静脉血栓。

美国静脉学会对静脉曲张的临床表现（clinical，C）、病因（etiology，E）、解剖（anatomy，A）和病理生理（pathophysiology，P）进行了较为全面的分级，其中临床表现分级见表 7-6。

表 7-6　静脉曲张 CEAP 分级表

分级	病变程度与体征
C0	无可见或可触及的静脉疾病体征
C1	毛细血管扩张或者网状静脉扩张
C2	静脉曲张（直径≥3mm与网状静脉扩张视为静脉曲张）
C3	水肿
C4	继发于CVD的皮肤和皮下组织改变，现分为两个亚级以便更好地区别静脉疾病的程度。C4a：色素沉着或者湿疹；C4b：皮肤脂肪硬化症或者白色萎缩症
C5	愈合的静脉性溃疡
C6	未愈合的静脉性溃疡
S	有症状，包括隐痛、酸痛、胀痛、皮肤不适、沉重感、肌肉痉挛以及其他与CVD有关的不适感觉
A	无症状

注：CVD 为慢性静脉疾病。

2. 非血栓性髂静脉压迫

早期缺乏典型的临床表现，病程较长者出现下肢酸胀沉重，小腿或者踝部水肿，久站或午后加重，平卧或肢体抬高缓解。严重者小腿尤其是踝部可出现浅静脉曲张和皮肤营养性改变，包括皮肤萎缩、脱屑、色素沉着、皮肤和皮下组织硬结、湿疹和难愈性溃疡，甚至引起耻骨上或臀部静脉曲张或精索静脉曲张。

3. 深静脉血栓形成

主要临床表现为患肢肿胀、疼痛和压痛。典型表现为突发性单侧肢体肿胀，呈非凹陷性水肿，伴肤色泛红，皮温较对侧升高，肿胀严重时伴皮肤水疱。血栓阻塞静脉使其回流受阻时，引起患肢胀痛，肢体下垂时疼痛加重；血栓静脉炎症反应可导致患肢局部产生持续性疼痛。足背屈时小腿腓肠肌可有明显疼痛，称为 Homans 征阳性。小腿后侧肌群压痛为 Neuhof 征阳性。局部炎症反应和血栓吸收可出现低热。当血栓广泛累及肌肉内静脉丛向髂股静脉，组织张力极度增高，致使下肢动脉痉挛，肢体出现缺血甚至坏死征象，临床表现为剧烈疼痛，患肢皮肤发亮，伴有水疱或血疱，皮色发绀，称为股青肿。严重者甚至伴有高热、精神萎靡，易出现休克表现及下肢湿性坏疽。

下肢急性深静脉血栓可分为三型。①周围型：腘静脉 - 小腿深静脉血栓形成，部分蔓延至股浅静脉，临床表现一般不明显，偶见小腿轻度肿胀、疼痛和压痛，甚至剧痛。患足不能着地平踏，行走时症状加重，小腿深压痛，Homans 征阳性。②中央型：髂 - 股静脉血栓形成，起病往往急剧，下肢肿胀明显，患侧髂窝、股三角区有疼痛和压痛，患者体温及患肢皮温升高。左侧躯体受累多于右侧。③混合型：髂静脉、股静脉、腘静脉和小腿深静脉全下肢 DVT，血栓范围最广，症状较重，患肢明显肿胀、剧痛，股三角区、腘窝、小腿肌层广泛压痛，可伴有体温升高和脉率加速，最严重者出现股青肿。

4. PTS

一般发生于急性下肢 DVT 6 个月后，其临床表现多样。轻至中度的 PTS，常见症状包括患肢酸胀、沉重、水肿、痉挛、皮肤瘙痒、足靴区皮肤色素沉着、静脉扩张、静脉曲张、湿疹等。通常在站立或长时间行走后加重，休息或抬高患肢则有所减轻。5%～10% 的患者会出现严重的 PTS，表现为剧烈疼痛、顽固性水肿和慢性静脉溃疡。此外，部分患者有白色萎缩症、皮肤脂肪硬化症的表现。

四、辅助检查

1. 体格检查

（1）Trendelenburg 试验　可检查大隐静脉瓣膜功能。嘱患者平卧，抬高患肢使静脉排空，在大腿根部扎止血带，阻断大隐静脉，然后让患者站立，迅速释放止血带。①松解止血带前，大隐静脉萎陷空虚，松解止血带时，大隐静脉立即自上而下充盈，提示大隐静脉瓣膜功能不全，而大隐静脉与深静脉之间的交通支瓣膜功能正常。②松解止血带前，大隐静脉已部分充盈曲张，松解止血带后，充盈曲张更为明显，提示大隐静脉瓣膜及其与深静脉间交通支瓣膜均功能不全。③松解止血带前，大隐静脉即有充盈曲张，松解止血带后，曲张静脉充盈并未加重，提示大隐静脉与深静脉间交通支瓣膜功能不全，而大隐静脉瓣膜功能正常。在腘窝部扎止血带，可以检测小隐静脉瓣膜的功能。

（2）Perthes 试验　可检查深静脉是否通畅。嘱患者站立，待患肢浅静脉明显充盈时，用止血带阻断大腿浅静脉主干，嘱患者用力踢腿或做下蹲活动连续 10 余次。此时，由于小腿肌泵收缩迫使浅静脉血液向深静脉回流，使曲张静脉排空。如活动后充盈的浅静脉消失或明显消退，表示深静脉回流通畅；如活动后充盈的浅静脉不消失反而加重，甚至出现胀痛，说明有深静脉阻塞。下肢静脉结扎或切除者不宜进行该实验。

2. 实验室检查

应动态监测血浆 D- 二聚体。D- 二聚体是继发性纤溶的特有代谢产物，水平与血栓大小和活动性相关，有助于了解抗凝的疗效，也可以评估急性下肢 DVT 患者纤维蛋白形成或降解情况。当患者存在手术、创伤、大出血、广泛挫伤、缺血性心脏病、脑血管意外、传染病、恶性肿瘤、外周动脉疾病或动脉瘤、妊娠、高龄、大面积烧伤时，D- 二聚体可能升高，因此 D- 二聚体阳性的特异度不高，若测得 D- 二聚体 $< 500\mu g/L$ 时，可排除急性 DVT。

3. 影像学检查

（1）下肢静脉多普勒超声　可以准确地显示静脉的结构、血栓的部位及形态、静脉管腔阻塞的程度、血管周围的组织等，还可以提供血流动力学信息，对于诊断下肢静脉曲张和判断反流部位非常重要，是周围静脉疾病首选的诊断方法。该方法直观、无创、经济，目前在临床应用广泛，但需要认真全面检查静脉，判断造成反流的主要静脉、静脉走向及反流程度。该检查包括双侧髂静脉，但由于髂静脉段深、肥胖等因素影响，超声主要观察流入道股腘段静脉通畅程度、瓣膜关闭情况及有无血液反流。近心端挤压或做 Valsalva 动作可提高诊断准确性。加压超声则通过观测静脉是否可完全压迫，诊断静脉内有无血栓。

（2）CT 静脉成像（CT venogram，CTV）/ 磁共振静脉成像（magnetic resonance venogram，MRV）　CTV 是在下肢增强 CT 扫描静脉相的基础上进行三维重建，可以较清晰地显示下肢深浅静脉以及穿通静脉是否通畅。主干静脉堵塞时有助于明确侧支循环情况。MRV 是在下肢MRI 扫描静脉相的基础上进行三维重建，清晰度不如 CTV，对于近心端大血管，如腔静脉、股静脉，敏感度和特异度均高，对于远心端小血管作用有限，适用于肾功能不全的患者。二者均有助于明确髂静脉压迫的病因诊断，多用于诊断髂腔静脉病变。

（3）静脉造影　静脉造影是 DVT 的"金标准"，但是属于有创性检查，存在必须使用造影剂、需要静脉通路和放射暴露的风险。可以清楚显示病变部位、范围及形态，血栓再通及侧支循环情况。DVT 征象主要表现为深静脉不显影或造影剂受阻，管腔内充盈缺损、双轨征。

（4）血管内超声（intravascular ultrasound，IVUS）　主要用于髂静脉压迫的腔内治疗中，可显示髂静脉受压处血管壁、血管腔内的细微解剖结构，精确地测量管腔直径，准确判断髂静脉狭窄程度，是明确髂静脉受压程度的"金标准"，并可测量髂静脉狭窄段病变长度。

五、诊断标准

周围静脉疾病诊断需结合临床表现及影像学检查，包括下肢静脉多普勒超声、CTV、

MRV、IVUS 或者下肢静脉造影。

临床上可以用 Wells 评分（见表 7-7）来预测深静脉血栓形成的可能性。临床可能性：低度 ≤ 0 分，中度 1～2 分，高度 ≥ 3 分。若双侧下肢均有症状以症状严重的一侧为准。

表7-7　Wells评分表

病史及临床表现	评分/分
肿瘤	1
瘫痪或近期石膏固定	1
近期卧床>3天或近 12 周内大手术	1
沿深静脉走行的局部压痛	1
全下肢水肿	1
与健侧相比小腿肿胀长周径大于 3cm	1
既往有下肢深静脉血栓形成病史	1
症状侧凹陷性水肿	1
有浅静脉的侧支循环（非静脉曲张）	1
类似或与下肢深静脉血栓形成的相近诊断	−2

Villalta 评分常用于 PTS 的临床诊断、病情严重程度的评估、治疗。Villalta 评分细则见表 7-8，0～4 分提示无 PTS；≥ 5 分提示存在 PTS：5～9 分为轻度 PTS，10～14 分为中度 PTS，≥ 15 分或溃疡为重度 PTS。

表7-8　Villalta评分　　　　　　　　　　单位：分

项目	无	轻度	中度	重度
5项症状				
疼痛	0	1	2	3
痉挛	0	1	2	3
沉重感	0	1	2	3
感觉异常	0	1	2	3
瘙痒	0	1	2	3
6项体征				
胫前水肿	0	1	2	3
色素沉着	0	1	2	3
静脉扩张	0	1	2	3
发红	0	1	2	3
皮肤发硬	0	1	2	3
小腿按压痛	0	1	2	3
溃疡	无	无	无	有

六、治疗

1. 物理治疗

（1）体位治疗 避免长时间站立，静卧时抬高肢体有利于静脉回流，大部分轻症患者通过体位治疗可以取得一定疗效。

（2）压力治疗 压力治疗可以有效改善腿部疼痛、沉重感，减轻水肿，促进溃疡愈合，防止溃疡复发。可以选用弹力袜、弹力绑带、间歇充气压力泵、Unna 糊靴或者腿部矫形器。首选弹力袜，舒适度更佳，轻症患者可以选择 20～30mmHg 压力，重症患者建议选择 30～40mmHg 压力。排除血栓的风险或血栓清除后，患肢可使用间歇加压充气治疗。对于合并充血性心力衰竭或合并严重下肢动脉闭塞的患者，慎重选择压力治疗。

（3）运动治疗 下肢肌肉泵的运动有利于静脉血液回流，规律行走锻炼有助于缓解症状，配合弹力袜的使用可以取得较好的治疗效果。

2. 药物治疗

（1）静脉活性药物 包括：①七叶皂苷类。为马栗种子提取物，具有降低毛细血管渗透性，减少渗出，减轻水肿，增加静脉张力，活化静脉瓣膜，促进静脉血液回流，清除自由基等作用。②黄酮类。微粒化纯化黄酮类的小肠吸收率是非微粒化黄酮类的 2 倍，具有静脉抗炎作用，可抑制白细胞和血管内皮细胞的相互作用。非微粒化黄酮类对缓解慢性静脉疾病症状也有较好疗效。③香豆素类。可降低毛细血管通透性，促进血液循环及增加血液流量，促进淋巴回流，有效减轻水肿。静脉活性药物共同作用机制是增加静脉张力，降低血管通透性，促进淋巴和静脉回流，提高肌泵功能。可与硬化剂治疗、手术和（或）压力治疗联合使用，至少使用 3～6 个月。

（2）抗凝药物 主要用于预防和治疗血栓形成，包括普通肝素、低分子肝素、华法林、新型口服抗凝药。肝素和低分子肝素为注射用药，华法林需监测国际标准化比值（INR），且治疗剂量范围窄，个体差异大，药效易受多种食物和药物影响。新型口服抗凝药无须监测和调整剂量，口服不受食物影响，吸收快，半衰期短，起效快，停药后抗凝作用消失快。目前国内的新型口服抗凝药主要有利伐沙班、达比加群、艾多沙班。利伐沙班推荐用法为 15mg，2 次 / 日，服用 21 天；之后维持剂量为 20mg，1 次 / 日。达比加群推荐用法为 150mg，2 次 / 日。艾多沙班推荐用法为 60mg，1 次 / 日；体重小于 60kg，肌酐清除率小于 50mL/min，合并 P-gp 糖蛋白药物（如环孢素、决奈达隆、红霉素、酮康唑）者需减量至 30mg，1 次 / 日。

（3）其他药物治疗 包括：①类肝素抗栓药物。如舒洛地特，有硫酸艾杜黏多糖和硫酸皮肤素两个主要成分，有较强的抗血栓作用，同时具有保护内皮、抗血小板和抗炎作用。②利尿剂。对于静脉血栓后遗症本身治疗效果较小，合并充血性心力衰竭的患者可适当选用，但长期使用可能会导致一些并发症。③其他药物。如纤维蛋白溶解剂、己酮可可碱、阿司匹林、前列

腺素 E_1，均对溃疡的愈合有一定辅助作用。

（4）创面局部处理　对于局部溃疡患者不推荐使用抗生素，水凝胶伤口敷料可以保持伤口的湿性愈合，促进局部肉芽上皮化。对于大面积的溃疡使用皮肤替代产品和表皮移植可以促进溃疡的愈合。

3. 硬化剂治疗

硬化剂治疗主要用于静脉曲张，其适应证为：下肢静脉曲张（管径 ≤ 8mm）、分支静脉曲张、穿通支静脉功能不全、网状静脉曲张、毛细血管扩张（蜘蛛状静脉曲张）、静脉曲张治疗后残留或复发、腿部溃疡周围静脉曲张、静脉畸形（低流量）。

绝对禁忌证：已知对硬化剂过敏、急性 DVT 和 / 或肺栓塞（pulmonary embolism，PE）、硬化治疗区域局部感染或重度全身感染、长期制动和限制卧床、已知的右向左分流的先天性心血管发育畸形（如症状性卵圆孔未闭）。

相对禁忌证：严重外周动脉闭塞性疾病；全身情况较差；严重过敏体质；血栓栓塞风险较高（如血栓栓塞病史、有严重血栓形成倾向、高凝状态和恶性肿瘤）；急性浅表静脉血栓；既往硬化疗法后神经系统疾病，包括偏头痛。

4. 手术治疗

手术治疗包括介入治疗和传统手术治疗。介入治疗包括接触性导管溶栓术（catheter directed thrombolysis，CDT）、射频腔内消融闭合术（radiofrequency ablation，RFA）、激光腔内消融闭合术（endovenous laser ablation，EVLA）、微波静脉腔内消融闭合术（endovenous microwave ablation，EMA）、髂静脉扩张支架植入术、髂股静脉支架成形术、下肢静脉滤器（inferior vena cava filter，IVCF）置入术、IVCF 回收术等。传统手术治疗包括大 / 小隐静脉高位结扎剥脱术、经皮机械血栓清除术等。另外，严重下肢 DVT，有导致肢体缺血性坏死可能者，而当地没有技术或设备行经皮机械血栓清除术时，可采取股静脉切开取栓。各类手术适应证不同，但其共同禁忌证包括：高龄、全身情况不耐受手术，预期寿命 ≤ 1 年；存在未纠正的凝血功能障碍或活动性出血（颅脑出血、消化道出血等）；严重肝肾功能不全等重要脏器功能障碍。因此，老年人应慎重选择手术治疗方式。

（欧阳敏）

参考文献

[1]　中国医师协会心血管外科分会大血管外科专业委员会. 主动脉夹层诊断与治疗规范中国专家共识. 中华胸心血管外科杂志, 2017, 33(11): 641-654.

[2] 中国医师协会心血管外科分会大血管外科专业委员会 . 急性主动脉夹层诊断与治疗规范中国专家共识 (2021 版). 中华胸心血管外科杂志 , 2021, 37(5): 257-269.

[3] Erbel R, Aboyans V, Boileau C, et al. 2014 ESC Guidelines on the diagnosisi and treatment of aortic diseases: Document covering acute and chronic aortic diseases of the thoracic and abdominal aorta of the adult.The Task Force for the Diagnosis and Treatment of Aortic Diseases of the European Society of Cardiology(ESC). Eur Heart J, 2014, 35(41): 2873-2926.

[4] Wang W, Duan W, Xue Y, et al. Clinical features of acute aortic dissection from the Registry of Aortic Dissection in China. Thorac Cardiovasc Surg, 2014, 148(6): 2995-3000.

[5] Trimarchi S, Eagle K A, Nienaber C A, et al. Role of age in acute type A aortic dissection outcome : report from the International Registry of Acute Aortic Dissection (IRAD). J Thorac Cardiovasc Surg, 2020, 140(4): 784-789.

[6] Nienaber C A, Rousseau H, Eggebrecht H, et al. Randomized comparison of strategies for type B aortic dissection: the INvestigation of STEnt Grafts in Aortic Dissection (INSTEAD)trial. Circulation, 2009, 120(25): 2519-2528.

[7] 汪忠镐 . 汪忠镐血管外科学 .1 版 . 杭州 : 浙江科学技术出版社 , 2010.

[8] Abramson B L, Al-Omran M, Anand S S, et al.Society Guidelines Canadian cardiovascular society 2022 guidelines for peripheral arterial disease. Canadian Journal of Cardiology, 2022, 38(2022): 560-587.

[9] Abola M T B, Golledge J, Miyata T, et al. Asia-Pacific consensus statement on the management of peripheral artery disease. a report from the Asian Pacific Society of Atherosclerosis and Vascular Disease Asia-Pacific Peripheral Artery Disease Consensus Statement Project Committee. J Atheroscler Thromb, 2020, 27: 809-907.

[10] Treat-Jacobson D, McDermott M M, Beckman J A, et al. AHA SCIENCE ADVISORY: implementation of supervised exercise therapy for patients with symptomatic peripheral artery disease.Circulation, 2019 , 140(13): 700-710.

[11] Aboyans V, Ricco J B, Bartelink M E L, et al. 2017 ESC guidelines on the diagnosis and treatment of peripheral arterial diseases, in collaboration with the European Society for Vascular Surgery (ESVS). European Heart Journal, 2017, 38(1), 1-60.

[12] Terlouw L G, Moelker A, Abrahamsen J, et al.Clinical guidelines on the diagnosis and treatment of patients with chronic mesenteric ischaemia. United European Gastroenterol J, 2020, 8(4): 371-395.

[13] Huber T S, Bjorck M, Chandra A, et al. Chronic mesenteric ischemia clinical practice guideline from the society for vascular Surgery. J Vasc Surg. 2021, 73(1S): 87S-115S.

[14] Mazzolai L, Ageno W, Alatri A, et al.Second consensus document on diagnosis and management of acute deep vein thrombosis: updated document elaborated by the ESC Working Group on aorta and peripheral vascular diseases and the ESC Working Group on pulmonary circulation and right ventricular function. European Journal of Preventive Cardiology, 2021, 13: 1-16.

[15] Kakkos S K, Gohel M, Baekgaarda N, et al. European Society for Vascular Surgery (ESVS) 2021 clinical practice guidelines on the management of venous thrombosis. Eur J Endovasc Surg, 2021, 61(1): 9-82.

[16] 吴丹明 . 常见静脉疾病诊治规范 (2022 年版). 中华血管外科杂志 , 2022, 7(1): 12-29.

[17] Misra S, Shishehbor M, Takahashi E A, et al. AHA SCIENTIFIC STATEMENT perfusion assessment in critical limb ischemia: principles for understanding and the development of evidence and evaluation of devices. a scientific statement from the American Heart Association. Circulation, 2019 , 140: e1-e16.

第八章
老年先天性心脏病

老年先天性心脏病是幼儿先天性心脏病的延续。人们对先天性心脏病的认识只局限在婴幼儿好发病上，加上检测设备的落后，使得老年人先天性心脏病的检出率非常低，常常导致患者因误诊而延迟治疗，造成严重的后果。一般老年先天性心脏病患者在早期的症状均不明显，所以不容易察觉。但是随着科学技术的发展，尤其彩色多普勒超声技术的使用提高了老年先天性心脏病的诊断率。老年先天性心脏病主要包括房间隔缺损、室间隔缺损、动脉导管未闭、卵圆孔未闭、肺动脉狭窄、法洛四联症等，其中房间隔缺损患者最多。

第一节　房间隔缺损

房间隔缺损（atrial septal defect，ASD）为临床上常见的先天性心脏畸形，是原始房间隔在胚胎发育过程中出现异常，致左、右心房之间遗留孔隙。房间隔缺损可单独发生，也可与其他类型的心血管畸形并存。

一、流行病学

本病约占所有先天性心脏病的 10%，占成人先天性心脏病的 20%～30%，是老年人最常见的先天性心脏病，女性多见，男女发病率之比为 1∶（1.5～3），且有家族遗传倾向。由于小儿期症状多较轻，不少患者到成人时才被发现，50% 的患者可活过 40 岁。但 60 岁以上患者因临床表现多且不典型常易误诊或漏诊。

二、病理与生理

房间隔缺损是指在胚胎发育过程中，房间隔的发生、吸收和融合出现异常，导致左、右心房之间残留未闭的缺损。分为原发孔和继发孔型。继发孔型占 ASD 的 60%～70%，有以下几种类型：①中央型缺损。占房间隔缺损的大多数。位于房间隔中下部，多呈卵圆形。缺损也可能是扩大未闭的卵圆孔，直径 1～2cm。②下腔型缺损。无下缘，位于下腔静脉入口之上。③上腔型缺损，较为少见。缺损在上腔静脉入口下方，直径 1～2cm，多伴有右上肺静脉畸形引流。④混合型。上述几种类型可能同时出现。原发孔型占 ASD 的 15%～20%，缺损位于房间隔的下部，因原发房间隔发育不良或者心内膜垫发育异常导致，其上缘为原发房间隔形成的弧形边缘，下缘为左房室瓣、右房室瓣的共同瓣环。

两岁前左右心室顺应性相近，经房间隔缺损左向右的分流不明显。随着左心室顺应性降低，分流逐渐增加。分流量主要取决于缺损的大小与左右心房压差。一般缺损长径为 2～4cm。左向右分流可使肺血流量达正常的 2～4 倍。1.5 倍时左心负担已加大，2 倍时出现临床症状。大量分流长期存在，将引起肺动脉压力上升，肺血管阻力改变，甚至肺血管病变。40 岁以后肺血管阻力增加显著上升，40% 出现肺动脉高压。另外随年龄增长，增加了合并冠心病、高血压性心脏病等后天性心脏病的可能，导致左心室顺应性进一步减低，加重了肺动脉高压及肺淤血而致右心功能不全。当出现严重的肺动脉高压，右心房压力超过左心房，心房水平发生右向左分流，形成艾森门格综合征，心力衰竭进一步加重，增加了死亡的危险性。各种房性快速心律失常（如心房颤动、心房扑动、阵发性房性心动过速等），在老年患者中发生率明显增加，也易于诱发心力衰竭。

三、临床表现

大多数儿童 ASD 患者均能很好地耐受肺血流量增加，而无任何症状。随着年龄的增大，ASD 伴随的症状和体征亦越多，随病情发展可出现劳力性呼吸困难、心律失常、右心衰竭等。特别是 35 岁之后病情发展迅速，突出表现在房颤和外周栓塞的危险性增高，以及因肺动脉高压、心力衰竭生存机会降低。Webb 等研究报道，在年龄＞40 岁的 ASD 患者中，心房颤动患病率明显增加；在 60 岁以上的 ASD 患者中，50% 的患者合并心房颤动。ASD 患者心房颤动的患病率与年龄、左房内径及肺动脉压有相关性。

一般认为，成人 ASD 患者中有 15%～20% 最终发生并死于肺动脉高压，其余患者死于心力衰竭。ASD 平均预期寿命约 40 岁，75% 的患者死于 50 岁以前，95% 死于 60 岁以前。

近年来 ASD 与偏头痛的关系备受广大学者的关注，有一些研究考察了偏头痛在 ASD 患者中的患病率，Azarbal 等分析 23 例 ASD 患者发现偏头痛的患病率为 30%，其中先兆型偏头痛比例 17%；Mortelmans 等扩大样本量，分析了 75 例 ASD 患者，研究结果也表明 ASD 患者偏头痛患病率为 30%，先兆型偏头痛占 11%。甚至有研究发现 ASD 患者偏头痛的患病率高达 34%，且 ASD 患者中先兆型偏头痛的患病率及无先兆型偏头痛的患病率分别高于正常人群 11%～22% 和 12%～19%。Kato Y 分析了 95 例 ASD 患者，发现 ASD 患者偏头痛患病率为 24.2%，先兆型偏头痛和无先兆型偏头痛的患病率分别为 6.3% 和 17.9%；进一步分析偏头痛与年龄和性别的关系发现，女性患者的偏头痛患病率明显高于男性，另外先兆型偏头痛仅仅好发于女性患者，且患病女性年龄均小于未患偏头痛患者。然而，有研究结果表明 ASD 患者患先兆型偏头痛年龄老年化，均大于未患偏头痛的 ASD 患者，这可能是因为老年患者易形成静脉微血栓。

体格检查主要发现为胸骨左缘 2、3 肋间柔和的收缩期杂音，肺动脉瓣区第二心音亢进，呈固定性分裂，分流量大时，三尖瓣区可听到舒张期杂音。

四、辅助检查

（1）心电图检查　可有电轴右偏、右心室肥大、右束支传导阻滞等表现。

（2）X线检查　可见右心房、右心室增大，肺动脉段突出及肺血管影增加。

（3）超声心动图　具有确诊价值。剑突下四腔图可清楚显示缺损的部位及大小，彩色多普勒可显示分流的方向，并可测定左右心室排血量。经食管超声可更准确地测量房间隔缺损的大小和部位。

（4）心导管检查　可以测量心房水平的分流量以及肺循环阻力。结合血管扩张试验评价肺动脉高压是动力型还是阻力型，鉴别是否合并其他畸形。

五、诊断标准

典型的心脏听诊、心电图、X线表现可提示房间隔存在，超声心动图可以确诊。应注意老年ASD患者多存在多瓣膜反流，体格检查时可在多个瓣膜听诊区闻及病理性杂音，心脏叩诊常叩及心界扩大，有时会误诊为风湿性心脏病联合瓣膜病变、老年退行性心瓣膜病或扩张型心肌病；或因有心悸、胸闷等症状，体格检查发现血压升高，心电图提示心律失常、心肌缺血而只考虑后天性心脏病（冠心病、高血压性心脏病）而漏诊ASD。

六、治疗

继发孔型ASD的总体自然闭合率可达87%。3月龄以前婴儿3mm以下的ASD在1岁半内100%可自然闭合；缺损3～8mm在1岁半内有80%以上可自然闭合；缺损在8mm以上者很少能够自然闭合。ASD的自然愈合年龄为7个月至6岁，中位数为1.6岁。右室增大者的自愈率为9.5%，右室正常者的自愈率为63.6%。大多数ASD儿童一般无症状，亦不影响活动，多数患者到了青春期后才出现症状。大、中型ASD在20～30岁将发生充血性心力衰竭和肺动脉高压，特别是35岁后病情发展迅速，如果不采取干预措施，患者可因肺动脉高压而使右心室容量和压力负荷均增加，进而出现右心功能衰竭，而且无论是否手术治疗，均可在术后出现房性心律失常（房扑或房颤）。此外，部分患者可因矛盾性血栓而引起脑血管栓塞。对于手术干预的预后，据Murphy报道，术前无肺动脉高压、心力衰竭及心房颤动的患者，早期施行关闭手术，生存率与正常人相同。随访发现，24岁前实施手术者，长期生存率与正常同龄同性别的对照组相同。40岁以后手术者，心房颤动的发生率明显升高。因此，对于成人ASD患者，只要超声检查有右心室容量负荷增加的证据，均应尽早关闭缺损。另外，尽管传统上认为小于10mm的小型ASD无心脏扩大和症状，可不行外科手术治疗，但考虑到小型ASD可能并发矛盾血栓和脑脓肿，而且这 2 种并发症好发于成年人，尤其是 60 岁以后，因此对成年人小型 ASD 也主张行介入治疗。对于不适合器械闭合的老年 ASD 患者，必须仔细权衡由共病而导致的个体手术风险与 ASD 闭合的潜在好处。有研究表明，在 > 60 岁的患者中，ASD 修复几乎没有任何手术相关的死亡，主要并发症发生率也较低（在某些系列中经皮低于手术闭合），并可以提高生活质量和心功能（NYHA）级别，患有大 ASD 的老年患者在 ASD 修复后二尖瓣功能可能恶化，应进行监测。

老年 ASD 患者生活质量逐年下降，治疗应选择尽早手术修补。内科治疗主要针对其并发症，如心功能不全、心律失常、感染等。老年心功能不全的治疗应用强心苷，中毒率显著高于其他年龄组，考虑与老年人肝肾功能减退使强心苷的排泄延缓及解毒力衰退有关，故开始宜小剂量应用。对老年患者应用合理剂量的钙通道阻滞剂和血管紧张素转换酶抑制剂不仅可改善心功能不全的血流动力学，且能为老年患者所耐受。合适剂量的 β 受体阻滞剂则可减慢心力衰竭恶化进程，提高心力衰竭（各种病因）患者存活率。

第二节　室间隔缺损

室间隔缺损（ventricular septal defect，VSD）是由于胚胎发育障碍造成心室间隔部位的异常交通，并在心室水平出现左向右血液分流的一种先天性心血管畸形，多单独存在，亦可与其他畸形合并发生。

一、流行病学

室间隔缺损的发生率占成活新生儿的 0.3%，先天性心脏病的 25%～30%。由于 VSD 有比较高的自然闭合率，约占成人先天性心血管疾病的 10%～20%。在上海早年文献报道的 1085 例先天性心脏病患者中，VSD 占 15.5%，女性稍多于男性。

二、病理与生理

室间隔由膜部、漏斗部和肌部三部分组成，根据其缺损部位，一般分为三大类：膜部室间隔缺损、漏斗部室间隔缺损和肌部室间隔缺损。膜部室间隔缺损最常见，分为膜部本身缺损、膜周部缺损、隔瓣后缺损；漏斗部室间隔缺损指干下缺损和嵴内缺损；肌部室间隔缺损是室间隔本身肌肉部分的缺损。

VSD 分流的方向和数量，取决于缺损的大小和心动周期间隔两侧心室的压力阶差。也可以说取决于缺损大小和肺血管阻力。

根据缺损大小可分为三型。①小缺损：口径小于主动脉口径的 1/3，或面积小于 0.5cm/m^2 体表面积。②中度缺损：口径为主动脉口径的 1/3～2/3。③大缺损：缺损口径近于或大于主动脉口径，面积大于 1.0cm/m^2 体表面积。

VSD 存在左向右分流时，肺血流量增加、左心房回心血增多，左右心室做功增加，左心室增厚、右心室扩大。大的 VSD 当肺血管阻力明显增加时，左向右分流减少、肺血流量接近正常、左心房与肺静脉压力降低，临床症状明显改善。但肺动脉高压持续、肺血管病变不断进展，最终将产生艾森门格（Eisenmenger）综合征，而出现右向左分流，右心室肥厚与皮肤黏膜青紫。

室间隔缺损并不是一种静止的解剖缺陷，随着年龄的增长，先天性室间隔缺损常引起心脏的各种继发病理改变，使得成人室间隔缺损与婴幼儿和儿童患者有所不同。

三、临床表现

室间隔缺损小者，分流量较小，可无症状；缺损大者，由于肺循环充血、体循环缺血以及左心室容量负荷增加导致收缩功能受损，症状出现早且明显，生长发育受影响。中型缺损在婴儿期即出现症状；大型缺损于出生 1～2 个月后出现呼吸急促、多汗，吸奶时常因气促中断，体重增加缓慢，面色苍白。慢性左心功能不全时，出现心源性哮喘。由于肺血流量增加，病原体易在肺内定植。若缺损随年龄增长而缩小，症状亦随之而减轻。随着病情进展，心室过度增大导致心肌过度牵拉，亦可出现室性心律失常。全心衰竭时则会出现颈静脉怒张、肝脏增大等充血性心力衰竭表现，均提示病情较严重。由于存在心室内的异常通道，高速血流冲击心室壁易造成心内膜损伤，此时如果有细菌、真菌等病原体进入血液，易在损伤的心内膜处定植，因此易发生细菌性心内膜炎。大型室间隔缺损存活至成人期者较少见。

室间隔缺损的典型体征：胸骨左缘可闻及全收缩期杂音伴震颤，心底部肺动脉瓣区第二音亢进。

四、辅助检查

（1）心电图　小型室间隔缺损心电图可正常或电轴右偏。典型者左心室肥厚，肺血管阻力严重增加时可有右心室肥厚。

（2）胸片　小型室间隔缺损可无异常征象。典型表现为心影增大，左心室大，左心房可轻度增大，肺血管影显著增加。当肺动脉高压肺血管阻力严重增加时，肺动脉段突出明显，外周的肺血流量较前减少，心影也有缩小。

（3）超声心动图　是诊断本病的主要无创方法，彩色多普勒超声可确定缺损的部位、大小、分流的方向、房室结构与瓣膜情况和计算出肺动脉压力。

（4）心导管检查　可以测量心室水平的分流量以及肺循环阻力。左心室造影是一项对心脏进行实时动态观察的技术，其能动态、直观地对膜部瘤型 VSD 形态结构、分流、毗邻瓣膜等情况进行评估，还能通过计算机测量缺损直径、长度等，也能和后续的经导管室间隔缺损介入封堵术（transcatheter closure of ventricular septal defect，TCVSD）续贯进行，对于各类型 VSD 诊断有重要作用。

五、诊断标准

典型室间隔缺损根据临床表现及超声心动图即可确诊。

六、治疗

药物治疗并不能促进室间隔缺损闭合，主要是防治感染性心内膜炎、肺部感染和心力衰竭。给予洋地黄制剂、利尿剂，限制钠的摄入和（或）降低后负荷，以及积极处理呼吸道感染等，使心力衰竭得到控制，为手术创造条件。

体外循环（CPB）情况下，运用外科手术进行修补是 VSD 的一种传统的治疗方式。外科手术修补被认定为常规治疗方式，主要因其成功率高、治疗效果明确。高龄不是手术禁忌证。但高龄左向右分流型先天性心脏病患者由于长期存在血流动力学改变，均合并不同程度的心、肺功能损害，同时全身各脏器功能开始减退，其围术期处理有其特殊性。术前应最大限度地改善心、肺功能及其他合并症，同时消除肺部感染病灶，纠正水电解质紊乱及酸碱失衡。室间隔缺损也可直接缝合或补片修补。术后注意加强心、肺功能的支持和防止心律失常，同时高度重视呼吸道管理，适当过量通气，保持较高的动脉氧分压，积极纠正电解质紊乱及酸碱平衡失调，加强呼吸道护理，预防肺部感染。晚期梗阻型肺动脉高压出现艾森门格综合征者不宜手术。室间隔缺损（VSD）修补术后残余漏是心脏外科相对常见的并发症，可发生于单纯 VSD 修补术后，亦可作为复合畸形发生于复杂的先天性心脏病（如法洛四联症）矫正术后，常见原因有补片撕脱、缝线断裂、缺损闭合不完全及并发细菌性心内膜炎等。VSD 修补术后残余漏的发生率因修复的缺损类型而异，通常为 5%～25%。尽管某些 VSD 修补术后残余漏患者耐受性良好，但其可能导致左向右分流，带来持续的左心室容量超负荷和肺血管阻力升高，因此需要再次干预。外科手术修复以往是 VSD 修补术后残余漏的主要治疗手段，但再次开胸手术常会伴随更高的风险和病死率。

随着医疗技术革新，近年随着介入治疗器械的改进发展和技术的成熟完善，VSD 的介入治疗得到快速推广。TCVSD 已在临床上广泛应用。

1998 年 Amplatzer 发明了肌部 VSD 封堵器，成功治疗了肌部 VSD，2002 年 Amplatzer 在房间隔缺损封堵器和动脉导管未闭封堵器研制的基础上，研制出膜周部偏心型 VSD 封堵器，并成功应用于临床。国内于 2001 年研制出对称型镍钛合金膜周部 VSD 封堵器，同年 12 月应用于临床。随着治疗病例的增加和对 VSD 解剖学认识的提高，对封堵器进行了改进，先后研制出非对称性、零边、细腰大边等封堵器，使适应证范围进一步扩大，成功率提高。2021 年张波等研究证实经导管介入封堵治疗 VSD 修补术后残余漏安全、有效，可避免二次开胸手术及体外循环的高风险。

室间隔介入手术明确适应证：①膜周部 VSD，年龄通常 ≥ 3 岁，体重大于 10kg，有血流动力学异常的单纯性 VSD，3mm ＜直径＜ 14mm。VSD 上缘距主动脉右冠瓣 ≥ 2mm，无主动脉右冠瓣脱入 VSD 及主动脉瓣反流；超声在大血管短轴五腔心切面 9 ～12 点位置。②肌部 VSD ＞ 3mm。③外科手术后残余分流。④心肌梗死或外伤后室间隔穿孔。

室间隔缺损介入治疗禁忌证：①感染性心内膜炎，心内有赘生物，或存在其他感染性疾病；②封堵器安置处有血栓存在，导管插入径路中有静脉血栓形成；③巨大 VSD、缺损解剖位置不良，封堵器放置后可能影响主动脉瓣或房室瓣功能；④重度肺动脉高压伴双向分流；⑤合并出血性疾病和血小板减少；⑥合并明显的肝肾功能异常；⑦心功能不全，不能耐受操作。

先天性心脏病者能生存到中老年者多为轻症，成人先天性心脏病者随着年龄的增长存活到中老年时会因全身疾病的发生使原有先天性心脏病加重，这使中老年先天性心脏病患者随年龄的增长而预后不良。对于室间隔缺损，一旦明确诊断而肺动脉高压又未形成，应建议患者尽早手术治疗，纠正畸形，并解除其所致的血流动力学异常，以延长患者的生命、提高患者的生活质量。

第三节　动脉导管未闭

动脉导管是胎儿时期肺动脉与主动脉间的正常血流通道。胎儿出生后，肺膨胀并承担气体交换功能，肺循环和体循环各司其职，导管可在数月内因废用而闭合，如 1 岁后仍持续不闭合，即为动脉导管未闭（patent ductus arteriosus，PDA），其可单独存在或与其他任何形式的先天性心脏病并存。

一、流行病学

PDA 是一种较常见的先天性心血管畸形，占先天性心脏病的 10%～21%，多见于女性，男女比例约为 1：3。早产儿发病率明显增加，体重＜ 1kg 发病率高达 80%。因地区间经济及医疗水平发展不均衡，部分患者直到中老年后才得到诊治，据文献报道约 33.3% 具有血流动力学意义的动脉导管未闭成人患者，如未经治疗，其可因心衰、肺动脉高压或感染性心内膜炎等并发症在 40 岁前死亡，而这一数据在 60 岁的高龄患者中将上升至 66.7%。

二、病理与生理

动脉导管是胎儿时期联系肺动脉与主动脉间的重要血流通道，它的存在是胚胎时期大部分肺动脉中的血经动脉导管流入降主动脉这种特殊血液循环方式所决定的，通常来说，动脉导管的功能在胎儿娩出后即停止，因此在绝大多数新生儿中，动脉导管的功能性关闭发生在 48h 内，而在出生后 2～3 周则应该完全解剖学闭合。临床将动脉导管逾期持续不闭合诊断为动脉导管未闭（PDA）。PDA 是由血管活性物质、缺氧、离子通道、遗传因素等多种因素参与的复杂的病理生理过程，各因素之间既相互独立又相互渗透，共同促进疾病发生发展。

动脉导管未闭的自然闭合率很低，如不手术 40 岁以前的死亡率高达 34%。青霉素出现之前，40% 死于细菌性心内膜炎。到成年人时除非导管很细，否则常存在左向右分流、肺动脉高压、左心增大与充血性心力衰竭。导管本身可能出现钙化或形成动脉瘤。

PDA 可单独存在或与其他任何形式的先天性心脏病并存。最常合并室间隔缺损（VSD）及房间隔缺损（ASD）。成人中等直径（4mm ≤直径＜ 10mm）PDA 存在左心室容量负荷升高或者肺动脉高压的趋势，成人大直径（直径≥ 10mm）PDA 可发展为艾森门格综合征（Eisenmenger syndrome，ES）。

老年 PDA 患者合并心脏瓣膜关闭不全、肺动脉高压和心律失常增多，与老年 PDA 患者病程长和左心房、左心室内径增大有关。心律失常以心房颤动、房性和室性期前收缩多见。

三、临床表现

与导管粗细、肺动脉压力、患者年龄、合并畸形有关。

分流量小者可无症状，多在体检时发现。未闭导管的内径较粗、分流量较大者，可出现发育迟缓、自觉乏力、心悸、胸闷、气喘、咳嗽或咯血、易患呼吸道感染。当肺动脉压显著增高，产生大动脉水平的右向左分流时，表现有发绀，且以下半身为著。

心力衰竭、运动耐量受限是成年患者最常见的症状，也有感染性动脉内膜炎、室上性心动过速、心绞痛、猝死等报道。导致死亡的主要原因有亚急性心内膜炎。部分患者发展为艾森门格综合征而导致呼吸循环功能衰竭。

中老年患者由于病程长均有不同程度的左心室功能损害、肺小动脉内膜增生和管壁增厚等病理生理改变，从而使心功能和肺动脉压力升高。典型的杂音是胸骨左缘第 2 肋间或左锁骨下闻及贯穿于收缩期和舒张期的连续性杂音，宛如机器的轰鸣声，伴有震颤。杂音可向左上胸和背部传导。其他可伴有的体征为周围循环舒张压降低、脉压差增大、水冲脉和毛细血管搏动等。

四、辅助检查

（1）心电图　常见的有左心室大、左心房大的改变，肺动脉高压时可出现右心房大、右心室肥大。

（2）X 线检查　透视下可见"肺门舞蹈征"，是本病的特征性变化。胸片上可见肺动脉段凸出，肺血流量增多，左心房及左心室增大。严重病例晚期出现右向左分流时，左向右分流量减少，心影反而较前减小，并出现右心室肥大的表现，肺野外带肺血流量减少。

（3）超声心动图　可显示动脉导管未闭。超声心动图是诊断 PDA 最常用的检查方法，可证实导管的通畅性、测量导管开放的程度、评估在心动周期中导管血流的方向和速度。已有研究报道通过彩色多普勒超声心动图（CDE）发现老年 PDA 患者左心房、左心室内径增大的比例更高。

（4）心导管检查　可了解肺血管阻力、分流情况及除外其他复杂畸形。

五、诊断标准

根据典型杂音、X 线及超声心动图表现，大部分可以做出诊断。

六、治疗

成人先天性心脏病（CHD）患者如未能早期进行手术治疗，有 5%～10% 将出现肺动脉高压。动脉导管的解剖位置特殊，高压的主动脉血流经动脉导管直接分流至低压的肺动脉，引起肺循环血流量增多和肺血管病变，PDA 与房间隔缺损、室间隔缺损（VSD）相比，更易早期导致重度肺动脉高压。因此，大多数专家认为 PDA 一经诊断应尽早治疗。

目前 PDA 的治疗方法主要有药物治疗、手术治疗及经导管介入治疗三种方法。

1. 药物治疗

现阶段的药物疗法主要适用于婴幼儿，据报道，药物疗法成功率可达到 75%～93%。目前治疗 PDA 的药物主要是非甾体抗炎药，如布洛芬、吲哚美辛以及对乙酰氨基酚，其药理学作用主要是通过对环氧合酶的抑制而减少前列腺素的合成来实现。吲哚美辛是较早经美国食品药品管理局批准用于治疗血流动力学改变显著的 PDA（hsPDA）的药物，该药是一种前列腺合成抑制剂，能引起 PDA 的收缩，从而达到治疗效果，被认为是低体重新生儿以及早产儿的 PDA 的首选用药，临床疗效也受到肯定。

布洛芬在 PDA 的药物治疗中的应用近年来也受到重视，1990 年开始静脉应用治疗动脉导管未闭，目前认为其能够对 COX-1 进行选择性抑制，因此理论上能减少相关不良反应。

对乙酰氨基酚（扑热息痛）为乙酰苯胺类解热镇痛药，通过抑制环氧合酶抑制前列腺素的合成和释放，故对关闭动脉导管理论上是有效的。同时由于对乙酰氨基酚可以避免传统非甾体抗炎药引起的不良反应，故可用于对吲哚美辛存在禁忌证或布洛芬治疗无效的 PDA 患儿。

2. 手术治疗

PDA 的传统手术治疗方法为开胸外科手术。目前基本手术的方式可分为结扎术和切断缝合术两种。虽然外科手术治疗 PDA 经被证明有效且安全，但仍存在一定的手术并发症，如术中失血、误伤左肺动脉及喉返神经等。

手术分为常规开放手术治疗、微创手术治疗和机器人手术。

外科手术闭合 PDA 是临床常用的治疗 PDA 措施，目前认为其疗效肯定，并发症少，病死率较低，安全性较高，近年来外科手术闭合 PDA 通常应用于药物治疗有禁忌证或合并其他复杂心血管畸形、无法实行介入治疗的重症患者。手术切口主要采用腋下小切口加垫或不加垫结扎术。术式主要分为三种，分别为动脉导管结扎术、动脉导管缝扎术和动脉导管夹闭术。

应用胸腔镜治疗 PDA 被认为是微创手术治疗 PDA 的开始，临床证实此术式具有创伤小、临床疗效可靠、安全可靠的优点。胸腔镜手术的禁忌证主要包括：①动脉导管为窗型；②动脉导管钙化或动脉瘤样变；③体重小于 1.5kg 的早产儿；④合并细菌性心内膜炎者。

近年来开始将机器人心脏外科技术引入 PDA 的手术治疗中，国内是由高长青教授在 2007 年完成中国第一例不开胸机器人心脏手术。

3. 介入治疗

随着医疗技术的发展，在 Porstmann 等成功运用导管技术进行 PDA 封堵后，PDA 成为最早使用经导管技术进行治疗的先天性心脏病。近三十年来，PDA 介入封堵装置和技术得到快速发展并广泛运用于临床。因经导管 PDA 封堵具有创伤小、完全闭合率高、并发症少及适应证较广等优点，已逐步取代外科手术，成为治疗 PDA 的首选方案。目前 Amplatzer 蘑菇伞型 PDA 封堵器在临床应用得以广泛推广。

2005 年王箴等对经导管封堵治疗的中老年 PDA 及年轻 PDA 患者进行比较，认为中老年组封堵成功率与年轻组无显著差异，术后随访 6 个月，2 组患者临床症状均有不同程度改善，心功能改善。中老年人患者肺动脉高压发生率高，心功能差，经导管封堵中是一种安全有效的介入治疗方法。

2017 年,《中国动脉导管未闭介入治疗指南》中提到:年龄在 60 岁以上的老年 PDA 患者由于病程长,均有不同程度的左心室功能损伤、肺小动脉内膜增生和血管壁增厚等病理生理改变,从而使心功能不全和肺动脉压力升高。同时,老年患者导管壁弹性差,易纤维化或钙化,易发生感染性心内膜炎或合并其他心内畸形,所以手术治疗的风险大大增加,易发生出血、心律失常等严重并发症,因此老年 PDA 患者首选介入治疗。但老年患者心肺功能差,难以耐受长时间手术及相关并发症,故在术前应做好充分的准备,尽可能缩短操作时间,减少对心脏的刺激。在术前评估中,正确地判断肺动脉压力尤为重要。介入手术过程中,操作动作应轻柔并避免反复多次释放和回收封堵器,以免引起动脉夹层或破裂。

对于动脉导管未闭,一旦明确诊断而肺动脉高压又未形成,应建议患者尽早手术治疗,纠正畸形,并解除其所致的血流动力学异常,以延长患者的生命、提高患者的生活质量。

第四节　卵圆孔未闭

卵圆孔是胚胎时期心脏房间隔的一个生理性通道,出生后随着左心房压力(left atrial pressure,LAP)的升高和肺动脉阻力降低,房间隔原发隔和继发隔相互靠近、融合,大多数人的卵圆孔在出生后一年内自行闭合,未能闭合者在房间隔中部形成一个潜在的通道,即卵圆孔未闭(patent foramen ovale,PFO)。

一、流行病学

卵圆孔未闭是目前成人中最为常见的先天性心脏异常。研究发现 1～29 岁 PFO 发生率为 30%,30～79 岁为 25%,＞ 80 岁为 20.2%。一般认为成年人 PFO 的发生率约为 25%。

二、病理与生理

卵圆孔是胎儿心房间的通道,即母体氧合血在胎儿肺循环部分的旁路。在胚胎发育至第 6、7 周时,心房间隔先后发出 2 个隔,先出现的隔为原发隔,由上皮、胶原纤维和心肌组织构成,此隔朝向位于下方的房室间心内膜垫,呈镰刀状生长,在两个结构融合之前,由于细胞凋亡和组织重构的发生,在原发隔的后上部先后出现一些小孔,并且这些小孔逐渐融合为一个较大的孔,称为第二孔(融合以前,原发隔与心内膜垫之间的空隙则称为第一孔)。几乎在第二孔出现的同时,心房的前上方壁向心腔内折叠并紧贴于原发隔的右侧向后下方生长,此较厚的隔膜被称为继发隔，继发隔于胚胎第 7 周末停止生长，并在心房的后下方遗留一个卵圆形区域，称为卵圆窝，左右心房在此区域仅由原发隔分离；此时，原发隔和继发隔的绝大多数区域互相融合为一体，而仅在卵圆窝的上缘存在一小间隙，胎儿右心房内富含氧气的血液经此间隙及第二孔进入到左心房，该通道被称为卵圆孔。新生儿出生时，随着第一声啼哭，左心房压力升高，使左侧的原发隔部分紧贴于右侧的继发隔，卵圆孔发生功能性闭合，1 年内达到解剖性闭合。＞3 岁卵圆孔仍不闭合称为卵圆孔未闭。

根据 PFO 的直径大小，通常将 PFO 分为大 PFO（≥4.0mm）、中 PFO（2.0～3.9mm）和小 PFO（≤1.9mm）3 种类型，但在临床实践中，静息食管超声心动图（TEE）很少发现大 PFO。根据结构特征可将 PFO 分为简单 PFO 和复杂 PFO。

简单 PFO 的特征为：长度短（＜8mm）、无房间隔瘤（atrial septal aneurysm，ASA）、无过长的欧氏瓣（valvula Eustachii，VE）或 Chiari 网、无肥厚的继发隔（≤6mm）及不并发房间隔缺损（ASD）。不能满足上述条件为复杂 PFO。

PFO 在功能上与瓣膜相类似，正常人左心房压力比右心房高 3～5mmHg，PFO 应处于关闭状态，一般并不引起血液分流。临床发现 PFO 可伴左向右分流、右向左分流（right-left shunt，RLS）或双向分流，后者除右心压力容量增加的心脏结构功能改变或先天性心脏病晚期合并肺动脉高压外，主要见于一过性右心房压高于左心房压，如心脏舒张末期、收缩期始、咳嗽、大笑、打喷嚏、Valsalva 动作等，左侧薄弱的原发隔被推开而出现 RLS。

三、临床表现

卵圆孔未闭在无分流或分流量小时多无症状，但 PFO 的存在对健康或寿命有潜在危险。来源于全身静脉系统的栓子（包括血栓、空气栓、脂肪栓等）可通过 PFO 进入体循环导致一系列临床症状，包括偏头痛、缺血性脑卒中、心肌梗死、外周血管栓塞、减压综合征等，在外科手术围术期，由于机械通气的运用、房间隔解剖关系的改变、腹内压力的增加等因素，房水平右向左分流除引起矛盾栓塞外，还会导致严重低氧血症，继而诱发肺动脉高压，严重者还会导致右心功能受损。在重度心力衰竭患者，PFO 的存在或房水平分流的建立可以降低右心房压力（RAP）、缓解心房扩张、促进心肌恢复。而在植入左心室辅助装置（LVAD）的患者，由于左心房室压力明显下降，通过 PFO 的右向左分流可使患者出现低氧血症或辅助装置栓塞。

四、辅助检查

（1）心电图、X 线检查　一般无明显异常。

（2）超声心动图　可发现左向右分流或右向左分流的卵圆孔未闭。

（3）心导管检查　可直接证实卵圆孔未闭的存在。

五、诊断标准

临床上 PFO 主要通过超声心动图和声学造影来诊断。

六、治疗

主要为药物治疗及封堵治疗、外科手术治疗。

1. 药物治疗

主要预防 PFO 患者脑卒中或 TIA 的复发。首推抗血小板治疗〔阿司匹林 3～5mg/（kg·d）或氯吡格雷 75mg/d〕。对于抗血小板治疗中仍有脑卒中复发者，或并发深部静脉血栓形成（DVT）及高凝状态者，可改用华法林抗凝治疗。新型口服抗凝药其预防缺血性脑卒中和系统性栓塞复发的作用不亚于华法林，但出血的风险有所降低。

尽管药物治疗无手术风险，但需长期治疗，出血是其最主要的并发症，另外患者的依从性差。有研究表明，对于 PFO 合并 ASA 者，即使有效的抗血小板治疗，其脑卒中复发率仍较高。

2. 封堵治疗

PFO 封堵术是在 TEE 的引导下，经导管将大小合适的封堵器送到原发隔与继发隔之间的缝隙处将其封堵，在 1992 年首先报道，是一种安全有效、容易实施、手术创伤小的介入治疗方式。目前我国临床应用最广泛的是 Amplatzer PFO 封堵器或国产类似 PFO 封堵器。PFO 大小可变，呈活瓣样结构，与房间隔缺损解剖有显著差异，介入治疗时封堵器的选择成为手术成功的关键。经皮介入导管装置闭合 PFO 为目前主要的治疗方式，根据不同的术中引导方式主要分为射线引导及超声心动图引导。射线引导经皮介入封堵 PFO 是目前最广为应用的术式之一，优势在于术中无须全身麻醉，相关技术较为成熟，疗效确切。为避免射线引起的种种弊端，超声引导下介入手术治疗结构性心脏病成为学科热点，超声心动图引导的经皮介入封堵 PFO 已经成为众多医生首选术式。

国际上已有四项随机对照研究实验显示，在降低脑卒中复发风险方面，经导管封堵 PFO 优于单纯药物治疗。PFO 异质性大，哪些 PFO 人群可从封堵治疗获益需要综合分析和判断。2021 年，我国制定了《卵圆孔未闭相关卒中预防中国专家指南》。该指南建议如下。

（1）年龄介于 16～60 岁，血栓栓塞性脑梗死伴 PFO 患者，未发现其他卒中发病机制，PFO 伴 ASA 或中至大量 RLS 或直径 ≥ 2mm，建议行经导管封堵 PFO 术（Ⅰ类，A 级）。

（2）传统血管风险因素（如高血压、糖尿病、高脂血症或吸烟等）少，全面评估（包括长程心电监测除外房颤）后未发现其他卒中机制，PFO 伴 ASA 或中至大量 RLS 或直径≥2mm，年龄＞60～65 岁者（特殊情况年龄可以适当放宽），建议行经导管 PFO 封堵术（Ⅱa 类，C 级）。

（3）年轻、单一深部小梗死（直径＜1.5cm），PFO 伴 ASA 或中至大量 RLS 或直径≥2mm，无小血管疾病的危险因素（如高血压、糖尿病或高脂血症等），建议行经导管 PFO 封堵术，且年龄可适当放宽（Ⅱa 类，C 级）。

（4）PFO 相关卒中，合并明确 DVT 或肺栓塞，不具备长期抗凝条件，建议行经导管封堵PFO 术（Ⅱa 类，B 级）。

2022 年 5 月，美国心血管造影和介入学会（SCAI）发布了 PFO 管理指南，旨在为 PFO管理提供指导建议。该指南建议：对于既往无 PFO 相关性卒中的偏头痛患者，不建议常规使用 PFO 封闭治疗偏头痛（有条件，中等）；对于既往患有减压疾病（DCI）且无 PFO 相关卒中的自给式水下呼吸器（SCUBA）潜水员，SCAI 指南小组建议反对常规使用 PFO 封堵以预防DCI（有条件，较低）；对于既往无 PFO 相关卒中且除外其他缺氧原因的斜卧呼吸 - 直立性低氧血症综合征（POS）患者，建议 PFO 封堵（有条件，较低）；对于有血栓形成倾向且既往无PFO 相关性卒中的患者，除抗血栓治疗外，不建议进行 PFO 封堵（有条件，较低）；对于房间隔动脉瘤（ASA）患者和既往无 PFO 相关卒中的患者，不建议进行 PFO 封堵（有条件，较低）；对于系统性栓塞且既往无 PFO 相关性卒中的患者（除外其他栓塞病因），建议进行 PFO 封堵而非单纯药物治疗（有条件，较低）；对于有短暂性脑缺血发作（TIA）病史且既往无 PFO 相关卒中的患者，不建议进行 PFO 封堵（有条件，较低）；对于有深静脉血栓形成（DVT）病史且既往无 PFO 相关卒中的患者，建议不进行 PFO 封堵（有条件，较低）。

对于既往有 PFO 相关卒中的成人患者，该指南建议：对于年龄在 18～60 岁，既往有 PFO相关性卒中的患者，建议进行 PFO 封堵，而不仅进行抗血小板治疗（强烈，中等）；对于≥60岁既往有 PFO 相关性卒中的患者，建议 PFO 封堵，而不是单独进行长期抗血小板治疗（有条件，较低），注意对于该年龄组患者，如果评估的 PFO 封堵的不确定获益较低，手术相关风险评价较高，则可合理除外 PFO 封堵；对于有房颤病史，且合并缺血性卒中的患者，SCAI 指南小组不建议常规进行 PFO 封堵（有条件，较低）；对于接受抗血小板治疗而非抗凝治疗的血栓形成患者，以及既往有 PFO 相关性卒中的患者，SCAI 指南小组建议进行 PFO 封堵，而不是单独使用抗血小板治疗（有条件，较低），注意对于 PFO 封堵不确定获益较低，手术相关风险较高的患者，可合理除外 PFO 封堵。

该指南还建议对于 18～60 岁既往有 PFO 相关性卒中且无其他抗凝治疗指征的患者，可行PFO 封堵加抗血小板治疗，而非单纯抗凝治疗（有条件，较低）；对于≥60 岁既往有 PFO 相关性卒中且无其他抗凝治疗指征的患者，SCAI 指南小组建议 PFO 封堵加抗血小板治疗，而非单独长期抗凝治疗（有条件，较低）。

对于经皮 PFO 封堵术后，双联抗血小板治疗时长＞1 个月的患者，指南无相关建议。

刘晓琴等通过研究认为，根据老年患者的具体情况处方不少于 3 个月的抗血小板或抗凝治疗是安全的，但临床医生和患者应密切关注是否发生药物副作用。对老年患者行经导管 PFO 封堵术是安全的，手术有助于改善患者的预后。老年 PFO 患者不该被一概而论地排除在外，多学科联合评估缺血事件的特征、危险因素、房间隔解剖特点有助于筛选出手术获益的患者。严格挑选的老年 PFO 患者可以考虑行经导管封堵术，以预防复发性脑血管事件的发生。

3. 外科手术治疗

相关对比研究表明开胸手术的全因死亡率、术后并发症发生率等明显高于经导管装置闭合，故大部分外科修补 PFO 已被经皮封堵所替代，现多应用在特殊情况下，如在其他心脏疾病的外科治疗中发现 PFO 的存在。

（谢晓华）

参考文献

[1] 张玉顺，李寰．成人房间隔缺损介入治疗进展．心脏杂志，2003, 15(1): 73-74.

[2] 张茵燕．偏头痛与房间隔缺损关系的研究进展．中风与神经疾病杂志，2017, 34(2): 186-188.

[3] 王健，刘美英．房间隔缺损合并心房颤动的介入治疗进展．心血管病学进展，2019, 40(7): 1028-1031.

[4] 黎永谦，张汉灵．老年房间隔缺损 14 例临床分析．实用老年医学，2000, 14(5): 257-258.

[5] Bhatt A B, Foster E, Kuehl K et al. Congenital heart disease in the older adult a scientific statement from the American Heart Association. Circulation, 2015, 131(21): 1884-1931.

[6] 常谦，戴海龙，光雪峰．动脉导管未闭诊治进展．中国心血管病研究，2019, 17(3): 203-206.

[7] 中华医学会心血管病学分会结构性心脏病学组，中国医师协会心血管内科医师分会结构性心脏病专业委员会．中国动脉导管未闭介入治疗指南 2017．中国介入心脏病学杂志．2017, 25(5): 241-248.

[8] 中国医师协会心血管内科分会先心病工作委员会．常见先天性心脏病介入治疗中国专家共识：动脉导管未闭的介入治疗．介入放射学杂志，2011, 20(3): 172-176.

[9] 陈莎莎，潘文志，管丽华，等．《2020 年 ESC 成人先天性心脏病管理指南》主要更新及亮点解读．中国临床医学，2020, 27(4): 1-10.

[10] 王箎，张峰，葛均波，等．中老年人动脉导管未闭的临床特征及其经导管封堵治疗．中国临床医学，2005, 2(4): 572-574.

[11] 中国医师协会心血管内科医师分会．卵圆孔未闭处理策略中国专家建议．心脏杂志，2015, 27(4): 373-379.

[12] 李贺智，何亚峰，王琦光，等．卵圆孔未闭超声心动图及右心声学造影临床操作规范．中国实用内科杂志，2022, 42(5): 376-380.

[13] 经食道超声心动图临床应用的中国专家共识专家组．卵圆孔未闭右心声学造影中国专家共识．中国循环杂志，2022, 37(5): 449-457.

[14] 张玉顺，蒋世良，朱鲜阳．卵圆孔未闭相关卒中预防中国专家指南．心脏杂志，2021, 32(1): 1-10.

[15] Kavinsky C J, Szerlip M, Goldsweig A M, et al. SCAI guidelines for the management of patent foramen ovale. Journal of the Society for Cardiovascular Angiography & Interventions, 2022, 1(4): 100039.

[16] 李建雄, 王峰, 陈开远, 等. 卵圆孔未闭封堵术的研究进展. 中国医药导报, 2021, 18(7): 43-46.

[17] 张露秋, 刘姗, 蔡宏文, 等. 卵圆孔未闭的临床特征和预后影响因素分析. 浙江医学, 2022, 44(10): 1050-1056.

[18] 刘晓琴, 赵恩法, 谢航, 等. 老年患者卵圆孔未闭多学科评估及封堵术后随访的单中心经验. 心脏杂志, 2022, 34(3): 280-284.

第九章
老年人系统性疾病
对心血管的损害

第一节　概述

系统性疾病主要是指全身多系统受到累及的疾病，患者可能出现呼吸系统、循环系统、神经系统，以及血液系统同时受到累及的情况。通常情况下疾病多为单系统疾病，但系统性疾病，比如系统性红斑狼疮、类风湿关节炎、多发性肌炎、皮肌炎、糖尿病等疾病，并不只是单一系统受到累及，而是全身多个脏器可以受到累及。

一项有关健康老人的研究发现，28% 的受试者呈抗磷脂抗体阳性，22% 呈类风湿因子阳性，14% 存在抗核抗体升高，自身抗体的生成会随年龄增加而增加，发病率亦随之上升。老年人的一些系统性疾病，可能为不典型症状，如系统性红斑狼疮可以为模糊症状（vague symptom，即轻度的非特异性症状），表现为体重减轻、肌肉疼痛及认知或情感衰退等，但合并心血管疾病的却不在少数，系统性红斑狼疮现被认为是心血管疾病的独立危险因素之一，其动脉粥样硬化、心肌梗死、心力衰竭等的发生率与健康人群相比增加 2 倍。许多证据亦证明不少系统性疾病可伴发心血管病或促进心血管病变而增加死亡风险。本章主要简述常见的系统性疾病的心血管表现。

第二节　自身免疫性疾病对心血管的损害

一、系统性红斑狼疮对心血管的损害

系统性红斑狼疮（systemic lupus erythematosus，SLE）是以全身多器官多脏器受累、反复的复发与缓解、体内存在大量抗体为突出表现的弥漫性结缔组织病，可造成受累脏器的不可逆损害，最终导致患者死亡。

我国 SLE 患病率为（30～70）/10 万，发病对象以育龄期女性为主，男女患病比例为1∶11.9，老年 SLE 占全部患者的 10% 左右，而且主要为女性。但是尽管狼疮患者多为女性，但男性 SLE 患者似乎有更高的心血管风险。在 SLE 患者中，男性发生心血管事件的风险比女性增加 1.5～3.5 倍。SLE 可对心脏各部分结构（如心包、心肌、心内膜、传导系统、冠状动脉等）有损害，其患病率可达 50% 以上。

SLE 伴心血管系统疾病相关传统危险因素包括吸烟、高血压、血脂异常、胰岛素抵抗、肥胖，此类心血管系统疾病发生率较普通人群明显升高。SLE 相关危险因素包括疾病病程、肾功能损害、激素的使用等均已证明在系统性红斑狼疮伴发心血管疾病中起重要作用。此外 SLE

导致的高代谢综合征、血清学变化、氧化与抗氧化系统失衡等也可能与其相关。病程是动脉硬化发生的独立危险因素已得到广泛认可，病程越长，疾病活动性越高，发生动脉粥样硬化的概率越大。SLE 血清学变化中，抗心磷脂抗体、补体 C3/C4、C 反应蛋白水平等均可为 SLE 致心血管疾病的危险因素。氧化状态的评估指标，如同型半胱氨酸、胆红素、高级氧化蛋白产物等可随 SLE 患者疾病活动而增加。

SLE 致心脏受累，多是由于免疫复合物沉积导致自身免疫反应，引起不同类型心血管损害。按部位不同，可有心肌细胞内的炎症。在血管，可有血管炎、栓塞、动脉粥样硬化等。在心脏各层，均可有炎症导致的损伤情况，如心包炎、心内膜炎、心肌病等。现 SLE 对心血管损害的具体机制尚不明确，临床上认为可能有下列几种情况。①内皮功能障碍：SLE 患者的血清可通过白介素 1 诱导血小板活化，导致内皮细胞的活化和促炎介质的合成，使内皮细胞的损伤与修复发生紊乱，最终导致血管斑块的形成。②细胞因子：如 I 型干扰素可介导内皮细胞的凋亡以及加速血管生成细胞向非血管生成细胞的分化。而血管的损伤和修复之间的失衡可导致系统性红斑狼疮患者内皮功能障碍。③免疫功能失调：如中性粒细胞网状结构可刺激内皮细胞造成血管损伤，从而促进动脉粥样硬化和血管血栓形成，可能与体内血管功能、炎症和冠状动脉斑块形成等有关，其具体机制有待进一步论证。④自身抗体及免疫复合物：系统性红斑狼疮的自身抗体和免疫复合物都可能促进血管损伤和动脉粥样硬化，如狼疮抗凝物、抗 β_2 糖蛋白抗体、抗心磷脂抗体、IgG 抗氧化型低密度脂蛋白抗体等。

SLE 累及心脏时，多属于无症状型，国内仅有 6.7% 患者出现相关症状。心包炎为 SLE 心血管疾病发病人群的最常见症状，有渗出性心包炎、纤维蛋白性心包炎、缩窄性心包炎等。可有心悸、胸闷、血压下降、心率增快等表现。若发生心包压塞可出现 Beck 三联征。心肌炎患者血管壁与心肌束之间有补体和免疫复合物的颗粒状病理产物沉积，临床表现类似于病毒感染及其他原因引起的心肌炎。心内膜炎是由于免疫复合物沉积于瓣膜引起的 SLE 心血管疾病，最具特征性的是 Libman-Sacks 心内膜炎，可由超声进行诊断。冠状动脉病变是 SLE 患者主要死亡原因之一，常突然发病，以心前区疼痛为主要表现，冠状动脉造影为诊断其的金标准。随病情进展，可出现关节炎、心包积液、肺动脉高压等表现。SLE 心血管疾病患者第二主要死亡原因为心律失常，最常见的为窦性心动过速与窦性心动过缓，也有出现房性、室性期前收缩、快速型心律失常及传导阻滞等。由于各类心脏病变，疾病晚期常有心力衰竭情况出现。SLE 还可导致高血压的发生，可能有动脉粥样硬化致肾动脉狭窄、蛋白丢失引起水钠潴留致 RASS 系统作用、肾脏灌注减少、长期糖皮质激素等药物治疗几方面机制可能。故早检查、早发现、早干预对 SLE 相关心血管损害意义是非常大的。

SLE 伴心血管损害患者除 SLE 自身相关检查外，心血管系统方面主要是心肌炎症导致心肌酶的升高，炎症导致红细胞沉降率改变，心内膜炎及瓣膜炎等情况，必要时可酌情活检。SLE 伴心血管损害患者心电图常见的心律失常包括窦性心动过速、窦性心动过缓、房室传导阻滞、束支或分支传导阻滞、期前收缩、病态窦房结综合征、心房颤动等；而血管、微血管、冠脉病变者可有 ST-T 改变，甚至出现异常 Q 波；由于 SLE 致心包积液、心脏扩大等，心电图也可出现肢导联低电压、左心室高电压等；部分 SLE 患者的心电图中还可见到 QT 间期延长的表现。X 线可有心影增大、心胸比率增大、心包腔积液、肺动脉膨隆和右下肺动脉增宽等表现。超声心电图对心包炎、心包积液、瓣膜病、心室运动功能、室壁舒张功能、肺动脉高压等均可作出诊断。心脏磁共振延迟增强扫描技术对 SLE 伴心血管损害患者有着重要价值。

SLE 相关心血管疾病诊断明确后，可予糖皮质激素治疗，能降低疾病活动性和抑制炎症反应。在冠心病中，糖皮质激素可直接或间接导致代谢综合征、激素效应而增加心血管病风险，而羟氯喹联合糖皮质激素治疗 SLE 可降低使用糖皮质激素导致的心血管病发生率。长期使用羟氯喹联合小剂量阿司匹林对 SLE 患者的心血管病一级预防有一定疗效。贝利尤单抗能抑制 B 淋巴细胞增殖分化，诱导反应性 B 淋巴细胞凋亡，减少 SLE 自身抗体的产生，在一定程度上抑制炎症和动脉粥样硬化的发展，降低心血管风险。及时、定期监测心血管风险对使用糖皮质激素患者有着重要临床意义。

二、多发性肌炎、皮肌炎对心血管的损害

多发性肌炎（polymyositis，PM）是指各种原因引起的以骨骼肌群的间质性炎性改变和肌纤维变性为特征的综合征。如病变局限于肌肉则称为多发性肌炎，病变同时累及皮肤称为皮肌炎（dermatomyositis，DM）。常见原因有遗传、感染、药物、自身免疫异常、血管病变等。

PM/DM 女性发病率约是男性的 2 倍，可发生于各个年龄段，16 岁以下儿童患病率为 1.9/100 万，女性平均发病年龄比男性小。发病机制中细胞免疫为主要作用，肌组织内的 MS-CD8$^+$T 通过抗原特异性受体及协同刺激分子与肌纤维结合，而后分泌大量的穿孔素、粒酶及粒溶素而直接造成肌细胞的损伤。也有体液免疫机制、非免疫机制等。

PM/DM 心血管损害 19 世纪被 Oppenheim 首次进行报告，但具体发病机制尚不明确，可能与炎症致血管内皮功能障碍、心肌纤维受损、免疫系统激活等有关。心血管损害临床症状较少见，其中以心肌最易受累，常出现心肌炎、心律失常、心脏扩大、传导阻滞等表现。心内膜受累可有瓣膜病变，冠脉受累主要表现为动脉硬化及血管炎，心肌梗死较少见。晚期可出现充血性心力衰竭及心律失常，为心脏受累死亡主要原因之一。

PM 的诊断标准如下。①临床标准：发病年龄常 > 18 岁；亚急性或隐匿性起病；肌无力，对称性近端无力大于远端，颈屈肌无力大于颈伸肌。②血清肌酸激酶升高。③肌肉活组织病理检查：炎症细胞（T 细胞）包绕和浸润至非坏死肌内膜、束周萎缩、血管周围肌束膜有炎症细胞浸润、肌内膜散在 CD8$^+$T 淋巴细胞浸润、大量肌纤维坏死、补体攻膜复合体沉积于非坏死肌内膜及其他提示免疫病理有关的肌营养不良、CD8$^+$T 淋巴细胞包绕非坏死肌内膜或有丰富的 MHC-I 分子表达。④其他检查标准：肌电图检查，纤颤电位插入性和自发性活动增加，正相

波或复合波重复放电；形态测定分析示存在短时间、小幅多相运动单位动作电位。MRI 检查，肌肉组织水肿，STIR 序列示肌肉组织呈广泛或片状信号增高；肌炎特异性抗体。

PM/DM 相关心血管损害患者在其基础上可有心肌酶及肌钙蛋白升高，需注意与心肌梗死鉴别。心电图可有 ST-T 改变，房性、室性心律失常，传导阻滞及异常 Q 波等表现，心脏超声主要表现为左心室增大、舒张功能障碍、收缩功能异常及瓣膜病变等。心脏磁共振可检测无症状 PM/DM 患者心血管损害情况，正电子发射体层成像（positron emission tomography，PET）可在诊断及治疗过程中对心血管损害进行评价。心内膜活检是诊断的金标准。

糖皮质激素仍是目前临床治疗 PM 的首选药物，初始剂量为泼尼松 1～2 mg/kg（每日 60～100mg）或等效剂量的其他糖皮质激素。其他药物包括免疫抑制剂（甲氨蝶呤、环孢霉素、环磷酰胺等）及免疫球蛋白。

三、淀粉样变性对心血管的损害

心脏淀粉样变性（cardiac amyloidosis，CA），是由于前体蛋白异常折叠形成不可溶的淀粉样物质，沉积于心肌细胞外间质而导致的一类浸润型心肌病。目前发现有 9 种淀粉样蛋白在心肌中积累，导致严重的心脏疾病。CA 主要分为三种类型：免疫球蛋白轻链型淀粉样变性（immunoglobulin light chain amyloidosis，AL）、转甲状腺素蛋白淀粉样变性（transthyretin amyloidosis，ATTR）和野生型转甲状腺素蛋白淀粉样变性（wild-type transthyretin amyloidosis，wt-ATTR）。CA 发病年龄常 > 60 岁，老年男性多发，且发病率随年龄增长而升高。

CA 中淀粉样物质可存在于心肌纤维之间，常有乳头肌的广泛沉积。且心房和心室内膜常受累及。淀粉样变性常引起心脏瓣膜的局灶性增厚，但一般不会影响瓣膜功能。冠状动脉和静脉中层和基底层也常有淀粉样物质沉积，偶尔血管内膜也受累及。可出现限制型心肌病、充血性心力衰竭、直立性低血压、心脏刺激及传导异常等表现。淀粉样物质沉积导致的室壁增厚，可引起室壁僵硬和左心室舒张功能不全导致心力衰竭。淀粉样物质沉积在冠脉微血管可引起微循环障碍，导致心绞痛，甚至是心肌梗死。

CA 患者血清、尿液、免疫和游离轻链可出现异常，且常有肌钙蛋白与肌红蛋白的升高。因此有室壁增厚、心力衰竭等表现，且合并肌钙蛋白升高时，应考虑心脏淀粉样变性。CA 的典型心电图表现包括肢导联 QRS 波群低电压和胸导联假性心肌梗死，约 45% 的患者会出现。病变浸润到心脏传导系统会导致心脏电生理功能紊乱，最常见的是心房颤动。超声表现为左心室壁和室间隔对称性增厚，且有颗粒闪光点回声，左心室壁厚度通常 ≥ 15mm。心脏磁共振相较于超声对 CA 诊断有更高的准确性，由于心肌间质体积增加，不同心肌组织显示不同模式，故 CA 患者心脏磁共振常可出现心内膜跨壁心肌延迟强化。核素显像也可用于 CA 的检出，心内膜心肌活检为诊断金标准。

CA 根据发病机制的不同，分为 AL、ATTR、wt-ATTR，故治疗原发病有不同的方式。AL 主要治疗为控制免疫球蛋白的产生，主要药物有烷基化剂、免疫调节剂等，如硼替佐米、美法仑、沙利度胺、来那度胺和泊马度胺等。ATTR 的特异性治疗主要是作用于从合成到沉积的 TTR，如肝细胞翻译水平阻断 TTR 合成、稳定 TTR 四聚体并且抑制其淀粉样变的速率、破坏并清除 TTR 淀粉样纤维，常用药物有氯苯唑酸、二氟尼柳，而 AG10、Patisiran、Inotersen、多西环素 + 牛磺熊去氧胆酸等尚待进一步明确疗效。ATTR 最重要的治疗方式是肝移植。wt-ATTR 年轻患者可考虑心脏移植，且只适用于孤立性 CA 患者。出现心衰、心律失常等表现时，可进行对症处理。但 CCB、地高辛药物有可能会因与淀粉样纤维的结合而放大药物毒性，出现严重的房室传导阻滞，甚至心源性猝死。淀粉样变性引起心房活动减弱时，即便没有心律失常，也应给予抗凝治疗。如需控制心室率和节律，胺碘酮可作为首选药物。对于缓慢型心律失常患者，可行起搏器治疗。CA 患者预后一般不良，多数患者在 1~4 年内死亡，合并心力衰竭患者预后更差。

四、类风湿关节炎对心血管的损害

类风湿关节炎（rheumatoid arthritis，RA）是一种常见的、慢性关节炎症病变为主要特征的全身性炎症疾病，基本病理特征为滑膜炎症。类风湿关节炎全球平均患病率为 0.5%~1%，其心血管事件发生率为一般人的 1.5~2 倍，心血管疾病是其最常见的死亡原因。

RA 患者心血管损害可能有以下几种因素，传统危险因素有吸烟、高血压、糖尿病、高脂血症和肥胖等。全身炎症和内皮功能紊乱，RA 免疫系统的自我耐受性降低，产生各种自身抗体，激活免疫系统，导致免疫细胞向关节滑膜浸润。TNF-α、IL-17、IL-6 和 IL-1β 等细胞因子参与内皮细胞的活化是动脉粥样硬化性心血管疾病的发病机制之一。RA 引起血脂异常导致心血管风险增加。RA 患者纤维蛋白原、血管性血友病因子、D- 二聚体、组织纤溶酶原激活物抗原和血小板的浓度升高，可引起血液高凝状态。糖皮质激素、非甾体抗炎药、甲氨蝶呤、肿瘤坏死因子抑制剂、IL-6 抑制剂均对心血管有影响。

RA 对心血管的损害主要有心包、心肌、心内膜、冠脉等受累。最常见的为心包累，临床表现可有心包摩擦音、心包积液、缩窄性心包炎等。心肌炎可有心功能减退。心内膜炎主要影响瓣膜，表现为增厚、硬化，导致瓣膜关闭不全，最易发生于主动脉瓣，其次为二尖瓣，多累及瓣膜环及基底部。也可出现心律失常，心肌梗死等。

RA 患者心电图可出现 ST-T 改变、传导阻滞、房颤等。超声心动图可发现心包炎、心包积液、瓣膜关闭不全等情况。

对 RA 心血管受累致心力衰竭患者可予以利尿、扩血管、强心，甚至糖皮质激素治疗。阿司匹林是治疗类风湿关节炎的重要药物，对心血管受累也有效。他汀类药物能减轻血管炎症，并对 RA 治疗有效。抗 IL-1β 单克隆抗体 canakinumab 已用于心脏疾病治疗的研究，具体疗效及预后有待进一步讨论。

第三节　内分泌、代谢性疾病对心血管的损害

一、甲状腺功能亢进症对心血管的损害

甲状腺功能亢进症（hyperthyroidism）指甲状腺（腺体）不适当地持续合成和分泌过多甲状腺激素而引起的内分泌疾病，简称甲亢。甲亢性心脏病是由于过量的甲状腺激素对心脏直接或间接作用引起一系列的心血管症状和体征的一种内分泌代谢紊乱性心脏病，包括心脏扩大、心房颤动、心力衰竭、心肌病等。

甲亢性心脏病诊断标准：①甲亢诊断明确；②具备下列一项或多项心脏病症状，房性心律失常（房性心动过速或房颤）、心脏扩大、心力衰竭等；③除外其他原因引起的心脏病，如冠心病、高血压性心脏病、风湿性心脏病、肺源性心脏病等；④当甲亢得到控制以后，心脏病也随之改善或消失。甲状腺功能亢进性心脏病多发生在老年患者，长期患严重甲亢的青年患者也可发生。老年人甲状腺分泌功能逐渐下降，血液对甲状腺素结合力降低，机体组织对甲状腺激素的反应力下降，加之老年人机体功能下降，大部分人甲状腺没有出现肿大情况，且往往没有突眼症状，心率增快并不明显，同时常合并高血压、冠心病、高脂血症等，且老年人自主症状知觉性较低，用药种类复杂，具有起病隐匿、表现多样的特征，多属于隐匿型或无力型，因心脏病是首发症状，往往被误诊为其他原因心脏病，因此容易延误诊断。若患者有如下心脏表现，要提高警惕性：心房纤颤的心电图改变，经药物治疗没有好转；劳动力长久丧失后产生心衰；不明原因的腹泻、消瘦、血脂下降；不明原因的心动过速。

甲亢性心脏病的发病率占甲亢的 5%～10%，且随着年龄的增长，其发病率呈增高的趋势，使甲亢患者死亡率增加 20%。过量的甲状腺激素对心脏结构及功能均产生影响，甲状腺功能亢进患者若未及时诊治，将引起一系列心血管疾病。

1. 心力衰竭

过量甲状腺激素的毒性作用可引起心肌损伤，改变细胞代谢和肌原纤维收缩功能。甲状腺功能亢进时，前负荷增加、外周血管阻力降低及心率升高导致心输出量增加。未经治疗的高输出状态和甲状腺功能亢进可导致心室扩张、持续性心动过速，最终导致慢性心力衰竭。这与心动过速介导的舒张期 Ca^{2+} 增加、心房收缩功能丧失及舒张期充盈时间减少，充盈压增加相关。长期负荷过重，导致心脏增大，心输出量增加，机体处于循环充血状态。此外，甲亢引起的心

肌耗氧量增加可降低心肌收缩储备，使心肌收缩力下降。继发于甲状腺功能亢进症的心力衰竭被认为是心肌病的可逆病因。甲状腺功能恢复正常后，患者的心脏超声及临床症状均可发生逆转，心脏疾病随之缓解，但也有一些患者的心血管症状和体征，血流动力学异常及心律失常持续存在。纠正甲亢引起心力衰竭的措施包括强心、利尿、改善心肌重构等。呋塞米可降低心脏的前负荷，改善心衰症状，而洋地黄类药物对甲亢性心脏病效果不明显，但甲亢控制后对洋地黄的敏感性增高。放射性碘治疗可有效控制甲亢性心力衰竭。β受体阻滞剂、血管紧张素转换酶抑制剂可用于抑制心肌重塑、改善患者预后。

2. 心房颤动

甲亢时常见的心律失常包括窦性心动过速、房性早搏、阵发性心动过速等，偶见有甲亢并发高度房室传导阻滞，其中以房颤最为常见，有10%～25%甲亢患者并发房颤，且随着年龄的增长发病率呈增加趋势。因此，对房颤患者筛查促甲状腺激素（thyroid-stimulating hormone，TSH）是必要的。甲状腺功能亢进症患者发生房颤的危险因素为男性、高龄、缺血性心脏病、瓣膜性心脏病等。在甲亢患者中，甲状腺激素升高改变心脏的β_1肾上腺素受体和M_2-毒蕈碱受体，导致交感神经功能增加，心动过速和心房不应期缩短，最终导致心房颤动。此外，L型钙通道和钾离子通道的改变，肺静脉细胞动作电位时程的缩短及肺静脉心肌细胞自发活性的增强等均与心房颤动的发生相关。治疗甲状腺功能亢进症引起的心房颤动的主要目标是控制心率、预防血栓栓塞及恢复窦律。若无禁忌证，推荐使用β受体阻滞剂控制心率。若用洋地黄类药物控制心率，通常比非甲亢患者需要更高的剂量。2/3的患者用放射线碘或抗甲状腺药物治疗2～3个月后可恢复窦律。胺碘酮用于控制心率及恢复窦律是有效的，但由于含碘，需定期复查甲状腺功能水平。一般甲状腺功能正常3～6个月后房颤不能消失者，房颤消失的可能性极小。对于顽固性心房颤动患者，可行射频消融术恢复窦律。但甲亢引起的心房颤动患者行射频消融的明确功效尚有争议。Wongcharoen等研究发现，具有甲亢病史的心房颤动患者在经射频消融术后，再次复发的概率高于其他患者。对于此类患者，在甲状腺功能恢复正常状态后需要至少行三次射频消融术。抗凝药物的使用原则现仍存在争议。中国一项大型试验显示，在9727例非瓣膜性房颤患者中，伴有心房颤动的甲状腺功能亢进症不能增加血栓形成的风险。根据美国胸科医师学会统计，并未发现甲状腺功能亢进症是房颤患者血栓形成的独立危险因子，抗凝治疗应基于传统的CHA_2DS_2-VASC评分。而美国心脏病学会认为甲亢独立增大卒中或血栓形成的风险，患者应在甲亢阶段接受抗凝治疗，而不考虑CHA_2DS_2-VASC评分。

3. 动脉性肺动脉高压（pulmonary hypertension，PH）

动脉性肺动脉高压是指在静息状态下，肺动脉平均压≥25mmHg，导致右心功能障碍并最终导致右心衰竭。国内研究显示，甲亢患者中PH的发生率为31.7%。目前关于甲状腺功能亢进症引起PH的具体机制尚不明确，可能与以下因素有关：①其自身免疫及炎症反应影响血管重塑、加强肺血管收缩；②过量甲状腺激素引起的高心输出量可直接增加肺动脉压并使肺血管内皮损伤；③肺血管舒张物质的代谢增加。数据表明，甲状腺激素可刺激内皮细胞生长，增强肺血管收缩，使肺血管重塑。甲亢引起的PAH具有可逆性，经治疗甲状腺功能恢复正常后，肺动脉压可明显下降，故甲亢合并肺动脉高压患者需更关注甲状腺疾病本身的治疗。肺动脉高压在甲亢中的临床表现不典型，对甲亢患者进行肺动脉高压筛查，以及在肺动脉高压中进行甲状腺功能筛查对疾病的治疗及预后非常重要。

二、甲状腺功能减退症对心血管的损害

甲状腺功能减退症（hypothyroidism）简称"甲减"，是由多种原因引起的甲状腺激素（包括 T_3、T_4）合成、分泌不足或生物效应不足所致的一种全身代谢减低综合征。甲状腺功能减退性心脏病（甲减性心脏病）是由于甲状腺激素合成、分泌不足或生物效应不足而引起心肌收缩力减弱、心排血量和外周血流量减少等一系列症状和体征的一种内分泌紊乱性心脏病。

甲减性心脏病见于各年龄组人群，以成年人为多见，但老年人的发病率相对高于年轻组。老年甲状腺功能减退症起病更为隐匿，进展缓慢，有时发展到晚期，临床表现也不明显，仅少部分患者有特征性的临床表现和体征，如疲劳、迟钝、抑郁、肌痛、便秘和皮肤干燥等。

甲减可引起心血管系统一系列的改变，包括心输出量减少、心率下降、心脏收缩功能减退、外周血管阻力增加、舒张压升高及血脂代谢紊乱等心血管疾病高危因素的增加。心脏的受累包括一系列机制的参与，三碘甲腺原氨酸（T_3）可直接作用于外周血管平滑肌，引起外周血管阻力下降，也可通过促进血管内皮NO的合成及释放起降低外周血管阻力的作用。因此，甲减患者由于 T_3 水平的下降，可导致外周血管阻力的增加进而引起舒张压的增加。甲减患者肝脏低密度脂蛋白（LDL）受体密度及敏感度均下降，低密度脂蛋白胆固醇（LDL-C）的清除下降出现血脂代谢紊乱，血脂谱可表现为高胆固醇血症、高低密度脂蛋白、高载脂蛋白B等，导致血管内皮受损，外周血管阻力增加，从而促进动脉粥样硬化的发生发展。甲状腺激素可促进 *SERCA2* 基因的表达，其表达上调可促进钙离子的吸收，进而促进心肌细胞的舒张。甲减时由于甲状腺素水平的下降，*SERCA2* 表达下降，钙离子重吸收减缓，进而导致心室舒张障碍，最终使得左心室充盈受限。研究发现，亚临床甲减患者心室等容舒张时间延长、高峰充盈率（PFR）下降、波速峰值增加、舒张早期二尖瓣血流速度/舒张晚期二尖瓣血流速度比值（E/A）下降。此外，甲减患者二尖瓣加速时间及减速时间均受影响。因此甲减患者（即使在亚临床甲减状态）发生心力衰竭的风险较甲状腺功能正常者明显增加。甲减还可引起心包积液造成心脏受压，严重甲减患者发生心包积液的概率为3%～6%。甲减患者发生心包积液的确切机制尚未清楚，然而渗出液中胆固醇含量的增高表明毛细血管通透性增加和淋巴引流减少可能在其中起重要作用。心外膜脂肪组织被认为是潜在的心血管危险因素。几项观察性研究报告结果显示

甲状腺疾病患者心外膜均存在脂肪组织异常。甲减对心脏的影响与甲状腺激素水平的异常改变引起的心血管病变有关，其特征性症状与体征包括：心动过缓、脉率减弱、心音减轻和踝部水肿等；外周血管阻力增加导致舒张压升高、脉压减小；心电图可有肢导联低电压，QT 间期延长，传导阻滞，T 波低平、双向、倒置；血清肌酸激酶（CK）明显升高，主要来源于骨骼肌（MM）；总胆固醇、LDL、载脂蛋白 B 升高；超声可发现胸腔积液、腹水、心包积液；短期甲减患者有时也可发生心力衰竭，是因心肌收缩明显减弱、舒张期弛缓延长所致。

甲减性心脏病诊断标准：①甲功化验符合甲状腺功能减退的诊断标准；②有心脏病症状表现，心电图及影像学检查有心动过缓、QRS 波低电压、心包积液、心脏扩大、心力衰竭等异常改变；③排除其他原因引起的心脏病；④经甲状腺激素替代治疗后，心脏病明显改善或完全恢复。临床上，甲减性心脏病表现常较甲亢隐匿，劳累性呼吸困难及容易疲劳为常见主诉，对此类患者尤其要注意筛查甲状腺功能。

甲减性心脏病明确诊断后应该甲状腺激素替代治疗，并积极治疗心绞痛、心力衰竭、心包积液、高血压等心血管相关病症。未能及时进行诊断和治疗者，最后可死于甲状腺功能减退性昏迷、感染或心脏并发症。经有效治疗者，临床症状能明显改善，心脏病改善尤为显著。治疗 1 个月后，心脏可明显缩小，心电图可在 4～6 周内恢复正常。

三、糖尿病对心血管的损害

糖尿病是最重要的心血管系统危险因素之一，与非糖尿病患者相比，患糖尿病者的心血管病发病率显著增高，且超过半数的糖尿病患者合并有高血压或冠心病，约 70% 以上的患者死于心血管病变的各种并发症，并且随着年龄增长风险显著增高。

糖尿病患者动脉粥样硬化的发病率比常人高，患者不仅冠心病的发病率高，且起病年龄早、病情进展快、女性高于男性，心肌缺血、心肌梗死常见。主要原因可能包括：①高血糖的不利影响，不管是 1 型还是 2 型糖尿病，若患者血糖（尤其是餐后血糖）长期处于高水平会促进心血管病的发生与发展。胰岛素分泌异常，特别是肥胖者，常存在胰岛素抵抗，这种状况可直接或间接促进动脉粥样硬化形成，诱发并加重心血管病。②脂代谢紊乱，由于体内糖代谢紊乱，可致脂代谢紊乱，表现为血脂异常。HDL 降低，低密度脂蛋白（LDL）及极低密度脂蛋白（VLDL）的增高易引起动脉粥样硬化，从而发生冠心病。③血小板功能异常，患者常存在血小板功能亢进和凝血异常，从而促进血小板聚集和血栓形成，这在动脉粥样硬化中发挥主要作用。如合并高血压可损伤血管内皮细胞，内皮细胞功能改变，血小板聚集、黏附增加。此外，糖尿病患者超氧化物歧化酶（SOD）活性下降，不能有效清除体内的活性氧自由基，引起体内自由基蓄积，从而引起心肌、血管等组织损伤，促进心血管疾病的发生或加重。临床表现如下。

1. 冠状动脉疾病

糖尿病合并冠心病的主要临床表现为心绞痛、心肌梗死、心力衰竭、心律失常。但有如下特点：①临床症状常不典型，患者无症状心肌缺血多见，心肌缺血发作的时间和节律与非糖尿病冠心病相似，以上午 6～12 时为发作高峰，由于患者多合并自主神经病变，心肌缺血或坏死时患者疼痛减轻或丧失，故急性心肌梗死时无痛或轻微疼痛者多见，占 30%～42%。患者的血管病变常为多支冠状动脉血管受累，病变弥散广泛，有更多的斑块溃疡和血栓形成，这种弥漫性、多支血管病变，范围大且广，增加治疗难度。②心肌梗死的发生率高、并发症多，死亡率高。导致患者急性心肌梗死的死亡率增加的因素包括：患者心肌梗死面积较大，心力衰竭和休克的发生率增高；心肌梗死后生存时间比非糖尿病患者短，心肌梗死后第 1 年中死亡率高达 25%。其死亡原因在急性和亚急性期以心源性休克、急性肺水肿为常见原因，出院后猝死常是主要原因，可能与神经病变引起的自主神经不平衡和心电的稳定性减低有关。

2. 高血压

高血压是糖尿病的常见并发症，糖尿病患者高血压的发生率为 40%～80%，是非糖尿病人群的 4～5 倍。患者高血压的发病年龄早且发病率随年龄的增长而增加，女性较男性多见。

患者发生高血压主要与糖尿病的微血管损害有关。此外，尚与 β 受体密度增加、细胞内 CAMP 增加及对肾上腺素及血管紧张素 Ⅱ 的敏感性增加有关。无并发症的高血压糖尿病患者，开始症状不明显，在病变进展时除糖尿病的症状外，可出现肾脏、心血管、脑血管等多种并发症的症状。对于糖尿病合并高血压的老年患者而言，严格控制血压比严格控制血糖显得更为有益。研究显示，严格的血压控制可使糖尿病的相关并发症发生率下降 20% 左右，严格控制血糖水平的患者仅使糖尿病的相关并发症发生率下降 10% 左右。

3. 高脂血症

老年患者的血脂异常与糖尿病的发病关系非常密切。老年糖尿病患者由于胰岛素分泌相对不足，而脂蛋白酯酶的活性又对胰岛素存在一定程度的依赖性，这容易使脂肪组织对胰岛素的敏感性降低，导致脂质代谢紊乱，临床表现为胆固醇（TC）、甘油三酯（TG）和低密度脂蛋白胆固醇（LDL-C）升高，高密度脂蛋白胆固醇（HDL-C）降低。因此，对于老年糖尿病并发高脂血症，在有效控制血糖水平的同时还需加强对高血脂的治疗，这样可以阻止或延缓动脉粥样硬化的发生和发展，从而减少其他并发症的进程。对于老年糖尿病患者，长期的高脂血症会加速或加重动脉粥样硬化的进程或病情。因此，相关的指南也对糖尿病患者的血脂管理提出严格要求。

首先按照糖尿病患者动脉粥样硬化性心血管疾病（ASCVD）（冠心病、缺血性卒中、外周动脉疾病）的具体情况进行危险分层。①极高危：糖尿病合并已确诊的动脉粥样硬化性心血管疾病（ASCVD）（行辅助检查如冠脉 CTA、冠脉造影、头颅 CTA、头颅 MR、血管超声等明确诊断）。②高危：年龄＞40岁，糖尿病。③中危：20～39岁，糖尿病合并多种危险因素或靶器官损害（注：主要危险因素包括高血压、血脂异常、吸烟、肥胖、早发冠心病家族史；靶器官损害包括蛋白尿、肾功能损害、左心室肥厚或视网膜病变）。

其次，按照不同的分层确定控制血脂的水平：①糖尿病合并ASCVD极高危患者血脂目标：LDL-C＜1.4mmol/L。②糖尿病合并ASCVD高危患者血脂目标：LDL-C＜1.8mmol/L。③20～39岁糖尿病合并心血管病中危患者血脂目标：LDL-C＜2.6mmol/L。

4. 糖尿病性心肌病（diabetic cardiomyopathy，DCM）

DCM是指糖尿病患者在没有其他心脏危险因素（如冠心病、高血压和显著的瓣膜病）的情况下存在异常的心脏结构和表现。临床上，DCM的特征在于舒张功能障碍，而射血分数保持不变。糖尿病心肌病是在1972年由Rubler等首先提出的，当时他们对糖尿病肾小球硬化症的4例心力衰竭患者进行尸解，发现这些患者除糖尿病外无其他明确引起心力衰竭的原因，从而提出了糖尿病心肌病的概念。糖尿病心肌病患者病理学尸检显示其病理特征为：心肌细胞肥大、间质纤维化和PAS阳性的物质浸润，冠状小动脉基底膜增厚，心肌内可见微血管病变。目前认为DCM的病理生理机制包括氧化应激、炎症、代谢以及能量产生改变等，但其潜在的致病机制仍不清楚。临床主要表现为充血性心力衰竭，早期无症状，可出现心律失常，后期有心脏扩大，出现奔马律及心力衰竭。临床研究资料表明，部分死于心力衰竭的患者，无高血压、冠心病史，尸检也未能显示相应的病理改变。故临床上对于病程长、年龄较轻，以左心室功能减退为主要表现者应考虑糖尿病性心肌病。目前对DCM尚缺乏特异性治疗，仅在晚期疾病阶段使用标准的姑息性心力衰竭干预。新的治疗方法，包括基因疗法和非编码RNA疗法，在试验模型中的研究结果令人鼓舞，但仍需进一步研究和临床实践加以证实。

第四节　急性脑血管疾病对心血管的损害

脑心综合征是指在急性脑病中，特别在脑卒中、急性颅脑外伤中，病变累及丘脑下部、脑干和自主神经系统导致心血管功能障碍，出现类似急性心肌梗死、心肌缺血、心律失常和心力衰竭的症状体征，常伴有心电图及心肌酶学的改变。

可能的机制包括：①急性脑卒中时机体处于应激状态，交感神经兴奋性增强，体内儿茶酚胺、肾上腺素水平升高，可进一步引起冠状动脉痉挛与收缩，造成继发性心脏损害；②支配心脏活动的高级自主神经中枢位于下丘脑、脑干及大脑边缘系统，急性脑血管病时，缺氧、缺血及血性脑脊液刺激下丘脑，导致自主神经调节紊乱；③氧自由基、血栓素 A_2、前列环素 I_2

等炎症因子明显增加，导致心肌损伤；④心脑血管疾病常存在共同的病理基础，即动脉粥样硬化。

本病多发生于老年人，常有高血压、糖尿病、冠心病等基础疾病，故急性脑血管病时易出现心血管异常情况。此外，急性脑卒中时，急性颅内压增高、电解质紊乱及血流成分异常均可加重急性脑缺氧、应激反应等，造成对心功能的影响，诱发心脏病变加重。

脑心综合征的发生和脑血管病的部位有关，出血破入脑室或病变压迫脑干，广泛性脑损害时，脑心综合征的发生率高。颅前凹出血病变影响到额叶的13区和24区，或病变使边缘系统、杏仁核、脑干头端及末梢受损时，易出现心功能障碍。大脑岛叶为心脏活动的皮质代表区，左右侧岛叶对心脏活动有不同的影响。脑卒中常引起心脏自主神经活性改变、心律失常、心电图复极改变及血浆心肌酶谱 CPK-MB 升高，其中右侧半球卒中后室上性快速心律失常显著多于左侧，而左侧半球卒中后心电图复极改变显著多于右侧。心律失常、心肌酶谱升高均和心脏自主神经活性改变相关，尤其和副交感神经活性降低相关。这种心脏自主神经活性改变随着病程推移逐渐恢复，但完全恢复多在1个月以后，说明卒中后自主神经活动的不平衡可能是导致心脏并发症的基础。有报道用β受体阻滞剂治疗有效也支持这一点。

脑心综合征的临床表现主要有两种形式，一种是先以急性脑部疾病起病，而后发生心血管病或原有心血管疾病加重，第二种是脑部疾病和心血管疾病同时或接近同时发生。临床表现为心电图异常与心肌损伤标志物的升高以及心功能的下降。

急性脑血管病的心电图改变多种多样，主要改变分为心律失常和波形改变两类。急性期脑卒中后心电图改变最为敏感，其异常发生率为68%～90%，心电图异常大多在发病12h至2天内出现；心律失常多在2～7天出现，波形异常可持续1～2周，长者可达4周。心电图改变在病后1周内发生率为87.5%，这与急性脑血管病患者脑水肿高峰期大多出现于1周内有关。临床表现常见窦性心动过速、频发房性早搏、房颤、窦性心动过缓、ST-T以及T波改变，少数患者心电图表现为室性心律失常，包括偶发以及频发室性早搏、室性心动过速等，严重者可发生心肌梗死。有研究发现脑出血患者发病当天异常心电图发生率为81.64%；7天时为36.71%；20天时为26.1%。在急性脑血管病变中，QT离散度增大和肌钙蛋白T升高同时发生。QT间期延长和离散度增大能增加室性心律失常的发生率。在脑损伤患者中，随着GSC分值降低，心率变异性参数——低频参数（LF）和高频参数（HF）都是降低的，而在脑死亡患者，LF和HF均消失。总之，心脏异常多发生在脑血管病的急性期，心电图异常常表现为：①显著u波，并可与低血钾无关；②QT间期延长，并常合并显著的u波；③T波改变，呈高大直立的T波、双向T波或T波倒置；④P波增高；⑤ST段降低或抬高。在脑心综合征患者中，心电图改变以ST-T以及T波改变最为常见，还可引起QT间期延长。另外，随着脑血管病的好转，脑心综合征心电图也逐渐恢复正常。

心肌酶的升高幅度较小，随着急性脑血管病好转逐渐恢复正常。左心功能不全表现为心室壁运动异常，而运动减弱与冠脉某支或某几支的分布不符，且冠脉造影检查无血管堵塞表现，包括典型的"心尖球形"改变、心底部运动减弱而心尖部运动增强或左心室中段的运动减弱甚至全心运动减弱等。

心脏损伤为一过性、可逆性，随原发病好转而逐渐恢复，此为鉴别原发心脏病变的关键，治疗以积极处理原发病为主，辅以营养心肌、纠正水电解质紊乱、β 受体阻滞剂。

第五节　消化系统疾病对心血管的损害

一、胃心综合征

胃心综合征（gastro-cardiac syndrome，GAS）由 Roemheld 于 1912 年首先报道，又称为 Roemheld 综合征。多见于 40 岁以下青年女性，尤以吸烟者、溃疡病患者多见。该病是由消化系统症状引起的心血管紊乱。

胃心综合征发病机制尚不明确，为多因素作用的结果，可能与以下因素有关：①支配心脏的脊神经与支配胃的脊神经在胸 3～5 处发生交叉，胸 5～8 处相重叠。当疼痛发作时，通过胃冠反射引起冠状动脉痉挛，而诱发心绞痛或心律失常或直接反射到心脏引起心前区疼痛不适；②疼痛等精神因素可通过交感神经反射，影响窦房结的自律性，诱发心律失常；③消化道疾病引起疼痛后，可使心肌及其他脏器耗氧量增加，从而使无氧代谢增加、乳酸增多加重，同时可使血栓素 A_2 水平升高，前列环素含量降低，两者含量失衡及乳酸升高均可加重冠状动脉痉挛，诱发心绞痛样症状；④胃肠道器官含有丰富的迷走神经纤维，这些纤维受病变刺激后，可引起迷走神经张力增高，反射性地引起冠状动脉痉挛。

临床主要表现为心前区不适感，少数类似心绞痛，呈针刺感、压榨感，持续时间由几秒钟至数小时不等，可伴有胸闷气短等症状。部分患者可出现血压升高、心音减弱、心律失常等。症状发作与活动无关，血管扩张剂效果不佳，而使用解痉止酸药物疼痛可缓解。

心电图检查常正常，少数出现 ST 段下降，T 波低平、倒置，心律失常等。心肌酶常无变化。上消化道钡餐及纤维胃镜发现胃部原发疾病。在慢性胃病的基础上出现心血管系统症状，排除器质性病变后，可诊断为胃心综合征。

胃心综合征的治疗主要针对胃部原发病进行治疗。包括抗幽门螺杆菌、解痉止痛、中和胃酸、保护胃黏膜、增强胃动力等药物。对症可选用硝酸甘油、β 受体阻滞剂、钙通道阻滞剂、丹参等药物，既能改善心肌缺血，又可缓解恐惧心理。对溃疡穿孔者应手术治疗。胃部原发病治愈后，心血管症状可消失。定期复查心电图以便早期发现冠心病，减少误诊率及漏诊率。本病预后一般较好。

二、胆心综合征

胆心综合征（gallbladder-cardiac syndrome，CCS）是指由胆道系统疾病引起的类似冠心病临床表现的胆道疾病并发症。

在美国，胆结石患者中，有 10%～25% 出现包括 CCS 的相关症状。我国约有 3.3 亿人患有心血管疾病，随着老龄化的发展，老年患者胆道系统疾病的发生率逐渐升高，在冠状动脉粥样硬化基础上发生急性胆道疾病，极易合并冠心病。

CCS 发病机制有以下几种说法：①心脏和胆囊在胸 4～5 脊神经节段存在一段可相互影响的交叉；当患者发生急性胆道疾病时，炎症刺激了胆囊的迷走神经，迷走神经将兴奋传递至中枢，再经过迷走神经传至冠状动脉，引起冠状动脉收缩，进而引发了心绞痛等症状。②胆道系统感染或胆道梗阻后，胆道压力增高，引起毒素吸收、水电解质紊乱，从而导致心肌代谢及电活动紊乱、冠脉痉挛，引起心绞痛和心律失常。③心血管系统自身存在内分泌功能，急性胆道炎症或是胆道压力改变都可促进心脏产生心脏抑制因子，引起冠状动脉收缩。④高胆红素血症对内分泌功能有影响。

CCS 多表现为在胆道系统疾病诱因（饱餐、进食油腻食物、夜间体位变动等）下出现的心前区憋闷不适、上腹部胀痛、心慌等症状，疼痛持续时间可长达数小时，可伴有大汗、腰背部放射痛、恶心、呕吐等，多数患者否认既往有冠心病等心脏病史。

心电图可出现 ST 段压低，T 波低平、倒置，心律失常等。心肌损伤标志物、心脏彩超、冠脉造影检查常无异常发现。而在胆道疾病方面可有明显异常结果，如血常规可有白细胞升高；胆总管梗阻时可有转氨酶、胆红素等的升高；胆源性胰腺炎时可有淀粉酶升高；腹部彩超表现为胆囊炎症、胆囊结石、胆管结石等。

CCS 的治疗主要为原发病的治疗，如患者可耐受，应尽早行腹腔镜胆囊切除术，只有胆道疾病治愈后才能缓解心脏症状。但在手术时应注意防止胆心反射的诱发，术中过度牵拉胆囊时通过刺激胆囊分布区的迷走神经，可引起冠脉痉挛、窦房结兴奋性下降、心肌收缩力减弱、血压下降甚至心搏骤停等。心血管系统方面主要为扩冠、营养心肌、纠正心律失常，改善症状及心功能，提高患者手术耐受性。胆心综合征持续时间越久，对心脏损害越严重，故应越早治疗，效果越好。

（欧柏青　向　羿）

参考文献

[1] Yazdany J, Pooley N, Langham J, et al. Systemic lupus erythematosus; stroke and myocardial infarction risk: A systematic review and Meta－analysis. RMD Open, 2020, 6(2): e001247.

[2] 郑顺文. 系统性红斑狼疮致心血管疾病发病机制及风险管理. 中国心血管病研究, 2019, 17(7): 600-603.

[3] Péter A, Balogh A, Ćsanadi Z, et al.Subclinical systolic and diastolic myocardial dysfunction in polyphasic polymyositis/dermatomyositis: a 2-year longitudinal study. Arthritis Res Ther, 2022, 24(1): 219.

[4] Yildiz H, D'Abadie P, Gheysens O. The role of quantitative and semi-quantitative FDG-PET/CT indices for evaluating disease activity and management of patients with dermatomyositis and polymyositis. Front Med(Lausanne), 2022, 9: 883727.

[5] 中华医学会风湿病学分会. 多发性肌炎和皮肌炎诊断及治疗指南. 中华风湿病学杂志, 2010, 14(12): 828-831.

[6] Mendoza-Pinto C, Rojas-Villarraga A, Molano-González N, et al.Endothelial dysfunction and arterial stiffness in patients with systemic lupus erythematosus: A systematic review and meta-analysis. Atherosclerosis, 2020, 297: 55-63.

[7] Grogan M, Lopez-Jimenez F, Cohen-Shelly M, et al. Artificial intelligence-enhanced electrocardiogram for the early detection of cardiac amyloidosis. Mayo Clin Proc, 2021, 96(11): 2768-2778.

[8] 刘明浩, 宋雷. 淀粉样变心肌病的诊疗进展. 中国分子心脏病学杂志, 2021, 21(1): 3765-3770.

[9] Smolen J S, Aletaha D, Barton A, et al. Rheumatoid arthritis. Nat Rev Dis Primers, 2018, 4: 18002.

[10] 郭辉. 关注甲状腺功能异常引起的心血管损害. 临床内科杂志, 2019, 36(8): 521-523.

[11] 高莹, 郭晓蕙. 老年人甲状腺功能异常与心血管疾病. 中华老年多器官疾病杂志, 2013, 12(4): 263-269.

[12] 李婉娇, 李强. 糖尿病性心肌病的发病机制及治疗方法研究进展. 中华老年多器官疾病杂志, 2019, 18(7): 536-539.

[13] 王东晨, 高源勋, 孟昭阳. 中西医治疗脑心综合征的研究进展. 中西医结合心脑血管病杂志, 2021, 19(4): 611-614.

[14] 张雪峰, 苏和, 张晶. 基于中医心胃同治理论治疗胃心综合征心得. 光明中医, 2020, 35(11): 1724-1725.

[15] Simonova Z, Martusevich A K, Tarlovaskaia E I. The course of coronary heart disease concurrent with peptic ulcer disease: clinical and pathogenetic aspects. Ter Arkh, 2014, 86(1): 33-6.

[16] Chung A Y, Duke M C. Acute biliary disease. Surg Clin North Am, 2018. 98(5): 877-894.

[17] 中国心血管健康与疾病报告编写组. 《中国心血管健康与疾病报告2021》概述. 中国心血管病研究, 2022, 20(7): 577-596.

[18] Mayumi T, Okamoto K, Takada T, et al. Tokyo Guidelines 2018: management bundles for acute cholangitis and cholecystitis. J Hepatobiliary Pancreat Sci, 2018, 25(1): 96-100.

第十章
老年肺动脉高压

第一节 概述

肺动脉高压的定义及分类

肺动脉高压（pulmonary hypertension，PH）是指由多种异源性疾病（病因）和不同发病机制所致肺血管结构或功能改变，引起肺血管阻力和肺动脉压力升高的临床和病理生理综合征，继而发展成右心衰竭甚至死亡。PH 是指海平面、静息状态下，经右心导管检查（right heart catheterization，RHC）测定的肺动脉平均压（mean pulmonary artery pressure，MAP）≥ 25mmHg。正常成年人静息状态下为（14.0±3.3）mmHg，其上限不超过 20mmHg。老年 PH 的诊断标准目前无特殊调整。MAP 在 21～24mmHg 曾被定义为临界性 PH。2018 年第六届世界 PH 大会（World Symposium on Pulmonary Hypertension，WSPH）上，有专家建议将 PH 血流动力学诊断标准修改为 MAP > 20mmHg，但存在广泛争议，目前我国也尚缺乏针对 MAP 在 21～24mmHg 患者的相关研究。值得注意的是，2022 年欧洲心脏病学会（European Society of Cardiology，ESC）年会（ESC2022）于 2022 年 8 月发布了由 ESC 和欧洲呼吸学会（European Respiratory Society，ERS）联合制定的《2022ESC/ERS 肺动脉高压诊断与治疗指南》，相比于之前对于 PH 的定义进行了修改，提出了新的 PH 诊断标准，将 PH 的血流动力学诊断标准由 MAP ≥ 25mmHg 修改为 MAP > 20mmHg，肺血管阻力（pulmonary vascular resistance，PVR）> 3Wood 单位［1Wood 单位 =80dyn /（s·cm⁵）］修改为 PVR > 2Wood 单位；重新提出了运动性 PH，其定义是静息和运动之间 MAP/ 心排血量（cardiac output，CO）变化斜率 > 3mmHg/（L·min）。

随着年龄的增加，肺动脉压力逐年上升，因此年龄与肺动脉收缩压呈正相关。老年（年龄 > 60 岁）是高血压、冠心病、老年性风湿性心脏病、老年性心肌病、老年退行性心脏瓣膜病的高发阶段。在我国，成人先天性心脏病更常见，容易导致 PH。此外，高龄也是血栓的高危因素之一。临床上将 PH 分为 5 大类（详见表 10-1）。

（1）动脉性 PH（pulmonary arterial hypertension，PAH）。

（2）左心疾病所致 PH。

（3）肺部疾病和（或）低氧所致 PH。

（4）慢性血栓栓塞性 PH（chronic thromboembolic pulmonary hypertension，CTEPH）和（或）其他肺动脉阻塞性病变所致 PH。

（5）未明和（或）多因素所致 PH。

老年肺动脉高压以 2、3、4 类为主，其中慢性阻塞性肺疾病为临床常见类型。研究发现 COPD 相关 PH 的患病率差别较大，为 20%～91% 不等，而肺纤维化合并肺气肿

（combined pulmonary fibrosis and emphysema，CPFE）并发 PH 的患病率更高，可以达到 30%～50%。

表10-1　肺动脉高压（PH）的临床分类

分类	亚类
1.动脉型肺动脉高压（PAH）	特发性肺动脉高压（IPAH） 遗传性肺动脉高压（HPAH） 药物和毒物相关肺动脉高压 疾病相关的肺动脉高压 　结缔组织病 　HIV感染 　门静脉高压 　先天性心脏病 　血吸虫病 对钙通道阻滞剂长期有效的肺动脉高压 具有明显肺静脉/肺毛细血管受累［肺静脉闭塞症/肺毛细血管瘤病（PVOD/PCH）］的肺动脉高压 新生儿持续性肺动脉高压（PPHN）
2.左心疾病所致肺动脉高压	射血分数保留性心力衰竭 射血分数降低性心力衰竭 瓣膜性心脏病 导致毛细血管后肺动脉高压的先天性/获得性心血管病
3.肺部疾病和/或低氧所致肺动脉高压	阻塞性肺疾病 限制性肺疾病 其他阻塞性和限制性并存的肺疾病 非肺部疾病导致的低氧血症 肺发育障碍性疾病
4.慢性血栓栓塞性肺动脉高压和/或其他肺动脉阻塞性病变所致肺动脉高压	慢性血栓栓塞性肺动脉高压（CTEPH） 其他肺动脉阻塞疾病：肺动脉肉瘤或血管肉瘤等恶性肿瘤、肺血管炎、先天性肺动脉狭窄、寄生虫（包虫病）
5.未明和/或多因素所致肺动脉高压	血液系统疾病（如慢性溶血性贫血、骨髓增殖性疾病） 系统性和代谢性疾病（如结节病、戈谢病、糖原贮积病） 复杂性先天性心脏病 其他（如纤维性纵隔炎）

第二节　老年肺动脉高压的发病机制

PH 发病机制复杂，是多因素、多环节共同作用的结果，包括外因（低氧、烟草、粉尘、其他理化生物因素等）、内因（遗传、发育、结构、疾病等）及交互因素（微生态、感染、免疫、药物等）。多种血管活性分子（内皮素、血管紧张素Ⅱ、前列环素、一氧化氮、一氧化碳、硫化氢及二氧化硫、雌激素等）、多种离子通道（钾离子通道、钙离子通道、锌离子通道及新型阳离子通道）、多条信号通路（低氧诱导因子/TRPC 通路、MAPK 通路、Rho/ROCK 通路、PI3K/AKT 通路、BMP/TGF-β 通路、核因子 κB 通路和 Notch 通路）参与 PH 疾病的发生发展。肺血管内皮功能障碍被认为是 PH 血管重构的早期或刺激性事件，但其特征仍不完全清楚。组织学评估提供了终末期 PH 患者肺部血管稀疏，同时出现心内膜增生和血管闭塞性丛状病变的证据。因此，不像在平滑肌细胞等其他血管细胞类型中观察到的主要是单一的过度增殖，细胞凋亡和增殖都可见于肺血管内皮。

虽然 PAH 在历史上被认为是一种健康的年轻至中年人的疾病，但美国早期和长期 PAH 疾病管理评估登记显示，诊断时的平均年龄增加和表现为更晚期疾病、运动耐力下降和伴随多种疾病的患者数量增加。老年人因肺部疾病和/或低氧所致 PH，是一类肺实质或间质长期破坏、缺氧以及继发的肺血管床损害所导致的 PH。其病理生理学机制涉及低氧相关肺血管收缩/重塑、血管内皮及平滑肌功能障碍、炎症、高凝状态等多个环节。

老年 PH 的病因更为复杂，单一原因较少见，多由数种病因相互影响。当原发病如冠心病、心肌病，发展到晚期阶段引起左心功能障碍，造成肺循环淤血易引起 PH；部分患者可合并结缔组织病造成广泛的肺血管炎症，引起血管的重构，压力逐渐增加造成 PH；长期缺氧，造成肺血管床广泛痉挛，血管狭窄，压力增加，造成 PH；某些先天性心脏病，造成血液在左、右心腔内分布混乱，引起右心系统的血流量明显增加，引发 PH；下肢深静脉血栓形成类疾病，形成栓子游移到肺循环系统，栓塞在肺动脉以及肺动脉的分支，造成 PH。急性肺动脉栓塞（肺栓塞）死亡已经成为医院内患者猝死的首要原因。老年患者因长期卧床，下肢深静脉血栓的发病率明显上升，血栓脱落引发肺动脉栓塞的概率亦不断增加。急性肺动脉栓塞是一种病死率极高的疾病。急性肺动脉栓塞可引起急性心脏压力负荷成倍上升，导致右心功能不全而循环衰竭，进而引发死亡。若栓塞范围小，一些患者会保住生命，但若不能及时清除肺动脉内的新鲜血栓，病情逐渐发展成慢性陈旧性血栓后同样会导致 PH，引起右心功能衰竭会危及患者生命。

第三节　老年肺动脉高压的诊断

一、病史及临床表现

老年 PH 的临床症状缺乏特异性，主要表现为进行性右心功能不全的相关症状，常为劳累后诱发，表现为疲劳、呼吸困难、胸闷、胸痛和晕厥，部分老年患者还可表现为干咳和运动诱发的恶心、呕吐。晚期患者静息状态下可有症状发作。随着右心功能不全的加重可出现踝部、下肢甚至腹部、全身水肿。导致 PH 的基础疾病或伴随疾病也会有相应的临床表现。因此左心疾病或慢性肺疾病的危险因素或症状是很重要的考虑因素。提示 PH 的体格检查包括肺动脉瓣第二音增强、三尖瓣反流杂音和右心室液体超负荷证据（如颈静脉压增高和足部水肿）。还有其他检查结果可能提示肺高压的潜在原因，包括慢性肝病或风湿性疾病的后遗症。部分患者的临床表现与 PH 的并发症（包括咯血、声音嘶哑、胸痛等）和肺血流的异常分布有关。严重肺动脉扩张可引起肺动脉破裂或夹层。

二、诊断性检查

1. 心电图

PH 心电图可表现为肺型 P 波、QRS 波电轴右偏、右心室肥厚、右束支传导阻滞、QTc 间期延长等。心电图对 PH 诊断的敏感性低，正常心电图并不能排除 PH。异常心电图多见于严重的 PH。右心室肥厚有助于 PH 患者的初步诊断并对预后具有预测价值，但用于 PH 筛查的敏感性和特异性低。QRS 波群和 QTc 间期延长提示病情严重。疾病晚期可见室上性心律失常，尤其是心房扑动和心房颤动，室性心律失常少见。房性心律失常影响心输出量，加重病情。

2. 胸部 X 线

PH 患者胸部 X 线可见肺动脉段凸出，中心肺动脉扩张，与周围肺动脉纤细或截断形成鲜明对比，表现为"残根"征，以及右心房和右心室扩大的征象。X 线胸片有助于筛查 PH 的病因，如左心疾病、肺部疾病、先天性心脏病和栓塞性疾病等在 X 线胸片上具有相应的影像学特征。PH 的严重程度与胸片异常程度并无相关，正常的 X 线胸片不能排除 PH。

3. 肺功能和动脉血气分析

肺功能检查在 PH 的病因诊断中具有较高价值，对于肺部疾病所致 PH，根据第 1 秒用力呼气容积（forced expiratory volume in one second，FEV_1）、用力肺活量（forced vital capacity，FVC）、肺总量（total lung capacity，TLC）、肺一氧化碳弥散量（diffusion capacity of carbon monoxide of lung，D_LCO）可以鉴别阻塞性、限制性以及混合性通气功能障碍的肺部疾病。胸廓畸形、胸膜增厚与间质性肺疾病（interstitial lung disease，ILD）相关 PH 在肺功能的表现上相似，可以表现为肺容积的减少。PAH 由于血管的张力增高，肺组织僵硬度增加，可表现为轻度限制性通气功能障碍，同时肺小动脉扩张压迫终末呼吸道或肺泡也可引起轻度气道阻塞。大部分 PAH 患者的弥散功能表现为轻或中度下降。阻塞性气道疾病及神经肌肉疾病可能表现为低氧血症及高碳酸血症。如出现与疾病程度不相符的低氧血症需考虑到动静脉分流的情况。轻症 PAH 的动脉血气分析可完全正常，病情严重者可能存在过度通气，表现为二氧化碳分压下降及低氧血症。肺功能测定和动脉血气分析不仅可以帮助发现潜在的气道或肺部疾病，还和 PAH 的严重程度相关。IPAH 患者如 D_LCO 显著降低（＜45% 预测值）往往提示心输出量明显降低，预示不良。IPAH 患者二氧化碳分压值越低，说明过度通气越严重，预后越差，而氧分压和预后无明确相关性。

4.超声心动图

超声心动图可用于 PH 诊断筛查、病因鉴别和心功能评价。根据静息状态下超声心动图测量的三尖瓣反流峰值流速（tricuspid regurgitation velocity，TRV）和其他指标可以评估 PH 的可能性，用低、中、高度可能表示。根据临床表现和超声心动图评估的 PH 可能性判断是否需行右心导管检查（RHC）。除 TRV 外，其他提示 PH 的指标对于有症状的患者，可依据超声心动图 PH 的可能性作进一步评估（详见表 10-2）。

表10-2 其他支持肺动脉高压（PH）的超声心动图征象

A：心室[①]	B：肺动脉[①]	C：下腔静脉和右心房[①]
右心室/左心室内径比>1.0	多普勒右心室流出道加速时间<105ms，和/或收缩中期切迹	下腔静脉直径>21mm伴吸气时塌陷（深吸气时塌陷率<50%或平静呼吸时塌陷率<20%）
室间隔扁平（收缩期和/或舒张期左室偏心指数>1.1）	舒张早期肺动脉反流速度>2.2m/s 主肺动脉直径>25mm	收缩末期右心房面积>18cm²

注：①至少满足A、B、C三类指标中的两项，方可说明存在支持PH的超声心动图征象。

超声心动图有助于鉴别 PH 的病因，如 CHD、左心疾病等。经食管超声对于某些 CHD 的诊断更为准确。超声心动图对于心脏功能评价具有较好的价值，如可根据三尖瓣环收缩期位移（tricuspid annular plane systolic exclusion，TAPSE）、右心室心肌做功指数（Tie index，Tie 指数）、左心室偏心指数、右心房面积等评估患者的右心功能，并可预测预后。

5.核素肺通气/灌注显像

核素肺通气/灌注（ventilation/perfusion，V/Q）显像是判断 PH 患者是否存在肺动脉狭窄或闭塞性病变（包括栓塞性疾病等）的重要检查手段。如果存在呈肺段分布的灌注缺损且与通气显像不匹配，则需要考虑肺动脉狭窄/闭塞性病变的可能性。PAH 的肺 V/Q 显像可能正常，也可能存在非肺段性灌注缺损。筛查 CTEPH 应用 V/Q 显像比 CT 肺动脉造影（computer tomography pulmonary angiography，CTPA）敏感性高，正常或低度可能 V/Q 显像可基本排除 CTEPH（敏感性 90%～100%、特异性 94%～100%）。V/Q 显像易出现假阳性，尤其存在严重心肺部疾病时，需要结合其他检查进行鉴别。

6.胸部 CT

CT 可显示右心室和右心房扩大、主肺动脉扩张，并可通过测量主肺动脉与升主动脉直径比来评估 PH 可能性。高分辨 CT（high resolution CT，HRCT）还有助于 PH 病因筛查，肺部疾病所致 PH 患者 HRCT 可检出肺气肿、肺大疱、肺纤维化等肺部病变，PVOD/PCH 患者 HRCT 可发现弥漫性小叶中心性磨玻璃结节、小叶间隔增厚、纵隔淋巴结肿大等征象。

CT 肺动脉造影（CTPA）是诊断肺血管病的重要检查手段，对制订 CTEPH 的治疗方案也非常重要，可为肺动脉血栓内膜剥脱术（pulmonary tromboneearterectomy，PEA）提供影像学依据。CTEPH 常见的 CTPA 征象包括：肺动脉完全阻塞，肺动脉内条带影、网状充盈缺损，以及肺动脉管壁不规则增厚等。由于 CT 技术的发展，CTPA 诊断肺血管病的敏感性和特异性也越来越高，可部分替代肺动脉造影检查。

7. 肺动脉造影

肺动脉造影主要用于了解肺血管形态和血流灌注情况，是 PTE 的"参比"诊断标准，也常用于其他肺血管堵塞、狭窄、闭塞和肺动静脉畸形等肺血管病变的鉴别。CTEPH 患者大多需行肺动脉造影检查，以判断能否从 PEA 或球囊肺动脉成形术（balloon pulmonary angioplasty，BPA）中获益。

8. 心脏磁共振

心脏磁共振（cardiac magnetic resonance，CMR）成像可直接评价右心室大小、形态和功能，并可无创评估血流量，包括心输出量、每搏输出量和右心室质量。MR 血管造影对导致肺血管堵塞的病因鉴别可能有帮助，特别适用于孕妇或对碘造影剂过敏者。由于 CMR 具有无创、可重复的特点，且对右心功能的评估与 RHC 相比具有较高的一致性，因而可作为 PAH 患者基线和随访时对病情严重性判断的手段。

9. 血液学检查

血液学检查主要用于筛查 PH 的病因和评价器官损害情况。风湿免疫病相关自身抗体、肝炎标志物、HIV 抗体等是特定 PH 类型的重要标志。血常规检查异常需要警惕各类血液系统疾病（如白血病、贫血、红细胞增多症、骨髓增生异常综合征、多发性骨髓瘤等）、结缔组织疾病以及慢性缺氧性疾病（红细胞及血红蛋白代偿性升高）等。肝功能异常（主要是转氨酶和胆红素）需要考虑门静脉高压、药物损伤、血液系统疾病及心衰等原因。CTEPH 患者需要行易栓症（包括遗传性和获得性）筛查，特别是抗磷脂抗体、狼疮抗凝物、抗 β$_2$ 糖蛋白 1 抗体。所有 PH 患者在初诊及随访过程中需要测定血液脑利钠肽（BNP）或 N 末端脑利钠肽前体（N-proBNP）用于评估病情及指导治疗。

10. 腹部超声

腹部超声可以了解腹部脏器的结构和功能，为 PH 的病因筛查提供依据。腹部超声可以确诊但不能完全排除门静脉高压，也可以为右心衰竭提供线索，如肝脾大、肝淤血、腹水以及肝静脉、门静脉扩张等。

11. 右心导管检查和急性血管反应试验

RHC 是诊断和评价 PH 的标准方法，通过 RHC 可获得血流动力学数据，包括右心房压、右心室压（收缩压、舒张压和平均压）、肺动脉压力（收缩压、舒张压和平均压）、肺动脉楔压（pulmonary artery wedge pressure，PAWP）、心输出量、混合静脉血氧饱和度（mixed venous oxygen saturation，SvO_2）和 PVR 等有助于判断有无心内左向右分流、评价对肺血管扩张剂的反应性和制订治疗策略。RHC 过程中需要注意以下几个方面。

（1）全程进行心电和血压监护，必要时吸氧。

（2）选择合适的静脉穿刺路径。

（3）测压前校准好零点（一般采用仰卧位时第 4 肋间隙前胸壁至床面中点作为零点校准位，代表左心房所在水平）。

（4）首次导管检查或有心腔内分流患者应采集腔静脉、右心各腔室、肺动脉血测定血氧饱和度。

（5）记录腔静脉、右心各腔室、肺动脉压力。

（6）漂浮导管测定 PAWP。

（7）导管所获压力值均须在呼气末采集。

（8）心输出量可以采用热稀释法测定（一般不用于有心内及大动脉水平分流患者），也可以用 Fick 法测得。

急性血管反应试验的目的是筛选出对口服高剂量钙通道阻滞剂（calcium channel blockers，CCBs）有效的患者。对 IPAH、DPAH 和 HPAH 患者应进行急性血管反应试验，阳性患者预后优于阴性患者。用于急性血管反应试验的药物包括吸入 NO 或伊洛前列素，静脉用前列环素（依前列醇）或腺苷。腺苷患者耐受性差，已很少采用。急性血管反应试验阳性标准为：用药后 MAP 下降幅度 $\geqslant$ 10mmHg，且 MAP 值下降到 $\leqslant$ 40mmHg，同时心输出量增加或不变。通常仅有 10%IPAH 患者可达到阳性标准。

12. 基因检测

对 PAH 患者进行基因检测具有重要意义。遗传学诊断有助于 PAH 家系成员明确自身是否携带致病突变基因及其临床意义。携带突变基因但尚无临床表现的家族成员需要进行早期筛查并密切随访。

三、诊断流程

PH 的诊断建议从疑诊（临床及超声心动图筛查）、确诊（血流动力学诊断）、求因（病因诊断）及功能评价（严重程度评估）四个方面进行。这四个方面并非严格按照流程分步进行，临床操作过程中可能会有交叉。

1. 疑诊

通过病史、症状、体征以及心电图、X线胸片等疑诊PH的患者，进行超声心动图的筛查，以明确发生PH的可能性。要重视老年PH的早期诊断，对存在PAH相关疾病和/或危险因素，如家族史、COPD、CHD、慢性心房颤动、风湿性心脏病、门静脉高压等基础疾病的老年患者，应注意定期进行PH的筛查。

2. 确诊

对于存在PAH相关疾病和/或危险因素的患者，如果超声心动图高度怀疑PH，需要做RHC进行诊断与鉴别诊断。

3. 求因

对于左心疾病或肺部疾病患者，当合并重度PH和/或右心室功能不全时，应转诊到PH中心，进一步寻找导致PH的病因。如果V/Q显像显示呈肺段分布、与通气不匹配的灌注缺损，需要考虑CTEPH。根据CTPA、RHC和肺动脉造影进行最终诊断。

4. 功能评价

对于明确诊断为PAH的患者，需要根据WHO功能分级、6min步行试验（6 minutes walking test，6MWT）、心肺运动试验、超声心动图、CMR、血流动力学以及血清生物学标志物等多项检查指标，对患者的病情及预后进行综合评价。临床严重性评估有助于指导治疗，评估疗效。

第四节　老年肺动脉高压的治疗

老年PH治疗前应进行危险分层评估病情严重程度，有助于制订个体化起始治疗方案，随访中进行危险分层旨在评估治疗效果和调整治疗方案（详见表10-3）。该项评估需要综合多个临床指标进行评估，根据这些指标建立了危险分层模型或评分量表。简化版危险分层量表根据PAH患者1年预期死亡率将患者分为低危、中危或高危；低危患者1年预期死亡率<5%，中危为5%～10%，高危>10%。危险分层主要依据WHO功能分级、6MWD、生物标志物或右心房压及心脏指数或SvO_2等指标，具有至少3个低危指标且不具有高危指标定义为低危状态，具有至少2项高危指标（其中包括心脏指数或SvO_2）定义为高危状态，不符合低危和高危者都属于中危状态。简化版的危险分层通过对低、中、高危进行详细的定义，使危险分层更加明确、便于临床应用。

表10-3　动脉型肺动脉高压（PAH）危险分层

预后因素	低危	中危	高危
A：WHO功能分级	Ⅰ、Ⅱ	Ⅲ	Ⅳ
B：6MWD	>440m	165～440m	<165m
C：血浆NT-proBNP/BNP水平或RAP	BNP<50ng/L，NT-proBNP<300ng/L或RAP<8mmHg	BNP 50～300ng/L，NT-proBNP300～1400ng/L或RAP 8～14mmHg	BNP>300ng/L，NT-proBNP>1400ng/L或RAP>14mmHg
D：CI或SvO_2	CI≥2.5L/（min·m²）或SvO_2>65%	CI2.0～2.4L/（min·m²）或SvO_2 60%～65%	CI<2.0L/（min·m²）或SvO_2<60%

注：评判标准根据A、B、C、D四个标准综合分析。低危，至少符合三项低危标准且不具有高危标准；高危，符合两项高危标准，其中包括心脏指数或混合静脉血氧饱和度；中危，不属于低危和高危者均属于中危。BNP，利钠肽；NT-proBNP，N末端脑钠肽前体；CI，心脏指数；RAP，右心房压力；6MWD，6min步行距离；SvO_2，混合静脉血氧饱和度。

在PH中心确诊的PAH初始治疗患者，均应接受基础治疗和特异性药物治疗，部分患者必要时可行外科手术干预、器械辅助、肺移植或心肺移植等联合治疗。

一、基础治疗

1.抗凝治疗

早期对IPAH患者进行尸检发现半数以上存在血栓形成，抗凝治疗与预后改善相关；此后荟萃分析显示华法林抗凝治疗能改善IPAH患者预后。PAH患者抗凝指征包括：肺组织病理学标本显示肺血管原位血栓形成，合并冠心病或肺动脉瘤（潜在的中心性肺动脉血栓形成风险），凝血和纤溶系统异常表现为高凝状态。

2.利尿剂

PAH患者出现失代偿性右心衰竭时导致液体潴留、中心静脉压升高、肝淤血、多浆膜腔积液等，利尿剂可改善上述状况，但目前尚没有应用利尿剂的随机对照研究。右心衰与全身体液潴留、肾血流量减少和肾素-血管紧张素-醛固酮系统激活有关。右心充盈压增加传递到肾静脉，肾间质和肾小管静水压增高，从而降低肾小球滤过率和氧气输送。避免液体潴留是治疗PH患者的关键目标之一，一旦这些患者出现右心衰和水肿的体征，建议限制液体摄入并使用利尿剂。常用利尿剂包括袢利尿剂（呋塞米、托拉塞米）和醛固酮受体抑制剂（螺内酯）。近年脱水型利尿剂血管升压素V_2受体拮抗剂（托伐普坦）也尝试在这类患者中应用，此类药物不降低有效循环血容量。应用利尿剂治疗时需要监测体重、肾功能、电解质等血生化指标，避免低血容量和电解质紊乱。

3.氧疗

肺部疾病和（或）低氧所致PH主要针对原发病治疗，推荐长程氧疗。基于COPD患者的证据，建议动脉血氧分压低于 60mmHg（外周血氧饱和度＜91%）的 PAH 患者进行氧疗，以使动脉血氧分压≥60mmHg（外周血氧饱和度≥91%）。氧疗降低了 PAH 患者的 PVR 并提高了运动耐受性，但没有数据表明长期氧疗可以持续改善疾病进程。除了冠心病和体 - 肺分流外，大多数不存在卵圆孔未闭的 PAH 患者在静息状态下有轻微的动脉低氧血症。资料显示夜间氧疗不会改变晚期艾森门格综合征患者的自然史。如果吸氧后症状改善，运动时氧饱和度降低被纠正，考虑使用可移动氧疗。如果出现与睡眠有关的氧饱和度降低，应考虑夜间氧疗。

4. 地高辛及其他心血管药物

地高辛可以增加心脏收缩力，改善心输出量，但其在 PAH 患者中的长期疗效尚不确切；可用于降低 PAH 患者发生快速房性心律失常的心室率。不建议应用血管紧张素转换酶抑制剂、血管紧张素Ⅱ受体拮抗剂、β受体阻滞剂、硝酸酯类或伊伐布雷定等药物治疗 PAH，如因合并左心疾病（高血压、冠心病等）需要应用以上药物者，需观察血压、心率等，注意药物间相互作用。

5. 体育活动和康复训练

2015 年 ESC/ERS PH 诊断和治疗指南建议，应鼓励 PAH 患者在症状被有效控制的情况下积极活动。从那时起，更多的研究显示了运动训练对运动能力（6min 步行距离，6MWD）和生活质量的有益影响。该项措施适用于药物治疗后病情稳定的患者，因此，PAH 患者在接受康复治疗前，应接受最佳的标准药物治疗，并处于稳定的临床状态。为 PH 患者建立专门的康复规划将进一步增加患者获得这种干预的机会。

PAH 患者发生右心衰或并发症时，应送入重症监护室（ICU）或手术治疗。这类患者的死亡风险极高，应尽可能由专门的团队共同决策治疗。除了 ICU 标准监护以外，还应仔细监测这些患者的右心室功能。右心衰伴低心输出量（CO）的临床体征通常没有特异性，可表现为皮肤苍白伴外周发绀、低血压、心动过速、尿量减少和乳酸水平升高。积极治疗右心衰的诱因，如感染、心律失常、贫血和其他合并症。此时患者的液体管理至关重要，大多数患者需要减少体液来降低右心室前负荷，从而改善右心室几何形状和功能。正性肌力药物可以改善低心输出量患者的症状和预后，最常用的药物是多巴酚丁胺和米力农。维持体循环平均压＞60mmHg是治疗右心衰的关键目标，持续性低血压患者可考虑使用去甲肾上腺素或抗利尿激素等药物。晚期右心室衰竭患者应尽可能避免气管插管和有创机械通气，这些措施可能导致血流动力学进一步恶化和高死亡风险。医生需根据患者个体情况、潜在疾病、合并症和现有药物治疗，制订个体化治疗方案。新诊断的 PAH 患者发生低心输出量，应考虑联合静脉或皮下注射前列环素类似物。

二、特异性药物治疗

目前获批的药物主要是针对 3 种机制途径：内皮素（ET）活性增加，一氧化氮（NO）活性异常和前列环素（PGI2）缺乏。

1. 高剂量钙通道阻滞剂（CCBs）

急性血管反应试验阳性患者建议给予足量 CCBs 治疗，心率偏慢者考虑应用硝苯地平和氨氯地平，心率偏快者倾向于应用地尔硫草。建议起始低剂量，逐渐增加至可耐受的最高剂量，硝苯地平 120～240mg/d，地尔硫草 240～720mg/d，氨氯地平最高可达 20mg/d。未进行急性血管反应试验或者反应阴性的患者因低血压、晕厥、右心衰竭等可能的严重副作用，不应使用 CCBs 类药物。对于其他类型的 PAH 患者，急性血管反应试验无法预测 CCBs 的长期疗效，亦不推荐使用 CCBs。

2. 内皮素

内皮素在 PAH 发病中起重要作用。内皮素 -1 可通过与肺血管平滑肌细胞中的内皮素受体 A 和 B 结合，引起血管收缩，促进有丝分裂，参与 PAH 的发生发展。内皮素受体拮抗剂（ERA）可以通过干预内皮素途径治疗 PAH。波生坦是第一个合成的 ERA 类药物，为内皮素受体 A、B 双重拮抗剂。安立生坦是高选择性内皮素 A 受体拮抗剂。对 PDE5 抑制剂治疗反应不理想的 PAH 患者序贯联合安立生坦治疗 24 周，能明显改善患者运动耐量和血流动力学参数。与单药治疗相比，初始联合安立生坦和他达拉非可明显降低临床恶化事件发生率，这种起始联合方案对于 WHO 功能分级 Ⅱ 级的患者中的获益不亚于 Ⅲ 级的患者。序贯联合他达拉非治疗能改善运动耐量，降低临床恶化事件发生率。马昔腾坦是新一代双重 ERA，具有更好的组织穿透力和受体亲和力。

3. PDE5 抑制剂

NO 是重要的血管扩张因子，通过维持血管平滑肌细胞内环磷酸鸟苷（cyclic guanosine monophosphate，cGMP）浓度到达扩血管效应。肺血管包含大量的 PDE5，它是 cGMP 的降解酶。PDE5 抑制剂可以通过减少 cGMP 的降解，升高其浓度引起血管舒张。此外，PDE5 抑制剂还有抗增殖的作用。

西地那非：是一种特异性 PDE5 抑制剂。西地那非明显改善患者 6MWD、WHO 功能分级以及血流动力学。

他达拉非：是一种长效的 PDE5 抑制剂。波生坦序贯联合他达拉非较单用波生坦组 6MWD 明显改善。对接受他达拉非 20mg 或 40mg 的 PAH 患者进行 52 周随访，结果发现 6MWD 得以继续维持。

4. 可溶性鸟苷酸环化酶（soluble guanylate cyclase，sGC）激动剂

利奥西呱是一种新型的 sGC 激动剂，具有独特的双重激活机制，其作用效果不依赖于体内 NO 水平，可单独或与 NO 协同提高血浆中的 cGMP 水平，引起血管舒张和抗重塑作用。一

项研究结果显示，与安慰剂相比，利奥西呱能明显改善 PAH 患者运动耐量、血流动力学、心功能分级，降低 NT-proBNP 水平，降低临床恶化事件发生率。利奥西呱联合西地那非在 PH 患者中的安全性和有效性研究结果显示两药联合组低血压发生率明显升高，而血流动力学参数或运动能力无明显差异，因此，不建议 PDE5 抑制剂和利奥西呱联合使用。

5. 前列环素类似物和前列环素受体激动剂

前列环素由血管内皮细胞产生，具有强效扩张血管作用，也是目前最强的内源性血小板聚集抑制剂。研究表明 PAH 患者肺动脉中前列环素合成酶的表达下降，尿中代谢水平降低，人工合成的前列环素类似物可用于治疗 PAH。

依前列醇：第一个人工合成的前列环素类似物，半衰期短（3～5 min），需要持续深静脉注射给药。长期观察表明静脉注射依前列醇能改善心功能Ⅲ～Ⅳ级的 IPAH 患者的生存率，并且功能分级、运动耐量和血流动力学均获得明显改善。此外，研究也报道静脉注射依前列醇对于疾病相关 PAH 也具有同样疗效。

伊洛前列素：前列环素类化合物，可通过肺泡型雾化装置给药，研究显示 WHO 功能Ⅲ/Ⅳ级 PAH 和不宜手术的 CTEPH 患者，雾化吸入伊洛前列素（30μg/d）与安慰剂相比，能明显改善 6MWD 和 WHO 功能分级；长期研究结果显示伊洛前列素能改善 PAH 患者运动耐量、血流动力学以及生存率。

曲前列尼尔：室温下化学性质稳定，半衰期长（2～4h），与依前列醇具有相似的药理学性质。多项临床研究证实了曲前列尼尔长期应用的有效性和安全性。皮下注射曲前列尼尔最常见不良反应为注射部位疼痛，需在有经验的中心指导局部注射部位的护理。静脉注射曲前列尼尔也显示了其短期和长期疗效，持续静脉注射曲前列尼尔［平均剂量 72ng/（kg·min）］明显改善 6MWD、NYHA 心功能分级。

司来帕格：是一种长效的口服前列环素受体激动剂。一项以事件驱动为终点的Ⅲ期临床试验结果显示，与安慰剂相比，不管是否接受基础降肺动脉高压治疗，司来帕格都可使 PAH 患者恶化/死亡事件的风险显著降低 40%，包括 6MWD、WHO 功能分级等次要终点均明显改善。

三、新的病理机制及新型药物

受体酪氨酸激酶（receptor tyrosine kinase，RTK）是广泛分布于细胞膜上的一组酶联受体，通过与多种生长因子、细胞因子等配体结合，使靶蛋白的酪氨酸残基磷酸化从而激活细胞内信号通路，调节细胞功能。而血小板源性生长因子、表皮生长因子、成纤维细胞生长因子等和 C-kit 信号通路通过上述途径介导肺动脉平滑肌细胞增殖、迁移，进而引起肺血管重塑及 PAH 的发生。因此，理论上 RTK 抑制剂可抑制上述病理途径而治疗 PAH。目前已有早期临床试验显示 RTK 抑制剂对 PAH 有一定疗效。

Rho 激酶系统的过度激活是 PAH 发病或进展因素之一，而 Rho 激酶抑制剂可通过血管舒张而发挥治疗作用。法舒地尔是一种选择性 Rho 激酶抑制剂，最初用于治疗缺血性脑损伤，2005 年 Fukumoto 首次探究了法舒地尔对重症 PAH 患者的急性血管扩张作用，右心导管检查证实静脉注射法舒地尔后 PVR 显著下降，且未引起体循环血压显著下降。

血管活性肠肽（vasoactive intestinal peptide，VIP）可通过特异性结合于 VIP 受体 -1（VIPC-1）及 VIPC-2，激活下游 cAMP 及 cGMP 而促进肺动脉平滑肌细胞舒张，抑制肺血管平滑肌增殖，并有广泛的抗炎作用。有研究证实，PAH 患者肺血管平滑肌中 VIP 受体表达上调，循环血及肺组织中测定 VIP 含量减低，因此，VIP 缺乏或含量下降可能是引起 PAH 发病的机制之一。在一项 20 名患者的临床试验中吸入 VIP 类似物阿肽地尔（aviptadil），可显著降低肺动脉压、增加心输出量、提高潮气量与混合静脉血氧分压。研究提示 VIP 及其类似物可能为 PAH 治疗的潜在靶向药物之一，目前正在进行 I 期临床试验。

此外，针对炎症及机体免疫的药物、内皮祖细胞可改善特发性 PAH 患者运动耐量及血流动力学状态，也有望被用来治疗 PAH。5- 羟色胺可促进肺动脉收缩、肺动脉平滑肌细胞和成纤维细胞增殖，以及局部微小血栓形成。体外试验证实，5- 羟色胺转运体（serotonin transporter，SERT）在 PAH 发病中发挥重要作用，SERT 过表达是 PAH 发病的易感因素之一，而阻断SERT 则可抑制 PAH 的发生。另也有研究表明，微小 RNA（microRNA，miRNA）参与 PAH发病，理论上干预 miRNA 表达可能为 PAH 治疗提供潜在靶点。有动物研究表明，miRNA 类物质如 miR-204、miR-424 和 miR-503 等可缓解甚至逆转 PH 动物模型中的血管重塑。这些新型研究及临床试验也给老年 PH 的治疗带来了新的方向。

四、靶向药物联合治疗和药物间相互作用

1. 靶向药物联合治疗

PAH 是一个进展性疾病，延迟达标治疗（达到低危状态）可能会影响患者的长期预后。建议 PAH 起始联合治疗，尽早达标。对于初治 PAH 患者，若为低或中危状态，起始联合不同通路靶向药物治疗，若为高危状态起始联合应包括静脉前列环素类靶向药物治疗。对于经治PAH 患者，若仍未达到低危状态，需进行序贯联合治疗。已有多项临床研究证实序贯联合较单药治疗能取得更好疗效。近年来以临床事件驱动的随机对照研究显示，双药或三药序贯联合治疗组的死亡 / 住院风险较对照组明显降低。

2. 药物间相互作用

靶向药物联合治疗时需考虑到药物间的相互作用。波生坦是细胞色素 P450 同工酶CYP2C9 和 CYP3A4 的诱导物，当通过该同工酶代谢的药物与波生坦同时应用时，其浓度就

会降低，而抑制这些酶可提高波生坦的血药浓度。西地那非由细胞色素 P450 同工酶 CYP3A4（主要途径）和 CYP2C9（次要途径）代谢，当存在 CYP3A4 底物、抑制剂及 CYP3A4 底物联合 β 受体阻滞剂时，西地那非生物利用度升高、清除率降低。当西地那非与波生坦等 P450 同工酶诱导物合用时会导致清除增加，从而影响西地那非疗效，因此，临床中合并用药时需要注意。为避免体循环低血压，当 PAH 靶向治疗联合应用抗高血压药物时需要谨慎，例如 β 受体阻滞剂、血管紧张素转换酶抑制剂等。

五、外科干预

干预手术有球囊房间隔造口术和 Potts 分流术，球囊房间隔造口术是人工制造左右心房分流，Potts 分流术是在左肺动脉和降主动脉之间形成吻合。两种术式的目的都是降低右心压力，增加全身血流量，从而在动脉血氧饱和度降低的情况下改善全身氧运输。由于手术复杂且风险高，以及与手术相关的高死亡率，因此只有少数 PAH 患者，在有经验的中心接受手术。经皮肺动脉去神经术（PADN）是基于局部交感神经激活参与肺动脉高压的发生发展机制，交感神经兴奋与血管收缩和血管重构有关，正常人体的肺动脉分叉处存在压力感受器，通过负反馈机制调节肺动脉压力。动物实验证明局部损伤或干预肺动脉交感神经的完整性和功能后，哺乳动物的肺动脉压力可得到显著变化。小型多中心临床试验结果表明 PH 患者接受 PADN 的安全性，并且患者的活动耐量显著提高，表现为肺血管阻力降低和 6min 步行距离增加，PADN 治疗 PH 极具潜力。

右心辅助装置（RVAD）可用于重度老年 PH 患者，其植入方法分右心房、右心室两种，由于 PH 导致右心室衰竭，RVAD 通过降低右心室负荷，可以改善室间隔运动和左心室舒张充盈，同时也对左心室压力 - 容积循环产生影响，从而改善心搏出量和主动脉压。右心起搏器治疗是一种有望改善 PAH 患者右心室功能的设备，其应用原理在于 PAH 患者在收缩期表现出心室内和心室间的不同步，本质上是机械的而非电性。早期对动物模型和计算机算法建模的研究，以及在 CTEPH 患者中使用右心室起搏器所获得的观察结果表明，这种治疗方法是有益的。

六、介入治疗

对于因肺动脉栓塞导致的老年 PH 患者，特别是急性肺动脉栓塞出现血流动力学异常时，应以清除肺动脉内的全部血栓、恢复肺动脉的正常结构和血流为原则。分为以下几种方法。

1. 导管接触溶栓术

将溶栓导管插入肺动脉血栓处，经导管直接注射溶栓药物，使溶栓药物直接与血栓接触，局部高浓度的溶栓药物快速溶解血栓。将薄壁大腔的导管插入肺动脉血栓处，以负压直接抽吸血栓至体外。

2. 导管导丝碎栓术、搅拌溶栓术

将导管与导丝组合成搅拌器，插入血栓区域左右旋转搅拌血栓，促使团块状血栓碎裂、溶解。

3. 球囊扩张压迫碎栓术

以球囊扩张压碎血栓，促使血栓碎裂溶解。该技术价格昂贵，只用于治疗肺动脉主干大团血栓，血栓破碎成小块后随血流冲入肺动脉外周分支，可迅速改善血流动力学，恢复肺血流灌注，减轻肺动脉高压。

4. 下腔静脉滤器植入术

慢性血栓栓塞性 PH 的传统治疗方法是外科肺动脉内膜剥脱术。该术式创伤大、技术难度高，患者往往难以耐受开胸手术。肺动脉栓塞的栓子 75%～90% 来源于下肢深静脉和盆腔静脉丛内的血栓。深静脉血栓形成（DVT）是血液在深静脉内不正常凝结引起的病症，多发生于下肢，血栓脱落则形成肺栓塞（PE）。下腔静脉滤器（inferior vena cava filter，IVCF）则是为预防下腔静脉系统栓子脱落引起肺动脉栓塞而设计的一种装置。下腔静脉滤器置入术通过微创的方法，经股静脉或颈内静脉将伞状或梭形滤器放在肾静脉的下方，拦截有可能脱落的下肢深静脉血栓，预防肺栓塞。下腔静脉滤器分为永久性腔静脉滤器、临时性腔静脉滤器、可回收永久性滤器。目前临床常用的可回收滤器有 Cordis 滤器、Aegisy 滤器、Cook 滤器和最近新上市的 Denali 滤器，各有其特点。鉴于滤器长期置入后存在并发症，因此目前发展最快的是可回收式滤器，正逐渐取代永久滤器，在临床上应用越来越广泛。

5. 肺动脉球囊扩张术

该手术利用球囊扩张解除闭塞及狭窄的肺动脉，恢复肺动脉正常血流，改善肺通气血流比例，减轻右心室负荷，提高心肺运动能力。对于肺动脉主干狭窄严重者，也可考虑植入内支架。对于中高危急性肺动脉栓塞和慢性血栓栓塞性肺动脉高压者，介入治疗具有创伤小、恢复快、操作简单、安全性高等特点，值得推广使用，现已逐渐替代外科手术，尤其适用于多发、多部位肺动脉栓塞后继发性狭窄的患者。

七、机械循环支持

专科中心拥有多种形式的机械循环支持治疗右心室衰竭，其中体外膜肺氧合（ECMO）使

用最广泛。机械循环支持已成为右心衰不可逆的患者等待心肺移植的一种成熟的桥梁工具，也可用于心衰诱因可治疗和可逆性右心衰患者恢复期的桥梁。目前还没有 PAH 患者使用机械循环支持的适应证建议，这就需要医生根据患者因素和当地资源制订个体化方案。PAH 和终末期右心衰患者长期使用左心室辅助装置（LVADs）尚未见报道。

为避免右心衰竭患者全身麻醉和气管插管相关的风险和并发症，并且防止机械通气产生的负面影响，如呼吸机相关性肺炎，ECMO 优先用于清醒、能自主呼吸的患者。有证据显示清醒状态下的 ECMO 策略是可行的，能维持长达数周的桥接时间，比包括插管和机械通气在内的桥接策略结局更好。应避免在尚未接受肺移植评估的患者中使用 ECMO，除非存在恢复的可能，如既往病情稳定，存在右心衰竭可逆病因（如心律失常或感染）的患者。

八、肺移植

肺移植仍然是 PAH 患者的重要治疗选择，下列强化药物治疗无效的患者应尽早考虑转诊到心肺移植中心治疗。PAH 肺移植术后 5 年生存率为 45%～50%，生活质量明显提高。因此当初始联合治疗仍然疗效不佳时应尽快进行肺移植术前评估。PVOD 和 PCH 缺乏有效治疗药物，应在诊断同时进行肺移植评估。移植标准包括：①尽管强化药物联合治疗，仍然对治疗反应不佳；②中高或高死亡风险（危险分层工具估计的 1 年死亡率＞10%）；③因特异性疾病，如 PVOD 或 PCH，对药物治疗反应不佳。

心肺联合移植或双侧肺移植均可用于终末期 PAH 患者，目前大多数患者接受的是双侧肺移植，心肺联合移植适用于合并其他不可纠正的心脏疾病的患者。由简单分流性先天性心脏病引起的艾森门格综合征可选择双肺移植＋心脏缺损修补术或心肺联合移植，室间隔缺损引起的 PAH 行双肺移植＋心脏缺损修补术。随着肺移植分配评分（LAS）的引入，等待移植的患者死亡率下降，他们接受捐赠器官的机会增加。在一些国家，严重 PAH 患者采用特殊的 LAS 评分，不使用 LAS 评分的国家也为这些患者规定了优先移植级别。PAH 患者及其直系亲属应充分参与移植评估过程，并被告知风险和获益，最终由患者和医疗团队共同做出决定。心／肺移植术后存活的 PAH 患者，长期预后良好。

九、治疗策略

在 PH 中心确诊的 PAH 初始治疗患者，建议接受一般治疗及支持治疗。对于 IPAH、HPAH 和 DPAH 患者进行急性血管反应试验，阳性者逐步滴定后给予高剂量 CCBs 治疗；治疗 3～6 个月后进行全面评估，如血流动力学持续改善，且 WHO 功能维持 Ⅰ～Ⅱ级的患者建议继续高剂量 CCBs 治疗，否则应启用靶向药物治疗。急性血管反应试验阴性的患者建议初始靶向药物联合治疗，高危的患者建议联合静脉前列环素类药物。对以下患者可考虑初始单药治疗：①急性血管反应试验阳性的 IPAH、HPAH 和 DPAH 患者，在 CCBs 治疗 1 年后 WHO 功能分级仍为 Ⅰ/Ⅱ级，且有持续的血流动力学改善（与最初急性血管反应试验结果相同或更好）；②长期接受单药治疗（＞5～10 年），病情稳定于低危状态的 PAH 患者；③年龄＞75 岁的 IPAH 患者，存在多个射血分数保留性左心衰竭的危险因素（高血压、糖尿病、冠心病、房颤、肥胖）；④疑诊或高度可能是 PVOD/PCH 患者；⑤HIV、门静脉高压或未矫正的 CHD 等相关 PAH 患者（上述患者未纳入起始联合的临床随机对照研究）；⑥轻症 PAH 患者（如 WHO 功能分级 Ⅰ 级，PVR 3～4Wood，mPAP ＜ 30mmHg，超声心动图提示右心室功能正常）；⑦无法获得联合治疗或存在禁忌证（如严重肝病）。治疗 3～6 个月进行评估，若为低危状态，应继续治疗并规律随访；若为中危状态，推荐三种靶向药物联合使用；若为高危状态，建议使用包括静脉注射前列环素类药物的联合治疗方案，并进行肺移植评估。病情持续恶化患者，可考虑球囊房间隔造口术（BAS）作为姑息性或肺移植前的桥接性治疗。

老年 PH 患者的疾病进程以进行性恶化和发生急性失代偿为特征，可能会因进行性右心衰死亡，也可能猝死，因此很难预测患者的预期寿命。因此在明确诊断后，应积极寻找始动原因，多种因素共同管理，采用以患者为导向的护理在 PAH 疾病管理中至关重要，应在初步诊断时提供有关疾病严重程度和预后的信息，医务人员与患者及家属沟通时要富有同理心，鼓励患者树立治疗信心。在适当的时候，开放式和敏感话题的沟通将有助于提前规划治疗方案，帮助患者克服恐惧和担忧，表达愿望，并最终有助于患者与医疗团队做出最终的、知情的、联合的治疗决定。

（张颖捷）

参考文献

[1] 董琳, 何建国, 柳志红, 等. 成人肺动脉高压疾病特征的多中心临床研究. 中华医学杂志, 2012, 92(16): 1087-1090.

[2] Ghofrani H A, Galiè N, Grimminger F, et al. Riociguat for the treatment of pulmonary arterial hypertension. N Engl J Med, 2013, 369(4): 330-340.

[3] Oswald-Mammosser M, Apprill M, Bachez P, et al. Pulmonary hemodynamics in chronic obstructive pulmonary disease of the emphysematous type. Respiration, 1991, 58(5-6): 304-310.

[4] Rubin L J, Badesch D B, Barst R J, et al. Bosentan therapy for pulmonary arterial hypertension. N Engl J Med, 2002, 346(12): 896-903.

[5] Rudski L G, Lai W W, Afilalo J, et al. Guidelines for the echocardiographic assessment of the right heart in adults: a report from the American Society of Echocardiography endorsed by the European Association of Echocardiography,

a registered branch of the European Society of Cardiology, and the Canadian Society of Echocardiography. J Am SocEchocardiogr, 2010, 23(7): 685–713.

[6] Tunariu N, Gibbs S J, Win Z, et al. Ventilation–perfusion scintigraphy is more sensitive than multidetector CTPA in detecting chronic thromboembolic pulmonary disease as a treatable cause of pulmonary hypertension. J Nucl Med, 2007, 48(5): 680–684.

[7] Johnson S R, Mehta S, Granton J T. Anticoagulation in pulmonary arterial hypertension: a qualitative systematic review. Eur Respir J, 2006, 28(5): 999–1004.

[8] Goalie N, Humbert M, Vachiery J, et al.2015 ESC/ERS Guide-lines for the diagnosis and treatment of pulmonary hyperten-sion. Ear Heart J, 2016, 37(1): 67–119.

[9] Rubin L J, Badesch D B, Barst R J, et al. Bosentan therapy for pulmonary arterial hypertension. N Engl J Med, 2002, 346(12): 896–903.

[10] Simonneau G, Galiè N, Jansa P, et al. Long-term results from the EARLY study of bosentan in WHO functional class Ⅱ pulmonary arterial hypertension patients. Int J Cardiol, 2014, 172(2): 332–339.

[11] Rubin L J, Badesch D B, Fleming T R, et al. Long-term treatment with sildenafil citrate in pulmonary arterial hypertension: the SUPER-2 study. Chest, 2011, 140(5): 1274–1283.

[12] Ghofrani H A, Galiè N, Grimminger F, et al. Riociguat for the treatment of pulmonary arterial hypertension. N Engl J Med, 2013, 369(4): 330–340.

[13] Badesch D B, Tapson V F, McGoon M D, et al. Continuous intravenous epoprostenol for pulmonary hypertension due to The scleroderma spectrum of disease. Ann Intern Med, 2000, 132(6): 425–434.

[14] Warwick G, Thomas P S, Yates D H.Biomarkers in pulmonary hypertension. Eur Respir J, 2008, 32(2): 503–512.

[15] Hoeper MM, Schwarze M, Ehlerding S, et al. Long-term treatment of primary pulmonary hypertension With aerosolized iloprost, a prostacyclin analogue. N Engl J Med, 2000, 342(25): 1866–1870.

[16] Hiremath J, Thanikachalam S, Parikh K, et al. Exercise improvement and plasma biomarker changes with intravenous treprostinil therapy for pulmonary arterial hypertension: a placebo-controlled trial. J Heart Lung Transplant, 2010, 29(2): 137–149.

[17] Sitbon O, Channick R, Chin K M, et al. Selexipag for the treatment of pulmonary arterial hypetension. N Engl J Med, 2015, 373(26): 2522–2533.

[18] Ghofrani H A, Morrell N W, Hoeper M M, et al. Imatinib in pulmonary arterial hypertension patients with inadequate response to established therapy. Am J Respire Crist Care Med, 2010, 182: 1171–1177.

[19] Yip H K, Chang L T, Sun C K, et al. Autologous transplantation of bone marrow–derived endothelial progenitor cells attenuates monocrotaline-induced pulmonary arterial hypertension in rats.Crit Care Med, 2008, 36(3): 873–880.

[20] Takahashi M, NakamuraT, Toba T, et al.Transplantation of endothelial progenitor cells into the lung to alleviate pulmonary hypertension in dogs.Tissue Engng, 2004, 10(5–6): 771–779.

[21] Xia L, Fu G S, Yang J X, et al. Endothelial progenitorcells may inhibit apoptosis of pulmonary microvascular endothelial cells: new insights into cell therapy for pulmonary arterial hypertension.Cytotherapy, 2009, 11(4): 492–502.

[22] Zhang Y, Jiang B, Gao H, et al. Randomized study of adding tadalafil to existing ambrisentan in pulmonary arterial hypertension. Hypertens Res, 2014, 37(6): 507–512.

[23] Sitbon O, Channick R, Chin K M, et al. Selexipag for the treatment of pulmonary arterial hypertension. N Engl J Med,

2015, 373(26): 2522-2533.

[24] Trulock E P, Christie J D, Edwards L B, et al. Registry of the International Society for Heart and Lung Transplantation: twenty-fourth official Adult lung and heart-lung transplantation report-2007. J Heart Lung Transplant, 2007, 26(8): 782-795.

[25] Galiè N, Channick R N, Frantz R P, et al. Risk stratification and medical therapy of pulmonary arterial hypertension . Eur Respir J, 2019, 53(1): 1801889.

[26] Sastry B K, Narasimhan C, Reddy N K, et al.Clinical efficacy of sildenafil in primary pulmonary hypertension: arandomized, placebocontrolled, double-blind, crossoverstudy.J Am Coll Cardiol, 2004, 43(7): 1149-1153.

第十一章
老年晕厥

第一节　概述

一、晕厥的定义及发病机制

晕厥（syncope），是指一过性全脑血液低灌注引起的迅速发生的、短暂的、自限性的意识丧失，常伴有体张力丧失而不能维持一定的体位导致晕倒。强调全脑短暂灌注减低，排除了脑局部缺血导致的短暂性脑缺血发作（TIA）为晕厥的范畴。

晕厥可以发生于任何年龄的人群，而老年人群是晕厥的高发人群。与中青年人相比，老年人存在与年龄相关的退行性改变（包括血管、自主神经和心脏退行性改变），慢性病与合并症（如糖尿病、心力衰竭和脑血管病）常见，且服药种类多（如利尿剂、扩血管药物和安眠药等），所以导致晕厥的原因较多，机制复杂，往往涉及多个学科，预后相对较差，所以需要按照步骤进行详细的检查来明确病因，从而采取相应的治疗方案。

晕厥不是一个独立的临床疾病，而是一种常见的临床表现，可引起晕厥的疾病可达数百种。不同原因导致的晕厥预后不同，治疗方法迥异。晕厥的发生机制是短暂脑缺血。脑组织占人体体重的 2%，正常健康个体，每百克脑组织血流量为 50～60mL/min，占静息状态下心输出量的 12%～15%。脑血流灌注与系统血压密切相关，任何原因导致脑血流突然中断 6～8s 或收缩压突然降至 60mmHg 以下，脑组织毛细血管内氧浓度降低 20% 以上，不能维持醒觉状态，即可发生晕厥。在某些病理状态影响脑组织供血供氧时，晕厥更易发生。发生晕厥后，若引起脑血流灌注降低的因素通过某些代偿机制得以迅速纠正，脑组织恢复正常血流，则意识随之恢复。

老年人晕厥以直立性低血压和反射性晕厥最为多见，常见多种机制参与其中，导致诊断困难。据统计直立性低血压导致住院的发生率随年龄增加而增加，在 65～74 岁人群中为 4.2%，而在大于 75 岁人群中为 30.5%。心脏抑制型的颈动脉窦晕厥占老年晕厥患者的 20%。

二、老年晕厥的流行病学

晕厥的发生率随年龄、健康状况、生活环境的不同变化较大。晕厥的发生率随着年龄的增长而增加，65 岁以上人群的发病率最高。美国 1997—2000 年间共计 263 万晕厥患者至急诊就诊，其中年龄 ≥ 65 岁的老年人占 40.8%（女性占 63.8%）。老年人晕厥入院率高达 61.8%，70～79 岁的男性和女性均为 11/1000（人·年），占发病人群的 25%；而 80 岁以上的男性和女性，晕厥的发生率分别为 17/1000（人·年）和 19/1000（人·年），占发病人群的 22%，晕厥已成为老年人第六大住院原因。

第二节　晕厥的分类

晕厥按病理生理学分为神经反射性晕厥、直立性低血压晕厥、心律失常性晕厥、器质性心脏病或心肺疾病性晕厥和脑血管性晕厥五种。

一、神经反射性晕厥

神经反射性晕厥包括血管迷走神经性晕厥、颈动脉窦性晕厥和情境性晕厥。典型的血管神经性晕厥被情绪或直立位应激介导，能够通过病史获取而得到诊断。

二、直立性低血压晕厥

直立性低血压晕厥包括了直立位低血压和自主神经功能不全。体位变化最常见的是从坐位或卧位变为站立位，当自主神经系统不能胜任和未能对变化到站立位发生反应以及血容量丢失使循环血量减少不能维持血压时，可出现低血压。

三、心律失常性晕厥

引起心律失常性晕厥的病因有窦房结功能不全、房室传导系统疾病、阵发性室上性和室性心动过速、遗传性综合征、植入装置故障、药物引起的心律失常。心律失常常能导致与循环需求无关的心输出量的减少，当循环需求超过心脏被削弱的输出量时就可能导致晕厥。

四、器质性心脏病或心肺疾病性晕厥

器质性心脏或心肺疾病包括了阻塞性心脏瓣膜病、急性心肌梗死/缺血、梗阻性心肌病、心房黏液瘤、急性动脉夹层、心包疾病/压塞和肺栓塞/肺高压等，主要造成血流动力学紊乱而影响脑灌注致晕厥。

五、脑血管性晕厥

脑血管病变包括动脉"窃血综合征"，一条血管同时供应大脑和一侧手臂，血液大量流向手臂造成脑血流减少时，可发生晕厥。

第三节　晕厥的评估与诊断

一、初步评估

根据患者或目击者描述，晕厥表现为突然而短暂的意识丧失，晕倒在地，晕厥的诊断并不困难。诊断晕厥时应注意两个目的，第一是明确晕厥的原因，从而根据发病机制更有针对性地进行治疗；第二是明确晕厥给患者带来的风险，风险的大小不仅与晕厥发生的机制有关，更决定于患者的潜在疾病状态。超过 90% 的老年晕厥患者能够通过标准的诊断方案获得明确诊断。

但是，由于部分患者具有高度的猝死危险性，因此心脏病科医生非常关注晕厥的诊断。晕厥诊断的难点是意识丧失的时间很短暂，等到患者就诊时，意识往往已经恢复，医生难以看到晕厥的发作过程。加之，引起晕厥的原因错综复杂又加大了诊断的难度。

初步评估的目的是：①明确是否晕厥；②是否能确定晕厥的病因；③是否是高危患者。评估内容包括详细询问病史、体格检查和心电图检查，称为初步评估三要素。

对晕厥患者的初步评估最重要的是判断患者死亡的风险，包括识别患者的基础心脏病、心肌缺血、预激综合征、潜在的致命性遗传性疾病（如长 QT 综合征、Brugada 综合征和儿茶酚胺敏感的多形性室性心动过速）。如果排除了以上疾病，评估的目的则为判断晕厥的原因，改善患者的生活质量，避免患者或他人受到伤害。对晕厥患者应首先仔细询问病史，体格检查包括测直立位血压。正因为看不到患者发作的过程，对患者的问诊和体格检查显得非常重要。12导联心电图（ECG）应作为常规检查。这些基本检查简称"初步评估"。初步评估需要着重解决以下几个问题。

1. 是否为晕厥造成的意识丧失

鉴别真正晕厥与伴有意识丧失或类似意识丧失的非晕厥是晕厥诊断过程最重要的一步，并且直接影响进一步的检查。类似晕厥的疾病包括代谢疾病造成的意识障碍（如低氧血症、过度通气导致低碳酸血症、低血糖）、癫痫和中毒，还有一些疾病仅有类似意识丧失，如虚脱、心理性晕厥（心身疾病的躯体功能障碍）、颈动脉系统短暂性脑缺血发作等。这些情况不会产生短暂意识丧失。特别是要区分晕厥和癫痫，因为在临床实践中二者很容易混淆。某些临床特征能够提示患者为晕厥发作，如在晕厥发作前往往存在某些诱因，如持久站立、精神紧张、清晨起床后等，此外还有一些特殊情景（如在大小便、咳嗽时出现意识丧失），在意识丧失前有先兆，如头晕、恶心、多汗等。提示晕厥的主要表现为面色苍白、出汗和恶心等，定向正常。癫病的主要症状有口吐白沫、面色发紫、舌咬伤、定向障碍、肌肉疼痛，发作后困乏，发作一般持续 5min 以上。

2. 是否存在心脏病

心脏病是心源性晕厥的一个独立危险因素，排除心脏病对预后有重要意义，同时能排除几种心源性晕厥的原因。如非缺血性扩张型心肌病患者死亡的风险增加，肥厚型心肌病患者发生晕厥是猝死的重要危险因素。准确的病史有助于晕厥病因的诊断或制订有效的评估方案，晕厥可能是某些疾病（如主动脉夹层、肺栓塞、急性心肌梗死、左心室流出道梗阻等）的一种伴随症状。

3. 病史中有无重要的有助于诊断的临床特征

（1）神经介导性晕厥　无心脏疾病；晕厥病史；不愉快的视觉、听觉、气味刺激或疼痛之后；长时间站立或处于拥挤、闷热环境中；伴有恶心，呕吐；在进餐过程中或进餐后；发生于头部旋转，颈动脉窦压迫（如肿瘤、剃须、衣领过紧），劳力后。发作时表现为血压下降、心动过缓、黑矇、冷汗、面色苍白、听力减退和肌无力，患者难以维持自主体位，接近晕厥或意识完全丧失。

（2）直立性低血压所致的晕厥　晨起发生的晕厥；体位变换为直立时发作；与有低血压作用药物的使用和剂量改变有密切关系，服用两种或两种以上的降压作用药物；晕厥的发作与药物的使用和剂量改变有密切关系；长时间站立，尤其处于拥挤、高温环境下；存在自主神经病变或震颤麻痹。

（3）心脏性晕厥　存在明确的器质性心脏病；劳力中或仰卧时；之前有心悸或伴有胸痛；心脏猝死家族史。许多老年患者的晕厥的症状不典型，症状持续时间短，且从症状开始至晕厥发作时间也较短。老年血管迷走性晕厥患者若合并直立性低血压或颈动脉窦过敏综合征，则更易发生躯体意外伤害。此外，由于老年患者常合并心脑血管疾病，发作晕厥时出现低血压或心动过缓，可导致一过性心、脑血流灌注不足，造成心肌缺血或一过性脑缺血甚至脑梗死。

（4）窃血综合征　在上肢锻炼时出现；双上肢的血压和脉搏不同。

二、危险分层

因病因不同，晕厥可能预后良好，也可能威胁生命，危险分层对指导治疗和减少复发与死亡非常重要。短期预后主要取决于晕厥的病因和潜在疾病急性期的可逆性；心源性和终末期疾病的长期预后则取决于治疗的有效性和潜在疾病的严重程度和进展程度。

初步评估后至少有三分之一的晕厥患者原因不明，对这部分患者的危险分层至关重要，涉及下一步的处理策略。晕厥的初步评估和危险分层评估流程见图 11-1。

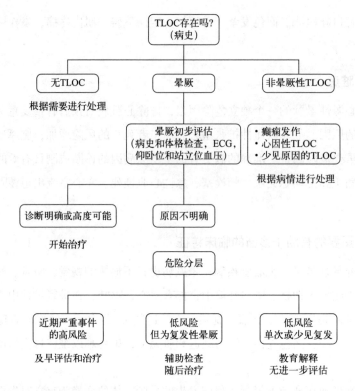

TLOC：短暂意识丧失

图11-1　晕厥患者初步评估和危险分层评估流程图

三、基于初步评估的诊断标准

（1）典型血管迷走神经性晕厥　有促发事件如恐惧、剧烈疼痛、悲痛、吹奏或长时间站立导致典型的前驱症状。

（2）条件性晕厥　在排尿、排便、咳嗽或吞咽期间或紧跟其后发生的晕厥。

（3）直立性低血压晕厥　证实直立性低血压与晕厥或先兆晕厥有关。建议平卧5min后站立，随后每分钟测量一次直立位血压，测量3min。如果在3min时血压仍然降低，测量可持续更长时间。如果患者在此期间不能耐受站立，应该记录直立体位的最低收缩压。不管是否出现症状，收缩压降低≥20mmHg或收缩压降低到90mmHg以下定义为直立性低血压。

（4）心脏缺血　无论发生机制如何，有症状并伴有急性缺血（有或无心肌梗死）的ECG证据，则诊断与晕厥有关的心肌缺血。

四、进一步检查

初步评估不能明确诊断时，需行下列检查。

1. 颈动脉窦按摩

某些晕厥患者，特别是年龄＞40岁的患者，可以见到对颈动脉窦按摩的异常反应。颈动脉窦按摩应避免用于既往3个月内发生过TIA或卒中（除非颈动脉超声检查除外了严重狭窄）或有颈动脉杂音的患者。检查医生应了解颈动脉窦按摩有潜在危险性，可能会出现心搏骤停等并发症。

2. 倾斜试验

倾斜试验适用于：从事高危作业（如可能发生创伤或职业并发症）的患者，不明原因的单次晕厥患者，或反复发作但无器质性心脏病的患者，或有器质性心脏病但已经排除心源性晕厥的患者，以及临床上提示可能为神经反射性晕厥的患者。直立倾斜试验安全，并发症很少，但曾有心脏长时间停搏的报道。当晕厥发作时迅速返回仰卧位能够预防意识丧失时间延长，很少需要复苏措施。

3. 长程心电图检查

包括Holter、住院期间的心电监测及远程监护系统，以明确病因，金标准为症状与所记录的心律失常明确相关。引起晕厥常见的心律失常包括双束支传导阻滞（左束支或右束支传导阻滞伴左前分支或左后分支传导阻滞）；其他室内传导异常（QRS时限≥0.12s）；二度Ⅰ型房室传导阻滞；未使用负性变时药物时无症状的窦性心动过缓（＜50次/分），≥3s的窦房传导阻滞或窦性停搏；预激波；QT间期延长；伴V_1～V_3导联ST段抬高的右束支传导阻滞（Brugada综合征）；右胸导联T波倒置、epsilon波和心室晚电位提示致心律失常性右心室心肌病；病理性Q波。

4. 体外心电图事件记录仪

传统的事件记录仪是通过带有电极的体外装置通过胸壁直接记录。通常阳性率较低。

5. 植入性事件监测仪

以下情形推荐体外或植入性事件监测仪：器质性心脏病和频繁或不频繁发作的晕厥患者，检查前高度怀疑是心律失常性晕厥，或当充分评估后晕厥原因仍不明确，高度怀疑是心律失常性晕厥，并且估计植入性ECG监测可能证实。

6. 有创电生理检查

有创电生理检查适用于评估怀疑心律失常性晕厥的患者（包括ECG异常和/或器质性心脏病或晕厥时伴有心悸或有猝死家族史的患者）。

7. 超声心动图

当病史、体格检查和心电图检查不能发现晕厥的原因时，超声心动图检查是发现包括瓣膜病在内的器质性心脏病的有效方法。通过该检查还能发现肺动脉高压和右心室扩大等提示肺栓塞的表现。体格检查正常的晕厥或先兆晕厥患者超声心动图检查最常见的发现是二尖瓣脱垂（4.6%～18.5%）。其他心脏异常包括瓣膜病（最常见的是主动脉瓣狭窄）、心肌病，节段性室壁运动异常提示的心肌梗死、冠状动脉畸形、浸润性心脏病（如淀粉样变性、心脏肿瘤、动脉瘤、左房血栓等）。

如果发现中重度器质性心脏病应考虑心源性晕厥。如果超声心动图仅发现轻微心脏结构病变，则心源性晕厥的可能性较小，应进行非心源性晕厥方面的检查。

8. 心导管和心血管造影

仅对怀疑冠状动脉狭窄引起直接或间接性心肌缺血导致的晕厥，才推荐做冠状动脉造影以明确诊断及合理治疗方案。

9. 神经系统检查

自主神经功能障碍和脑血管疾病［锁骨下动脉窃血综合征、短暂性脑缺血发作和非晕厥发作性疾病如（癫痫）］患者需行神经系统检查。

10. 运动试验

运动中或运动后即刻发生晕厥的患者应进行运动试验。对运动性晕厥具有重要诊断价值，而对一般晕厥患者仅有 1% 发现异常，意义不大。

11. 心理检查

晕厥与精神疾病相互影响，焦虑、癔症、惊恐和极度沮丧可引起类似晕厥的症状。但必须注意，心理性晕厥的诊断应十分慎重。

第四节　治疗

晕厥患者治疗的主要目标是预防晕厥复发和降低死亡危险性。根据危险分层和特定的发病机制制订治疗方案，如图 11-2 所示。一般原则：决定疗效的主要因素是晕厥的发生机制；确定疗效的标准是观察治疗后症状是否复发；起搏治疗可有效改善缓慢型心律失常相关症状，而不能纠正低血压相关症状；针对直立性低血压和低血压反射还缺乏特异性治疗方法；对存在心脏性猝死（SCD）风险者根据危险分层制订治疗方案。

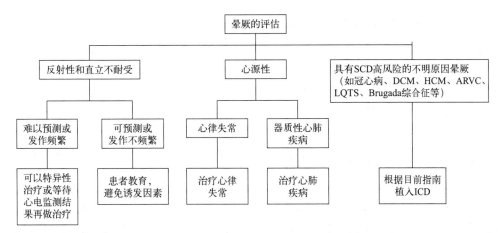

ARVC：致心律失常性右心室心肌病；DCM：扩张型心肌病；HCM：肥厚型心肌病；ICD：植入式心律转复除颤器；LQTS：长QT综合征；SCD：心脏性猝死

图11-2 基于危险分层和发病机制的晕厥治疗策略

一、发作时的治疗

发作时，将患者置于平卧位，监测生命体征，可根据情况采取相应的对症和药物治疗。如补液、血管活性药物、安装临时起搏器等。

二、病因治疗

1.反射性晕厥

非药物治疗：是反射性晕厥的主要治疗方法，包括健康教育、生活方式改变和倾斜训练。对发作频繁、不可预测或影响生活质量，无先兆或先兆非常短暂，有外伤风险，高危作业者（如驾驶、操作机械、飞行、竞技性体育等），需进一步治疗。物理治疗是一线治疗方法。肢体加压动作（PCM）是临时措施，双腿或双上肢肌肉做等长收缩（双腿交叉、双手紧握和上肢紧绷），可能增加心输出量并升高血压，避免或延迟意识的丧失，在有先兆且时间充分期间应用常有帮助。但不推荐用于老年患者。倾斜训练也可能减少复发。

药物治疗：适用于非药物治疗后仍反复发作者，但疗效不理想，国际上一般为Ⅱb推荐。短期应用盐酸米多君，是血管抑制型晕厥不伴高血压患者的首选药物。β受体阻滞剂可试用于基础心率快，晕厥前有明显心率增快的患者。

心脏起搏：适用于发作时伴严重心动过缓或心脏停搏者，如40岁以上、反复发作和长时间心脏停搏者。建议对晕厥与心脏停搏相关的患者植入双腔起搏器。对心脏抑制型或混合型颈动脉窦综合征患者，推荐植入有频率骤降应答功能的双腔起搏器。强调不仅要考虑心脏抑制因素还要考虑血管抑制因素，否则，即使安装了起搏器晕厥仍然可能发生。

2. 直立性低血压晕厥

对直立性低血压可采用以下治疗方法。

（1）健康教育和生活方式改变。

（2）水和盐的充足摄入　鼓励患者饮水 2～3L/d，进盐 10g/d；快速饮用冷水可减轻直立位不耐受及餐后低血压，对高血压、肾脏疾病、心力衰竭或其他心脏病患者补充盐和水需要评估获益与风险。

（3）减量或停用降压药　避免过度使用降压药，收缩压以 140～150mmHg 为宜。跌倒高危者，降压药优先选择血管紧张素转换酶抑制剂、血管紧张素 II 受体阻滞剂和钙通道阻滞剂，避免使用利尿剂和 β 受体阻滞剂。

（4）肢体加压动作　腿部交叉和蹲坐，适用于有先兆和有能力进行等长肌肉收缩动作者。

（5）使用腹带或穿用弹力袜。

（6）睡眠时头部抬高 10°，可减少夜间多尿。

（7）盐酸米多君是一线治疗药物，可提高站立位血压，改善症状，剂量为每次 2.5～10mg，3 次 / 日，或临时用药进行预防。效果优于反射性晕厥，目前国际上为 II a 级推荐。不良反应有头皮发麻、毛发竖起和尿潴留。

3. 缓慢型心律失常性晕厥

（1）窦房结疾病所致晕厥的治疗　起搏器治疗适用于经心电图证实晕厥由间歇性窦性停搏或窦房传导阻滞引起。晕厥患者如记录到无症状的心室停搏 > 3s，在排除年轻人体能训练、睡眠和服药及其他因素（如低血压）后，需起搏治疗。窦房结恢复时间显著延长者多需起搏治疗。快慢综合征患者可首先消融治疗快速型心律失常，再根据缓慢型心律失常的情况确定是否行起搏治疗。

（2）房室传导系统疾病所致晕厥的治疗　起搏器治疗适用于房室传导阻滞相关的晕厥，可有效预防三度或二度 II 型房室传导阻滞患者出现晕厥。

（3）束支传导阻滞合并不明原因的晕厥的治疗　推荐对左心室射血分数（LVEF） > 35% 的患者进行心内电生理检；对复发性风险高且可能出现意外者，需个体化评估风险 / 获益比，必要时经验性起搏治疗。

4. 器质性心脏病或心肺疾病导致的晕厥

治疗目标不仅是防止晕厥再发，而且要治疗基础疾病和减少 SCD 的风险。此类晕厥患者的最佳治疗方案为纠正解剖上的改变或其导致的病变。药物治疗或血管重建适用于大多数心肌缺血导致的晕厥患者。主动脉狭窄、心房黏液瘤及先天性心脏病等引起的晕厥，可行外科矫正治疗。当晕厥的病因是难以治疗的疾病时如原发性肺动脉高压或限制型心肌病，原发病一般不可能纠正，肥厚型心肌病压力阶差导致的晕厥也缺乏有效的治疗方法。

5. 血管窃血综合征性晕厥

血管窃血综合征性晕厥，采用外科手术或血管成形术治疗，对大多数患者是可行和有效的。

（江凤林　龚丽英）

参考文献

[1]　Saklani P, Krahn A, Klein G.Syncope . Circulation, 2013, 26, 127: 1330–1339.

[2]　The Task Force for the Diagnosis and Management of Syncope of the European Society of Cardiology(ESC). Guidelines for the diagnosis and management of syncope(version 2009).European Heart Journal, 2009, 30: 2631–2671.

[3]　张建 , 范利 . 老年医学 .2 版 . 北京 : 人民卫生出版社 , 2014.

[4]　刘文玲 . 晕厥诊断与治疗中国专家共识 (2018) 解读 . 中国实用内科杂志 , 2019, 39(11): 949–955.

第十二章
老年心脏性猝死

第一节 概述

一、猝死的定义

1982 年 Goldstein 建议，在病症起始后 1h 内死亡称为猝死。2006 年 ACC/ 美国心脏协会（American Heart Association，AHA）/ 美国心律协会（Heart Rhythm Society，HRS）认为心脏性猝死（sudden cardiac death，SCD）是心脏活动突然中止，导致受害者变得无反应、没有正常的呼吸，也无循环体征的事件。若不迅速采取正确方法，就会发展为猝死。通常通过心肺复苏（cardiopulmonary resuscitation，CPR）和（或）除颤或心脏复律，或者心脏起搏逆转的上述事件，则称为心搏骤停。不应使用 SCD 来描述非致死性事件，有人形象地称之为"心脏猝死未遂（aborted SCD）"，也有学者建议采用症状发作后 24h 为时间窗定义 SCD。

目前，临床上普遍采用的仍是 WHO 定义，SCD 是指症状发作后 1h 内发生的以意识骤然丧失为特征的、由心脏原因引起的自然死亡，这一定义包含了对死亡原因（心源性）、时间窗（1h）和结果（死亡）的判定。

二、流行病学

不同国家和地区，由于冠心病的患病率不同，导致 SCD 的发生率差异明显。死亡证明数据提示在美国和其他工业化国家，SCD 约占总死亡数的 15%。但是，死亡证明数据可能高估了 SCD 的患病率。在俄勒冈州一个县的关于死亡的前瞻性评估中，SCD 占每年死亡数的 5.6%。在美国，估计每年死于 SCD 的人数为 20 万～45 万，总体发病率每年为（100～200）/10 万，即 0.1%～0.2%。文献报道的欧洲 SCD 年发病率与美国类似。

我国由阜外心血管病医院牵头，全国 31 家医院参加的国家"十五"科技攻关项目——"ICD（植入式心律转复除颤器）的临床应用及心脏猝死预防研究"调查发现，我国 SCD 的年发病率为 41.84/10 万。以 13 亿人口推算，我国每年 SCD 的总人数约为 54.4 万人，其中 80% 是由心室颤动 / 扑动或室性心动过速引起的。该项研究采用人群监测的方法，在北京、广州和新疆分别选取 20.6 万、14.9 万、16 万城市居民，在山西选取 16.2 万农村居民进行心脏猝死发病情况的监测。监测人群 67.8 万，总死亡人数为 2983 人，其中 SCD 人数 284 人，占总死亡人数的 9.5%，SCD 年发生率为 41.84/10 万，男性高于女性，男性和女性分别为 44.6/10 万和 39.0/10 万。25 岁以上的成年人 SCD 发生率更高，男性和女性分别为 61.7/10 万和 53.3/10 万。

三、心脏性猝死的病因

1. 冠心病

冠心病是心脏性猝死中最常见的病因。据报道，在起病 1h 内死亡者 90% 是由于冠心病，约半数死于急性心肌梗死，死因大多为室颤所致。

冠心病猝死发生率与其冠脉病变的范围和程度密切相关。血管受累越重，范围越广，或冠脉主干受累，猝死的发生率越高。冠脉的急性病变，如斑块破裂、血小板聚集、急性血栓形成等是发生猝死的重要病理基础。有多支冠状动脉严重受累、小冠状动脉有弥漫性的增生性病变、冠状动脉内有新鲜血栓形成，以及急性心肌梗死的最早 1h 内，或有精神诱发因素，如过度紧张，悲伤、恐惧等情况时均有较高的猝死发病率。

研究证明，多数缺血性心脏病死亡患者均有广泛的冠脉狭窄，而 85% 狭窄是一个有意义的临界水平。但是，冠脉正常或有轻度硬化者，亦可发生猝死。经研究证实，冠脉痉挛在冠心病的临床表现和猝死中起重要作用，冠脉的正常舒缩反应依赖于血管内皮细胞的完整性，在内皮细胞损伤后，内皮细胞舒张因子和前列环素合成减少，而内皮素释放增多，易引起冠脉持久性痉挛，中断心肌血供，心肌缺血后心肌乳酸堆积，K^+ 外流，膜电位降低，与正常心肌间产生电位差，易致折返引起室颤，此外，应激引起儿茶酚胺大量释放，心肌细胞内 Ca^{2+} 增加，亦易诱发室颤。

2. 累及冠脉的其他疾病

如马方综合征、梅毒性主动脉炎、主动脉夹层动脉瘤、冠状动脉炎等。

3. 心肌炎

病变除有心肌细胞水肿、坏死外，侵犯传导系统可引起严重心律失常，侵犯冠状动脉引起管腔狭窄和缺血，重症心肌炎时可有心肌弥漫性病变，导致心源性休克和猝死。

4. 原发性心肌病

有心肌肥大、心肌纤维增生、瘢痕形成，病变以侵犯心室为主，也可累及心脏传导系统，室性心律失常发生率高，且本病易发生心衰，洋地黄应用较多，由于心肌变性、瘢痕等改变，对洋地黄耐受性减低，易发生洋地黄中毒性心律失常，致多源性室性期前收缩、室速、室颤最后导致猝死。肥厚型心肌病患者常发生猝死，约半数发生在 20 岁以前，但亦可发生于任何年龄，室间隔肥厚 ≥ 25mm 者猝死的危险性增加。既往人们强调的引起左心室流出道狭窄，对判断猝死的危险性并无显著意义，手术解除流出道狭窄后，猝死率并未见显著降低。较肯定者是有阳性家庭史的患者及泵衰竭伴有心律失常者猝死率高。确切的机理仍有争论。

5. 风湿性心脏病

主动脉瓣狭窄患者约 25% 可致猝死，可能与冠状动脉供血不足致室颤、心脏传导阻滞、心脑缺血综合征有关。另外，严重心衰或合并亚急性感染性心内膜炎时易猝死。

6. 长 QT 间期综合征

大多数是由一个或多个基因突变导致的遗传性离子通道异常。有家族史，伴先天性耳聋，QT 间期延长，有报道一家族三代人 14 名成员中 6 例 QT 间期延长，其中 3 例猝死。临床表现为尖端扭转型室速引起的反复晕厥和猝死。晕厥与运动、情绪紧张、激动有关，一般持续 1～2min，少部分患者可在睡眠时发生猝死。

7.Brugada 综合征

目前已确定家族性 Brugada 综合征存在钠离子通道和钙离子通道的基因突变。临床表现为反复晕厥，为中青年非器质性心脏病猝死的主要原因之一。心脏结构正常，心电图可见 V_1～V_3 导联 ST 段呈下斜形或马鞍形抬高。

8. 儿茶酚胺敏感性室性心动过速

是一种在儿童和青少年中发生的没有任何明显结构性心脏疾病的罕见遗传性室速。临床表现为运动或情绪激动时发生双向性、多形性室速导致的晕厥。室速常可自行终止，若转为室颤则可导致猝死。

9. 短 QT 间期综合征

为单基因突变引起的常染色体显性遗传离子通道病。临床表现为心悸、头晕及反复发作的晕厥和（或）心脏性猝死。心电图上 QT 间期明显缩短，胸前导联 T 波高尖。

10. 二尖瓣脱垂综合征

多指病因不明的原发性二尖瓣脱垂，可能为常染色体显性遗传性疾病，是由于二尖瓣本身或 / 和腱索、乳头肌病变造成二尖瓣的一叶或两叶脱垂，形成二尖瓣关闭不全，并产生相应的收缩期杂音——喀喇音所构成的临床综合征。因心肌应激性增加，常引起快速型心律失常，如短阵房颤或室速，约 1% 发生猝死，猝死前常有以下预兆，如出现室性期前收缩、T 波异常、收缩晚期或全收缩期杂音、晕厥发作，多数情况死于室速或室颤。

11. 先天性心脏病——冠状动脉畸形

如左冠状动脉起源于右侧冠状窦或与右冠状动脉相连。法洛四联症术前严重肺动脉瓣狭窄时可猝死。

12. 预激综合征合并心房颤动

房颤发生时，旁道不应期的时限与心室率密切相关，房室旁道不应期越短，发生房颤时经旁道快速下传至心室就越有可能转变为恶性心律失常——室颤而猝死。

第二节　发病机理

一、自主神经与心脏性猝死

自主神经不仅控制心肌的收缩和冠脉血流，而且也控制心脏电生理功能的每个部分，如传导速度、不应期、复极等，动物实验早已证明刺激交感神经可使室颤阈下降，刺激迷走神经或切除星状神经节则可使室颤阈提高，当交感神经与迷走神经同时被刺激时，对心电生理的影响并非代数相加，而是一种相互影响的复杂关系。近 20 年的研究业已证实，心脏性猝死的主要病理机制是心电不稳定性导致恶性心律失常，发现在发生室颤之前心率显著增加，提示交感神经活性增强，及短暂心肌缺血，致室颤作用，多通过交感神经而促成。

交感神经与迷走神经的分布亦有一定的意义，1985 年发现交感神经纤维穿行于心外膜下分布于心内膜下，而迷走神经纤维穿行于心内膜下，分布于心外膜下，当发生穿壁性心肌梗死时，同时阻断交感及迷走神经，发生非穿壁性心肌梗死时，可能主要阻断迷走神经。众所周知，不同部位的心肌缺血，可引起不同的自主神经反射，如前壁心肌缺血常引起交感神经兴奋，而下壁心肌缺血时，则往往引起迷走神经兴奋，因为下壁具有较多的迷走神经感受器。

自主神经对心脏的影响是复杂的，自主神经的失衡亦为猝死的诱发因素之一，至今仍有许多问题有待进一步阐明，但临床医生在医疗工作中应将此因素考虑在内，尤其应警惕不要因自己的用药使自主神经系统失衡或加重失衡。

二、心肌梗死和猝死

在冠心病猝死病例中大多数冠状动脉可有较严重的病变，急性尤其是陈旧性心肌梗死的检出率都较高，此类心肌的代偿功能已处于衰竭边缘，此时如出现某种诱因如过度疲劳、精神紧张、大量儿茶酚胺释放使心肌耗氧量增加，就会突然使需血和供血不相适应，导致急性循环衰竭、猝死，这样的情况在冠心病猝死中多见。

三、代谢功能紊乱和猝死

此类患者既往常无明显心脏病史或临床症状，其心肌也无明显的损伤和坏死，冠状动脉偶有轻度硬化，但由于这种轻度病变的存在使动脉敏感性增高，易因各种诱因引起反射性持续痉挛。①由于痉挛缺血引起应激性的心内、外儿茶酚胺大量释放，心肌内大量 Ca^{2+} 内流，从而明显加强了肌原纤维丝的滑动，致心肌内 ATP 大量消耗和肌原纤维痉挛性、不同步性收缩以致室颤；在形态学上表现为波浪状变性、收缩带形成，以至心肌断裂。②冠状动脉痉挛心肌严重缺血后，心肌灌注良好区域与缺血区的代谢产生显著差异，表现缺血区乳酸堆积，局部酸中毒，K^+ 外流，缺血区心肌细胞内缺钾、膜电位降低，当降到 $-60mV$ 时，快 Na^+ 通道失活，而慢通道激活 Ca^{2+} 内流，这种反应使缺血区心肌细胞的极化速度远远慢于正常的速度，心电活动延缓；在缺血心肌和健康心肌之间，以及缺血程度不同的心肌之间，发生断续的不同步的电活动，如邻近部位已复极时，缺血区仍处于激活状态，结果邻近心肌激活，造成重复频繁的折返激动，使自律性已增高的缺血心肌区形成局部小块的室颤，进而直接引起整个心室颤动，或者这种缺血区与邻近组织区的快速反复折返，引起频发室性期前收缩、室速以至室颤。有人称"心脏自身电杀"或"心电不稳定""心电衰竭"。

变异型心绞痛、冠状动脉闭塞后再次灌注，冠状动脉痉挛消失后再灌注，心肌侧支循环建立而冠状动脉再灌注时，均可因此机制产生室颤或猝死。

四、血小板微血栓形成和猝死

Haxerem 在猝死组心肌中发现小动脉和小静脉内多数血小板微血栓形成，尤以瞬间死亡组多见，认为在急性应激性过程中血小板凝集形成大量微血栓，后者影响心肌微循环，引起心肌缺血功能紊乱而猝死。有人证实血小板合成及释放的血栓素 A_2 具有强烈的促凝血和收缩血管作用，并可加重心肌缺血和坏死。正常血管内膜能合成前列环素 PGI_2，它具有血栓素 A_2 的相反作用，是强烈的血小板凝集抑制剂，并具有扩张冠状动脉的作用。目前认为继发于某些动因使正常冠状动脉这一收缩和舒张的平衡失调，如动脉粥样硬化时，动脉内膜合成 PGI_2 减少，对抗血栓素 A_2 作用减弱、血管收缩、心肌缺血、促进血小板黏附和聚集，造成血管内膜反应微血栓形成。这种微栓形成也可见于动脉大量注射儿茶酚胺时，证明儿茶酚胺是血小板的强导剂，可使血小板脱颗粒而凝集，这就使痉挛性收缩的心肌缺血加重。

五、传导系统病变和猝死

引起传导系统病变的因素有：①急性坏死和炎症细胞浸润，见于心肌梗死、心肌炎或心肌病等；②传导纤维萎缩、纤维化等，见于慢性冠心病、原发性双束支纤维化或严重的主动脉瓣和二尖瓣瓣膜病等；③传导系统的供血动脉发生硬化闭塞，见于冠心病、多动脉炎等；④传导系统异位、发育不良和变性见于先天性心脏畸形和婴儿心脏性猝死；⑤病因不明的传导系统周围神经组织的退行性变，见于 QT 间期延长综合征。当传导系统病变发展到足以引起重度完全性房室传导阻滞时，可使心室节律不稳，易因各种原因而引起室颤。

六、电机械分离

也称无脉性电活动（pulseless electrical activity，PEA），指虽然存在心室电活动（快速型或缓慢型心律失常），但触不到动脉搏动，强调对血流动力学的影响，即不能形成有效灌注。

第三节　危险因素和诱发因素

一、危险因素

心脏性猝死最多见于冠心病患者，有时可作为冠心病的最初表现和唯一表现，即猝死型冠心病。引起冠心病的一般危险因素如高血压、糖尿病、吸烟、饮酒、高血脂、肥胖、高龄、性格等因素都和猝死有密切关系。如吸烟，研究证明，在30～59岁组吸烟者猝死的危险性要比不吸烟者高2～3倍。有人对310例心搏骤停幸存者随访了3年，发现继续吸烟组再次心搏骤停的占27%，而停止吸烟者猝死率显著下降，仅占19%。资料还表明，超重不仅和冠心病发病有关，也和猝死有密切关系。随体重的相对增加和冠心病的总死亡率增加，猝死的比例也由39%上升到70%。另外大量饮酒者及A型性格者，其心脏性猝死的发生率均明显增高。

二、心肌梗死后的高危因素

患过心肌梗死者常有较高的猝死危险性，尤其在透壁性心肌梗死的恢复期。在急性心肌梗死之后的一年中，发生死亡的约为10%，其中一半为猝死。在所有心脏性猝死的病例中，经病理解剖证明有新近心肌梗死病理变化的虽然仅为20%，然而在多数（75%）患者中却能确定有心肌梗死后愈合的瘢痕组织存在。其致死原因归咎于心肌梗死后广泛瘢痕组织存在引起的折返性心动过速以及冠状动脉病变的进一步发展。所以对此类人应警惕其发生猝死可能性。另外，分级运动试验心电图出现缺血性改变，心电图示双束支传导阻滞或房室束电图示H-V间期延长者，也列为易发因素。

三、室性期前收缩（VPB）

虽然也能发生在健康青年人，但发生下述情况时，VPB却具有特别的临床意义和不同的预后。

（1）如患者年龄在30岁以上，随着年龄增大，则与之相应的冠心病和猝死的可能性均增加。

（2）由于各种心脏病而出现左心功能异常时，VPB 引起猝死的危险性增大，特别在心肌梗死之后。

（3）VPB 发作的频度与猝死直接相关。有资料表明，VPB 发生在连续心电监测达每小时 20 次以上，或者多形性 VPB 呈二联律、RonT 现象或 VPB 连发时，经长期随访观察，猝死的危险性都明显增加。

四、神经、精神因素

中枢神经系统和心电稳定之间关系密切。Ruberman 等对 2320 例心肌梗死后的男性生存者做过统计调查，凡处于高度应激状态者及行为孤僻者，其总死亡率及猝死率均增加 4 倍。资料也证明，在发病前生活出现显著变化者，猝死率也明显增加。不良的精神、神经因素，包括过度脑力劳动，过度疲劳、忧虑、悲伤或兴奋，情绪激动等。

五、其他因素

（1）昼夜节律性　Willish 的研究结果表明，上午 6～12 时心脏性猝死的发生明显高于其他时段，尤其在 7～9 时的每小时心脏性猝死危险较其他时间每小时的心脏性猝死危险至少高出 70%，这与有人观察到清晨冠状动脉张力高，冠状血管径小，即使小量运动就能引起痉挛的现象相一致。

（2）季节　国内也有报道认为冠心病猝死的发作和季节有关，以冬季最多，说明寒冷是不利因素。

（3）过劳、饱餐或过量饮酒体力、劳累，远远超过日常的劳动强度，饱餐或过量饮酒，均是引发猝死的原因。

第四节　猝死的救治

心脏性猝死主要的救治就是心肺复苏（CPR），是抢救成功的关键。心肺复苏包括初级心肺复苏和高级心肺复苏。

一、快速识别

一旦发现患者没有反应，医护人员必须立即就近呼救，继续同时检查呼吸和脉搏，然后再启动应急反应系统（或请求支援）。

二、启动急救医疗服务（EMS）系统

要以团队形式实施心肺复苏。

如果发现患者没有反应，如没有活动或对刺激没有反应等，急救者应启动 EMS 系统（拨打急救电话），如果有自动体外除颤（AED），则取出 AED，然后回到患者身边进行 CPR，如果需要，可进行除颤。如果有多名急救者在现场，一名急救者按步骤进行 CPR，另一名启动 EMS 系统，同时取出 AED。

提醒：当可以立即取得 AED 时，对于有目击的成人心搏骤停，应尽快使用除颤器。若成人在未受监控的情况下发生心搏骤停，或不能立即取得 AED 时，应该在他人前往获取以及准备 AED 的时候开始心肺复苏，而且视患者情况，应在设备可供使用后尽快尝试进行除颤。

三、初级心肺复苏

即基础生命支持（BLS），其步骤和方法如下。

1. 纠正体位

在开始 CPR 时，应将患者平放于硬质的平面上，仰卧。

2. 打开气道

当没有证据表明患者头或颈部受伤时，专业救护者可使用仰头举颏法打开气道。如果专业救护者怀疑患者颈部脊髓损伤，应使用双手推举下颌法来打开气道。而当使用双手推举下颌法不能打开气道时，应使用仰头举颏法。对于怀疑有脊髓损伤的患者，应使用人工脊髓制动而不是使用制动装置。非专业救护者不推荐使用双手推举下颌法。

3. 人工呼吸

在气道打开后，通过观察、听和感觉来评估患者是否存在呼吸。如果不能在 10s 之内检测到适当的呼吸，应先对患者进行 2 次吹气。推荐以下简单的吹气方式。

（1）给予 2 次紧急吹气，每次吹气超过 1s；在 CPR 过程中，各种通气方式包括口对口、口对鼻、面罩通气和高级气道通气，均推荐持续 1s，以使患者胸部起伏。

（2）给予有效的潮气量，使患者出现看得见的胸部起伏。

（3）避免快速或者用力吹气。

（4）当进行了进一步气道干预（如气管内插管和气食管联合插管等）后，2 人进行 CPR 的吹气频率为 10 次 / 秒，不需考虑通气与按压同步。通气时胸部按压不需要暂停。

4. 脉搏检查

对于非专业急救者，如果意识丧失的患者没有呼吸，就可假定为心搏骤停。对于专业急救者，可以用较长时间来检查患者是否存在脉搏，而决定脉搏存在与否也是有困难的。专业急救者检查脉搏时间不超过 10s。如果在 10s 内不能确定脉搏，就开始胸外按压。

5. 胸部按压

（1）固定恰当的按压位置，用手指触到靠近你一侧患者的胸廓下缘。

（2）手指向中线滑动，找到肋骨与胸骨连接处。

（3）将手掌贴在患者胸骨的下半部，另一手掌重叠放在这只手背上，手掌根部长轴与胸骨长轴确保一致，保证手掌全力压在胸骨上，可避免发生肋骨骨折，不要按压剑突。

（4）无论手指是伸直，还是交叉在一起，都不应离开胸壁。

要求做到以下几点。

① 有效胸外按压的频率为 100～120 次 / 分，按压深度至少 5cm，同时避免胸部按压深度过大（6cm）。

② 施救者应避免在按压间隙倚靠在患者胸上，以便每次按压后使胸廓充分回弹。

③ 应尽可能减少胸外按压中断的次数和时间，尽可能增加每分钟胸外按压的次数，尽量提高胸部按压在整个心肺复苏中的比例，目标比例为至少 60%。

④ 最佳按压通气比例，推荐按压：通气 =30：2。按压 30 次后进行 2 次通气，通常 30：2 重复 5 次，达到 2min 左右需停 10s，在 10s 内判断患者大动脉搏动、呼吸是否恢复。但观察时间不能超过 10s，然后再继续进行 30：2 的心肺复苏。如果这时已经做了气管插管，就不用按照 30：2 的比例，而是持续做心脏按压即可，不用停下进行通气。

⑤ 医护人员可以每 6s 进行 1 次人工呼吸（每分钟 10 次），同时进行持续胸部按压（即在心肺复苏中使用高级气道）。

四、高级心肺复苏

即高级生命支持（ALS），是在 BLS 的基础上，应用辅助设备、特殊技术建立更有效的通气和血液循环。其主要措施如下。

1. 通气与氧供

行气管插管，予简易气囊或呼吸机维持通气，纠正低氧血症。

2. 除颤与除颤方法

因为无外伤的 SCD 患者最常见的心律为心室颤动，电除颤是终止室颤最有效的方法。要求做到院外 5min 完成，院内 3min 完成，且不限复苏的阶段。及早除颤及与之配合的高质量 CPR 往往是复苏成功不可分开的两个关键环节，在尽可能短的时间内完成高质量和有效的 CPR，是复苏成功的重中之重。

电除颤时只给予 1 次电击，之后立即做 5 组 30：2 的 CPR（约 2min）后再检查患者的心律。基于双相波的应用提高了首次电击除颤成功率，以及 3 次连续电击会影响 CPR 的操作，所以只给 1 次电击是合理的。仍采用单相波技术的除颤器首次电击能量应为 360J，而不应是原来所认为的由 200J 逐渐增加能量以保证首次除颤成功率。

3. 心肺复苏的药物应用

高级心肺复苏时应尽快建立外周静脉给药通道，且要求在脉搏检查后、除颤器充电时或除颤后尽早给药，给药时不能中断 CPR。

（1）肾上腺素 关于给药时间，对于初始为非可除颤心律的心搏骤停，尽早给予肾上腺素是合理的。对于初始为可除颤心律的心搏骤停者，建议尽快进行电除颤，若除颤后转律失败，建议尽早使用肾上腺素。

CPR 时肾上腺素常规给药方法为首次静脉注射 1mg，每 3～5min 重复 1 次，可逐渐增加剂量（1mg、3mg、5mg），也可直接使用 5mg。目前不推荐常规大剂量静脉应用肾上腺素，如果 1mg 肾上腺素治疗无效时可以考虑应用。肾上腺素气管内给药吸收良好，合理的给药剂量尚不清楚，但应至少是静脉内给药的 2～2.5 倍。目前使用的"标准"剂量（1.0mg）静脉注射与 1mg 肾上腺素心内注射可能会产生相同的作用，且因心内注射可增加发生冠脉损伤、心脏压塞和气胸的危险，同时延误胸外按压和肺通气开始时间，因此仅在开胸按压或其他给药方法失败后才考虑应用。每次从周期静脉给药时，应该稀释成 20mL，以保证药物能够到达心脏。

在抢救心搏骤停患者时，可能需要连续静脉滴注肾上腺素，其给药剂量应该与标准静脉注射的剂量（1mg/3～5min）相类似。可以将 1mg 肾上腺素加入 250mL 生理盐水中，给药速度应从 1μg/min 开始加至 3～4μg/min。为减少发生液体渗漏的危险并保证好的生物利用度，持续静脉滴注肾上腺素时应该建立大静脉通道。

（2）血管升压素 升压素与肾上腺素作用相同，剂量为 40U 静脉注射 1 次。可考虑用于心搏骤停的患者，但作为肾上腺素的初始替代品，它没有任何优势。同样，尽管根据最新的指南可以考虑这种组合，但是联合使用升压素和肾上腺素作为单独肾上腺素的替代品并不具有任何优势。

（3）胺碘酮 目前认为心搏骤停伴心室颤动或室性心动过速者，尤其是顽固性室颤或室速者，都是胺碘酮应用的适应证。

剂量和用法：对于无脉性室速或室颤引起的心搏骤停，初始剂量 300mg，稀释于

20～30mL 葡萄糖溶液中静脉注射；复发性或顽固性室速或室颤可重复注射 150mg，然后以 1mg/min 静脉滴注维持 24h，总量一般不超过 2000mg。

（4）利多卡因　利多卡因在心搏骤停时的给药方法：心搏骤停患者，初始剂量为静脉注射 1.0～1.5mg/kg，快速达到并维持有效浓度。顽固性室速 / 室颤，可酌情再给予 1 次 0.5～0.75mg/kg 的冲击量，3～5min 给药完毕。总剂量不超过 3mg/kg（或＞ 200～300mg/h）。室颤或无脉性室速时，除颤或肾上腺素无效，可给予大剂量的利多卡因（1.5mg/kg）。只有在心搏骤停时才采取冲击疗法，但对心律转复成功后是否应给予维持用药尚有争议。有较确切资料支持在循环恢复后预防性给予抗心律失常药，持续用药维持心律的稳定是合理的，静脉滴注速度最初应为 1～4mg/min。若再次出现心律失常应小剂量冲击性给药（0.5mg/kg），并加快静脉滴注速度（最快为 4mg/min）。

（5）碳酸氢钠　心搏骤停时应在电除颤、心脏按压、有效人工通气及应用肾上腺素至少一次以后应用碳酸氢钠。过早应用不仅无益，反而有害，且强调心肺复苏时的补碱原则为："宁酸勿碱"。

剂量与用法：一般首剂为 1mmol/kg 静脉注射（换算：1mL 含碱 0.6mmol），随后依需要每隔 10min 重复首剂的一半，或依血气分析调节剂量。

（6）异丙肾上腺素　在抑制尖端扭转型室速前给予异丙肾上腺素可作为临时性措施。对已影响血流动力学的心动过缓，而且阿托品和多巴酚丁胺无效，又尚未行经皮或经静脉起搏处置时，予异丙肾上腺素可作为临时性治疗措施。用药方法：将 1mg 异丙肾上腺素加入 500mL 液体中，浓度为 2μg/mL。

（7）镁剂　静脉注射硫酸镁有助于终止尖端扭转型室速（TDP，与长 QT 间期相关的不规则 / 多形性室速），但对于正常 QT 间期的不规则 / 多形性室速患者无效。当室颤 / 无脉性室性心动过速型心搏骤停与 TDP 相关时，抢救者可以给予硫酸镁 1～2g，用 5% 葡萄糖 10mL 稀释后缓慢静脉注射。三个随机对照试验发现，在院前、ICU 和急诊科的室颤型心搏骤停患者中，与安慰剂相比，使用镁各组都没有明显益处。因此，不推荐在心搏骤停中常规使用硫酸镁，除非出现 TDP。

五、复苏后的治疗

1. 心搏骤停后自主循环的恢复

心搏骤停患者自主循环恢复（ROSC）后，经常会发生心血管和血流动力学的紊乱。常见有：低血容量性休克、心源性休克和与全身炎症反应综合征（SIRS）相关的血管舒张性休克。

复苏后期的主要治疗目标是完全恢复局部器官和组织的血液灌注，但是单纯恢复血压和改善组织的气体交换，并不能提高生存率。值得注意的是周围器官系统，特别是内脏和肾脏微循环的恢复，对防止心搏骤停后缺氧缺血致多器官功能障碍综合征（MODS）的发生起重要作用。

复苏后治疗的近期目标：提供心肺功能支持，满足组织灌注，特别是大脑的灌注。及时将院前心搏骤停患者转至医院急诊科，再转运至设备完好的重症监护病房。

复苏后，患者的身体状态会发生很大变化。有的患者可能完全康复，血流动力学和大脑功能均恢复正常。相反，有的患者可仍处于昏迷状态，心肺功能仍不正常。所有患者都需要仔细地反复地评估其一般状态，包括心血管功能、呼吸功能和神经系统功能。临床医生还应该及时发现复苏时的各种合并症，如肋骨骨折、血气胸、心脏压塞、腹内脏器损伤和气管插管异位。

2. 复苏的最佳反应

复苏后最好的情况是，患者能处于清醒状态，有意识和自主呼吸。能提供多导联心电监护和足够氧的供给。

3. 单器官或多器官系统衰竭

自主循环恢复后，患者可能相当长的一段时间内始终处于昏迷状态。此时自主呼吸可能消失，需要呼吸机辅助呼吸治疗。血流动力也可能处于不稳定状态，伴有异常的心率、心律、体循环血压、器官灌注。低氧血症和低血压可加速脑损伤，要注意避免发生。患者也可能处于昏迷状态或表现为反应性降低。每一个器官系统的基本状态一定要明确，并给予监测和恰当的治疗。当有足够的通气和血液再灌注后，多数心搏骤停导致的酸血症可以自然缓解，而无须用缓冲液治疗。

在转送患者去重症监护病房的过程中，必须持续给予机械通气、氧气供应和心电监护。并可以通过触诊颈动脉和股动脉的搏动、持续动脉内压力监测或肢端氧饱和度的监测对患者的循环状态做出评估，这样如果再次出现心搏骤停可以立即进行心肺复苏治疗。

4. 康复期间的治疗和支持

对心搏骤停存活者的康复治疗计划，提出三个建议：建议心搏骤停存活者在出院前进行生理神经、心肺和认知障碍方面的多模式康复评估和治疗；建议心搏骤停存活者及其护理人员接受全面的多学科出院计划，以纳入医疗和康复治疗建议及活动/工作恢复预期目标；建议对心搏骤停存活者及其护理人员进行焦虑、抑郁、创伤后应激反应和疲劳度的结构化评估。

六、脑死亡的判断

CPR后，如心跳恢复，而呼吸未恢复并有瞳孔散大、四肢无肌张力、无任何反射活动、脑电图无电活动征象者，判断为脑死亡者。

七、终止心肺复苏的指征

凡来诊患者心搏骤停、呼吸停止，且心肺复苏已历时 30min 者，而出现下列情形是终止心肺复苏的指征：①瞳孔散大和固定；②对光反射消失；③呼吸仍未恢复；④深反射活动消失；⑤心电图成直线。

虽然 CRP 是最基本和最重要的抢救心搏、呼吸骤停者生命的方法，但是如果对 CRP 技术理解不够充分，会影响施救效果。

第五节　如何预防心脏性猝死

心脏性猝死，可发生在任何年龄段的人群，而老年人首当其冲。因其事发突然，抢救成功的概率极低。所以，关键是预防，治未病，老年人尤应重视预防。如何预防心脏性猝死？

一、注意"魔鬼时间"

凌晨到 10：00 这一段时间是心血管疾病的高发时段，被医学界称为"魔鬼时间"。人在睡眠中心率比较慢、血压较低，而在醒来时血压上升，心率加快，而且体内水分流失了一夜，血液黏稠度增加，也会增加心血管事件发生概率。建议年轻人一定要注意不能常熬夜，而老年人则要学会"赖床"，醒后尽量在床上躺一会儿再起床。同时尽量不要在早晨锻炼。

二、识别高危人群

（1）冠心病患者　冠心病是猝死的最高危险因素，有 20%～25% 的冠心病以猝死为首发表现，患心肌梗死者中有 75% 可发生心脏性猝死。不少患者发生猝死前，有心脏疾病的表现。

（2）"三高"患者　患有高血压、高血脂和高血糖等基础性疾病的人，也易发生心脏性猝死。

（3）吸烟者　心脏性猝死者中，有 90% 以上的人都吸烟，有的是被动吸烟的"二手烟"者。

（4）不良饮食习惯者　过多摄入高脂肪、高蛋白类食品（如动物肉类），造成肥胖、高血脂或高血压。

（5）不良生活方式者　工作忙碌、锻炼很少、体质减弱者，工作、精神压力过大者。精神紧张、情绪波动大、体力透支等很容易成为心脏病的诱因。

三、平衡膳食

进食清淡和易消化的食物，多食富含食物纤维的粗粮、蔬菜，增加维生素的摄入，多食新鲜瓜果，补充足够的钾盐，控制甜食，少吃煎、炸、熏、烤和腌制食品，用餐不宜过饱。

四、避免精神过度紧张

精神紧张可使血压升高，心脏负担加重，还会诱发心律失常；情绪激动很容易诱发心肌梗死、脑出血、脑梗死等意外。情绪与健康息息相关，例如，大悲、大喜可诱发"心碎综合征"（应激性心肌病）。

一项包括近 5 万人的瑞典队列研究发现，经常大怒，严重的危害是可导致心血管死亡，也有可能会导致心衰、房颤发生。男士和有糖尿病的人尤其需要警惕心衰。多因素分析显示，经常大怒的人，心血管死亡风险增加了 23%，心衰和房颤风险分别增加 19% 和 16%。

Interheart 研究则发现，在心肌梗死发作前 1h，有 15% 的人曾生气或情绪不稳定。而生气或者情绪不稳定会使心肌梗死风险翻倍。

五、适量运动

可改善心血管功能，使身体的血液循环和微循环得到改善。运动以步行、简化太极拳为主，量力而行，循序渐进，以不引起疲劳为度。

六、生活规律、起居有常

按时起床，定时进餐，适量锻炼，适当休息；随季节和天气增减衣服预防感冒，保持大便通畅。

一项调查数据显示，因为长时间玩手机，有 69% 的网友的父母延迟睡眠时间，有 50.7% 的网友的父母减少了户外健身和户外娱乐时间，有 43.6% 的网友的父母与家人的沟通过少，有 21.1% 的网友的父母产生了重度手机依赖，已经严重影响到了正常的生活。因此，老年人如果沉溺于玩手机，生活不规律，没有充分休息，且忽视了运动健身，就可能诱发心脏疾病，甚至心脏性猝死。

七、定期体检

无论心脏病患者还是自觉健康的人，都应定期体检，这对预防心脏性猝死十分重要。通过检查胸片、心脏彩超了解心脏结构和功能；行冠脉 CTA 检查，可以判断供应心脏的冠状动脉是否发生粥样硬化、斑块形成，管腔有无狭窄及程度；通过心电图、动态检测心肌缺血情况。

第六节 《2020 年 AHA 心肺复苏和心血管急救指南更新》概要

2020 年 10 月，美国心脏协会（AHA）发布了新版心脏协会心肺复苏与心血管急救指南。对涉及成人、儿童、新生儿、复苏教育科学和救治系统等主题的指南进行了全面修订。共计提出 491 条具体建议，这些建议中有 161 条属于 1 级建议，293 条属于 2 级建议，此外有 37 条建议归入 3 级，其中 19 项为证据表明无益处，18 项为证据表明有害。

对当前研究和实践的持续关注使得美国心脏协会心肺复苏和心血管急救指南不断更新。本文探讨了这些建议及其在当前卫生保健实践中的实施情况。在对当前研究的持续回顾中，美国心脏协会（AHA）CPR 和紧急心血管治疗（ECC）指南每年都会更新。因此，AHA 最近审查了与急救、CPR、高级心脏生命支持（ACLS）、儿科基础生命支持（BLS）相关的更新，及儿科高级生命支持（PALS）和新生儿复苏术。

一、急救

美国红十字会于 2019 年联合美国心脏协会发布了最新的美国心脏病协会指南，内容涉及先兆症状的急救治疗。先兆症状表现为苍白、发汗、头晕、虚弱和视力改变。在失去意识之前，这些会持续几秒钟。在快速晕厥期进行干预可以预防晕厥。这些包括身体对应的抢救措施，如颈部弯曲、手臂拉紧、等长握力、蹲下和交叉腿，为了安全起见，患者应在坐姿或躺下的姿势下收紧肌肉。在识别出先兆症状和体征后，急救人员应鼓励患者进行身体相对应的保护动作。除非因肢体骨折、活动性出血、心肌梗死或卒中症状等原因而禁用，下半身的动作，如交叉腿或蹲下更好。如果在采取这些措施后 1min 或 2min 内没有改善，援助提供者应通过启动紧急医疗响应服务来寻求帮助。

1. 心肺复苏术

调度员辅助心肺复苏（DA-CPR）也被称为教练、通讯器或电话 CPR。它描述了紧急调度员在院外心脏搏停（OHCA）现场向旁观者提供 CPR 指令的情况。更新的 AHA 指南建议调度中心向在疑似 OHCA 的成年人中启动程序的呼叫者提供 CPR 指令。该指南还授权调度员提供此类指导。调度员应指导呼叫者对疑似 OHCA 的成年患者进行 CPR。

2. 心搏骤停后续治疗

美国心脏病协会指南的更新概述了专业心搏骤停中心或区域治疗系统的好处，专门心搏骤停后续的治疗，如心导管插入术、靶向温度管理（TTM）和血流动力学支持。美国心脏协会建议对已复苏的心搏骤停治疗采取区域化的方法，一旦病情稳定下来，及时将其运送到专业中心进行高级复苏后治疗，因为这在当地无法提供。

二、高级心脏生命支持

高级气道、体外循环、体外膜肺氧合（ECMO）在 CPR 中的作用，在 2019 AHA 的更新中都得到了特别的阐述。

1. 气道

根据提供者的经验和培训以及患者的个人需求，可考虑使用袋式面罩通气（BMV）或高级气道方法，如声门上气道或气管插管（ETI）心肺复苏，更新后的指南建议在医疗专业人员可能很少接受 ETI 培训或成功率有限的环境中插入声门上呼吸道，建议实施气管插管（ETT）的人员经常操作或反复再培训。紧急在医院外执行 ETI 的医疗服务（EMS）人员应进行持续质量改进计划，以跟踪这些人员的安置和成功率，减少并发症。对于由具有最佳培训和经验的专家提供的院内复苏工作，无论是 ETT 还是声门上气道开放的推荐方法，更新后的指南继续强调高质量心肺复苏术的重要性，并配备高级气道，包括以 100～120 次/分的速率持续胸外按压，以每分钟 10 次呼吸（或每 6s 呼吸一次）的速度进行通气，并针对无脉性室性心动过速和心室颤动进行除颤。此外，指南强调在插入高级气道装置后，需要进行适当的身体评估，使用波形电容图进行初步确认，然后持续监测。

2. 血管升压素

一些建议涉及复苏期间使用血管收缩剂，包括对心搏骤停的患者给予静脉注射肾上腺素。然而，并不推荐高剂量的肾上腺素。对于非休克性心律患者，如无脉搏电活动和心脏停搏，应尽快给予肾上腺素，同时继续进行高质量的心肺复苏并寻找可逆原因。心搏骤停的患者，如室颤和无脉性室性心动过速，应在第二次除颤后接受肾上腺素以优化冠状动脉灌注，并在第三次除颤后即可终止除颤。血管升压素可考虑用于心搏骤停的患者，但作为肾上腺素的初始替代品，它没有任何优势；联合使用血管升压素和肾上腺素与单独使用肾上腺素比较，也不具有任何优势。

3. 体外心肺复苏术（ECPR）

美国心脏协会在 2019 年更新中将 ECPR 定义为"心肺转流的启动"。它包括体外循环，如体外循环或持续复苏过程中的 ECMO，以支持最终器官灌注和治疗可逆原因。它需要一支高度专业化的队伍和复杂的设备。该指南强调缺乏支持其常规使用的证据。然而，当传统的心肺复苏术在"迅速实施并由熟练的提供者支持"的环境中失败时，ECPR 可以被视为心搏骤停患者的挽救治疗措施。

（江凤林）

参考文献

[1] Kong M H, Fonarow G C, Peterson E D, et al . Systematic review of the incidence of sudden cardiac death in the United States. J Am Coll Cardiol, 2011, 57(7): 794-801.

[2] 范国辉，张林峰 . 心源性猝死的流行病学研究进展 . 中华流行病学杂志，2015, 36(1): 87-89.

[3] Craig-Bragan K J, Day M P.Update: AHA guidelines for CPR and emergency cardiovascular care.Nersing, 2020, 50(6): 58-61.

[4] Olasveengen T M, Ristagno G, Smyth M A, et al.Resuscitation guideline highlights .Curr Opin Crit Care, 2022, 28: 284-289.

[5] Titova O E, Baron J A, Michaélsson K, et al. Anger frequency and risk of cardiovascular morbidity and mortality. Eur Heart J Open, 2022, 2(4): 1-8.

[6] Smyth A, O'Donnell M, Lamelas P, et al. Physical activity and anger or emotional upset as triggers of acute myocardial infarction: The INTERHEART Study. Circulation, 2016, 134(15): 1059-1067.

[7] Merschel M. 11 things to know to save a life with CPR. American Heart Association News, 2023.

[8] 韩雅玲，周玉杰，陈韵岱 . 老年心脏病学 .4 版 . 北京 : 人民卫生出版社，2018.

[9] 江凤林 . 冠心病学 . 长沙 : 中南大学出版社，2007.

[10] American Heart Association(AHA). 2020 American Heart Association Guidelines for Cardiopulmonary Resuscitation and Emergency Cardiovascular Care. Circulation, 2020, 142(16 suppl-2): S337-S604.

第十三章
老年人高脂血症

第一节　血脂异常的定义及分类

血脂是血浆中的胆固醇（cholesterol）、甘油三酯（triglyceride，TG）和类脂（如磷脂）等的总称。主要是指胆固醇和甘油三酯，其他还有游离脂肪酸和磷脂等。在体内胆固醇主要以游离胆固醇和胆固醇酯的形式存在。TG是甘油分子中的三个羟基被脂肪酸酯化而形成的。血液循环中的胆固醇和TG必须与特殊的蛋白质即载脂蛋白（apolipoprotein，Apo）结合形成脂蛋白，才能被运输至组织进行代谢。通过超速离心法，可将血浆脂蛋白分为：乳糜微粒（chylomicron，CM）、极低密度脂蛋白（very low density lipoprotein，VLDL）、中间密度脂蛋白（intermediate density lipoprotein，IDL）、低密度脂蛋白（low density lipoprotein，LDL）和高密度脂蛋白（high density lipoprotein，HDL）。此外，还有一种脂蛋白称为脂蛋白（a）[liporotein（a），Lp（a）]。

血脂异常指的是体内包括甘油三酯（TG）、总胆固醇（total cholesterol，TC）、低密度脂蛋白胆固醇（LDL-C）和高密度脂蛋白胆固醇（HDL-C）在内的脂蛋白代谢异常。

血脂异常的分类总的来说分为两种。①继发性和原发性高脂血症。继发性高脂血症指的是由于全身系统性疾病引起的血脂异常，包括糖尿病、肾病综合征、甲状腺功能减退症、肾功能衰竭、肝功能衰竭、系统性红斑狼疮、糖原贮积病、急性卟啉病、脂肪萎缩症、多囊卵巢综合征等。此外，某些药物如利尿剂、β受体阻滞剂、糖皮质激素等也可以引起继发性血脂升高。除外继发性高脂血症后就可以诊断为原发性高脂血症。研究发现有相当一部分高脂血症患者存在单一或多个遗传基因的缺陷。根据基因缺陷的不同，高脂血症可分为家族性高胆固醇血症、家族性Apo B缺陷症、家族性混合型高脂血症、家族性异常β脂蛋白血症、多基因家族性高胆固醇血症、家族性脂蛋白a血症、家族性高甘油三酯血症。②根据高脂血症的表型可分为高胆固醇血症（只有胆固醇升高）、高甘油三酯血症（只有甘油三酯升高）、混合型高脂血症（总胆固醇和甘油三酯都升高）、低高密度脂蛋白血症（只有高密度脂蛋白降低）。

第二节　流行病学

高脂血症是导致缺血性心血管疾病和缺血性脑卒中的主要原因，根据世界卫生组织的全球健康调查，在2008年血浆TC ≥ 4.9mmol/L（ ≥ 190mg/dL）的患病率，欧洲为54%，北美和南美都为48%，南亚为29%，非洲最低，为22.6%。从全球范围来说，1980年与2018年，血浆TC和非HDL-C没有变化或者变化很少。但从不同地区来说，原来血浆TC高的欧洲和北美血浆胆固醇有非常显著的下降（主要得益于他汀类药物的使用和生活方式的改善），而低收入和中等收入的国家血浆胆固醇和甘油三酯则有大幅增加。

2013—2014 年我国在 163641 名成年人中进行的大型调查显示，血浆 TC 为 4.70mmol/L，LDL-C 为 2.88mmol/L，HDL-C 为 1.35mmol/L，TG 为 1.14mmol/L。其中，低 HDL-C 的发病率为 20.4%，高 TG 的发病率为 13.8%。与 2002 年比发病率明显增加。

2015 年中国居民营养与慢性病状况报告显示，我国 2012 年 60 岁及以上居民高胆固醇血症的患病率为 8.6%；高甘油三酯血症患病率为 12.4%；低高密度脂蛋白胆固醇血症患病率为 31.4%；总的血脂异常患病率为 40.8%。

2018 年发表的 CCDRFS 研究显示，26.3% 的成人 LDL-C 的水平 ≥ 3.4mmol/L，处于升高或异常状态。8.1% 的成人 LDL-C 的水平 ≥ 4.1mmol/L，2% 的成人 LDL-C 的水平 ≥ 4.9mmol/L。有 25.8% 的成人 TG ≥ 1.7mmol/L；20.4% 的成人 HDL-C ＞ 1.0mmol/L。我国成人总的血脂异常患病率为 40.4%。王玲等通过调查深圳市坪山区 910 户居民血脂情况，发现中老年居民血脂异常患病率为 42.4%，其中高 TC 为 16.5%、高 TG 为 17.0%、高 LDL-C 为 21.4%、低 HDL-C 为 12.2%。男性血脂异常患病率高于女性，男性易患低 HDL-C 血症，女性易患高 TC 血症。

总的来说，目前我国的高脂血症发病率上升，主要原因为不健康的生活方式和缺少运动、他汀类药物的使用不足。

第三节　老年人血脂异常特点

血脂异常与基因、年龄、环境和生活方式有关。我国老年人的总胆固醇、低密度脂蛋白胆固醇和甘油三酯总体水平低于西方人群。血脂异常以轻、中度升高为主。70 岁以下成人总胆固醇、低密度脂蛋白胆固醇和甘油三酯水平随年龄增加而增高，70 岁以后则呈降低趋势。

随着年龄的增加，老年人从脂肪中摄取的热量百分比减少，无功能脂肪组织增加、LDL 受体减少、肝脏胆固醇储量增加，体内脂肪分解加速，导致 TG 血症、HDL 降低和小而密低密度脂蛋白（small dense low density lipoprotein，sdLDL）增多，在高龄老年人中，血脂代谢异常与能量摄入增加的相关性少，而与能量消耗的减少有关。

同时，高龄老人常常合并存在多种疾病，包括糖尿病（diabetes mellitus，DM）、慢性肾脏病（chronic kidney disease，CKD）、甲状腺功能减退症等，都可影响血脂代谢。如 DM 常合并血脂代谢异常，表现为空腹和餐后 TG 升高，HDL-C 降低，TC 和 LDL-C 正常或轻度升高。CKD 常导致富含 TG 的脂质颗粒增多，表现为高胆固醇血症。甲状腺功能减退常导致 TC、LDL-C、Apo-B 和脂蛋白 α 升高。

第四节　老年血脂异常与心血管疾病

动脉粥样硬化是基因介导和环境因素的综合作用所导致的。研究表明，高胆固醇血症最主要的危害是易引起冠心病和其他动脉粥样硬化性疾病。以下领域的研究已经证实血脂异常与动脉粥样硬化的关系：①动物实验；②人体动脉粥样硬化斑块的组织病理学研究；③临床上冠心病与其他动脉粥样硬化性疾病的血脂检测；④家族遗传性高胆固醇血症患者易早发冠心病；⑤流行病学研究中的发现；⑥大规模临床降脂治疗实验的结果。

LDL 是致动脉粥样硬化的主要因素。血液中的 LDL 通过受损的血管内皮进入内皮下的血管壁内，在内皮下滞留的 LDL 被氧化修饰成为氧化型 LDL（ox-LDL），巨噬细胞吞噬 ox-LDL 后形成泡沫细胞，后者不断聚集、融合形成了动脉粥样硬化斑块的脂质核心。HDL 是体内具有抗动脉粥样硬化的脂蛋白，因为 HDL 可以把泡沫细胞中的胆固醇带出来，转运至肝脏进行分解代谢。此外，HDL 还具有抗炎、抗氧化和保护血管内皮细胞的功能而发挥抗动脉粥样硬化的作用。研究显示血清中 TG 水平升高可致人群患冠心病的风险轻至中度增加。Apo B 反映血液中 LDL 的水平，研究显示血清中的 Apo B 水平升高与发生冠心病的风险呈正相关；新近的研究显示凡含有 Apo B 的脂蛋白颗粒均具有"穿入"血管内皮的能力，从而在内皮下沉积并被巨噬细胞吞噬，后者发生细胞表型变化，形成泡沫细胞和脂质核心。Apo A I 反映血液中 HDL 的水平，所以 Apo A I 浓度与发生冠心病的风险呈负相关。研究显示脂蛋白（a）[Lp（a）] 升高者发生冠心病的风险增加，提示脂蛋白可能具有致动脉粥样硬化的作用。有学者推测，Lp（a）可能具有比 LDL-C 更强的致动脉粥样硬化特性，理由是：①Lp（a）可以渗透到动脉内膜，结合细胞外基质的成分，促进巨噬细胞浸润和平滑肌细胞增殖；②Lp（a）具有独特的 apo A 结构，是 Lp（a）发挥其独特致动脉粥样硬化作用的关键结构之一；③Lp（a）是氧化磷脂的最大结合力载体，氧化磷脂具有重要的促炎、促动脉粥样硬化作用。

第五节　血脂异常的心血管危险评估

心血管风险评估在改善患者的生活方式和确定治疗方案方面具有重要的指导作用。在进行心血管风险评估时要考虑年龄、TC、LDL-C、HDL-C、吸烟、糖尿病、高血压病等。所以血脂异常患者心血管病危险不仅取决于其 TC 与 LDL-C 水平，还取决于患者其他心血管病危险因素与合并的临床疾病。确诊动脉粥样硬化性心血管疾病（ASCVD）的患者属于极高危患者，但即使同为极高危 ASCVD 患者，再次发生心血管事件的风险也可以截然不同，其十年严重心血管事件的再发生率为 10%~30%。研究发现对具有更高风险的 ASCVD 患者采取更加强化的降胆固醇治疗，把 LDL-C 降至 < 1.4mmol/L（55mg/dL），可进一步降低心血管事件风险，且安全性良好。因此对心血管病危险评估提出了新的要求，需对极高危 ASCVD 患者进行进一步危险分层，划分出能够从更加强化的降胆固醇治疗中获益的人群。为此，《中国胆固醇教育计划调脂治疗降低心血管事件专家建议（2019）》提出"超高危"的概念，代表原"极高危"患者中心血管事件风险特别高的部分人群。

已诊断为 ASCVD 的患者可直接列为极高危人群，包括急性冠脉综合征（ACS）、心肌梗死病史、稳定或不稳定型心绞痛、冠状动脉或其他血管重建术后、缺血性卒中、短暂性脑缺血发作（TIA）和外周动脉疾病（PAD）等患者。

ASCVD 患者中哪些属于"超高危"人群目前没有统一标准。《超高危动脉粥样硬化性心血管疾病患者血脂管理中国专家共识》建议中国超高危 ASCVD 患者的风险分层采用严重事件 + 高风险因素模式，定义为发生过 ≥ 2 次严重的 ASCVD 事件或发生过 1 次严重的 ASCVD 事件［近期发生过 ACS（在既往 12 个月内）、心肌梗死史（12 个月以上）、缺血性卒中史、有症状的周围血管病变，既往接受过血运重建或截肢］合并 ≥ 2 个高风险因素［多血管床并病（冠状动脉、脑动脉和外周动脉同时存在 2~3 处有缺血症状的动脉病变）、早发冠心病（男 < 55 岁、女 < 65 岁发病史）、家族性高胆固醇血症或基线 LDL-C > 4.9mmol/L、既往有冠状动脉旁路移植史或经皮冠状动脉介入治疗史、糖尿病、高血压、慢性肾脏病（3/4 期）、吸烟、最大耐受剂量他汀类药物治疗后 LDL-C 仍 ≥ 2.6mmol/L］的患者为超高危 ASCVD 患者。

另外，综合目前多项临床研究结果，《中国胆固醇教育计划调脂治疗降低心血管事件专家建议（2019）》建议 ASCVD 患者并存以下情况之一者列为超高危人群：复发 ASCVD 事件（下列事件 2 年内发作两次或以上，ACS、缺血性卒中 /TIA 和急性肢端缺血）；心、脑或外周动脉多血管床动脉粥样硬化性血管疾病；糖尿病；近期 ACS（1 年内）；LDL-C ≥ 4.9mmol/L（190mg/dL）；冠状动脉多支血管病变（两支或以上主要冠状动脉狭窄超过 50%）。其他危险分层的标准见表 13-1。

表13-1　心血管病危险分层

危险分层	临床疾病和/或危险因素
超高危	ASCVD并存以下之一： （1）复发ASCVD事件 （2）冠状动脉多支血管病变 （3）近期ACS（12个月内） （4）LDL-C≥4.9mmol/L （5）糖尿病
极高危	ASCVD 糖尿病+高血压 糖尿病合并靶器官损害（微量白蛋白尿、视网膜病变、肾病）或合并至少3项其他危险因素 糖尿病+1项其他危险因素①且LDL-C≥3.4mmol/L 外周动脉粥样硬化性疾病（狭窄>50%）

续表

危险分层	临床疾病和/或危险因素
高危	糖尿病 高血压+2项其他危险因素①且LDL-C≥2.6mmol/L 慢性肾脏病（3或4期） TC＞8 mmol/L、LDL-C≥4.9mmol/L或血压≥180/110mmHg 10年ASCVD发病风险≥10%
低危/中危	高血压或0～3项其他危险因素① 10年ASCVD发病风险＞10%

① 其他危险因素包括：年龄（男≥45岁，女≥55岁）、吸烟、HDL-C＞1.04mmol/L（40mg/dL）、体重指数≥28kg/m²早发缺血性心血管病家族史。

注：ASCVD为动脉粥样硬化性心血管疾病；LDL-C为低密度脂蛋白胆固醇；HDL-C为高密度脂蛋白胆固醇；ACS为急性冠脉综合征；TC 为总胆固醇。

第六节 老年人血脂异常的治疗原则及目标

调脂治疗的目标值的制订有助于医患沟通，提高患者对治疗的依从性，因此，制订老年人血脂异常治疗的目标是合适的。调脂治疗的首要干预靶点是 LDL-C，次要干预靶点是 HDL-C。《中国成人血脂异常防治指南》未将老年人的调脂治疗单独列出。《2019 ESC/EAS 血脂异常管理指南》建议老年 ASCVD 患者应积极使用他汀类药物。≤ 75 岁老年人使用他汀类药物进行一级预防，＞ 75 岁心血管病高危或极高危老年人考虑使用他汀类药物进行一级预防。在一级预防中推荐极高危但没有家族性高胆固醇血症患者的 LDL-C 目标＜ 1.4mmol/L 且较基线值降低幅度≥ 50%，考虑有家族性高胆固醇血症伴极高危患者的 LDL-C 目标＜ 1.4mmol/L 且较基线值降低幅度≥ 50%。在二级预防中推荐极高危 ASCVD 患者的 LDL-C 目标＜ 1.4mmol/ L 且较基线值降低幅度≥ 50%，高危患者 LDL-C 目标＜ 1.8mmol/L 且降低幅度≥ 50%，中危患者 LDL-C 目标＜ 2.6mmol/L，低危患者 LDL-C 目标＜ 3.0mmol/L。此外，既往的研究发现低于目标值的 LDL-C 与更低的 ASCVD 事件相关，所以尽可能地降低 LDL-C 的水平是合理的。指南强调老年人使用高强度他汀类药物时发生不良反应的风险增加，应考虑使用低强度他汀类药物；对于有明显肾功能受损和 / 或潜在药物相互作用的老年人，推荐使用低剂量他汀类药物并根据目标 LDL-C 水平调整剂量。

《2022 年老年人血脂异常管理中国专家共识》推荐：①建议老年 ASCVD 患者积极使用他汀类药物，对于存在心血管病风险的老年人，根据心血管病危险分层制订血脂管理目标（详见表 13-2）；②推荐老年 ASCVD 患者及≤ 75 岁具有多种心血管危险因素的老年人使用他汀类药物；③对于年龄＞ 75 岁心血管高风险的老年人应进行预期寿命、虚弱状态、合并疾病、肝肾功能、经济因素等综合评估，权衡调脂治疗的获益风险比、药物相互作用、不良反应以及个人意愿决定是否使用中低剂量他汀类药物；④老年人使用可耐受剂量他汀类药物 LDL-C 未达标时，可加用依折麦布或 PCSK9 抑制剂；⑤ TG 升高时，首先应排除或纠正继发因素并进行生活方式干预。对于 ASCVD 患者或极高危老年人，经他汀类药物治疗后非 HDL-C 未达标或 TG 持续升高（2.3～5.6 mmol/L）时，可联用贝特类药物或鱼油制剂。空腹 TG ≥ 5.6 mmol/L，应首先降低 TG，首选贝特类、鱼油制剂治疗。

表13-2　老年人调脂治疗目标值　　　　　　　　　　　单位：mmol/L（mg/dL）

危险分层	LDL-C目标值	非LDL-C目标值
超高危	<1.4（55）或较基线水平降低幅度≥50%	<2.2（85）
极高危	<1.8（70）或较基线水平降低幅度≥50%	<2.6（100）
高危	<2.6（100）	<3.4（130）
低危/中危	<3.4（130）	<4.2（160）

注：LDL-C为低密度脂蛋白胆固醇。

第七节　老年人血脂异常的治疗

一、生活方式治疗

健康的生活方式是老年人血脂异常治疗的基本措施。主要包括戒烟、限酒，均衡饮食和适当的运动，减少饱和脂肪酸和反式脂肪酸摄入，多摄入不饱和脂肪酸，进食以不含淀粉蔬菜、水果、鱼类、豆类、粗粮、全谷类、坚果及富含植物甾醇、纤维的食物为主，减少摄入红色和加工肉类、精加工的碳水化合物和高盐食物。不提倡老年人过度严格控制饮食和减轻体重。老年人应坚持规律的有氧运动，运动时应避免运动导致的伤害，最好在心血管康复医师评估及指导下选择运动方案。减重对调脂治疗的效果有限，不推荐积极的运动减重作为常规治疗。

二、老年人血脂异常治疗的监测

采用生活方式治疗的老年人，应于6～8周后复查血脂，达标者应继续坚持健康生活方式，3～6个月后复查；如持续达标，每6～12个月复查一次。服用他汀类药物4周应复查血脂、肌酶及肝肾功能。服药期间监测有无肌痛、乏力和消化道症状等不良反应。服用他汀后出现肌肉或消化道症状的患者，应监测肌酶及肝功能。如血肌酸激酶（CK）升高未超过正常上限4倍且肌肉症状轻微或丙氨酸转氨酶（ALT）、天冬氨酸转氨酶（AST）升高未超过正常上限3

倍，可继续服用他汀类药物并定期复查。血 CK 升高超过正常上限 4 倍或 ALT、AST 超过正常上限 3 倍及胆红素升高，应停用或减少他汀类药物剂量，恢复正常后再次评估他汀类药物的获益 / 风险，决定是否继续服用他汀类药物或换用其他调脂药物；若需继续使用他汀类药物，可更换种类或减少剂量后密切观察。如 CK 升高超过正常上限 10 倍，应立即停用他汀类药物并入院进行水化治疗。3～6 个月未达标者，应调整他汀类药物的剂量或种类，必要时加用依折麦布 / 海博麦布或 PCSK9 抑制剂如依洛尤单抗、阿利西尤单抗等，达标后每 6～12 个月复查一次。

三、药物治疗

（一）他汀类药物

1. 药理特性

他汀类药物通过抑制肝细胞内的 3- 羟基 -3- 甲基 - 戊二酰辅酶还原酶的作用，减少肝脏胆固醇的合成，细胞内的胆固醇减少从而激活 LDL 受体，将血浆中的 LDL 转运到肝细胞内，降低血浆中的 LDL 和其他的含 Apo B 的脂蛋白。他汀类药物中洛伐他汀、辛伐他汀、氟伐他汀、阿托伐他汀和匹伐他汀为亲脂性药物，普伐他汀和瑞舒伐他汀为亲水性药物（详见表 13-3）。洛伐他汀、辛伐他汀与食物同服更容易吸收；瑞舒伐他汀、阿托伐他汀、氟伐他汀和匹伐他汀不受食物影响；普伐他汀与食物同服减少吸收。由于肝内胆固醇的合成在夜间达到高峰，氟伐他汀、洛伐他汀、辛伐他汀半衰期较短，建议晚间服用；阿托伐他汀、匹伐他汀、瑞舒伐他汀半衰期较长，可在任何时间服用。他汀类药物治疗降低 LDL-C 幅度及剂量见表 13-4。

表13-3 他汀类药物的药理特性

药理特性	洛伐他汀	辛伐他汀	阿托伐他汀	匹伐他汀	氟伐他汀	瑞舒伐他汀	普伐他汀
HMG-CoA还原酶 IC_{50}/（nmol/L）	2～4	1～2	1.16	0.1	3～10	0.16	4
口服吸收率/%	30	60～85	30	80	98	50	35
生物利用度/%	5	<5	12	60	30	20	18
蛋白结合率/%	>98	>95	>98	96	>98	90	50
半衰期/h	2～5	2～5	7～20	10～13	1～3	20	1～3
经CYP$_{450}$代谢	3A（2C8?）	3A4（2C8, 2D6）	3A4（2C8）	（2C9）	2C9	2C9（2C19）	（3A4）
细胞转运体	OATP1B1	MRP2	OATP1B1	OATP1B1（MRP2）	OATP1B1	OATP1B1	OATP1B1（MRP2）
P-gp底物	是	是	是	是	否	否	否
内酯型前药	是	是	否	否	否	否	否
常用剂量/（mg/d）	10～40	10～40	10～80	1～4	80	5～40	10～40

注：HMG-CoA为3-羟基-3-甲基戊二酸单酰辅酶A；IC_{50}为50%抑制浓度；CYP$_{450}$为细胞色素P450；OATP1B1为有机阴离子转运多肽1B1；MRP2为多药耐药相关蛋白；P-gp为P-糖蛋白。

表13-4 他汀类药物降低LDL-C的幅度及剂量

他汀类药物	剂量／（mg/d）	降低LDL-C幅度/%
高强度		
阿托伐他汀	40~80[①]	≥50
瑞舒伐他汀	20~40[②]	≥50
中等强度		
阿托伐他汀	10~20	30~49
瑞舒伐他汀	5~10	30~49
氟伐他汀	80	30~49
洛伐他汀	40~80	30~49
匹伐他汀	1~4[③]	30~49
普伐他汀	40~80	30~49
辛伐他汀	20~40	30~49
低强度		
氟伐他汀	20~40	<30
洛伐他汀	20	<30
普伐他汀	10~20	<30
辛伐他汀	10	<30

注：①中国人应用阿托伐他汀80mg/d证据不足，建议谨慎使用；②中国食品药品监督管理局批准瑞舒伐他汀最高剂量20mg/d；③匹伐他汀1mg/d为低强度。2016中国成人血脂异常防治指南将血脂康1.2g/d归入中等强度降脂药物。LDL-C为低密度脂蛋白胆固醇。

2.安全性

虽然老年人服用他汀类药物具有良好的安全性和耐受性，但仍应及时识别并处理相关不良反应。他汀类药物的不良反应呈剂量相关性，不良反应随剂量增大而增加，我国人群对大剂量、高强度的他汀类药物耐受性差，患者发生肌损害和肝毒性的风险高于欧美国家患者。常见的不良反应包括肌损害、肝功能异常等。

（1）肌损害 服用他汀类药物出现肌肉症状（SAMS）的发生率为10%～15%。肌损害表现为肌痛或乏力等症状伴CK增高，发生横纹肌溶解时CK≥正常上限10倍，严重时可超过正常上限40倍。横纹肌溶解是他汀类药物相关的最严重不良反应，表现为严重肌痛、肌肉坏死，肌红蛋白尿可导致急性肾损伤和死亡。他汀类药物导致横纹肌溶解的发生率约0.01%，有研究显示老年人较普通人群发生横纹肌溶解的风险高4倍。他汀类药物相关的肌损害通常与剂量大相关，老年、瘦弱女性、肝肾功能异常、多种疾病并存、多种药物合用及围术期容易发生。部分患者在尚无肌酶升高或肌病发生时即可出现肌痛、乏力等症状，而肌酶升高即使无肌肉症状也不能排除他汀类药物的不良反应；应排查其他原因导致的肌酶升高，如创伤、剧烈运动、甲状腺疾病、感染、维生素D缺乏、风湿性多肌痛、原发性肌病、线粒体肌病、他汀类药物相关自身免疫性肌病等。

（2）肝功能异常 药物诱导的肝脏损害很少见，且不可预测，其中ALT升高大于正常上限 3 倍的发生率为 0.5%～2.0%，严重肝脏损害发生率为 0.001%，通常出现在用药后的 3 个月内。他汀类药物相关的特异性肝损害发生率为 1%～3%。老年人使用常规剂量他汀类药物时较少发生肝功能异常，使用大剂量时肝功能异常的发生率增高。

他汀类药物禁用于活动性肝病、失代偿性肝硬化及急性肝衰竭、不明原因转氨酶持续升高和任何原因转氨酶升高超过 3 倍正常上限的患者。慢性肝病不是使用他汀类药物的禁忌证。他汀类药物与抗肝炎病毒药物合用可能增加不良反应。

目前的证据不支持在他汀类药物使用期间常规监测肝功能，如果出现肝损害的症状，如异常疲劳、皮肤或巩膜黄染、深色尿液、纳差等则应该检查肝功能。如 ALT 升高大于正常上限 3 倍则应该停用他汀类药物。

（3）新发糖尿病　他汀类药物增加新发糖尿病的风险，他汀类药物治疗可轻度增加空腹血糖，研究显示他汀类药物治疗相关的新发糖尿病风险为 9%～11%，多见于糖尿病早期阶段及代谢综合征者，常与使用大剂量他汀类药物及年龄相关。鉴于他汀类药物对心血管疾病患者的总体获益远超新发糖尿病的风险，推荐老年 ASCVD 患者在服用他汀类药物期间监测血糖及糖化血红蛋白的变化。

（4）慢性肾脏病（CKD）　他汀类药物无明显肾毒性，不会导致急性肾功能损害。有研究发现他汀类药物可导致一过性蛋白尿和镜下血尿，可能与肾小管重吸收减少相关。但由于老年人的肾功能随年龄增长减退，血肌酐正常时即可能存在肾功能不全，启动调脂治疗前应评估肾功能，用药过程中关注肾功能变化。也有研究显示他汀类药物可能具有潜在的肾脏保护作用，甚至可延缓 CKD 的进展。

（5）神经系统损害　现有临床研究没有足够的证据表明他汀类药物增加出血性卒中、认知功能障碍、阿尔茨海默病、外周神经系统疾病、血管性痴呆或帕金森病的风险。如果他汀类药物治疗期间出现认知功能障碍、记忆力减退、失眠或睡眠失调等，应评估是否为他汀类药物的不良反应，必要时停药观察。

（6）肿瘤　现有研究显示他汀类药物未增加各年龄亚组肿瘤发生率及死亡风险。有观察性研究显示他汀类药物降低乳腺癌、结肠癌、卵巢癌、胰腺癌等风险。

（7）其他　大量的证据表明临床使用他汀类药物不会增加白内障的发生风险，有人认为他汀类药物的抗炎和抗氧化作用可以延缓白内障的进展，所以他汀类药物与白内障的关系还需要进一步研究。没有明确的证据表明他汀类药物会增加肌腱炎和肌腱断裂的风险。

（二）非他汀类调脂药物

1.胆固醇吸收抑制剂

依折麦布通过抑制胆固醇转运蛋白 NPC1L1 抑制肠道对胆固醇的吸收，降低 LDL-C 15%～22%，常用剂量为 5～10mg/d。依折麦布的安全性和耐受性良好，常见的不良反应如头痛、腹痛、腹泻、腹胀、乏力及转氨酶异常。海博麦布与依折麦布作用于同一靶点，常用剂量为 10～20mg/d，安全性和耐受性良好，不良反应有腹泻、消化不良、皮疹、身体疲劳、潮热、腹痛等。

2. PCSK9 抑制剂

PCSK9 抑制剂能够结合血浆中的 PCSK9，促进其降解，减少 PCSK9 介导的低密度脂蛋白受体（LDLR）降解，促进 LDL-C 清除，平均降幅达到 50%～60%，可减少心血管事件。依洛单抗常用剂量为 140mg/2 周或 420mg/4 周，阿利西尤单抗常用剂量为 75～150mg/2 周。常见的不良反应是注射部位不适、过敏反应和流感样症状。

Inclisiran 是一种小干扰 RNA（SiRNA）药物，通过抑制 PCSK9 的合成，降低血浆中 LDL-C 水平，每年注射 2 次可有效降低 LDL-C，可进一步降低 LDL-C 36.7%～59.7%，降低 PCSK9 约 80%，心血管获益尚不清楚。安全性良好，常见不良反应如咳嗽、肌肉骨骼疼痛、鼻咽炎、头痛、背痛、腹泻等。

3. 贝特类

贝特类药物通过激活过氧化物酶体增殖物激活受体 α 和脂蛋白脂酶降低 TG、升高 HDL-C，降低 TG 20%～50%。常用非诺贝特，常用剂量 200 mg/d。常见不良反应如肌病、转氨酶升高、胆石症、胆囊炎、胃肠道反应及皮疹，可导致血肌酐升高、eGFR 下降，通常可逆，CKD 患者使用时应调整剂量。吉非罗齐可能增加他汀类药物的不良反应，不推荐与他汀类药物联合使用。

4. 烟酸类

烟酸通过抑制脂肪组织内的甘油酯酶活性，减少 VLDL 的合成；促进 TG 的水解，降低 LDL-C 5%～25%、TG 20%～25%，升高 HDL-C 15%～35%。临床研究未显示烟酸的心血管获益。不良反应包括颜面潮红、烧灼感、胃肠道症状、肝损害、尿酸及血糖升高等。禁用于严重或原因未明的肝功能损害、酗酒、活动性消化性溃疡及痛风患者。烟酸与他汀类药物联用时不良反应增加。

5. 鱼油制剂（ω3 PUFA）

鱼油制剂 3～6 g/d 降低 TG 30%～50%。ω3 PUFA 疗效与基线 TG 水平、剂量、种类相关，降低重度升高的 TG 30%～60%、轻中度升高的 TG 15%～30%。高纯度二十碳五烯酸（EPA）降低心血管病高危患者的心血管事件。鱼油制剂常见不良反应为嗳气、恶心、鱼腥味等，大剂量鱼油可能增加发生心房颤动的风险。

6. 贝派地酸

贝派地酸是一种可以口服的三磷酸腺苷 - 柠檬酸裂解酶抑制剂，可通过抑制肝脏内胆固醇的合成，降低 LDL-C，可使 LDL-C 降低 16.5%。常用剂量 180mg/d。主要用于他汀类药物不耐受、不愿意服用他汀类药物或已使用最大耐受剂量的他汀类药物但 LDL-C 仍未达标的患者。主要不良反应是鼻咽炎、肌痛、上呼吸道感染、尿路感染、关节痛、肌肉痉挛等。常与依折麦布等药联合使用。

第八节 老年人血脂异常治疗中的注意事项

老年患者常常有身体虚弱、认知功能障碍、同时患有多种疾病、同时需要服用多种药物等情况，因此，在临床工作中既要遵循指南推荐的治疗方案，同时也要考虑患者的具体情况，在与患者及家属充分沟通的基础上为老年血脂异常患者制订个体化的治疗策略，提高依从性，以帮助患者获得最佳的治疗效果。具体注意事项如下。

（1）老年人的调脂治疗应采用个体化的原则，要充分评估老年人调脂治疗的获益/风险比。对于 75 岁以上的老年人，根据生理年龄、心血管危险分层、肝肾功能、伴随疾病、合并用药、营养状态、虚弱状态、预期寿命等，衡量利弊后确定是否使用调脂药物，不推荐虚弱或预期寿命有限的老年人进行调脂治疗。

（2）他汀类药物的不良反应具有剂量相关性，剂量越大，不良反应的发生越多。多数老年人使用中、小剂量他汀类药物即可使 LDL-C 达标，应从小或中等剂量开始滴定，他汀类不耐受时可减少剂量或换用不同类型的他汀类药物；服用可耐受剂量的他汀类药物 LDL-C 不能达标时，可加用依折麦布、海博麦布或 PCSK9 抑制剂。对于服用小剂量他汀类药物后 TC 或 LDL-C 迅速降低的老年人，应排查是否患有肿瘤及其他消耗性疾病。

（3）肌肉会随年龄的增长而减少，老年人常有肌肉萎缩、肌力减弱；调脂药物可导致或加重肌肉症状，影响生活质量并增加跌倒风险。女性、体型瘦小、CKD、围术期、血容量低、重症感染、甲状腺功能异常的老年人发生肌病的风险增加。

（4）老年人常患有多种疾病，并伴随肝肾功能减退，在服用多种药物时容易发生药物相互作用并增加不良反应，所以尽量选择在体内代谢途径不同的药物。他汀类药物与其他调脂药物合用时，可增加肝脏及肌肉损伤等风险，需关注老年人的个体特点及耐受性，注意药物相互作用及不良反应。

总的来说调脂治疗是防治老年人 ASCVD 的重要措施。LDL-C 是首要的治疗目标，非HDL-C 是次要目标。生活方式改变是治疗老年人血脂异常的基础，他汀类药物是首选的调脂药物。建议充分评估调脂治疗的利弊，根据老年人心血管疾病的危险分层及个体特点合理选择调脂药物。推荐老年人使用低、中剂量的他汀类药物，当使用可耐受剂量的他汀类药物LDL-C 不达标时，可加用依折麦布、海博麦布或/和 PCSK9 抑制剂。当 ASCVD 或极高危老年患者 LDL-C 达标而 TG 升高时，可加用贝特类药物和 / 或鱼油制剂。

第九节 《中国血脂管理指南（2023）》更新要点

2023 年 3 月 25 日，《中国血脂管理指南（2023）》在线发表。本指南是在《中国成人血脂异常防治指南（2016 年修订版）》基础上，结合近年来新公布的研究数据制定而成的，将成为今后一个时期内我国血脂异常防治的纲领性文件，新版指南更新要点如下。

一、关于血脂干预靶点及管理

（1）LDL-C 作为 ASCVD（动脉粥样硬化性心血管疾病）风险干预的首要靶点。

（2）非 HDL-C 作为糖尿病、代谢综合征、高 TG、极低 LDL-C 患者 ASCVD 风险干预的靶点。

（3）ApoB 作为糖尿病、代谢综合征、高 TG、极低 LDL-C 患者 ASCVD 风险干预的次要靶点。

（4）高 TG 作为 LDL-C 达标后 ASCVD 高危患者的管理指标。

（5）高 Lp（a）作为 ASCVD 高危患者的管理指标。

（6）不推荐 HDL-C 作为干预靶点。

二、降脂治疗目标值

根据患者 ASCVD 危险分层确定 LDL-C 的控制目标值。低危患者，LDL-C ＜ 3.4mmol/L；中、高危患者，LDL-C ＜ 2.6mmol/L；极高危患者，LDL-C ＜ 1.8mmol/L 且较基线降低幅度＞ 50%；超高危患者，LDL-C ＜ 1.4mmol/L 且较基线降低幅度＞ 50%。

三、降脂达标的策略

（1）生活方式干预是降脂治疗的基础。

（2）中等强度他汀类药物作为降脂达标的起始治疗。

（3）中等强度他汀类药物治疗 LDL-C 不能达标者，可联合胆固醇吸收抑制剂治疗。

（4）中等强度他汀类药物联合胆固醇吸收抑制剂 LDL-C 仍不能达标者，可联合 PCSK9 抑制剂。

（5）基线 LDL-C 水平较高且预计他汀联合胆固醇吸收抑制剂难以达标的超高危患者可直接启动他汀联合 PCSK9 抑制剂治疗。

（6）不能耐受他汀类药物的患者应考虑使用胆固醇吸收抑制剂或 PCSK9 抑制剂。

四、高甘油三酯的管理

（1）TG ＞ 5.6mmol/L 时，可采用贝特类药物、高纯度 ω-3 脂肪酸或烟酸类药物治疗，减少胰腺炎风险。

（2）ASCVD 患者及高危人群接受中等剂量他汀类药物治疗后如 TG ＞ 2.3mmol/L，应考虑给予大剂量二十碳五烯酸乙酯（IPE）（2g，每日 2 次）以降低 ASCVD 风险。

（3）ASCVD 患者及高危人群接受中等剂量他汀类药物治疗后如 TG ＞ 2.3mmol/L，可给予高纯度 ω-3 脂肪酸或非诺贝特、苯扎贝特以进一步降低 ASCVD 风险。

五、联合应用不同种类降脂药物的血脂降幅

（1）他汀类 + 胆固醇吸收抑制剂：LDL-C 降幅 50%～60%。

（2）他汀类 +PCSK9 单抗：LDL-C 降幅约 75%。

（3）他汀类 + 胆固醇吸收抑制剂 +PCSK9 单抗：LDL-C 降幅约 85%。

（4）贝特类 +ω-3 脂肪酸：甘油三酯降低 60%～71%。

六、糖尿病患者的降胆固醇目标值

（1）糖尿病合并 ASCVD 患者，LDL-C ＜ 1.4mmol/L。

（2）ASCVD 风险为高危的糖尿病患者：LDL-C ＜ 1.8mmol/L。

（3）ASCVD 风险为低、中危的糖尿病患者：LDL-C ＜ 2.6mmol/L。

（4）糖尿病患者以非 HDL-C 为次要目标，目标值为相应的 LDL-C 目标值 +0.8mmol/L。

七、脑卒中患者的降脂治疗

（1）对于动脉粥样硬化性缺血性脑卒中或 TIA 合并明确 CAD 或 PAD 患者，建议 LDL-C ＜ 1.4mmol/L，非 HDL-C ＜ 2.2mmol/L。

（2）对于单纯动脉粥样硬化性缺血性脑卒中或 TIA 患者，建议 LDL-C ＜ 1.8mmol/L，非 HDL-C ＜ 2.6mmol/L。

（3）对于动脉粥样硬化性缺血性脑卒中或 TIA，推荐他汀类药物作为首选治疗。

（4）对于动脉粥样硬化性缺血性脑卒中或 TIA，他汀类药物治疗 LDL-C 不达标者可加用胆固醇吸收抑制剂。

（5）对于动脉粥样硬化性缺血性脑卒中或 TIA，他汀类药物＋胆固醇吸收抑制剂治疗 LDL-C 不达标者可加用 PCSK9 抑制剂。

八、≥ 75 岁老年人的降脂治疗

（1）对于≥ 75 岁合并 ASCVD 的患者建议进行降脂治疗。

（2）对于≥ 75 岁 ASCVD 高危人群，需考虑共病、衰弱、预期寿命及患者意愿，如获益超过风险，建议启动他汀类药物治疗进行一级预防。

（3）对于≥ 75 岁高危 ASCVD 人群，需考虑共病、衰弱、预期寿命以及患者意愿，建议启动胆固醇吸收抑制剂治疗进行一级预防。

（4）对于≥ 75 岁人群，如存在潜在药物相互作用或肾功能损害，建议从低剂量他汀类药物开始，中等剂量不能达标者可考虑联合胆固醇吸收抑制剂或 PCSK9 抑制剂进行治疗。

（蒋路平）

参考文献

[1] 中国成人血脂异常防治指南修订联合委员会 . 中国成人血脂异常防治指南 (2016 年修订版 . 中华心血管病杂志 , 2016, 44(10): 833-847.

[2] 国家卫生计生委疾病预防控制局 . 中国居民营养与慢性病状况报告 (2015 年). 北京 : 人民卫生出版社 , 2016.

[3] 海峡两岸医药卫生交流协会老年医学专业委员会 . ≥ 75 岁老年患者血脂异常管理的专家共识 . 中国心血管病杂志 , 2020, 25(3): 201-209.

[4] 殷琳 , 李刚 . 血脂异常的流行病学及预防措施 . 中国临床保健杂志 , 2021, 24(6): 733-736.

[5] 首都医科大学附属北京安贞医院北京市心肺血管疾病研究所流行病研究室 . 中国人群血脂异常流行趋势和治疗控制现状 . 中华心血管病杂志 , 2019, 47(5): 341-343.

[6] 王玲 , 阿丽努尔·阿布力米提 , 陈伟文 . 中老年人血脂情况及血脂异常影响因素 . 华南预防医学 , 2021, 47(1): 57-60.

[7] Visseren F L J, Mach F, Smulders Y M.et al. 2021 ESC Guidelines on cardiovascular disease prevention in clinical practice.Eur Heart J, 2021, 42(34): 3227-3337.

[8] Pirillo A, Casula M, Olmastroni E, et al.Global epidemiology of dyslipidaemias.Nat Rev Cardiol, 2021, 18(10): 689-700.

[9] Gencer B, Marston N A, Im K, et al.Efficacy and safety of statin therapy in older people: A meta-analysis of individual participant data from 28 randomised controlled trials.Lancet, 2020, 396(10263): 1637-1643.

[10] Ray K K, Bays H E, Catapano A L, et al.Safety and efficacy of bempedoic acid to reduce LDL cholesterol.N Engl J Med, 2019, 380(11): 1022-1032.

[11] Newman C B, Preiss D, Tobert J A, et al.Statin safety and associated adverse events: a scientific statement from the American Heart Association.Arterioscler Thromb Vasc Biol, 2019, 39(2): e38-e81

[12] Hardy J, Niman S, Pereira E, et al.A critical review of the efficacy and safety of inclisiran.Am J Cardiovasc Drugs, 2021, 21(6): 629-642.

[13] 刘梅林, 张雨濛, 付志方, 等. 老年人血脂异常管理中国专家共识. 中华内科杂志, 2022, 61(10): 1095-1118.

[14] 中国胆固醇教育计划 (CCEP) 工作委员会, 中国医疗保健国际交流促进会动脉粥样硬化血栓疾病防治分会, 中国老年学和老年医学学会心血管病分会, 等. 中国胆固醇教育计划调脂治疗降低心血管事件专家建议 (2019). 中华内科杂志, 2020, 59(1): 18-22.

[15] 中华医学会心血管病学分会动脉粥样硬化与冠心病学组, 中华心血管病杂志编辑委员会. 超高危动脉粥样硬化性心血管疾病患者血脂管理中国专家共识. 中华心血管病杂志, 2020, 48(4): 280-286.

[16] 中国血脂管理指南修订联合专家委员会. 中国血脂管理指南 (2023 年). 中国心血管病杂志, 2023, 38(3): 237-271.

第十四章
老年心血管疾病与心理障碍

第一节　概述

《中国心血管健康与疾病报告2021》显示，2019年我国农村、城市的死亡原因中，心血管病分别占据46.74%和44.26%，平均每5例死亡中，就有两例死于心血管疾病。根据估算，我国现有心血管疾病患者（包括高血压患者）人数高达3.3亿，其中80%为老年人。2022年发表一项入选22万余名老年人的横断面研究显示，在我国≥60岁的老年人中，八成至少有1种慢性病，即约1.8亿老年人有慢性病。其中，关节炎、高血压和心血管病的患病率最高，分别为43.7%、36.9%和26%。该研究还显示，在不同慢性病中，各省级行政区癌症患病率的差异最小，绝对差异为2.78%，而心血管病患病率的差异最大，西藏的高血压患病率最高（54.3%），广西患病率最低（26.0%）。吉林的心血管病患病率最高（48.6%），其次是内蒙古（45.2%）和黑龙江（43.5%）；广西、广东、贵州患病率最低，分别为12.2%、13.1%、13.2%。在社会经济地位较高（学历和收入高）的老年人中，慢性病的整体患病率较低，但高血压、心血管病、糖尿病、癌症患病率仍然相对较高。

世界卫生组织对"健康"的定义，不仅仅是没有疾病或身体不虚弱，而是始终强调人的精神完好和良好的社会适应，个体能够认识自己的能力，能够应对日常生活中正常的压力，能够卓有成效地工作，并对自己所在的社会有所贡献。更具体地说，一个心理健康的人，对自己的工作有兴趣，能自我接纳，也能调节自己的情绪，很好地适应环境并拥有良好的人际关系。心理障碍是指一个人由于生理、心理或社会等原因，导致各种异常心理过程、异常人格特征和异常行为方式，是一个人表现为没有能力按照社会认可的适宜方式行动，以致其行为的后果对本人和社会都是不适应的。当心理活动异常的程度达到医学诊断标准，我们就称之为心理障碍，事实上，精神心理障碍在人群中发病率高，已成为世界第四大疾患，在2020年，其已成为我国社会负担最重的第一大疾病。心理障碍最常见的是抑郁障碍、焦虑障碍和各类睡眠障碍。心理障碍重点强调心理异常的临床表现或症状，不把它们当作疾病看待。此外，使用心理障碍一词容易被人们所接受，能减轻社会的歧视。

目前，临床上老年心血管疾病合并心理障碍非常常见，即所谓"心理障碍与心血管疾病共病"，常常简称为双心疾病。双心疾病狭义上是指心理障碍与心血管病并存；泛义还包括以心血管病症状为主要表现的单纯性心理障碍。在临床实际工作中双心疾病发生率高，由此，20世纪80年代产生了一新型学科：双心医学。双心医学（psychocardiology）是心理心脏病学的简称，是一门交叉学科，研究人的精神心理与心血管系统疾病之间的关系，并通过调控精神心理因素从而干预心血管系统疾病的转归。双心医学在强调诊治患者躯体心血管疾病的同时，应该关注与诊治患者的精神心理问题，尊重患者的主观感受，倡导真正意义上的健康，即心身的全面和谐统一。双心医学是遵循社会 - 心理 - 生物医学模式，强调综合治疗，对患者进行精神心理和心血管病多层次多角度治疗干预。老年心血管病患者常见的心理障碍有躯体化症状、抑郁、慢性广泛焦虑、惊恐发作。

第二节　老年双心疾病流行病学现状

2020 年全球焦虑症、抑郁症患病率据估测分别为 3825/10 万、2470.5/10 万，相当于全球共 2.98 亿例焦虑症、1.93 亿人患抑郁症。《中国居民营养与慢性病状况报告（2020 年）》显示，我国成年人群抑郁症患病率达到 2.1%，焦虑障碍患病率达到 4.98%，抑郁症和焦虑症的患病率超过 7%。抑郁症和焦虑症在老年人群中更为普遍，大约有 7% 的老年人患焦虑症。世界卫生组织（WHO）公布的数据显示，在中国，65 岁以上老年人群抑郁症患病率保守估计为 10%～15%。焦虑症、抑郁症正成为我国老年人中最具威胁性的疾病之一，严重影响老年人的生活质量，限制老年人的日常活动，降低老年人的主观幸福感。

躯体化症状、抑郁、慢性广泛焦虑、惊恐发作是老年心血管病患者常见的心理障碍。最新资料表明，心内科门诊患者中心理障碍发生率为 40%～50%，心内科住院患者中心理障碍发生率进一步提高，尤其是因心脏急症住院的患者，心理障碍共病的发生率可达 60%～75%。笔者研究也发现湖南省某三甲医院心内科门诊患者中心理障碍发生率为 42.5%。国内有研究者对 2180 例高血压患者采用综合性医院焦虑抑郁量表、汉密尔顿焦虑量表、汉密尔顿抑郁量表评定分析，结果发现高血压患者心理障碍患病率为 49.45%，其中焦虑症患病率为 45.09%、抑郁症患病率为 6.33%、焦虑抑郁共患率为 1.97%。近期研究发现，老年高血压患者焦虑和抑郁的发生率分别为 30.19%～56.61%、27.36%～50.51%；近期一项横断面调查发现 5 473 例老年原发高血压患者躯体症状阳性率高达 45.3%。资料表明老年冠心病患者合并焦虑 36.7%～70.4%、抑郁发病率 28.7%～52.1%，焦虑发病率高于抑郁，有 14.6% 患者合并有焦虑与抑郁；急性心肌梗死患者 22.7% 有躯体化症状，焦虑、抑郁发病率分别为 9.3%、20.0%。值得关注的是 2020 年一项国内研究结果，发现心血管内科门诊患者躯体化总发生率为 74.8%，住院患者躯体化总发生率为 72.9%。国内外研究均发现心血管内科存在大量心理障碍患者，以轻中度抑郁、焦虑症状为主，躯体化症状发生率最高。在心理障碍患者中，初发和再发心血管事件的相对危险度明显升高，2014 年美国心血管病学会已明确指出焦虑、抑郁是冠心病独立的危险因素。

第三节　老年双心疾病发病机制

老年心血管病患者常常合并精神心理问题，而精神心理问题如焦虑、抑郁又常常是老年心血管病发病或加重的主要因素。心理障碍和心血管疾病可能有共同的发病途径，二者相互影响，由于老年人自身特点，心理负担过重或常常遭遇心理应激，容易伴发紧张、焦虑、惊恐、悲伤和抑郁等精神心理问题，然而这些精神心理问题又会反作用增加心血管病患者心血管事件的发病率和病死率。

精神心理和心血管疾病相互影响，心血管病频繁的临床症状与预后不良，常常导致患者出现长期、慢性精神心理负担，时间长者则产生精神心理问题，目前认为老年人心血管病患者易并发心理障碍的原因可能与下列因素相关。

（1）老年心血管病患者疾病本身、社会功能与社会家庭因素：老年心血管病患者常合并其他多种慢性病，如心衰、心绞痛、卒中、消化系统疾病和骨关节病等，临床上常出现活动性胸闷、气促等，加上各器官系统老化，患者生理功能下降，导致活动能力、自理能力、社交能力下降，对社会、气候变化与体力活动适应障碍；子女离家、朋友亲人远离，朋友、亲人情感支持缺乏，导致与社会脱节与孤立；无工作，导致对未来生活失去目标。

（2）老年心血管病患者常合并多种慢性病，需要同时服用多种药物，如钙通道阻滞剂、β受体阻滞剂、他汀类药物、降脂药和抗血小板等药物，对药物可能的副作用担心、长期就诊、检查费用等，也是导致老年人焦虑抑郁的原因。

一般认为短暂的情绪波动可能对心血管疾病并不能产生太大影响，然而，持续、剧烈的情绪心理问题（如焦虑症、抑郁症、恐惧症、创伤后应激障碍等）可能会导致神经功能失调，又会反作用促进患者心血管病发生、发展及增加心血管事件发生率，持续焦虑和抑郁，通过多种途径促进心血管疾病的发生和进展，一般认为发病机制与以下因素相关。

1. 下丘脑－垂体－肾上腺轴（HPA）失调

长期处于慢性应激（如焦虑、抑郁、过分紧张、恐惧、愤怒等）状态，会导致 HPA 轴功能亢进，肾上腺、儿茶酚胺、皮质醇长期分泌过度，可能引起高脂血症、高血压、水钠潴留及心率增快、降低心室颤动阈值、增加冠状动脉平滑肌 α 受体对儿茶酚胺的敏感性等，继而导致各种心血管疾病。

2. 自主神经功能紊乱

合并广泛性焦虑患者交感神经系统、肾素 - 血管紧张素 - 醛固酮系统等处于反复或持续性激活状态，导致外周血管阻力、心输出量增加；心率变异性（HRV）是反映心脏自主神经迷走神经张力的敏感指标，近期一项研究发现，合并广泛性焦虑患者心率变异性会明显降低，影响心脏复极化的稳定性，从而增加心血管疾病的患病、心律失常与猝死的风险。

3. 慢性炎症状态

焦虑抑郁患者机体免疫系统功能发生紊乱，影响免疫系统对炎症调控能力，炎症因子水平增高，导致体内呈慢性炎症状态。大量研究表明，炎症标志物如白细胞介素 -1（IL-1）、白细胞介素 -6（IL-6）、肿瘤坏死因子 -α（TNF-α）和 C 反应蛋白（CRP）均参与了动脉粥样硬化和心脏病的发展，有学者发现心衰、高血压、冠心病患者 IL-6、CRP 水平增高，与抑郁、焦虑之间存在相关性。

4. 生活方式与行为

据研究表明，长期情绪波动较大患者常有不健康的生活方式，如暴饮暴食、吸烟酗酒、作息不规律等，这些不良生活方式可能导致健康人患有高血压、代谢综合征、糖尿病等，从而增加了冠心病的危险因素；此外，将会大大增加已经患有相关疾病（如高血压、糖尿病、冠心病等）患者发生心血管不良事件的概率。另外，情绪波动大患者，治疗依从性一般较差，通常不规律用药、拒绝用药或者药物滥用，也增加了心血管不良事件发生的概率。

5. 血小板功能障碍

血小板活化和聚集诱导的血栓形成，是心血管不良事件发生的主要原因之一。研究发现血小板活化的标志物血栓素 -2（TXA-2），在抑郁、焦虑等心理障碍的患者中显著性增高，提示可能引起心血管不良事件发生概率增高。

6. 内皮功能障碍

以往研究表明，血管内皮功能障碍是冠状动脉粥样硬化的危险因素，而长期焦虑、抑郁状态会导致血管内皮细胞功能紊乱，血管内皮细胞分泌的活性物质失调，内皮素、5- 羟色胺（5-HT）等缩血管因子增加，从而引起一系列心血管疾病的发生进展。

7. 遗传学因素

有研究表明，基因组单核苷酸多态性（SNP）可能对双心疾病的发生有影响，目前已知与心理障碍及心血管疾病有相关性的 SNP 有血管细胞间黏附分子 1（rs3917010）、大麻素受体（Irs1324072）和脑源性神经营养因子（rs6265）等。

第四节　老年双心疾病分类及常见临床表现

老年心血管病患者常常合并精神心理问题，而精神心理问题如焦虑、抑郁又常常是老年心血管病发病或加重的主要因素。患者心理障碍常常继发于心血管病发生之后，但部分患者也可在心血管病发生之前即有心理障碍。也有部分患者由于单纯性心理障碍导致心血管疾病或心血管病症状，这部分患者也属于双心疾病范畴。

一、根据心理障碍与心血管病发生的相互关系和患者心血管病临床症状分类

1. 器质性心脏病继发心理障碍

器质性心脏病继发心理障碍是双心疾病常见类型，此类患者既往身体或心理健康，或没有特殊不适症状，常常因常规体检或因感冒、过度劳累后出现不适就诊，确诊有器质性心脏病，患者对此诊断感觉震惊。由于缺乏医学知识背景，患者对所患的器质性心脏病发生、治疗和预后不了解，从而产生对疾病过度恐惧与担忧。

患者临床表现常常是原有的心脏病相关症状过度突出，对该疾病可能发生的并发症过度担心、恐惧。如冠心病急性心肌梗死后患者担心猝死、心肌梗死再发，常有反复胸痛、胸闷症状发作；即使已行冠脉支架介入术，又担心血管可能再堵；患者还可能对需要长期服用的他汀类、双联抗血小板等药物副作用忧虑重重。部分初诊高血压患者则担心血压不稳定会导致脑卒中可能，患者反复头痛、头晕、躯体四肢麻木，常常一天多次自测血压，且血压变化幅度大。

2. 以心血管症状为主的单纯心理障碍

此类患者既往就有心理障碍，有过度担心、紧张、情绪低落等焦虑或抑郁症状，但其程度不重，临床上常常因反复胸闷、胸痛或心悸等心脏病相关躯体症状反复就诊。其心脏病相关症状不典型，如反复胸闷、胸痛类似于心绞痛症状，但其症状与活动无关，而与情绪相关，胸闷和胸痛部位、持续时间、缓解方式及伴随症状与冠心病心绞痛明显不同，胸痛部位可在左胸上部或剑突，且部位可游走，持续1～2s或数小时，活动后反而缓解或消失；如反复气促类似于心衰症状，但常呈非劳力性，夜间或情绪紧张时发生，不发作时可耐受体力活动；反复心悸等类似于心律失常症状，患者心悸发作与情绪有关，夜间或安静时频发。患者经临床与多种客观检查，如超声心动图、心电图、冠脉CTA等，甚至冠脉造影、心脏电生理检查等有创检查，仍然没有找到有器质性心脏病的证据。

3. 心理障碍合并器质性心脏病

心理障碍本身就是冠心病、高血压等心血管病的独立危险因素之一。这些患者发生器质性心脏病前就有焦虑/或抑郁等心理障碍，心脏病发生后其相关症状较单纯性心脏病严重，临床亦较为常见。老年高血压患者血压反复波动，头痛、头晕症状频发，患者常常过于关注血压变化，在家自测血压一天数次，伴有疲乏、精力下降、失眠等症状；即使增加药物联合治疗，也

不容易达标；频发室早患者，反复心悸发作，甚至个别患者能够敏感地感到心悸时间，与心电监护或动态心电图记录室早发生同步，多种药物控制心律失常疗效常常不好。患者惶惶不可终日，不能安心生活或工作，唯恐随时发生猝死。这些患者经常要求医生给予过多或最好的精细检查和治疗。

4. 单纯心理障碍导致心血管疾病

患者没有器质性心脏病基础，而是由单纯心理障碍导致器质性心脏病。目前，单纯心理障碍导致心血管疾病发生率不高，临床上相对罕见。但是，现代社会中各种竞争带来更多的压力，随着社会 - 心理 - 生物医学模式在临床上广泛地实施与推广，将会检出更多的单纯心理障碍导致心血管疾病患者。

（1）应激性心肌病（Tako-Tsubo 综合征） Tako-Tsubo 综合征又称应激性心肌病、心尖球囊样综合征、暂时性左室心尖球囊综合征、伤心综合征等，有文献报道在以急性 ST 段抬高型心肌梗死收治的患者中，本病占 2.2%～2.6%。Tako-Tsubo 综合征临床表现多因情绪激动、心理压力或躯体应激因素触发，突发胸痛、胸闷、心悸、呼吸困难为主要临床表现，严重者可出现心搏骤停、心源性休克、严重心律失常及晕厥，少部分患者可出现左心室血栓及全身栓塞。辅助检查可显示心肌损伤血清标志物肌钙蛋白 I（cTnI）轻度升高，但持续时间较短，下降迅速。心电图表现可呈现典型 ST 段抬高型急性心肌梗死改变。冠脉造影无明显心外膜冠脉狭窄或存在与心肌梗死病变无关的冠脉狭窄病变。左心室造影典型改变为心尖及附近区域收缩减弱或消失，并扩张呈球形改变，而基底部收缩时细窄；不典型者则可表现为左心室基底和中间段运动异常，而心尖部运动代偿性增强，超声心动图检查所见与左心室造影相同。

（2）过度兴奋、紧张、焦虑、惊恐等导致冠状动脉痉挛 冠状动脉痉挛是指心外膜下冠状动脉发生的一过性收缩，引起血管部分或完全闭塞。冠状动脉痉挛易发生于有粥样硬化的冠状动脉，偶发生于表面"正常"的冠状动脉。中枢神经和自主神经活动对冠状动脉痉挛的发生起重要作用。当处于心理应激状态（如过度兴奋、紧张、焦虑、惊恐等）时，交感神经过度兴奋，加上冠状动脉局部高敏感性，可诱发冠状动脉痉挛，引起血管不完全性或完全性闭塞。冠状动脉痉挛是一种病理生理状态，因发生痉挛的部位、严重程度以及有无侧支循环等差异而表现为不同的临床类型，如无症状心肌缺血、稳定型心绞痛、不稳定型心绞痛、心肌梗死，甚至发生猝死。

（3）心理障碍导致心律失常 心理障碍导致心律失常最常见以窦性心动过速或室性早搏、房性早搏为主，次为室早连发、短阵室速、室上性心动过速及阵发性房颤，严重者出现扭转型室速、室颤或心源性猝死。其发生机制是因为精神压力强烈而持久，继发的抑郁和焦虑等负性情绪可激活下丘脑 - 垂体 - 肾上腺系统，促使交感神经功能亢进，儿茶酚胺分泌增多，导致心肌细胞兴奋性、自律性异常增加，从而诱发各种心律失常。

（4）心理障碍导致情绪性高血压 既往没有高血压病史，当心理情绪激动时血压可骤增，

血压可 > 140/90mmHg，常见于中青年，老年人亦不少见。原有高血压病史，长期服用降压药物，血压基本达标，当心理情绪激动时血压可骤然增高，这也属于情绪性高血压范畴。患者常有头痛、头晕等症状。心理情绪激动消失后，其升高的血压可恢复至正常水平或原有基础水平。心理障碍导致情绪性高血压可能的主要机制有：①交感神经系统、肾素 - 血管紧张素 - 醛固酮系统等处于反复或持续性激活状态，外周血管阻力、心输出量增加；②应激使下丘脑 - 垂体 - 肾上腺轴的神经内分泌机制调控失衡，促肾上腺皮质激素释放增加，促进肾上腺皮质释放糖皮质激素。没有高血压病史患者，因反复或长期心理情绪障碍，情绪性高血压可演变为高血压病。

二、根据其心理障碍症状特点分类

1. 以抑郁症状为主的双心疾病

双心疾病抑郁情绪或状态多为轻中度，与心理专科就诊的抑郁症患者同样具有抑郁相关的核心症状，如心境低落、兴趣和愉快感丧失和劳累感增加、精力降低等，但患者通常对情绪相关的症状不重视。部分双心疾病患者抑郁的突出临床症状主要体现在意志行为的变化上，患者大多都能常规生活，但明显缺乏主动性和进取性，原有兴趣下降或消失，感到记忆力、注意力减退，思维反应变慢，跟不上其他人的思维和反应进度，日常工作感到吃力，感觉日子活得很累，力不从心。部分双心疾病患者抑郁症状还可表现为经常感到生活情趣索然，整日唉声叹气，或者感到委屈，动不动就流眼泪，甚至出现轻生的想法和行为。有的患者会有轻度的无价值感，自认为对社会、家庭、亲友没做贡献，产生没用的自责，对自己、对生活没有信心，厌恶参加集体活动，喜欢独处。

患者常以多种多样的躯体不适症状为突出表现，常见的有头痛、胸痛、胸闷、气短和心悸等心血管症状及严重失眠、早醒、消化不良、体重减轻、性欲下降、便秘等。虽然进行了各种检查却均无明显异常，但患者仍然疑神疑鬼，尤其是怀疑自己得了大病，不断地多家医院就诊，经过多种检查也难释其疑。

2. 以焦虑症状为主的双心疾病

临床常见的主要为广泛性（慢性）焦虑，部分是以惊恐发作（急性焦虑）就诊。

双心疾病焦虑情绪或状态同样多为轻中度，与心理专科就诊的焦虑症患者一样也同样具有焦虑相关的核心症状，如过度担心、紧张情绪等。急性焦虑患者精神高度紧张，往往会有自主神经功能亢进的临床表现，如心慌、气短、口干、出汗、肢体震颤、面色潮红等，有时还会有濒死感，觉得自己就要死了，严重时还会有情绪失控，患者常常可能因此急诊求医。广泛性（慢性）焦虑患者经常感觉处于一种紧张不安、提心吊胆、恐惧、害怕、忧虑的内心状态中，经常或持续的无明确对象和固定内容的恐惧或担心，有些人可能会明确说出害怕的对象，也有些人可能说不清楚害怕什么，但总是觉得害怕、恐惧或担心。患者坐立不安、心神不定、搓手顿足、踱来走去、小动作增多、注意力无法集中和睡眠障碍。因过分敏感，患者常有社会功能受损，人际关系差。

3. 抑郁焦虑症状并存的双心疾病

临床上此类病例多见，往往是病程长达数月或数年的患者。初期以焦虑症状为主，患者没有得到及时或有效的诊断与治疗，继之在焦虑基础上并发了抑郁状态。其临床表现是上述焦虑与抑郁症状并存，在两者症状并存的情况下，部分患者可能以焦虑症状为主，部分患者可能以抑郁症状为主。

4. 以躯体化症状为主要表现的双心疾病

躯体化症状是一种以多种多样、经常变化的躯体症状为主要特征的神经症。症状可以涉及身体至少 2 个系统和器官，而体格检查和实验室检查不能发现与这些症状相关的躯体疾病证据。使用常规焦虑 / 抑郁量表检测可能达不到焦虑或抑郁诊断标准，患者却有痛苦体验，不断求医，是综合医院最为常见的心理障碍，也是双心疾病最常见的临床表现。近期研究资料表明，综合医院内科门诊就诊的患者中 69%～72% 以躯体化症状为主要临床表现。

躯体化症状是心身疾病的一个特殊类型。因为心理问题长期得不到正确解决，逐渐以躯体疾病的形式表现出来，故称作"躯体化症状"。人们对客观事物产生愉快、欣赏、赞叹等良好的情绪时，血液中会产生一种对健康非常有益的化学物质；而不良情绪则会产生对神经与血管组织有害的物质。如愤怒、焦急、恐惧、沮丧、悲伤、不满、嫉妒等长期过分刺激人体的神经、内分泌系统，日久就容易诱发躯体不适或功能失调。人们普遍认为心理障碍的表现仅限于悲伤、心烦意乱、紧张不安、担忧害怕或多思多虑等，认识不到其会引起躯体不适症状，且因病耻感和社会偏见，人们更愿意体谅和接受躯体疾病而非心理障碍。抑郁焦虑等心理问题难以得到他人的理解，而生理上的疾病和疼痛则容易被他人接纳或同情，因此，心理障碍的躯体化是个人或社会压抑引起的一种表现，是心理障碍的转移和替代。精神心理分析学说认为，躯体化症状可看作是一种潜意识过程，当人们内心存在情绪障碍时，会因此倍感焦虑不安，这种内在的压力长期得不到适当的释放，就很有可能转化为外在的躯体症状表现出来，出现一系列病痛与不适，由此，一个人将自己的内心矛盾或冲突转换成内脏和自主神经功能障碍，从而摆脱自我的困境。躯体化也有人认为是焦虑 / 抑郁的特殊类型，换句话说，躯体化患者有潜在焦虑 / 抑郁。

双心疾病躯体化症状患者常见临床表现主要是反复出现胸闷、胸痛、心悸等心血管疾病相关症状，常常无明显诱因或情绪紧张时发作，持续时间不一，可持续 2～3s，亦可持续数小时或整天，发作症状多样且多变；常常伴有兴趣减退、紧张、急躁、睡眠障碍等焦虑抑郁症状。

　　患者躯体化症状并不是"伪装"或在诈病，对于患者来说，躯体不适或疼痛的感受是真实的，确实是在感受着显著的躯体不适或疼痛。躯体化症状在临床可有两种表现形式：①原发性躯体化症状，由单纯心理障碍引起；②继发性躯体化症状，继发于器质性心脏病基础上，其胸闷、胸痛、心悸等症状随着心理障碍的出现而加重。

　　双心疾病躯体化症状患者往往反复多科就诊，没有发现能解释其症状的阳性结果，常规的治疗并不能缓解这些症状。但患者坚信自己的躯体不适应该来自躯体器质性疾病，无休止地寻求躯体器质性疾病的诊断与治疗，患者常常过多地依赖医师，要求医师负起治愈或解除病痛的责任，却不肯努力去适应躯体不适对自己造成的影响，拒绝心理学、社会学方面的解释与帮助，常常是医疗纠纷的隐患。如果及时接受精神药物和心理治疗可使症状迅速缓解。双心疾病躯体化症状诊断非常棘手，令人困惑和迷茫，常常漏诊误诊，不仅是因为其症状的复杂性和广泛性，关键是无法通过有关生物学或器械检测手段来诊断，判断多以主观性和经验性为主，因受生物医学模式的影响，很多临床医生缺乏心理障碍的识别能力，对其难以诊断与治疗，反而习惯于从器质性病变中去寻找原因，担心会漏诊器质性疾病，从而导致误诊误治，浪费大量的医学资源；而患者力图找到自己所患的器质性疾病，做过多检查，甚至心脏磁共振及有创性冠脉造影等，一定程度上增加了患者的经济负担。

第五节　老年双心疾病识别

　　作为非精神专科医师，及早识别患者并存的精神心理问题非常必要，即使不会干预或不愿干预，也可及时转诊或请会诊，使患者的病痛得到及时诊断和治疗，从而提高医疗服务质量，减少医患矛盾。筛查精神心理问题的基本方法，是心血管科医师应该掌握的临床技能之一。

　　双心疾病识别方法如下。

　　（1）双心疾病筛查　心血管科的临床诊疗节奏快，对患者的情绪体验难以逐一澄清，心理问题筛查尤为重要。可在诊疗同时或诊前候诊时，采用"三问法"或"二问法"初步筛出可能有问题的患者。"三问法"如下：①是否有睡眠不好，已经明显影响白天的精神状态或需要用药；②是否有心烦不安，对以前感兴趣的事情失去兴趣；③是否有明显身体不适，但多次检查都没有发现能够解释器质性心血管病的原因。3个问题中如果有2个回答是，符合精神障碍的可能性为80%左右。"二问法"采用《患者健康问卷-2项（PHQ-2）》和《广泛焦虑问卷-2项（GAD-2）》进行筛查，当评分大于3分时，建议进一步采用情绪状态自评量表进行识别。

　　（2）双心疾病评估　评估工具推荐《患者健康问卷-9项（PHQ-9）》《广泛焦虑问卷7项（GAD-7）》，躯体症状较多时推荐《患者健康问卷-15项（PHQ-15）》或《躯体化症状自评量表》。

GAD-7 自评量表用于广泛性焦虑的筛查及症状严重程度的评估，共 7 个条目，采用 0（完全不会）～3（几乎每天）级评分，0～3 级分别予 0～3 分，总分范围 0～21 分，总分 < 5 分正常，5～9 分轻度焦虑，10～14 分中度焦虑，15～19 分中重度焦虑，20 分以上重度焦虑。

PHQ-9 自评量表用于筛查和评估抑郁症状，共 9 个条目，采用 0（完全不会）～3（几乎每天）级评分，0～3 级分别予 0～3 分，总分范围 0～27 分，总分 < 5 分正常，5～9 分轻度抑郁，10～14 分中度抑郁，15～19 分中重度抑郁，20 分以上重度抑郁。

PHQ-15 自评量表是针对躯体症状群的独立自评量表，共 15 个条目，主要询问过去 4 周，被各种常见的躯体症状或症状群困扰的程度。根据症状严重程度分为 3 级，0 级（没有困扰）、1 级（轻度困扰）、2 级（明显困扰），0～2 级分别予 0～2 分，总分范围为 0～30 分，0～4 分为无躯体症状，5～9 分为轻度躯体症状，10～14 分为中度躯体症状，≥ 15 分为重度躯体症状。

躯体化症状自评量表是国内上海交通大学同济医院毛家亮教授针对综合医院心理障碍特点，制定的躯体化症状自评量表，共由 20 道题目组成，其中躯体化症状题目占 45%，焦虑占 25%，抑郁占 20%，焦虑抑郁占 10%。每道题目根据症状的严重程度又分为四个等级，患者一般能在 5min 左右完成，< 30 分正常，30～39 分轻度，40～59 分中度，60 分以上重度。该量表不仅能很好地判断患者躯体化症状，还能判断是否有心理障碍的可能。

焦虑／抑郁自评量表如 PHQ-9、GAD-7 和 PHQ-15 躯体症状评分的应用，对于辅助识别双心疾病有一定意义。但部分病例仅仅 PHQ-15 躯体症状评分阳性，而焦虑／抑郁量表 PHQ-9、GAD-7 检测为阴性，达不到焦虑或抑郁判断标准。原因可能是：第一，患者常否认或忽略其心理问题，对以评估精神状态为主的量表排斥、反感；第二，躯体症状是对心理应激独特的躯体反应，即患者主要是用躯体方式而非心理方式做出反应。而常用的焦虑／抑郁量表是以焦虑或抑郁的核心症状组成，双心疾病躯体症状患者焦虑或抑郁程度不重，即使存在相关症状，也往往被患者忽略，故焦虑／抑郁量表分值常达不到阳性标准。

PHQ-9、GAD-7 和 PHQ-15 量表内容简洁，通俗易懂，患者自评费时短，易被以躯体化症状为主的老年双心疾病患者所接受，也容易被综合医院非心理专科医生所掌握。PHQ-9、GAD-7 和 PHQ-15 量表有良好的信度和效度，识别焦虑、抑郁和躯体症状敏感性强、特异性高，能快速、可靠、有效地识别老年心血管病患者是否有心理障碍的可能，还能帮助非心理专科医生早期识别可能存在的心理障碍，缩短了解患者问题的时间；PHQ-9、GAD-7 和 PHQ-15 量表可反映患者症状及病情的严重程度，也能帮助患者正确认识自己的疾病状态，有效架起医患之间互信沟通的桥梁，同时能够很好地帮助医生选择合适的治疗药物。更重要的是在治疗过程中重复评分还可以帮助观察治疗效果，甚至还能评估心理障碍治疗后的残留症状，比如疼痛、睡眠和躯体症状，判断何时减药及停药；其量表还能帮助患者自我管理，充分完成治疗疗程，减少疾病的复发。

第六节　老年双心疾病治疗

老年患者双心疾病临床情况复杂，精神心理问题临床处理跨度大，从普通人的患病反应，到患病行为异常及适应障碍，从慢性神经症患者的特殊应对方式，到药物副作用造成的精神症状以及心血管疾病严重时出现的脑病表现，很难用一个模式应对所有情况。因为第一线接触患者的是心血管科医师，而很多患者会拒绝转诊至精神科，同时心血管疾病是致命性疾病，而心血管科患者存在的精神心理问题通常是亚临床或轻中度焦虑抑郁，没有达到精神疾病的诊断标准，这部分患者由心血管科医师处理更安全方便。

老年双心疾病治疗总体目标是尽可能缓解或消除焦虑、抑郁与躯体化症状，降低对躯体疾病的影响，提高治疗依从性，预防症状复发，提高生活质量，维持良好社会功能。具体方法：①焦虑、抑郁和躯体化症状与躯体疾病等有关，应尽快控制躯体疾病；②慢性躯体疾病伴发焦虑、抑郁与躯体化症状，应促使慢性躯体疾病症状持续缓解的同时，对心理障碍进行必要的干预，即双心同步治疗。

一、认知行为治疗

认知行为疗法（cognitive behavior therapy，CBT）是一组通过改变思维、信念或行为的方法来改变不良认知，达到消除不良情绪或行为的短暂心理治疗方法。患者的认知扭曲是心理障碍最基本的致病因素，认知因素在决定患者的心理反应中起关键性作用，包括患者对病因和疾病结果的理解，对治疗预期作用的理解等，认知行为治疗是针对患者心理障碍的病因治疗。

1. 纠正错误认知

建立良好的医患关系是 CBT 治疗成功的关键：患者反复陈述与关注躯体症状，坚持将症状归咎于并不存在的躯体疾病，患者追求的目标常和医生的诊断不一致。医生接诊时应特别注意患者存在的多种躯体症状，注意症状与情绪和焦虑抑郁的关系；关注症状导致的主观痛苦和对家庭社会功能的影响；应特别耐心地倾听患者倾诉，表示关心、理解和同情，重视主诉症状和客观检查结果，给予足够就诊时间，予以适当的解释和教育。必要时对这类患者应申请精神科会诊。

方法包括：①帮助患者认识自动思维，纠正错误认知，提出积极想法；②帮助患者建立求助动机，建立良好医患关系。医生首先应表明完全接受并理解对患者体验症状的痛苦等事实，表达医生的关心，鼓励患者说出自己的观点和论据，然后一起进行讨论。临床医生须帮助患者认识到其目前的病情与精神心理障碍可能有关，同时帮助患者正确判断其心血管疾病的严重程度，客观评价患者临床症状与心血管疾病之间的关系，让患者自己认识到有夸大疾病和症状的倾向。详细解释精神心理障碍治疗的必要性，解释药物使用过程中的特点和注意事项，以取得患者对疾病诊断的充分理解和对治疗的积极配合。

由于老年患者对治疗焦虑/抑郁药物的副作用和依赖性普遍存在疑虑，服药依从性很差，一旦在用药初期出现不适，停药率极高，对患者及时并定期随诊极为重要。随访有利于定期了解患者病情变化和指导患者进一步治疗，提高治疗依从性。随访从患者接受治疗开始，可2周开始随诊，之后适当延长随访时间。

2. 运动疗法

运动对冠心病的益处已是医学界的共识，患者对运动的恐惧是产生焦虑抑郁情绪的原因之一，因此，通过运动疗法逐步帮助患者恢复正常运动能力，研究显示不仅改善情绪状态，同时还可给患者带来愉快感和自信，可改善心血管预后。运动治疗前，须对患者综合评估，包括确认患者有无器质性病变及程度；了解患者焦虑、抑郁情况及程度，既往治疗情况，有无复发史等；了解心肺功能及运动能力。结合患者的兴趣、需要及健康状态来制订运动处方，遵循个体化的运动处方进行运动治疗。

3. 减压疗法

腹式呼吸、肌肉放松、冥想、音乐疗法和生物反馈作为行为心脏病学方法，对心律失常、心内装置、心力衰竭和心脏移植患者的生理、心理问题干预效果卓有成效。

二、药物治疗

1. 心血管病患者抗抑郁治疗的药物临床试验

对冠心病患者合并抑郁干预治疗的4个重要临床试验（抗抑郁药舍曲林心肌梗死随机试验、改善冠心病患者康复临床试验研究、加拿大心脏病患者群抗抑郁药及心理治疗疗效随机试验、心肌梗死和抑郁干预试验）均证明可明显改善焦虑抑郁症状，并具有心血管安全性，但对心血管预后没有影响。

2. 心血管病患者治疗焦虑抑郁状态的一线用药

（1）选择性5-羟色胺（5-HT）再摄取抑制剂（SSRIs） SSRIs是当今治疗焦虑、抑郁的一线用药，一般2周以上起效，研究认为该类药物用于心血管疾病患者相对安全。

适应证：各种类型和各种不同程度的抑郁障碍，包括焦虑症、疑病症、恐惧症、强迫症、惊恐障碍、创伤后应激障碍等。

禁忌证：对SSRIs类药物过敏者。禁止与单胺氧化酶抑制剂、氯米帕明、色氨酸联用。

用法：SSRIs 类药物镇静作用较轻，可白天服用；若患者出现困倦、乏力可晚上服用。为减轻胃肠道刺激，通常餐后服药。建议心血管病患者从最低剂量的半量开始，老年体弱者从1/4 量开始，每 5～7 天缓慢加量至最低有效剂量。

（2）苯二氮䓬类（BDZ）　用于焦虑症和失眠的治疗。特点是抗焦虑作用起效快。按半衰期，大致可分为半衰期长和短两类。常用的长半衰期药物有地西泮、艾司唑仑、氯硝西泮等；常用的短半衰期药物有劳拉西泮、阿普唑仑、咪达唑仑、奥沙西泮等。长半衰期的药物更适合用于伴有失眠的情况，睡眠时用药，由于老年患者代谢慢，第 2 天上午往往也有抗焦虑效果，但应注意其肌肉松弛作用，要防止跌倒、直立性低血压，重症患者注意呼吸抑制。由于有一定成瘾性，现在临床一般作为抗焦虑初期的辅助用药，较少单独使用控制慢性焦虑。在医生指导下用药，即使是短半衰期药物，出现病理性成瘾（剂量不断增加）也很少见。

注意事项：有呼吸系统疾病者要慎用，易引起呼吸抑制，导致呼吸困难。长期使用会产生药物依赖，突然停药可引起戒断反应。建议连续应用不超过 4 周，逐渐减量停药。

唑吡坦和佐匹克隆是在 BDZ 基础上开发的新型助眠药物，肌肉松弛作用和成瘾性相对较轻。特点是对入睡困难效果好，晨起没有宿醉反应。但相应缺乏改善中段失眠的作用，也不能改善早醒。没有抗焦虑作用。

（3）复合制剂——氟哌噻吨美利曲辛　该药是复合制剂，含有神经松弛剂（每片含氟哌噻吨 10 mg）和抗抑郁药（每片含美利曲辛 10 mg），其中美利曲辛含量为单用剂量的 1/10～1/5，降低了药物副作用，并协同调整中枢神经系统功能、抗抑郁、抗焦虑。

适应证：轻中度焦虑抑郁、神经衰弱、心因性抑郁、抑郁性神经症、隐匿性抑郁、心身疾病伴焦虑和情感淡漠、更年期抑郁、嗜酒及药瘾者的焦躁不安及抑郁。

禁忌证：心肌梗死急性期、循环衰竭、房室传导阻滞、未经治疗的闭角型青光眼、急性酒精或巴比妥类药物及阿片类药物中毒。禁与单胺氧化酶抑制剂同服。

用法：成人通常每天 2 片，早晨及中午各 1 片；严重病例早晨剂量可加至 2 片。老年患者早晨服 1 片即可。维持量通常为每天 1 片，早晨口服。对失眠或严重不安的病例，建议在急性期加服镇静剂。老人或此前未接受过精神科治疗的患者，有时半片也能达到效果。

3. 心血管病患者治疗焦虑抑郁状态的二线用药

5-HT 受体拮抗和再摄取抑制剂（SARI）的代表药物曲唑酮：主要用于有轻中度抑郁或焦虑合并失眠的患者，该类药物可引起直立性低血压，建议夜间使用。

5-HT 和去甲肾上腺素（NE）再摄取抑制剂（SNRIs）的代表药物文拉法辛、度洛西汀及 NE 和特异性 5-HT 受体拮抗剂（NaSSA）代表药物米氮平：这两类药物抗焦虑抑郁效果较好，但 SNRIs 类药物有升高血压风险，NaSSA 类药物有促进食欲、增加体重和糖代谢紊乱风险。

多巴胺和 NE 再摄取抑制剂（NDRI/NARI）的代表药物丁螺环酮、坦度螺酮：主要作用为抗焦虑，可用于心血管疾病伴焦虑的患者。

4. 三环类和四环类抗抑郁药

因副作用多，药物相互作用复杂，目前已不建议用于心血管病患者。

5. 药物治疗注意事项

有躯体化症状、惊恐发作、中度以上焦虑抑郁患者，应在认知行为治疗基础上，考虑使用抗抑郁药物；关注与心血管疾病药物之间的相互作用。

剂量逐步递增，采用最低有效量，使出现不良反应的可能降到最低。与患者有效沟通治疗的方法、药物的性质、作用、可能的不良反应及对策，增加患者治疗的依从性。

使用抗抑郁药物如足量治疗 6～8 周无效，应重新评估病情（咨询精神科），若考虑换药，首先考虑换用作用机制不同的药物。

治疗持续时间一般在 3 个月以上，症状完全缓解 1 个月，考虑减药。具体疗程目前缺乏研究证据，需根据具体病情决定后续康复措施和药物治疗角色。强调治疗时程要足够，减少复发。

加强随访，建议处方药物后 1～2 周电话随访一次，随访内容包括药物治疗效果、药物治疗副作用、是否停药，关注 QT 间期。

三、中医中药治疗

现代医学的心理精神疾病属于中医学的"郁证""不寐""百合病""脏躁""癫狂"等范畴。早在先秦时期的《黄帝内经》中就阐述了"心主血脉"与"心主神明"的双心理论。中医认为"人有五脏化五气，以生喜怒悲忧恐"，说明情绪活动与机体各种功能密切相关。心肝失调是情志病发生的基本病机，病理因素多为痰、瘀、郁，治则以理气、活血、养心神为大法。资料显示临床常用的中成药如逍遥散、加味逍遥散、麝香保心丸、心可舒、宽胸气雾剂、冠心丹参滴丸等在老年双心疾病治疗中具有一定疗效。

四、心理与社会支持

老年人无工作，子女离家，与亲戚朋友沟通减少，孤独感和社会支持下降是发生精神心理问题的常见原因。因此，鼓励子女抽时间定期看望、陪伴老人，子女应理解老人出现的一些情绪异常或躯体不适症状，多倾听，少批评，积极带老人到医院看病；鼓励老年人积极与外界交流，参加老年大学、与朋友亲戚结伴旅行等；鼓励老年人学习一项新的技能；鼓励老年人养宠物，研究显示，宠物陪伴是一个缓解老年患者精神心理问题的有效方法。

老年双心疾病患者的治疗要考虑到多种合并因素，如患者发生精神心理问题的主要原因是孤独，单纯药物治疗的效果有限，必须同时帮助患者改善孤独感，增加社会支持。又如患者的精神心理问题继发于心血管疾病，疾病症状的存在或加重是导致患者发生精神心理问题的主要原因，治疗上需要先积极治疗心血管疾病，缓解心血管症状，如仍存在影响疾病恢复和生活质量的精神心理问题，同时给予抗抑郁药物治疗。

心血管科医师对处理有困难的双心疾病病例，原则上应请精神科会诊。具体需要会诊和转诊的情况如下：难治性病例，即经过一次调整治疗仍不能耐受副作用或仍无改善者；依从性不好的病例，在医师恰如其分地交代病情和处理必要性、注意事项的前提下，仍反复中断治疗，导致病情波动者；重症病例，重症焦虑抑郁，或伴有明显迟滞、激越、幻觉，或转为兴奋、敌对者；危险病例，有自伤或自杀危险，或有伤人危险者；投诉病例，抱怨医师处理不当，证据并不充分者。

（余国龙）

参考文献

[1] 中国心血管健康与疾病报告编写组.中国心血管健康与疾病报告 2021 概要.中国循环杂志,2022,37(6):553-578.

[2] Su B B, Li D, Xie J Q, et al. Chronic disease in China: geographic and socioeconomic determinants among persons aged 60 and older. J Am Med Dir Assoc, 2023, 24(2): 206-212.

[3] COVID-19 Mental Disorders Collaborators.Global prevalence and burden of depressive and anxiety disorders in 204 countries and territories in 2020 due to the COVID-19 pandemic.Lancet, 2021, 398(10312): 1700-1712.

[4] 国务院新闻办公室.《中国居民营养与慢性病状况报告(2020 年)》(摘要).中老年保健,2021(2):14-21.

[5] Tang X, Qi S, Zhang H, et al. Prevalence of depressive symptoms and its related factors among China's older adults in 2016.J Affect Disord, 2021, 292: 95-101.

[6] 陈柄旭,廖嘉愉,付云飞,等.社区医院中老年原发性高血压患者躯体症状障碍的调查.中华高血压杂志,2021,29(8):757-761.

[7] 余国龙.双心疾病诊断与治疗.1 版.长沙:湖南科技出版社,2018.

[8] 袁丽霞,丁荣晶,秦延平,等.心血管专科医院患者常见焦虑、抑郁、躯体化症状现况调查.东南大学学报(医学版),2020,39(5):608-614.

[9] 陈安琪,吴云.双心疾病的研究进展.内蒙古医学杂志,2021,53(6):712-714.

[10] 余国龙.心血管病患者心理障碍的识别与治疗.中国全科医学,2018,21(22):2750-2754.

[11] 龚山,王龙飞,余国龙.心血管疾病患者使用抗抑郁焦虑药物效益与风险评估.医药导报,2018,37(10):1194-1198.

[12] 王龙飞,龚山,余国龙.抗抑郁药物相关心血管风险的研究进展.中国当代医药,2018,25(27):24-27.

[13] 中国康复医学会心血管病预防与康复专业委员会,中国老年学学会心血管病专业委员会,中华医学会心身医学分会.在心血管科就诊患者心理处方中国专家共识(2020 版).中华内科杂志,2020,59(10):764-771.

第十五章
老年心血管病的合理用药

第一节 降压药

目前降压药物已成为控制老年患者高血压的有效治疗方法，且大多数的降压药物安全性较高。老年高血压降压治疗应强调收缩压达标，同时应避免过度降低血压；在能耐受降压治疗前提下，逐步降压达标，应避免过快降压。老年患者机体功能退化、身体素质较差，且不同药物的作用机制存在着明显的差异，故在实际治疗阶段，要立足全面，从患者的病情实际、身体情况和耐药性特征等出发，科学选择降压药物，最大程度地确保降压效果。

一、药代动力学

1. 钙通道阻滞剂

又称钙拮抗剂（CCB），可分为选择性与非选择性钙拮抗剂，临床上主要应用选择性钙拮抗剂。选择性钙拮抗剂又分为二氢吡啶类与非二氢吡啶类。钙通道阻滞剂应用于高血压的主要是二氢吡啶类，代表药物有硝苯地平、氨氯地平、非洛地平等。CCB 具有共同的药代动力学特点，口服吸收率均超过 90%，但经胃肠道吸收后，肝脏首过效应强，生物利用度低，多数 CCB 生物利用度在 30% 以下，仅尼群地平、氨氯地平可达 50%～60%。蛋白结合率高，均在 90% 以上。表观分布容积均较大，都在 40L 以上，主要经肝脏代谢后清除，代谢物很少有活性。老年患者若肝脏受损或肝血流量减少，应酌情减少剂量。服药后达最大血药浓度时间均较快，为 0.5～2h，即服药后 0.5～2h 可出现效应。老年人可因肝血流量的减少而减轻肝脏的首过效应，使此类药物血浆浓度升高而易发生不良反应。钙拮抗剂具有广泛的首过效应，老年人对其清除能力减低；且老年人应用钙拮抗剂的降压作用比年轻人强，可能是由于老年人对压力感受及交感反射的反应性降低所致，也可能是由于药代动力学的变化使血药浓度高于年轻人。

2. 利尿剂

能排钠、减少细胞外容量，降低外周血管阻力，临床上以噻嗪类最常用。作用温和、有较好的耐受性且价格便宜。因大多数老年人高血压为盐敏感性高血压，利尿剂对于老年人降压效果好，是治疗老年高血压的首选药物。噻嗪类口服后吸收迅速但不完全，进食能增加吸收量，一部分与血浆蛋白结合，另一部分进入红细胞内。吸收后消除相开始阶段血药浓度下降较快，以后血药浓度下降明显减慢，可能与后阶段药物进入红细胞内有关，主要以原形由尿排泄。老年人肾血流量减少，肾小球滤过率下降，肌酐清除率降低，易发生药物蓄积中毒。同时，随着年龄增加，老年患者调节机体血容量、压力反射的能力下降，使用利尿剂容易出现容量不足、电解质紊乱、直立性低血压。

3.β 受体阻滞剂

适用于老年高血压同时合并冠心病、心绞痛、心率较快者，常用的有美托洛尔、比索洛尔、阿替洛尔。其不良反应为可使心率减慢，心肌收缩力减弱，心输出量减少。脂溶性 β 受体阻滞剂在肝脏降解，由于老年人肝功能减低，肝清除能力降低，脂溶性 β 受体阻滞剂易蓄积，因此临床应谨慎给药防止蓄积。此外，长期使用 β 受体阻滞剂的患者不可突然停药，易引起停药综合征，出现血压反跳、心绞痛发作等。

4. 血管紧张素转换酶抑制剂

无代谢方面引起的不良反应，且对心脏和肾脏有保护作用，被视为一类安全有效的降压药，主要用于合并糖尿病、心功能不全、肾功能不全患者的治疗。目前常用的有卡托普利、依那普利、贝那普利、培哚普利等，药物作用持续时间长。长期使用可出现干咳、咽喉痒等不适，停药后咳嗽等症状消失。

5. 血管紧张素 II 受体拮抗剂

作用机制和适应证与血管紧张素转换酶抑制剂类似，包括缬沙坦、氯沙坦、替米沙坦、依贝沙坦、奥美沙坦等，是一种长效降血压药，不良反应相对较少，可以避免血管紧张素抑制剂的干咳反应。

6.α₁ 受体阻滞剂

由于可引起直立性低血压，临床不作为首选治疗药物，老年男性伴前列腺增生者可选用，包括哌唑嗪、特拉唑嗪等。

二、药效学

老年人体内与药物结合的受体数量有不同程度减少或受体与药物结合力改变，衰老的组织器官生理功能衰退，对药物的适应力和耐受力降低，机体对药物敏感性改变。老年人调节水、盐、酸、碱平衡功能较差，应用利尿剂时，应密切观察，避免水盐失衡。同时老年人对血压调节功能降低，因此应用 β 受体阻滞药、利尿剂等降压药时注意直立性低血压的发生。

（1）利尿剂　噻嗪类利尿剂与呋塞米均经肾脏排泄，其清除率在老年人可能减低。虽然由于老年人肾功能减退而噻嗪类药物的疗效可能减低，但不良反应则可能增加，易失钾，还常有失水和低血压。因此，老年人用利尿剂剂量应适宜，需定期监测血清电解质，注意直立性血压的改变。

（2）β 受体阻滞剂　老年人的 β₁ 受体的结合力减弱，因此，β 受体阻滞剂对 β₁ 肾上腺素受体的阻滞作用也相应减弱，故要达到与年轻人相同的 β₁ 受体的阻滞作用需要增加剂量；相反，增龄对 β_2 受体影响较小。因此，对 β 肾上腺素能作用而言，β 受体阻滞剂药代动力学变化受药效动力学变化的抵消，实际应用中无需调整剂量。老年高血压患者口服 β 受体阻滞剂时应从常规剂量的 1/8～1/4 开始服用，服药后应密切观察血压、心率的改变，确认无不良反应后再逐渐增加剂量。

（3）血管紧张素转换酶抑制剂　老年人对血管紧张素转换酶抑制剂一般耐受良好，但肾功能不良时慎用，以免引起肾功能衰竭或血钾过高。

三、用药原则

（1）老年人降压治疗应当遵循个体化原则，降压药物应从小剂量开始，降压速度不宜过快，应逐渐降压，密切观察药物反应，争取 3 个月内血压达标。为了有效地防止靶器官损害，要求 24h 内血压稳定于目标范围内，积极推荐使用每天给药 1 次而药效能维持 24h 的长效药物。

（2）老年高血压患者常有多种疾病并存，多同时存在其他心血管危险因素和（或）靶器官损害，应慎重选择治疗药物，用药后应密切观察疗效及不良反应，避免矫枉过正。

（3）为使降压疗效增大而不增加不良反应，可以采用两种不同作用机制的降压药物联合治疗。实际治疗过程中多数老年患者需要联合应用两种以上降压药物才能逐步达到降压目标。

（4）老年人降压治疗时应测量立位血压评估降压治疗的体位效应，避免直立性低血压及过度降压治疗。存在直立性低血压时应根据立位血压判断血压是否达标。

（5）动态血压监测有助于了解血压波动情况，条件允许时可作为老年高血压诊断及疗效监测的常规检查项目。

（6）对于 65～79 岁老年人降压目标＜140/90mmHg，如患者可耐受，可降至＜130/80mmHg；80 岁及以上高龄老年人降压目标＜150/90mmHg。并存多种共病或老年综合征患者降压目标需个体化，衰弱患者 SBP 目标＜150mmHg，应不＜130mmHg。

第二节　抗心力衰竭药

近年来随着人口老龄化，老年人心力衰竭的发病率也有增加趋势，研究表明每增加 10 岁心力衰竭发生率就增加大约 1 倍，年龄超过 65 岁的老年人中，心力衰竭的发生率约为 1%，心力衰竭住院的患者约 80% 年龄大于 65 岁，心力衰竭在很大程度上可以说是老年病，心力衰竭又是造成老年人死亡的常见原因。与非老年人的心力衰竭相比，老年人心力衰竭有其自身特点。第一，老年人心力衰竭发生于心脏老化性改变的基础上，心脏功能的代偿能力下降，可影响心力衰竭的进展过程；第二，随着年龄增长，合并的心脏疾病和非心脏性疾病逐渐增多。因此，老年人心力衰竭的病因更加复杂，更常由多种病因引起。

心力衰竭的现有治疗指南对于无其他伴随疾病的 80 岁老人仍然适用，但老年患者在应用时仍应十分谨慎。老年心力衰竭患者往往存在多种基础疾病而需要同时服用多种药物，不同种类的药物之间存在相互影响，易导致药物不良反应的发生。

一、药代动力学

老年人胃肠蠕动和胃肠血流减低，胃内 pH 升高，这种年龄相关性的变化可能会减少口服药物的吸收，肠蠕动的减低会延长药物的吸收，结果老年人对药物吸收的总量并无明显影响。心力衰竭患者胃肠道黏膜淤血、水肿，会进一步影响口服药物的吸收。随着年龄增长去脂肪体重和体液会随之减少而脂肪则会增加，因此导致药物分布容积发生改变。由于肝肾清除率随年龄增长而减低，药物的清除会受到不同程度的影响。鉴于老年患者生理功能及药代动力学特点，在应用药物治疗时小剂量开始应用，应缓慢调整剂量直到最大耐受剂量，治疗方案尽可能简化，如选用每日一次的给药方案，并注意药物之间的相互作用。

1. 利尿剂

是治疗老年患者心力衰竭的一线药物。老年心力衰竭患者几乎都存在不同程度的水钠潴留，适当利尿，减轻水钠潴留，减少血容量，减轻心脏容量负荷，既可以缓解心力衰竭症状，又可以增加心脏工作效率。但是老年人体液较少，远侧肾单位吸收钠的能力下降，过度利尿时，钠的丢失增多，容易引起脱水，导致血压下降，血液浓缩，血栓形成。因此，对于多数老年心力衰竭患者，若非在心力衰竭急性加重时，在应用利尿剂的同时，液体入量不必严格限制。利尿剂的剂量宜小，通常采用留钾和排钾利尿剂联合用药，缓慢利尿，依患者情况调整剂量。老年心力衰竭患者利尿量以每日 1500mL 左右、体重减轻 0.5～1kg/d 为宜，一般先选用中等强度利尿剂。噻嗪类利尿剂如氢氯噻嗪可用于治疗老年轻度心力衰竭患者。对于中、重度心力衰竭的老年患者，应采用髓袢利尿剂如呋塞米或布美他尼治疗。保钾利尿剂螺内酯除了具有利尿作用外，还具有良好的心血管系统保护作用，包括改善逆转心力衰竭患者心室重塑、降低患者病死率和住院率，改善患者预后。

2. 正性肌力药

包括强心苷类和非强心苷类正性肌力药。强心苷类：适用于中、重度心力衰竭尤其是合并心房颤动伴快速心室率的心力衰竭患者。不主张早期应用，不推荐应用于 NYHA Ⅰ 级患者，应与 ACEI/ARB、利尿剂及 β 受体阻滞剂联用。老年人应用强心苷类应遵循个体化原则，采用维持量给药法，以地高辛最为常用。其起始和维持量为每日 0.125～0.25mg。超过 70 岁，有肾功能损害或体重较轻的患者应以低剂量（每日 0.125mg 或 0.125mg 隔日 1 次）起始。非强心苷类正性肌力药：磷酸二酯酶抑制剂常用包括米力农和氨力农等，老年心力衰竭伴有舒张功能障碍应用其他药物效果不佳时，本类药有一定疗效。多巴胺受体激动药包括多巴胺和多巴酚丁胺，主要适用于心力衰竭急性恶化的患者，对利尿剂、地高辛和血管扩张药联合治疗无效的心力衰竭患者，老年人心脏手术后心肌抑制所致的急性收缩性心力衰竭，以及心脏移植前的终末期心力衰竭。钙增敏剂左西孟旦可用于治疗急性和失代偿性心力衰竭，半衰期为 80h，可通过增加收缩蛋白对钙的敏感性、开放 ATP 依赖钾通道和抑制磷酸二酯酶 -3，起到较强的正性肌力和外周血管扩张作用，此外，左西孟旦还具有抗炎和抗凋亡的作用。

3. 血管扩张药

通过扩张血管减轻心脏前后负荷，减少心肌耗氧量，改善患者临床症状，改善心功能。老年心力衰竭患者由于长期胃肠淤血，吸收不良，低蛋白血症，造成血浆胶体渗透压降低，此时若应用血管扩张药，可使血管内液外渗，加重水肿。适当提高胶体渗透压后再用血管扩张药，并同时加用利尿剂可获得满意效果。由于老年人对血压的自身调节能力较差，使用血管扩张药时易出现低血压，故在应用血管扩张药时应密切监测血压，防血压明显下降造成重要脏器灌注不良。用药应从小剂量开始，据病情状况逐渐增加剂量。

4. 血管紧张素转换酶抑制剂

老年心力衰竭患者应该在纠正血钠和血容量后从小剂量起始给予 ACEI。对于较易发生严重低血压的老年患者在起始应用 ACEI 最初 2 周和调整 ACEI 或利尿药剂量时应该密切监测血压变化。对于老年尤其是伴有轻度肾动脉损伤的患者应密切监测肾功能变化。

5. 血管紧张素 II 受体拮抗剂

耐受性优于 ACEI，更适用于老年心力衰竭患者，在应用的最初 2 周及调整剂量时应及时对血压、肾功能及血钾进行评价。

6. 醛固酮受体拮抗剂

目前应用最广泛的为螺内酯。主要风险为高血钾，尤其在肾功能不全时更易发生，因此对于老年患者，如果肌酐清除率＜ 50mL/min 应将螺内酯剂量减至每日 12.5mg，如果肌酐清除率＜ 30mL/min，则不应继续予醛固酮受体拮抗药治疗。第二代醛固酮受体拮抗剂代表药物依普利酮，是一种新的高度选择性的醛固酮受体阻断剂，与螺内酯相比，提高了对盐皮质激素受体的选择性，且几乎无性激素相关副作用，具有更广泛的应用前景。第三代醛固酮受体拮抗剂——finerenone（非奈利酮），是一个比螺内酯的受体选择性更大、受体亲和力比依普利酮更好的醛固酮受体拮抗剂，通过有效的抗炎抗纤维化作用，已获得美国 FDA 批准，可用于降低 T_2DM 合并 CKD 成人患者 eGFR 持续下降、终末期肾病、心血管死亡、非致死性心肌梗死和因心力衰竭住院的风险。

7. β 受体阻滞剂

对于老年心力衰竭患者应从非常小的剂量开始应用，在数周或数月内缓慢加量，靶剂量美托洛尔 75mg 每日 2 次，卡维地洛 25mg 每日 2 次，比索洛尔 10mg 每日 1 次。β 受体阻滞剂常见不良反应（如头晕和直立性低血压）在老年人群中比较常见，老年人群较易发生慢性阻塞性肺疾病，因此在这部分人群中应用 β 受体阻滞剂会有所顾忌。大多数慢性阻塞性肺疾病患者应用 β 受体阻滞剂不会发生反应性支气管痉挛，并且耐受很好。

8. 血管紧张素受体脑啡肽酶抑制剂（ARNI）类

诺欣妥是一种血管紧张素受体脑啡肽酶抑制剂（ARNI）类药物，主要由缬沙坦和沙库巴曲按 1∶1 的比例结合而成，二者以钠盐复合物的形式存在，通过阻滞血管紧张素 Ⅱ 受体和抑制中性内肽酶，发挥舒张血管、预防和逆转心血管重构、促尿钠排泄等作用。LBQ657 是沙库巴曲唯一的代谢产物，食物对沙库巴曲缬沙坦在人体中暴露量没有显著影响，餐前餐后均可服用，口服沙库巴曲缬沙坦的生物利用度 ≥ 60%，可很快被吸收。沙库巴曲缬沙坦主要经尿液排泄。沙库巴曲缬沙坦对 CYP 酶基本没有影响，一般不与经过 CYP 酶代谢的药物发生药物相互作用。主要药效学指标（cGMP、血浆肾素和血管紧张素 Ⅱ）均在给药后 4 h 升高。沙库巴曲缬沙坦可以显著降低心力衰竭患者的 NT-proBNP 水平。

9. 钠 - 葡萄糖协同转运蛋白 2（SGLT-2）抑制剂

SGLT-2 抑制剂目前不仅用于 2 型糖尿病患者，而且被批准用于独立于糖尿病状态的心衰治疗，在我国上市的主要有达格列净、卡格列净、恩格列净、艾托格列净。绝对口服生物利用度在 70%～80%，1～2h 达峰，血浆蛋白结合率在 80%～95%，根据心衰患者基线血压、体重、血容量、血糖、肾功能等因素，起始治疗时药物剂量可酌情减半，不推荐超目标剂量 SGLT-2 抑制剂治疗心衰。通常安全性和耐受性良好，且具有肾脏保护、利尿和减轻高钾血症的作用，有利于 β 受体阻滞剂和 RAAS 抑制剂的起始、耐受和持久作用。处于恶病质状态的心衰患者，不建议使用 SGLT-2 抑制剂治疗。

10. 可溶性鸟苷酸环化酶（sGC）激动剂

sGC 激动剂维立西呱提供了一种通过增加细胞内环磷酸鸟苷（cGMP）水平来改善射血分数降低性心衰患者预后的新机制，安全性及耐受性良好，维立西呱在血浆中的蓄积量高达 155%～171%，大约 6 天后达到稳态血药浓度，绝对生物利用度为 93%，血药浓度达峰时间为 1h，与食物同服 10mg 后，达峰时间增至 4h，与血浆蛋白结合率约为 98%，在心衰患者中的半衰期为 30h，大约 53% 通过尿液排泄，45% 通过粪便排泄，药物相互作用风险小，适用于多种合并症心力衰竭患者的联合药物治疗。

二、药效学

（1）利药剂　老年人调节水、盐、酸、碱平衡功能较差，应用利尿剂时，应密切观察，避免水盐失衡。同时老年人对血压调节功能降低，因此应用β受体阻滞剂、利尿剂等降压药时注意直立性低血压的发生。虽然由于老年人肾功能减退而噻嗪类药物的疗效可能减低，但不良反应则可能增加，易失钾，还常有失水和低血压。因此，老年人用利尿剂剂量应适宜，需定期监测血清电解质，注意直立性血压的改变。

（2）β受体阻滞剂　老年人的β_1受体的结合力减弱，因此，β受体阻滞剂对β_1肾上腺素受体的阻滞作用也相应减弱，故要达到与年轻人相同的β_1受体的阻滞作用需要增加剂量；相反，增龄对β_2受体影响较小。因此，对β肾上腺素能作用而言，β受体阻滞剂药代动力学变化受药效动力学变化的抵消，实际应用中无需调整剂量。老年高血压患者口服β受体阻滞剂时应从常规剂量的$1/8 \sim 1/4$开始服用，服药后应密切观察血压、心率的改变，确认无不良反应后再逐渐增加剂量。

（3）血管紧张素转换酶抑制剂　老年人对血管紧张素转换酶抑制剂一般耐受良好，但肾功能不良时慎用，以免引起肾功能衰竭或血钾过高。

三、用药原则

由于老年心衰患者体质差异大，临床合并症多，药物治疗应遵循个体化原则，去除原发疾病和诱发因素（常见有感染、高血压、甲亢、心律失常、贫血、电解质紊乱等）尤其适用于急性心衰的治疗。减轻心脏负荷，首先控制钠的摄入，给予利尿剂和扩血管药物。老年患者避免大剂量快速利尿，以免造成低血压、影响重要脏器灌注。增加心肌收缩力，正性肌力药物能提高心排血量，如洋地黄制剂。改善防止心室扩大，纠正血流动力学的异常。应用β受体阻滞剂和 ACEI 类药物，能缓解慢性心衰的症状，改善预后，降低心衰患者的住院率和死亡率。

第三节　抗心律失常药

心律失常在老年人常见而又多发，既可作为心血管或心外疾病的临床表现，也可发生于心脏正常的人，因此并非每位心律失常患者都有器质性心脏病。心律失常有各种类型，并非每种类型都需要药物治疗。老年人往往同时患有多种疾病，治疗时应用药物品种也较多。因此，老年人合理使用抗心律失常药物，显得尤为重要。在给老年人使用抗心律失常药物时，不仅要了解心律失常的类型和由此产生的临床症状，还应熟知老年人的生理功能及药物代谢动力学改变对药物作用的影响，才能合理使用抗心律失常药物，确保临床安全有效地用药。

一、药代动力学

　　随着年龄的增长，老年人各脏器的组织结构和生理功能逐渐出现退行性改变，如老年人胃肠黏膜萎缩，肌张力下降，胃肠蠕动减弱，胃排空速度减慢使药物进入小肠延迟，药物在小肠中吸收减慢。由于老年人细胞功能减退，体液总量也随增龄而减少，细胞内液比细胞外液减少更明显，脂肪组织也随增龄而增加，非脂肪组织却随增龄而减少，结果造成老年人体内水溶性药物分布容积减少，脂溶性药物分布容积增加。如脂溶性药物毛花苷C、胺碘酮、利多卡因等因在老年人体内分布容积增大，更易在体内蓄积而出现中毒反应。肝脏是药物代谢的主要器官。随着年龄的增长，肝脏也发生多方面的变化。肝血流量从30岁后每年减少0.3%～1.5%，在65岁时减少达40%。老年人肝微粒体酶活性下降，需经肝脏代谢的药物如地高辛、利尿药、胺碘酮、普萘洛尔等，服药后的肝清除率均降低、半衰期延长、血药浓度升高，毒性反应增加。因此，老年人服用以上药物，剂量都应适当减少，并密切观察其不良反应。同时随着增龄老年人肾实质重量减少，肾血流量降低，肾小球滤过率减少，肾小管的分泌能力下降，直接影响到老年人体内药物在肾脏的排泄，使药物在体内蓄积，血药浓度升高，消除半衰期延长，比非老年人更易发生药物副作用。以上这些药代动力学的改变，直接影响着心肌组织特别是对心电生理作用的药物浓度及有效药物浓度维持的时间，从而影响药物的疗效和药物不良反应的发生。因此，在老年人中选用抗心律失常药物时，应考虑其药代动力学的特点，因人施药，以取得最佳疗效和最少的不良反应。

　　根据药物不同的电生理作用分为四类。①Ⅰ类药物：阻滞快钠通道，降低0相上升速率，减慢心肌传导，有效地终止钠通道依赖的折返。Ⅰ类药物根据药物与通道作用动力学和阻滞强度的不同又可分为Ⅰa、Ⅰb和Ⅰc类。代表药物Ⅰa有奎尼丁、丙吡胺、普鲁卡因胺，Ⅰb有利多卡因、苯妥英、美西律、妥卡尼。Ⅰc有氟卡尼、普罗帕酮。②Ⅱ类药物：阻滞β肾上腺素受体，降低交感神经效应，减轻由β受体介导的心律失常。药物有普萘洛尔、美托洛尔等。③Ⅲ类药物：基本为钾通道阻滞剂，延长心肌细胞动作电位时程，延长复极时间，延长有效不应期，有效地终止各种微折返，因此能有效地防颤、抗颤。代表药物胺碘酮。④Ⅳ类药物：钙通道阻滞剂，主要阻滞心肌细胞Ica-L。Ica-L介导的兴奋-收缩耦联，减慢窦房结和房室结构的传导，对早后除极和晚后除极电位及Ica-L参与的心律失常有治疗作用。常用的药物有异搏定（维拉帕米）和地尔硫䓬。

二、药效学

　　详细了解老年人的既往病史、全身各器官系统的功能状况，尤其是肝肾功能等，这对药物选择十分重要。详细了解老年人的既往用药情况，比如用药种类、药物剂量、用药时间、用药反应等。严格掌握用药指征。老年人往往身患多种疾病，常常同时服用多种药物，药物作用相互干扰，增加副作用的发生率。慎重掌握用药剂量。老年人对药物耐受性低，一般开始剂量要小，可用一般成人药物剂量的 $1/3\sim1/2$，然后视诊疗情况缓慢增加。急性病例，开始用药可稍大，一旦病情好转及时酌情调整剂量。避免长期用药，以免产生蓄积中毒。密切观察治疗过程中的病情变化，因为一方面人体对药物的反应可有明显的个体差异，尤其是老年人，年龄相同而机体的衰老程度却有很大的差异。另一方面，水、电解质及酸碱平衡情况，甚至周围环境都会对用药产生影响。充分注意到同时服用的各药物之间的相互作用。一方面是药效学的相互作用，另一方面是药物代谢动力学的相互作用，如分布、排泄方面的影响，选择合适的配伍方案。对于室性早搏偶发，无症状，且无器质性心脏病的老年人一般不需特殊治疗。

三、用药原则

1. 明确心律失常的治疗目的

首先评估药物治疗的必要性，对于无器质性心脏病或无明显症状、不影响预后的心律失常患者，多不需治疗。老年人生物利用度下降，药物分布下降，有效药物浓度增加，药代动力学速率减慢，老年人药物不良反应发生率增加。因此老年心律失常患者治疗目的应是缓解症状或减少心律失常对心功能和心肌缺血等的影响，重视药物的安全性。

2. 兼顾基础心脏疾病的治疗

除危及生命的心律失常外，多数情况下，基础心脏病、心功能或心肌缺血是决定预后的因素。心律失常的治疗需在基础疾病已有的治疗证据和指南基础上，权衡心律失常治疗的重要性和紧迫性；着重考虑可改善预后的综合治疗措施，如房颤时的抗凝治疗等。

3. 正确选用抗心律失常药物

依据药物的抗心律失常谱，当多种药物存在相似作用时，需考虑器质性心脏病及其严重程度和药物不良反应。对于急性及血流动力学不稳定的心律失常，重点考虑药物的有效性，尽快终止或改善心律失常，必要时联合电复律；慢性心律失常的长期治疗多考虑抗心律失常药物的安全性以及与基础疾病药物治疗的协同性。避免影响或忽视基础疾病的治疗而过度使用抗心律失常药物或因顾虑药物不良反应而不用药或给药剂量不足。

4. 协调药物治疗与非药物治疗

符合非药物治疗适应证者，应根据指南进行推荐，药物用于提高疗效或减少植入式心律转复除颤器（ICD）放电等；血流动力学不稳定时，主要考虑电转复/除颤或起搏等。无法或不能接受非药物治疗者，应根据疾病和药物的特点，使用有效且安全的药物。

第四节　抗血小板和抗凝药

血栓栓塞性疾病包括动脉粥样硬化基础上形成的动脉血栓栓塞、心房颤动合并附壁血栓的栓塞并发症以及静脉血栓栓塞所导致的器官组织缺血和/或坏死。随着社会的发展和人口老龄化的进程，血栓栓塞性疾病的发病率逐年增加。据世界卫生组织统计，全球每年有 1500 万人死于血栓栓塞性疾病。据统计我国每年的发病人数有 1000 万，病死人数有 100 万，致残率也很高。血栓形成是导致心、脑和外周血管事件的最后关键环节，是致死和致残的直接原因，没有血栓就没有心血管事件。急性冠脉综合征（ACS）和房颤是双联抗血小板治疗或抗凝治疗（合称为抗栓治疗）的常见适应证，常见于老年人群。1/3 以上的急性心肌梗死住院病例和 2/3 的心肌梗死死亡病例发生于 75 岁以上的老年人，此外，老年人常伴有多种疾病及多器官变化，影响药物吸收与代谢，发生出血性和缺血性事件的风险增加，且常服用多种药物，对治疗的依从性较差，给抗栓治疗带来很大挑战。因此，熟悉老年人常用抗血小板抗凝药物，采取积极有效的抗栓治疗，对降低心脑血管疾病发病率及减少并发症意义重大。

一、药代动力学

随着年龄的增长，血液中凝血因子水平及活性会发生不同程度的变化，血管也会发生淀粉样变性，导致出血风险增加。此外，老年人肝肾等脏器功能的衰退及各种器官的老化均会影响药物在体内的代谢过程。老年人胃排空延迟，胃 pH 值轻度增加，血流量减少，致药物吸收稍微降低，pH 敏感药物的生物利用度/溶解度有差异。老年患者体脂增加和/或肌肉比例降低，总水分降低 10%～15%，致脂溶性药物半衰期延长，水溶性药物血浆浓度升高，同时血清白蛋白下降约 10%，导致与血浆蛋白结合率高的酸性药物游离型浓度升高。老年患者肝脏血流量降低 30%～50%，致首关代谢减弱，部分凝血 I 阶段酶受损，凝血 II 阶段酶一般不受影响，肾脏血流量降低，肾小球滤过率下降，致肾脏清除能力下降。

1.抗血小板药物

主要通过抑制血小板的黏附、聚集和释放功能从而抑制血栓形成。按作用机制大致可分为 4 类。

（1）阿司匹林　是一种非可逆性血小板环氧合酶抑制剂，大量研究报道已证实阿司匹林可用于心血管事件的二级预防，常规剂量为 75～100mg/d。目前，阿司匹林应用于老年患者的一级预防，获益风险比尚不明确。

（2）血小板二磷酸腺苷（ADP）受体拮抗剂 目前常见的 ADP 受体拮抗剂主要有氯吡格雷、普拉格雷和替格瑞洛等。氯吡格雷适用于 ACS 和经皮冠状动脉介入治疗（PCI）患者，推荐剂量为 75mg/d 维持治疗。对于年龄 ≥ 75 岁接受溶栓治疗的急性 ST 段抬高型心肌梗死（STEMI）患者，不推荐使用 300mg 的负荷剂量。替格瑞洛适用于 ACS 患者，一日 2 次，每次 90mg，哮喘、慢性阻塞性肺疾病（COPD）或严重窦房结功能不全患者慎用替格瑞洛，既往有脑出血病史者禁用替格瑞洛。普拉格雷不可用于 75 岁以上，体重低或有短暂性脑缺血发作或卒中病史的患者。

（3）血小板蛋白酶活化受体 -1（PAR-1）拮抗剂 沃拉帕沙是 FDA 批准上市的首个 PAR-1 拮抗剂，适用于心肌梗死后或患有外周血管疾病（PAD）的患者，一日 2.5mg，老年人慎用沃拉帕沙，既往有卒中、TIA 或脑出血史者禁用沃拉帕沙。

（4）血小板 Gp Ⅱ b/ Ⅲ a 受体拮抗剂（GPI） GPI 通过与 Gp Ⅱ b/ Ⅲ a 受体结合从而抑制血小板聚集和血栓形成，是一类高效特异性强的抗血小板药物，如阿昔单抗、依替巴肽和替罗非班等。其中，阿昔单抗和依替巴肽适用于高危 PCI 患者，使用过程中需根据患者体重调整药物剂量，患者肌酐清除率（CrCl）＜ 15mL/min 时应慎用阿昔单抗，血液透析者禁用阿昔单抗；患者 CrCl 为 30～50mL/min 时，依替巴肽用量应减半，CrCl ＜ 30mL/min 者禁用依替巴肽。替罗非班适用于高危 PCI 或 ACS 患者，患者 CrCl ＜ 30mL/min 时，替罗非班剂量应减半。

2. 抗凝药物

主要通过抑制凝血酶的生成和（或）活性，减少凝血酶作用的底物（如纤维蛋白原）来达到抗凝目的。老年人是心房颤动（房颤）及血栓栓塞事件的高危人群，房颤时伴随凝血因子水平升高、血小板活性增高及内皮功能损害等高凝状态，明显增加血栓栓塞事件的风险，但口服抗凝药的同时能增加出血风险，年龄 ≥ 75 岁更是出血的独立危险因素，抗凝治疗时应谨慎。抗凝药可简单分为凝血酶间接抑制剂和凝血酶直接抑制剂。

（1）凝血酶间接抑制剂 普通肝素直接静脉注射可立即起效，皮下注射于 20～60min 内起效，3～4h 后凝血时间恢复正常。出血是治疗中最常见和最主要的并发症，老年、心功能不全、肺功能不良等有一定影响。肝素诱导的血小板减少症（HIT）常发生于应用普通肝素 2 天至 2 周。肾功能不全患者不需减量，要严密监测 APTT 并保持在正常值 2 倍左右及活化凝血时间（ACT）在 480～600s，高危人群应监测血小板计数。低分子肝素是肝素的有效片段，对血小板聚集功能的影响较普通肝素小，较少发生出血并发症，半衰期长达 3～5h。磺达肝癸钠，不影响 APTT、ACT、PT 及 INR，安全性较好，无需严密监测，主要通过肾脏排泄，老年人应在一定程度上监测肌酐清除率。香豆素类口服抗凝药，华法林，口服吸收好，生物利用度高，口服 90min 后血药浓度可达到高峰，半衰期为 36～42h，在血浆中几乎百分之百与血浆蛋白结合。几乎完全通过肝脏进行代谢，若老年患者肝脏出现问题，对华法林的代谢会有影响。代谢产物主要通过肾脏排泄,一般不进入胆汁,以原形的形式从尿排出的华法林非常少,因此肾功能不全一般不需要调整华法林的剂量,甚至透析的患者也不需要调整剂量。对于 > 60 岁的老年人对华法林的抗凝反应可能比 PT/INR 显示的要强,尤其 75 岁以上的老年人,适当减低 INR 的水平,可达到一样的抗凝效果,建议老年患者 INR 维持在 1.6～2.5 较为安全有效。

（2）凝血酶直接抑制剂　利伐沙班,口服吸收好,生物利用度 60%～80%,起效时间 2.5～4h,半衰期 5～9h,经肝肾清除,部分经 CY3A4 代谢,肌酐清除率为 15～29mL/min 时慎用, < 15mL/min 时禁用。达比加群酯,生物利用度仅 5%～6%,起效时间 2h。一次给药半衰期为 8h,连续给药达 17h。主要经肾脏原形代谢（80%）,粪便排泄 6%,注意治疗期间的肝损害,中等肾功能损害时减量,明显肾功能损害时禁忌,老年患者（ > 75 岁）或中度肾损害者,至少每年复查 1 次肾功能。阿加曲班,半衰期 39～51min,不受年龄、性别和肾功能的影响,联合用药不需调整剂量,停药后 APTT 在 2～4h 内恢复到正常。主要经过肝脏清除,适用于肾功能损伤及依赖血液透析的终末期肾病患者。比伐卢定,半衰期为 35～40min,作用时间短暂且可逆,可安全应用于肾功能不全者,能够显著降低出血并发症。阿哌沙班在 10mg 剂量范围内,绝对生物利用度约为 50%,口服后吸收迅速,3～4h 达到最大浓度,可在进餐时或非进餐时服用。在 10mg 剂量范围内,阿哌沙班呈线性药代动力学特征,呈剂量依赖性,与血浆蛋白结合率约为 87%,主要通过 CYP3A4/5 代谢,半衰期约 12h,可通过多种途径代谢,约 25% 以代谢产物形式出现,绝大多数在粪便中检出。推荐剂量为 5mg/ 次,2 次 / 日口服,对于年龄 > 80 岁,体重 < 60kg,或血清肌酐 > 1.5mg/dL,则推荐使用小剂量 2.5mg,每日 2 次。甲苯磺酸艾多沙班,口服后起效迅速,服药后 1～2h 达到最大浓度,60mg 的片剂绝对生物利用度约为 62%,药物吸收受食物影响较小,可单独服用也可与食物同服。艾多沙班口服制剂给药半衰期为 10～14h,72h 可达稳态血药浓度,通过 CYP 途径代谢不足 4%,因此较少有药物相互作用,一天一次,使用简单方便,有利于改善患者依从性。艾多沙班是 P- 糖蛋白（P-gp）的底物,与 P-gp 抑制剂（环孢素、决奈达隆、红霉素和酮康唑）合用时,需将用药剂量减半,与胺碘酮、奎尼丁及维拉帕米合用时无须减量。艾多沙班也是目前新型口服抗凝药物中唯一与决奈达隆、伊曲康唑、酮康唑或伏立康唑合用较为安全的药物。75 岁以上的老年患者使用艾多沙班仍是受益的,与华法林相比出血风险仍然更低。

二、药效学

随着年龄的增长,多种凝血相关因素在老年患者群体中发生变化。老年人群凝血因子的水平和活动性出血明显变化,成为心血管疾病高危因素,纤维蛋白原、凝血因子Ⅶ、F Ⅷ、凝血酶激活纤溶抑制物显著增加,从而体内形成促血栓低纤溶内环境。内皮功能失调、炎症反应、氧化应激与抗氧化失衡,血液流变学随年龄增加也受到破坏。老年患者器官会出现一系列特有的变化，肝血流减少、细胞色素 P450 活性降低、肾功能减弱，均影响抗栓药物的药效学。

老年患者的药效学呈多样性改变，尤其高龄患者的药物代谢、药效、副作用均呈多样性改变，临床较难预测，主要包括：①胃肠功能的降低与药物吸收降低有关；②身体成分的改变与药物全身分布的改变有关；③肝脏功能下降与首剂效应改变、药物起效及代谢变化有关；④肾脏功能降低与肾脏对药物的清除效率降低有关，并易发肾脏损伤。同时老年患者合并症多，多伴有其他疾病，如脑卒中 /TIA、糖尿病、肾功能不全等，合并多种心血管疾病危险因素，更易发生急性出血或血栓事件；同时服用多种药物，如口服抗凝药、ARB 类、地高辛等，联合服用多种药物如抗血小板药物导致出血风险增高。

三、用药原则

（1）高龄本身不是抗栓治疗的禁忌，老年高危患者的绝对获益更大。

（2）老年患者抗栓治疗需要慎重平衡获益及风险，房颤抗凝治疗建议使用 $CHADS_2$/CHA_2DS_2-VASc 评分和 HAS-BLED 评分。

（3）注意患者的肝肾功能，并且可考虑减少药物剂量。

（4）关注药物间的相互作用，比如华法林和胺碘酮，避免 NSAIDs 和糖皮质激素。

（5）老年患者需要更加严密的用药监测，控制好血压，尤其对于使用维生素 K 拮抗剂（VKA）的患者要求在治疗范围内的时间（TTR）> 70%。

（6）抗凝治疗可以优先考虑新型口服抗凝药。

（7）对于合并急性冠脉综合征的患者，三联抗栓的时间越短越好，其具体时程需根据急诊 /择期 PCI、出血风险、支架类型（DES/BMS）等综合考虑，可以考虑使用 PPI 预防消化道出血。

（8）在抗栓过程中，应充分考虑患者整体情况，在保证抗缺血效果的情况下，给予作用温和的药物种类并及时调整药物剂量，制订个体化的抗栓治疗方案，并密切长期随访。

（袁春菊）

参考文献

[1] Aronow W S, Fleg J L, Pepine C J, et al. ACCF/AHA 2011 expert consensus document on hypertension in the elderly. J Am Coll Cardiol, 2011, 57(20): 2037−2114.

[2] Shahin M H, Johnson J A. Mechanisms and pharmacogenetic signals underlying thiazide diuretics blood pressure response. Curr Opin Pharmacol, 2016, 27: 31−37.

[3] Edwyn O, Cruz L, Dien Y, et al. Angiotensinogen suppression: a new tool to treat cardiovascular and renal disease. Hypertension, 2022, 79(10): 2115−2126.

[4] Abraham Hazel M A, White C M, White W B, et al. The comparative efficacy and safety of the angiotensin receptor blockers in the management of hypertension and other cardiovascular diseases. Drug Saf, 2015, 38(1): 33-54.

[5] Li H, Xu T Y, Li Y, et al. Role of α1 - blockers in the current management of hypertension. J Clin Hypertens, 2022, 24(9): 1180-1186.

[6] Groenewegen A, Rutten F H, Mosterd A, et al. Epidemiology of heart failure.Eur J Heart Fail, 2022, 22(8): 1342-1356.

[7] Bouchez S, Fedete F, Giannakoulas G, et al. Levosimendan in acute and advanced heart failure: an expert perspective on posology and therapeutic application. Cardiovasc Drugs Ther, 2018, 32(6): 617-624.

[8] Mohebi R, Liu Y X, Michael Felker G, et al. Prediction of left ventricular ejection fraction change following treatment with sacubitril/valsartan. JACC: Heart Failure, 2023, 11(1): 44-54.

[9] 中国心力衰竭中心联盟专家委员会. 心力衰竭SGLT2抑制剂临床应用的中国专家共识. 临床心血管病杂志, 2022, 38(08): 599-605.

[10] 贾晓艳, 安晋阳, 彭可玲, 等. 可溶性鸟苷酸环化酶激动剂治疗射血分数保留性心力衰竭的研究进展. 心血管病学进展. 2022, 43(2): 141-145.

[11] Steinberg B A, Broderick S H, Lopes R D, et al. Use of antiarrhythmic drug therapy and clinical outcomes in older patients with concomitant atrial fibrillation and coronary artery disease.Europace, 2014, 16(9): 1284-1290.

[12] Ono K, Iwasaki Y, Akao M, et al. JCS/JHRS 2020 guideline on pharmaco therapy of cardiac arrhythmias.J Arrhythm. 2022, 38(6): 833-973.

[13] Ochi A, Adachi T, Inokuchi K, et al.Effects of aging on the coagulation fibrinolytic system in outpatients of the cardiovascular department. Clinical Trial, 2016, 80(10): 2133-2140.

[14] Serebruany V L, Fortmann S D. The FDA report on vorapaxar in the elderly: A convoluted dilemma. Int J Cardiol, 2015, 201: 601-603.

[15] Dannenberg L, Wolff G, Naguib D. Safety and efficacy of tirofiban in STEMI-patients.Int J Cardiol, 2019, 274: 35-39.

[16] Yamashita T, Suzuki S, Inoue H. Two-year outcomes of more than 30 000 elderly patients with atrial fibrillation: results from the All Nippon AF In the Elderly(ANAFIE)Registry. Eur Heart J Qual Care Clin Outcomes, 2022, 8(2): 202-213.

[17] Silvestri F, Pasca S, Labombarda A, et al.Safety of fondaparinux in the prevention of venous thromboembolism in elderly medical patients: results of a single-center, retrospective study. Minerva Med, 2014, 105(3): 221-228.

[18] Bereznicki L R, Peterson G M, Jackson S L, et al. The risks of warfarin use in the elderly. Expert Opin Drug Saf, 2006, 5(3): 417-431.

[19] Zhang X, Cai Q Y, Wang X H, et al. Current use of rivaroxaban in elderly patients with venous thromboembolism(VTE). J Thromb Thrombolysis, 2021, 52(3): 863-871.

[20] Erez A, Golovchiner G, Klempfner R, et al. Safety of high-dose dabigatran in elderly and younger patients with a low bleeding risk: a prospective observational study. Cardiology, 2021, 146(5): 641-645.

[21] Li J, Liu X Y, Ma S C, et al. Effectiveness and safety of bivalirudin in elderly patients with coronary artery disease undergoing percutaneous coronary intervention: A real-world study. Catheter Cardiovasc Interv, 2022, 99Suppl 1: 1448-1455.

[22] Byon W, Garonzik S, Boyd R A, et al. Apixaban: A clinical pharmacokinetic and pharmacodynamic review. Clin Pharmacokinet, 2019, 58(10): 1265-1279.

[23] Srinivasan S, Ajmal M, Pecci C, et al. Edoxaban in cardiovascular disease management: Review. Br J Clin Pharmacol, 2022, 88(2): 535-540.

第十六章
老年心血管疾病与
高同型半胱氨酸血症

第一节　高同型半胱氨酸血症概述

同型半胱氨酸（homocysteine，Hcy）是国内外公认的心脑血管疾病、神经精神疾病及出生缺陷的风险标志物。高同型半胱氨酸血症（Hhcy）可能是由于体内蛋白质过高，或者可能由于维生素 B_{12} 和维生素 B_6 缺乏而引起，分为轻、中、重度，同型半胱氨酸值分别为 $10\sim30\mu mol/L$、$31\sim100\mu mol/L$ 及大于 $100\mu mol/L$。本病是一类可治疗的代谢性疾病，通过饮食、药物等综合干预，绝大多数预后较好。

早在 20 世纪 60 年代末，Mc Cully 就从病理上发现高胱氨酸尿症和胱硫醚尿症患者早期即可发生全身动脉粥样硬化和血栓形成，70 年代初他又通过动物模型证实同型半胱氨酸在血中蓄积可导致类似血管损害，直到 80 年代人们确定高同型半胱氨酸血症是动脉粥样硬化和冠心病的一个独立危险因素。

一、Hcy 的代谢过程

Hcy 是甲硫氨酸的中间代谢产物，在体内由甲硫氨酸转甲基后生成，有两种去路，一是 Hcy 可在胱硫醚缩合酶（CBS）和胱硫醚酶的催化下生成半胱氨酸，需要维生素 B_6 的参与，或经巯基氧化结合生成高胱氨酸，另外 Hcy 还可在叶酸和维生素 B_{12} 的辅助作用下再甲基化重新合成甲硫氨酸，此过程需甲硫氨酸合成酶（MS）的催化，并且必须有 N5- 甲基四氢叶酸作为甲基的供体，后者是四氢叶酸经 5，10- 甲基四氢叶酸还原酶（MTHFR）催化而产生。

二、存在形式及测定

Hcy 在体内主要以还原型、胱氨酸（氧化型）、高半胱氨酸 - 高半胱氨酸及高半胱氨酸 - 胱氨酸二硫化物混合氧化型等形式存在，在血浆中有游离和蛋白结合体两种，前者占 20%，后者与清蛋白结合，占 70%～80%，所有统称为总 Hcy。有人发现不同情况下游离形式和蛋白结合体可重新分布，较高的温度或储存时间较长，则高半胱氨酸迅速与蛋白结合，而游离体含量很少。血液离体后红细胞仍可不断地释放 Hcy 到细胞外液中，因此一般研究均以测定血浆标本为主，并且采血后应及时分离测定或冰冻。Hcy 测定过去曾用氨基酸分析仪测定，比较复杂且不稳定，20 世纪 80 年代开始应用高压液相色谱技术（HPLC）检测，质控稳定，应用广泛。Hcy 的正常参考值随测定方法和种族人群的不同而有所不同，一般正常空腹血浆总 Hcy 水平为 $5\sim10\mu mol/L$。

三、影响因素

1. 性别和年龄

血浆总 Hcy 水平存在男女性别差异，可能与雌激素调节 Hcy 的代谢有关，研究发现女性的水平低于男性。既往有研究应用 HPLC 检测健康男性血浆总 Hcy 水平为（9.26±1.88）μmol/L，女性水平为（7.85±2.29）μmol/L。绝经前女性水平 [（8.9±1.0）μmol/L] 低于绝经后女性水平 [（10.2±2.5）μmol/L]，因此有人认为绝经前女性较低的 Hcy 酸水平是防止动脉粥样硬化和心血管疾病的预防因素之一。年龄越大其 Hcy 水平越高。

2. 饮食和药物

高动物蛋白饮食中甲硫氨酸含量较高，摄入过多易引起 Hcy 水平升高，蔬菜和水果中叶酸和 B 族维生素含量高，往往有助于降低 Hcy 水平。药物中如长期口服避孕药的女性易致维生素 B_6 缺乏，甲氨蝶呤、三乙酸氮尿苷等抗肿瘤药物由于抑制叶酸代谢可引起 Hcy 水平升高，而青霉胺可降低血浆 Hcy 水平。

3. 某些疾病状态

慢性肾功能不全患者血浆 Hcy 水平升高，并且与血清肌酐值呈正相关。接受肾脏移植的患者测定 Hcy 水平也高于正常对照组。甲状腺功能减退、肝病、银屑病等患者均可有轻中度 Hcy 水平升高。

第二节　流行病学

心血管疾病（cardiovascular disease，CVD）是危害各国人民健康的主要疾病，在我国列死因顺位首位。以往流行病学研究显示，相当比例的人群血浆 Hcy 呈轻中度升高，可能是致死性或非致死性 CVD 的另一独立危险因素。

一、遗传流行病学研究

甲基四氢叶酸还原酶（methylenetetrahydrofolate reductase，MTHFR）热敏感性基因型突变，可引起血浆 Hcy 升高，是否也可能增加 CVD 危险性的问题是学者们关注的另一重点。父母患有 CVD 的儿童，其血浆 Hcy 显著高于父母未患 CVD 的儿童；父母有 CVD 史的儿童，MTHFR 纯合突变率高于对照组。静脉血栓栓塞患者，MTHFR 纯合突变率为 28.8%，正常对照组为 7.7%，OR 为 1.82。MTHFR 基因纯合突变可能是 CVD 的一个轻度的危险因子。但一项含 6000 多例患者和正常对照人群基因型资料的荟萃分析，未能证实 MTHFR 基因型与 CVD 有关。虽然 MTHFR 基因型与血浆 Hcy 升高有关，但纯合突变与 CVD 危险性无关，OR 在 0.8～1.1 之间波动。MTHFR 基因的纯合突变是否是 CVD 的独立危险因素，尚待进一步研究证实。有人认为人群中 MTHFR 基因纯合突变率相对较低，且只有在叶酸缺乏的情况下才会引起血浆 Hcy 升高，这可能是目前相关研究得到阴性结果的部分原因。

二、营养流行病学研究

除遗传因素外，叶酸、维生素 B_6、维生素 B_{12} 营养状况是影响血浆 Hcy 水平的另一重要因素。心肌梗死患者叶酸、维生素 B_6、维生素 B_{12} 膳食摄入量及其血液水平低于正常对照组。低叶酸、维生素 B_6、维生素 B_{12} 人群 CVD 危险性分别为 1.50［CI：1.03～2.2］、1.84［CI：1.39～2.42］及 1.19［CI：0.80～1.76］。有前瞻性研究结果证实，低叶酸人群死于 CVD 的相对危险性为 1.69［CI：1.10～2.61］，血清叶酸与 CVD 危险性呈负相关。多种维生素服用者及膳食中叶酸、B 族维生素摄入量较高者，CVD 相对危险性为 0.76［CI：0.65～0.90］；叶酸或维生素 B_6 似乎只有在其摄入量高于现行推荐膳食供给量水平以上，才有可能起到预防 CVD 的作用。这些资料均显示膳食中叶酸和维生素 B_6、维生素 B_{12} 及其血液水平与 CVD 危险性呈负相关，这种相关性间接印证了 Hcy 与动脉粥样硬化性病变的关系。

三、实验流行病学研究

近年来有报道，增补叶酸和 B 族维生素，受试者与服用安慰剂组相比，血浆 Hcy 明显降低，且心电图运动试验异常率显著下降，OR 为 0.4，CI 为 0.17～0.93。多数流行病学研究资料显示，血浆 Hcy 和 CVD 之间存在着较强的、具有剂量反应效应的正相关关系，且相关性独立于其他 CVD 危险因素。多数遗传流行病学研究资料尚不能证实 Hcy 代谢相关酶基因突变与 CVD 危险性有关；但近年来大量研究表明高 Hcy 血症是动脉粥样硬化性血管疾病的独立危险因素，增补多种维生素治疗高 Hcy 血症的确可使 CVD 危险性降低，由于这种保健措施非常安全、经济、服用简便，非常值得在全球推广。

第三节 老年高同型半胱氨酸血症与心血管疾病

一、Hhcy 与冠心病

50 年前就有研究者利用高 Hcy 饮食制作动物模型，结果小鼠发生全身动脉粥样硬化，累及全身各处大、中、小动脉，导致各脏器如心、脑、肺、脾、肾等组织梗死。临床上发现高胱氨酸尿症患者早年多因全身动脉粥样硬化和血栓形成，死于脑梗死和心肌梗死，与其血中同型半胱氨酸水平升高有关。

近年来发现一些冠心病患者不存在传统的危险因素如高血压、高脂血症、糖尿病、吸烟等，其中轻、中度高同型半胱氨酸血症占一定比例，因此高同型半胱氨酸血症作为一种新的独立的动脉粥样硬化和冠心病危险因素，在近十年来备受人们关注。研究显示，10% 的冠心病患者与同型半胱氨酸升高有关，轻、中度 Hcy 水平升高可使心血管疾病死亡危险性增加 4～6 倍，血浆总 Hcy 水平每升高 5μmol/L 则冠心病危险性男性增加 60%，女性增加 80%，相对危险性男性为 1.6，女性为 1.8，相当于总胆固醇每升高 20mg/dL 的危险性，因此成为冠心病的一个独立危险因素。Stampfer 等对血浆高 Hcy 水平和心肌梗死危险性进行前瞻性研究，结果表明患者组 Hcy 水平高于对照组［分别为（11.1±4.0）mmol/mL 和（10.5±2.8）mmol/mL，P=0.03］，位于最高 5% 区间与 90% 以下区间的人群相对危险性为 3.1（95% 可信区间 1.3～6.9）。Arnesen 等研究表明冠心病患者组血清 Hcy 水平明显高于正常组［分别为（12.7±4.7）μmol/L 和（11.3±3.7）μmol/L，P=0.002］，血清 Hcy 水平每升高 4μmol/L 则冠心病相对危险性为 1.41。

血浆 Hcy 水平与冠状动脉病变血管的支数有一定关系，研究结果表明，单支、双支、多支血管病变的患者血浆 Hcy 水平呈逐级上升趋势，并且与血管病变的严重程度有关，冠状动脉狭窄≥99% 的患者血浆 Hcy 水平明显高于狭窄＜75% 的患者。血浆同型半胱氨酸水平还与冠心病患者的远期预后、生存率、病死率有关。

Hcy 水平升高引起动脉粥样硬化和冠心病的作用机制可能有以下几种。

1. 内皮毒性作用

Hcy 可引起内皮细胞损伤，尤其合并高血压时更易受损，并且破坏血管壁弹力层和胶原纤维。机制可能是：①自身氧化作用，产生羟自由基、过氧化氢等氧自由基，引起蛋白质损伤，酶、受体功能障碍，以及诱导产生应激蛋白，清除氧自由基的酶活性降低。②一氧化氮合成酶受到抑制，内皮依赖性血管舒张因子（EDRF）产生减少，生物活性下降，使内皮依赖性血管扩张作用严重受损。③内皮细胞表型发生改变，干扰纤溶酶原激活物的结合位点。④改变内皮细胞基因表达，诱导细胞凋亡。

2. 刺激血管平滑肌细胞增生

Hcy 可直接诱导血管平滑肌细胞增殖，与 *fos* 基因、*ras* 基因、促有丝分裂原、促丝裂素激酶等均有关，并通过信号转导方式，干扰血管平滑肌细胞的正常功能。

3. 致血栓作用

Hcy 促进血栓调节因子的表达，激活蛋白 C 和凝血因子Ⅻ、Ⅴ，血小板内前列腺素合成增加，从而促进血小板黏附和聚集。

4. 脂肪、糖、蛋白代谢紊乱

动脉内皮损伤，Hcy 可促进脂质沉积于动脉壁，泡沫细胞增加，还可改变动脉壁糖蛋白分子纤维化结构，促进斑块钙化，Hcy 可促进低密度脂蛋白氧化。

二、Hhcy 与高血压

高血压合并 Hhcy 通常被称为 H 型高血压，是我国高血压构成中的主要部分，占比 75%，若高血压患者合并 Hhcy，发生心血管事件的风险可成倍增加。高血压与高 Hcy 在导致脑卒中发病风险升高方面，具有显著的协同作用。美国数据显示，高血压与高 Hcy 同时存在，脑卒中风险男性增加 11.0 倍，女性增加 16.3 倍。中国人群高血压与高 Hcy 同时存在，脑卒中风险增加 11.7 倍。因此，研究老年高血压患者发生 Hhcy 的危险因素对于保障老年患者的健康具有重要意义。

有研究表明 Hcy 水平升高和高血压的发生、发展密切相关：高 Hcy 通过抑制体内内源性硫化氢的生成活化血管紧张素转换酶，产生血管紧张素 II 作用于血管紧张素 I 型受体，从而导致血压的升高及血管增生等一系列病理过程。

对无心脑血管病的高血压患者，建议在降压治疗的基础上联合补充叶酸；对有心脑血管病的患者同样推荐，因为没有证据支持补充叶酸有害；从治疗依从性以及经济效益比出发，对能够耐受者，推荐含有 0.8mg 叶酸的固定复方制剂降压药物；如果固定复方制剂使用后血压不能达标，可以联合使用其他种类降压药物，直至血压达标。

三、Hhcy 与高脂血症

临床上普遍认为高脂血症对急性心肌梗死以及脑梗死等心脑血管疾病的引发具有促进作用，它可使得动脉粥样硬化过程加快，从而危害患者身体健康。而 Hcy 水平在该疾病发展过程中扮演的作用较为关键，研究发现 Hcy 具有降低一氧化碳效果，对于内皮细胞能够起到间接或直接的损伤作用，同时还表现出抗动脉粥样硬化作用的相关因子生成效果，使得低密度脂蛋白发生氧化反应导致血管平滑肌缺氧以及持续性收缩，对于动脉粥样硬化起到促进作用。而多年来随着对 Hcy 的不断深入研究发现心血管疾病的独立致病因素基本可以确定为高水平的 Hcy。研究发现高水平 Hcy 与动脉粥样硬化以及血栓形成等具有紧密关联。发生机制：临床认为患者的血管内皮细胞和肝细胞的胆固醇、蛋白调节过程以及未折叠蛋白反应在 Hcy 作用下会得到活化，从而造成低密度脂蛋白氧化，打破了内源性固醇反应平衡，当动脉壁内出现脂质沉积时，会使得泡沫细胞上升。叶酸在中老年高脂血症患者也较为缺乏，该物质在 Hcy 代谢过程中扮演的作用也较为关键，可促使同型半胱氨酸转化为蛋氨酸并降低 Hcy 水平。总而言之，通过对 Hcy 以及叶酸进行检测后发现在中老年高脂血症患者中其与血脂水平关系密切，可作为在诊治时重要的参考指标。

第四节 防治

目前，有很多研究者从不同的研究视角对 Hhcy 的防治提出探讨。其中，近些年研究比较热门的是血液透析、维生素治疗、硫醇置换疗法、雌激素疗法、牛磺酸、甜菜碱以及联合血液净化疗法等。

一、叶酸、维生素对 Hhcy 的治疗作用

经过一系列研究发现 Hhcy 与维生素的摄入有很大相关性。叶酸、维生素 B_6、维生素 B_{12} 在很大程度上能降低血浆中 Hcy 的浓度，保护内皮细胞，防治血管粥样硬化。研究者经研究后发现叶酸可降低血浆 Hcy 的浓度，其机制可能是提供了 Hcy 转化为蛋氨酸所必需的叶酸盐，如补充足量的叶酸，可使叶酸盐含量增加从而使 Hcy 转化为蛋氨酸这一途径畅通无阻，进而降低血浆中 Hcy 的浓度。有研究对 421 例患者进行为期 4 年的临床治疗和随访后发现维生素 B_{12} 联合叶酸治疗可明显降低 Hcy 水平和稳定颈动脉斑块。由于叶酸和维生素 B_{12} 主要降低空腹 Hcy 浓度，而维生素 B_6 主要降低蛋氨酸负荷后的 Hcy 水平，故几种维生素联合应用效果更好。临床工作中应注意向患者做饮食指导，向患者介绍叶酸含量高的食物，如动物肝肾、菠菜、西蓝花、橙子、哈密瓜等，食物加热时间不宜过长，加热时间越长，叶酸损失就越多，蔬菜应尽量凉拌着吃。有研究表明螺旋藻（SP）也可大幅降低血浆中 Hcy 的浓度，原因可能为 SP 含各种成分，可能从各种途径来影响 Hcy 的代谢。

二、调血脂药物对 HHCY 的治疗作用

由于 Hcy 致动脉粥样硬化的可能机制之一为使脂质代谢紊乱，所以目前许多研究探讨了调血脂药在降 Hcy 中的作用。既往有研究在探讨阿托伐他汀在治疗不稳定型心绞痛短期内对 Hcy 影响时发现治疗前两组患者 Hcy 水平均较高，经过阿托伐他汀治疗 4 周后 Hcy 水平明显下降，而对照组经过常规治疗后 Hcy 水平略有下降，经过统计学软件分析差异有统计学意义。造成这种结果的可能原因考虑为 Hcy 自身氧化产生的氧自由基和过氧化氢导致低密度脂蛋白氧化；金属离子与巯基相互作用产生巯自由基，导致脂质代谢紊乱。有研究者研究辛伐他汀对高脂血

症患者的作用时发现单纯高脂血症患者组 Hcy 水平增高，与正常对照组比较差异无统计学意义，表明血脂与 Hcy 无明显相关性，高血脂与高 Hcy 可能是冠心病的两个独立危险因素。所以有学者认为对于伴随有高脂血症的 Hhcy，需在调血脂药物治疗的同时应用叶酸、维生素 B_6 等降 Hcy，才能取得较好的效果。

三、中成药对 Hhcy 的治疗作用

研究证明，中药在辨证论治思想的指导下，结合因人因地制宜对 Hhcy 进行治疗，不仅可以降低血浆 Hcy 的水平，而且在降低复发率、改善症状方面要优于单用西药，患者的依从性也相对来说更高。有研究表明银杏达莫不仅可以显著降低血浆 Hcy 水平，而且可以改善神经功能，因此在急性脑梗死患者的急性期早期应用银杏达莫可显著改善患者的神经功能损伤，其机制可能与清除自由基和抑制脂质过氧化有关，也可能和其减轻了细胞内钙超载有关。还有研究发现通心络能改善 Hcy 损伤血管内皮细胞基因表达谱，这些基因改变可能参与了细胞凋亡、氧化应激和凝血纤溶等过程，通心络作用的信号通路目前尚不明确，需进一步研究。更有研究发现脑缺血再灌注损伤可诱导 Hhcy 的发生进而刺激大鼠脑内的神经元异常表达 cyclin A 蛋白损伤脑细胞，天花粉及补阳还五汤均可减少 cyclinA 蛋白对脑组织的损伤，其机制可能是降低了血浆 Hcy 的浓度。疏血通注射液被发现具有改善微循环、降低血液黏度、抗血小板聚集、清除自由基等作用，可降低血浆 Hcy 的水平，为治疗心脑血管疾病提供了理论依据。加味黄连温胆汤可降低血浆 Hcy 水平，并有调脂作用，可预防和控制心脑血管疾病的发生与发展。

四、血液透析和腹膜透析对 Hhcy 的治疗作用

常规血液透析可以使血浆 Hcy 水平下降 25%～50%，腹膜透析也可以部分清除尿毒症患者的血浆 Hcy，减少心脑血管疾病等并发症的发生，但这并不能有效解除 Hhcy，在下一次透析前血浆中 Hcy 水平又再次升高。两种透析方法均不能有效控制尿毒症患者的 Hhcy，因此更应重视透析外的 Hcy 治疗。

五、硫醇置换疗法对 Hhcy 的治疗作用

血液中的 Hcy 有 70%～80% 是与蛋白质结合而存在的，其主要通过共价二硫键与白蛋白上的单个游离半胱氨酸结合，血液透析法清除的主要是血中游离的 Hcy。硫醇置换疗法是以含硫醇的药物代替 Hcy 与蛋白结合，从而增加血浆中能被透析掉的游离 Hcy。

六、遗传因素所致 Hhcy 的治疗

Hhcy 的一个很重要的形成机制是遗传因素。甜菜碱在遗传因素（如酶缺陷）所致的 Hhcy 的治疗中安全而有效。通过补充甜菜碱，一方面增加了底物的水平，另一方面增强了酶的活性，就可以保证蛋氨酸循环途径中以甜菜碱作为甲基供体这一途径畅通，促进 Hcy 转化为蛋氨酸，则可有效地降低血中 Hcy 的水平，达到治疗的目的。

七、通过拮抗 Hcy 的效应抗 Hhcy

这一类药不通过降低血浆 Hcy 的水平来达到治疗 Hhcy 的目的，而是通过直接拮抗 Hcy 对血管内皮的损伤来发挥保护血管的作用。牛磺酸是一种广谱的心血管细胞保护剂，和 Hcy 可相互调节和拮抗，牛磺酸不直接降低 Hcy 水平，但可通过拮抗 Hcy 的损伤效应来达到保护血管的目的。另有研究证实，硫化氢可显著拮抗 Hcy 的作用，保护血管组织和心肌免受损伤。金属硫蛋白（MT）是蛋氨酸代谢过程中的衍生物，外源性补给 MT 可呈剂量依赖性地拮抗 Hcy 对血管内皮细胞的损伤作用。盐酸氟桂利嗪虽然对血浆 Hcy 浓度无明显影响，但可拮抗 Hcy 造成的氧化应激及诱导黏附因子表达等过程，从而发挥保护血管内皮细胞的作用。此外通过实验证明雌激素能降低离体心脏的心率，增加其冠脉血流量，降低组织中内皮素的水平，而 Hcy 的作用刚好相反。二者同时使用，可以使上述指标恢复到对照组水平。因而可以看出雌激素对 Hcy 介导的快速损伤具有保护作用。

八、Hhcy 的预防

Hhcy 具有可治性和可预防性，故应重视其防治措施：首先在各年龄段筛查血浆高同型半胱氨酸，必要时做蛋氨酸负荷试验；日常饮食中增加富含叶酸、B 族维生素食物的摄入，可口服叶酸、B 族维生素制剂及甜菜碱、牛磺酸等药物治疗。基于本病的可治性，认识此病对于早期干预心脑血管病的危险因素，减少缺血性心脑血管病的发病有重要的临床意义。

九、Hhcy 者生活方式指导

（1）限制精制碳水化合物（如精米、精面）的摄入量，避免糖摄入过多，尽量选择吃血糖生成指数低的食物。

（2）少吃含饱和脂肪的红肉（猪肉、牛肉、羊肉等），每周最多吃 400g 红肉，可选择鱼肉替代红肉的摄入，多摄入植物蛋白类的食品，尽量多食用豆制品或豆类，多补充富含 ω-3 脂肪

的食物，如亚麻籽油、多脂鱼，或鱼油补充剂。

（3）多吃蔬菜、水果，丰富蔬菜水果品种的摄入，且食物加热时间不宜过长，加热时间越长，叶酸损失就越多，蔬菜应尽量凉拌着吃。

（4）坚持每周至少 5 次有氧运动（如快走、慢跑），每次 40min 左右。还可以选择为自己减压的活动，如太极、瑜伽、冥想等。

（5）戒烟、限酒、少茶，尽量避免饮用咖啡及含糖饮料，限盐并尽量避免食用油炸食品。

（6）每日服用符合国家标准的复合补充剂，补充剂中维生素和矿物质必须达到以下水平：维生素 B_1、维生素 B_2、维生素 B_6 至少 25mg，叶酸 200μg，维生素 B_{12} 至少 10μg，另外还必须含有维生素 A、维生素 D、维生素 C 1000mg 及镁、锰、锌、硒、铬等。如果 Hcy 高于 15μmol/L，则应加大各营养素的补充剂量：如叶酸（1200~2000μg）、维生素 B_{12}（1000~1500μg），维生素 B_6（75~100mg），维生素 B_2（20~50mg）。

（夏相宜）

参考文献

[1] 李东晓，张尧，张宏武，等．高同型半胱氨酸血症的诊断、治疗与预防专家共识．罕少疾病杂志，2022，29(6): 1-4.

[2] 黄祖雄，陈艳英，文诗勇．中老年高脂血症与叶酸、同型半胱氨酸水平的关系．名医，2020(4): 26-29.

[3] 李宗锋，李洪臣．中老年高脂血症患者同型半胱氨酸与维生素 B_{12} 及叶酸水平调查．中华实用诊断与治疗杂志，2014，28(5): 516-517.

[4] 李建平，卢新政，霍勇，等．H 型高血压诊断与治疗专家共识．中国实用内科杂志，2016，36(4): 295-299.

第十七章
老年心血管疾病
介入诊断与治疗

第一节　冠状动脉造影和左心室造影

—— 冠状动脉造影 ——

一、概述

冠状动脉粥样硬化性心脏病（冠心病）是影响老年人群健康的主要原因之一。其患病率随增龄而增加，我国高龄老年冠心病患者亦日益增多。根据《2015 年中国卫生和计划生育统计年鉴》，我国人群 2002—2014 年急性心肌梗死（AMI）病死率上升，并随增龄而增加，40 岁开始上升，其递增趋势近似于指数关系，80 岁及以上人群 AMI 病死率增加更为显著。因此，老年人群冠心病的及时诊断及防治任务日趋严峻。

老年人冠心病病程一般较长，慢性病者居多，冠脉病变较重且多支病变常见。而与年轻人相比，老年人无症状不典型心肌缺血较为常见。尽管无冠心病症状，当心电图发现异常缺血改变时，冠状动脉造影（CAG）则是诊断老年人冠心病的一种可靠手段。

冠状动脉造影的发展经历了三个阶段：第一阶段，非选择性冠状动脉造影使用猪尾巴导管，采用主动脉根部造影，使左、右冠状动脉同时显影。目前在一些情况下临床上仍然应用。其局限性就是造影剂不能充分充盈整个冠状动脉血管树，血管显示不够清晰。第二阶段，半选择性冠状动脉造影术改进为主动脉窦（Valsalva）内造影，分别显示左、右冠状动脉，造影结果优于非选择性造影，但由于其容易损伤到主动脉根部及瓣膜结构，目前临床应用很少。第三阶段，选择性冠状动脉造影将导管分别选择性插入左、右冠状动脉入口处，注射造影剂后左、右冠状动脉直接显影，这是目前临床最常用的造影技术。

根据冠状动脉造影结果，可以明确冠状动脉病变，选择治疗方案和判断预后。对于老年患者，往往合并多种基础疾病，血管条件差，出现各种并发症的风险高，因而在进行冠状动脉造影之前必须严格掌握冠状动脉造影的适应证和禁忌证。

二、冠状动脉造影的适应证

1. 稳定性冠心病（SCAD）

冠状动脉造影仍是 SCAD 诊断的"金标准"。高龄增加冠状动脉造影风险，然而，即使年龄＞ 75 岁的患者有生命危险的风险仍然＜ 0.2%，其他严重恶性事件的风险＜ 0.5%。法国一项队列研究入选了 522 例 80 岁以上诊断为冠心病的患者，其中 97 例为稳定型心绞痛，其余为ACS，但即使含有病情更复杂的急诊人群，这一队列单纯接受冠状动脉造影的患者仍未出现局部或全身并发症，表明冠状动脉造影在高龄人群仍较为安全。80岁以上患者冠状动脉造影适应证的掌握应更为严格。高龄患者肾功能减退，合并用药如二甲双胍等药物的比例高，故在冠状动脉造影围术期的处理应注意。

2018版《中国稳定性冠心病诊断与治疗指南》建议对无法进行负荷影像学检查、左心室射血分数（LVEF）＜50%且有典型心绞痛症状的患者，或从事特殊行业（如飞行员）的患者，CAG在SCAD的确诊或排除中有较高价值。经无创性检查危险分层后若需确定是否需行血运重建治疗，则应行CAG检查。对高验前概率（PTP）伴有典型性胸痛，或临床证据提示不良事件风险高的患者，可不进行无创性检查，直接行早期CAG以确立血运重建策略。CAG检查发现心外膜下冠状动脉直径狭窄超过50%，且患者有典型心绞痛症状或无创性检查显示患者有心肌缺血证据，可诊断为冠心病。对于诊断为SCAD的患者，冠状动脉造影用于其危险分层（见表17-1）。

表17-1　冠状动脉造影用于危险分层的推荐

推荐内容	推荐级别	证据水平
存在严重稳定型心绞痛（CCS Ⅲ级）或临床表现、提示事件高风险的患者建议行CAG，必要时行血流储备分数（FFR）测定来进行危险分层，尤其是药物治疗效果不明显时	Ⅰ	C
对心绞痛症状轻微（CCS Ⅰ～Ⅱ级）或无症状、正接受药物治疗的患者，若其无创性危险分层提示高危，为改善预后考虑行血运重建时建议行CAG，必要时行血流储备分数（FFR）测定来进行危险分层	Ⅰ	C
如果无创性检查不能明确诊断，或不同无创性检查手段结果出现矛盾，应考虑行CAG，必要时行血流储备分数（FFR）测定	Ⅱa	C

注：CAG为冠状动脉造影，CCS为加拿大心血管病学会。

2. 急性冠脉综合征（ACS）

老年ACS患者因其病变特点，病死率高于其他年龄组，一方面由于高龄患者ACS早期及时诊断比较困难；另一方面未给予理想的、及时的治疗，降低了治疗获益。由于老年患者进行前瞻性随机对照研究难度较大，目前只能结合最新的国内外相关指南和临床研究结果，形成共识性的意见。

老年患者ACS的发病机制与其他年龄组无区别，冠状动脉病变常呈现多支血管多部位弥漫病变的特点，临床表现为非ST段抬高型心肌梗死（NSTEMI）比例较高。此外老年患者出现典型心绞痛症状的比例低于其他年龄患者。由于患者本身的疼痛阈值变化、合并糖尿病等影响内脏感觉神经，以及因骨关节肌肉合并症而服用非甾体抗炎药物，加之消化系统、呼吸系统、神经系统的慢性疾病的干扰，多数老年患者不能明确是否发生心绞痛，甚至呈现无症状的ACS，因而常导致就诊延迟。所以高龄不应成为进行冠状动脉造影及介入治疗的禁忌。

3. 非心脏手术

随着我国人口结构的迅速老龄化，越来越多高龄患者需要实施非心脏手术，而这些患者同时合并已明确的或隐匿性冠心病的可能性也是人群中比例最高的。非心脏手术自身的危险也增加主要心血管事件发生的风险。运用正确、合理的术前评估手段将高龄冠心病患者进行危险程度分级，根据所要开展手术的危险分级，分别采取不同的诊疗处置方案，从而降低非心脏手术的风险，所以在术前应对其冠状动脉情况进行评价。需要进行冠状动脉造影的几种情况：①无创试验结果证实为预后不良的高危患者；②对适当的药物治疗没有反应的心绞痛患者。③接受中到高危的非心脏手术的不稳定型心绞痛患者，同时考虑接受手术的危险度。

4. 心脏瓣膜病

Ⅰ类推荐：严重瓣膜性心脏病合并下列情况，瓣膜术前推荐冠状动脉造影：既往冠心病病史、可疑心肌缺血、左心室功能障碍、40岁以上男性和绝经后女性、≥1项冠心病心血管风险因素（证据等级C）。评价继发性二尖瓣反流推荐冠状动脉造影（证据等级C）。

Ⅱa类推荐：严重瓣膜性心脏病但冠心病可能性低的患者，传统的冠状动脉造影检查不可行或高危，瓣膜手术前应该考虑行CT冠状动脉血管造影（证据等级C）。

5. 其他需要冠状动脉造影的情况

（1）已知或怀疑冠心病的情况下，可根据患者具体病情行冠状动脉造影检查。

（2）血运重建（PCI或CABG）后复发的部分患者，可根据患者具体病情行冠状动脉造影检查。

（3）血运重建（PCI或CABG）治疗患者的随访和管理中，可根据患者具体病情行冠状动脉造影检查。

三、冠状动脉造影的禁忌证

冠状动脉造影一般无绝对禁忌证；患者及其家属拒绝该检查或拒绝签署知情同意书，则属于绝对禁忌证。冠状动脉造影的相对禁忌证包括不明原因的发热、未治疗的感染、严重贫血、严重电解质紊乱、严重活动性出血、尚未控制的严重高血压、洋地黄中毒、以前有过造影剂过敏但是未用过糖皮质激素治疗、活动性脑卒中、主动脉瓣感染性心内膜炎、急性肾功能衰竭等。

四、冠状动脉造影的入路

选择动脉入路是冠状动脉造影和冠状动脉介入治疗能否顺利完成的关键步骤之一，不容忽视。由于经桡动脉介入诊疗途径的广泛开展，股动脉介入途径已逐渐为桡动脉途径所取代，但是对于部分高危患者，如左主干末段、分叉病变、严重钙化扭曲病变、慢性闭塞性病变、高龄、心功能不全等，股动脉不失为一条有效、便捷的途径，用以最大限度地保证患者及手术的安全。另外在临床工作中，也存在着太多的个体化原因，尤其是老年患者，不能耐受长时间的卧床，既往桡动脉穿刺而造成的损伤、周围动脉病变等，使穿刺途径减少。因而作为常规穿刺部位的补充，在部分情况下，远端桡动脉及肱动脉作为穿刺部位也是一种很好的选择。

五、冠状动脉造影常见并发症及防治

1. 经桡动脉途径

（1）桡动脉痉挛　常见于血管迂曲（特别是动脉环）、女性、高位桡动脉、存在动脉粥样硬化。此时需要安抚患者紧张情绪、避免多次反复穿刺、减小导管直径以预防桡动脉痉挛。使用解痉药物、适当应用镇静药物以缓解焦虑和（或）疼痛、使用超滑导丝或PTCA导丝通过扭曲和痉挛病变处，必要时需等待痉挛恢复。

（2）上肢动脉夹层、穿孔破裂、前臂血肿、骨筋膜室综合征　暴力操作导丝及导管通过血管容易造成上述情况。因而在操作器械阻力较大时及时动脉造影能够帮助明确诊断。加压包扎出血部位、脱水、消肿等治疗后血肿多可自行吸收。骨筋膜室综合征需及时行外科切开手术。夹层大部分可自行愈合，血管穿孔必要时需行带膜支架植入。

（3）桡动脉闭塞　鞘管置入损伤内膜导致桡动脉血栓形成，以及置入鞘管和拔除鞘管后止血压迫时间过长导致血流缓慢所致。绝大多数没有症状，无需处理。前臂疼痛、缺血患者可采取局部保暖、加压及给予止痛药物治疗，必要时开通闭塞血管。

（4）桡动脉假性动脉瘤　压迫时间过短、压迫部位不恰当易导致。超声指导下压迫假性动脉瘤。必要时外科手术治疗。

（5）桡动静脉瘘　穿刺贯通动静脉所致。围术期仔细观察，超声指导下及时加压包扎多可闭合。

2. 经股动脉途径

（1）穿刺部位局部血肿形成　肥胖、大直径鞘管、高强度抗栓、穿刺部位存在动脉粥样硬化和多次穿刺易出现，围术期仔细观察，及时压迫止血、术后加压包扎多可缓解。慢性期可热敷、理疗，必要时行外科手术。

（2）假性动脉瘤　穿刺点过低、压迫不当、血管闭合器失败、肥胖容易导致。需选择合适的穿刺部位，治疗方式包括超声指导下压迫瘤口、注射凝血酶，必要时外科修补。

（3）动静脉瘘　穿刺点过低、穿刺贯通动静脉导致，围术期仔细观察，超声指导下及时加压包扎，必要时需带膜支架植入或外科修补。

（4）腹膜后血肿　肥胖、穿刺点过高、不易压迫可增加腹膜后出血的风险，发现后及时扩容、输血、中和抗凝。必要时需植入带膜支架或外科手术。

（5）血管夹层、穿孔、破裂　暴力操作导丝、导管致血管夹层、闭塞，甚至穿孔、破裂。夹层可选择保守治疗，穿孔、破裂需中和抗凝，植入支架开通闭塞血管或边支弹簧圈栓塞、带膜支架覆盖穿孔处，必要时行外科手术。

（6）外周血栓形成、栓塞　压迫过度、鞘管留置过久。下肢制动过久易导致血栓形成、栓塞。适时压迫、制动，必要时抗凝。

（7）其他并发症　器械打折、断裂，心脏压塞，心律失常，急性心力衰竭，低血压，急性肾功能不全及过敏反应。

左心室造影

左心室造影检查是心脏有创血流动力学评价的重要组成部分，主要是为了解左心室的压力及功能形态。左心室造影检查能定性、定量评价室壁运动，定量评价左心室容积，射血分数，心肌肥厚程度及瓣膜反流情况。心脏的结构和功能会随着年龄的增长而出现异常，老年患者往往合并心脏功能及结构异常，尤其是瓣膜异常，左心室造影能更好地了解这些情况。

左心室造影的适应证包括：①左心室梗阻、占位性病变；②左心室增大性质待定；③先天性心脏病，非发绀型及发绀型复杂畸形；④主动脉瓣及二尖瓣病变；⑤冠心病。

其禁忌证包括：①对比剂和麻醉剂过敏；②严重心、肝、肾功能不全及其他严重的全身性疾病；③急性大面积心肌梗死病情危重或心力衰竭，顽固性心律失常者（尤其室性）；④发热，全身感染症状者，感染性心内膜炎瓣膜上有赘生物；⑤患者不合作；⑥近期卒中；⑦妊娠。

总之，老年人造影的适应证及禁忌证与其他年龄段人群无差异。但因老年人的特殊性，术者应严格手术操作规范。首先老年人常有动脉硬化、主动脉迂曲，因此造影插管操作时应尽量轻柔，提倡多用"J"形头导丝带动导管通过，拔出导管时不要猛拽，避免粥样硬化斑块脱落引起栓塞及造成血管内膜剥离或夹层；其次老年人多支血管病变常见，左心功能较差，术中发生严重心律失常较多；再者老年人听力下降，反应比较迟缓，造影前应耐心做好比较详细的解释说明，使其对造影过程及医生意图有大致的了解；另外术中要严格观察压力监测、心电图及神志情况。因此对老年人做冠状动脉造影术要求技术熟练，尽量减少操作时间，这对减少术中、术后并发症十分重要。

第二节　老年冠心病的介入治疗策略

随着介入技术及辅助药物治疗的进展，经皮冠状动脉介入治疗（PCI）已经成为一种常规、安全的血运重建手术，手术相关死亡率不足 0.5%。但老年患者往往冠状动脉为多支病变，常合并血管扭曲、钙化，甚至慢性闭塞病变，手术风险大。因此需要根据患者具体情况制订综合治疗方案。

一、稳定性冠心病

研究结果显示，与药物治疗比较，75 岁以上稳定性冠心病患者（平均 80 岁）再血管化治疗获益更多。PCI 治疗组早期 PCI 风险轻度升高，但是药物治疗组因为缺血症状加重或顽固不缓解造成的后期再住院和再血管化高达 50%，1 年时的病死率、症状及生活质量类似，4 年时早期 PCI 治疗组获益更多。对于高龄稳定性冠心病患者，在充分药物治疗基础上，如无缺血发作的证据，不建议积极行 PCI 治疗。如仍有反复心绞痛发作，PCI 治疗能够带来生活质量和生存率的获益，在个体化评估的前提下应持积极态度。

注意事项：①高龄稳定性冠心病患者应充分平衡风险，90 岁以上患者原则上不建议行介入诊断和治疗，以药物治疗为主，除非发生 ACS；②高龄冠心病患者常多支血管病变共存，有条件可采用冠状动脉血流储备分数、血管内超声等腔内影像检查，以解决罪犯血管为原则；③注意围术期的血糖、血压等管理，高龄患者建议常规采用桡动脉入路，同时注意预防对比剂肾病；④高龄患者治疗依从性差，后续接受抗凝治疗（如因心房颤动）、有创操作的概率增加，长期抗血小板治疗会造成出血风险增加，应根据情况个体化治疗，或者选择双联抗血小板治疗时间短的新型药物涂层支架或裸金属支架。

二、急性冠脉综合征

如果无禁忌证，高龄 STEMI 患者直接 PCI 是目前最有效的治疗手段。在不具备早期 PCI 条件或 PCI 明显延迟的情况下，建议及时转运至可以行早期 PCI 的医疗机构。《中国急性 ST 段抬高型心肌梗死诊断和治疗指南（2019）》中建议，对于 STEMI 合并心源性休克患者（即使发病超过 12h）直接 PCI 治疗，对于未接受早期再灌注治疗（发病超过 24h）、病变适宜 PCI 且有心源性休克或血流动力学不稳定的患者，行 PCI 治疗。如果病变不适宜 PCI，建议有条件的医疗单位考虑急诊 CABG 治疗。主动脉内球囊反搏支持下早期完成 PCI 或 CABG 治疗可改善患者的预后。研究结果显示，年龄 ≥ 75 岁的患者再血管化病死率低于常规药物治疗，NSTEMI 患者也应积极进行血运重建治疗。

三、介入无植入

老年患者往往基础疾病多，冠状动脉多为多支病变，血管条件差，手术难度大，风险也高。对于这类患者，临床上常遇到很多棘手的问题，比如：①血管细小严重狭窄，无法植入支架；②患者拒绝植入支架；③高出血风险，不能耐受双抗血小板，无法植入支架；④支架内再发严重狭窄者，植入支架再狭窄风险高危者。

随着介入无植入理念的深入，药物涂层球囊（DCB）在冠心病介入领域的应用也越来越广泛，另外随着切割球囊、棘突球囊、延伸导管在临床越来越多地应用，也为药物球囊的应用奠定了良好的基础。

药物球囊的优势如下。

（1）支架内再狭窄病变　国内外指南ⅠA类推荐。

（2）冠脉原位病变　DCB治疗冠脉小血管病变安全有效，长期疗效优于裸支架（BMS）或药物涂层支架（DES）；DCB治疗冠脉原位大血管病变仍处于探索阶段，临床研究虽然数量有限，但得出的结果较为一致，均显示DCB应用于冠脉原位大血管病变中安全有效。

（3）分叉病变　①分支血管使用DCB，主支血管使用DES；②主支和分支均使用DCB。③在临床实践中，可以尝试单纯DCB治疗分叉病变的策略，如果在预扩张阶段出现不良结果，则可以选择主支DES结合分支DCB策略。

（4）糖尿病患者　糖尿病患者冠状动脉病变更复杂、更弥漫、更长，冠状动脉血管扩张储备减少。DCB抗增殖药物分布十分均匀，可避免DES存在药物涂层分布不均匀及可能发生断裂的现象，避免DES可能导致的血小板聚集、支架血栓形成、炎症和支架内再狭窄。

（5）高出血风险的患者　DCB后抗血小板治疗（DAPT）的持续时间会进一步缩短。

（6）限期或需紧急行外科手术，术前需停用抗栓药物的患者　缩短DAPT时间，特殊情况下DCB后可使用单抗。

四、老年患者围术期需警惕的并发症

1. 急性肾损伤

临床实践中，可以观察到ACS患者因为多种原因出现肾功能在短期内不同程度的下降，影响急性肾损伤的危险因素包括：年龄、糖尿病、肌酐水平、左心室射血分数、心电图缺血表现。推荐在心功能允许下水化治疗预防造影剂肾病，但水化速度应个体化。对高危患者或慢性肾脏病3期以上的高龄患者视病情可考虑在PCI术后24h内进行血液滤过。

2. 心力衰竭和心源性休克

心力衰竭和心源性休克可出现在各种类型ACS的急性期，通常提示缺血范围大，冠状动脉病变严重，急诊再灌注治疗是最有效的治疗措施。对于严重肺水肿或心源性休克的患者，除药物治疗外，及时采用机械通气、主动脉内球囊反搏、左心室辅助装置或体外膜肺氧合术等治疗。

3. 心律失常

恶性室性心律常见于 ACS 急性期，一旦发生，建议首选电复律。药物治疗可联合使用 β 受体阻滞剂和胺碘酮，同时积极纠正电解质紊乱，排除临床易于引起室性心律失常的医源性因素。对于 ACS 发生 4 周后仍有恶性室性心动过速、心室颤动及猝死高风险的患者，建议植入式心律转复除颤器治疗。一过性的高度房室传导阻滞通常提示冠状动脉多支病变，可通过采用临时起搏器治疗，并尽早血运重建；符合永久性起搏器指征患者可择期安装。

五、冠状动脉介入治疗辅助技术选择

老年患者冠状动脉病变往往较为复杂，且合并其他脏器功能障碍，往往需要其他治疗辅助技术以帮助患者取得较好的治疗效果及预后。

1. 血管内超声（IVUS）

自 20 世纪 80 年代末该技术问世以来，随着设备及处理软件的不断发展，IVUS 目前在临床上得到广泛的应用，尤其是在冠状动脉疾病的介入诊断和治疗中成为重要辅助手段。

2. 光学相干断层成像（OCT）

自 2001 年开始国外首次报道 OCT 技术在人体冠状动脉内获得高清晰图形以来，OCT 技术在冠心病领域中的研究及应用越来越多，OCT 在冠心病介入诊疗领域中的地位不断提高。

OCT 可很好地判断 ACS 的罪犯病变机制，包括斑块破裂、斑块侵蚀、钙化结节、自发性冠状动脉夹层、冠状动脉痉挛等。识别罪犯病变类型，有助于指导临床选择合适的治疗策略及判断患者的临床预后。另外 OCT 相比 IVUS，可以更好地识别易损斑块特征，进而评价易损斑块的转归。同时能够更好地优化和指导 PCI，对于 PCI 术后的随访也有重要的作用。此外随着新型可吸收支架的应用，基于 OCT 的成像特点及优势，目前建议在生物可吸收支架植入及术后随访过程中应用 OCT。

3. 冠状动脉血流储备分数（FFR）

冠状动脉内血流速度和流量可准确反映心肌获得的血流量。FFR 是评估冠状动脉血流的功能和生理学指标。目前，《中国经皮冠状动脉介入治疗指南（2016）》和《2014 欧洲心脏病学会 / 欧洲心胸外科协会心肌血运重建指南》推荐等级均为（Ⅰ，A），《2011 美国心脏病学会基金会 / 美国心脏协会 / 美国心血管造影和介入联合会经皮冠状动脉介入治疗指南》推荐等级为（Ⅱa，A）。FFR 指导经皮冠状动脉介入治疗（PCI）可以改善患者预后，降低费用。因此 FFR 已经成为评判冠状动脉缺血的金标准。FFR 的理论正常值为 "1"。所有 FFR < 0.75 的病变均可诱发心肌缺血，而 90% 以上的 FFR > 0.80 的病变不会诱发心肌缺血。DEFER 研究显示

FFR ＜ 0.75 的病变进行 PCI，可明显改善患者的长期预后；而 FFR ≥ 0.75 的病变不能从 PCI 中获益。FAME 和 FAME Ⅱ 研究均使用 0.80 作为判断心肌缺血的界值。目前"0.80"是建议的 FFR 评估心肌缺血的参考标准，FFR ＜ 0.75 的病变宜行血运重建，FFR ＞ 0.80 的病变为药物治疗的指征。FFR 0.75～0.80 为"灰区"，术者可综合患者的临床情况及血管供血的重要性，决定是否进行血运重建。

4. 冠状动脉旋磨术（rotational atherectomy，RA）

RA 是在 20 世纪 80 年代初进行研制及开发的，1988 年 Fourrier 等完成了首例 RA。1993 年，RA 获得美国食品和药品管理局（FDA）批准。此后，RA 在临床上得到广泛应用。RA 作为经皮冠状动脉介入治疗（PCI）中的一项重要技术，随着 DES 的发展，RA 被重新定义为斑块修饰（plaque modification）的重要工具。斑块修饰强调通过旋磨头打磨钙化斑块之后形成新的通道。一方面 RA 开通的管腔方便后续治疗器械通过；另一方面 RA 能有效修饰钙化病变，有利于支架扩张和贴壁，减少钙化病变对 DES 上药物的剐蹭。RA 有效改变钙化斑块的顺应性，从而方便支架的输送和扩张，结合 DES，可改善远期预后。

近些年，随着国内 PCI 手术量的逐年增加，需要处理的复杂病例也越来越多；此外，人口老龄化带来的冠状动脉钙化病变比例随之升高，更多的钙化病变或一些复杂病变需要通过 RA 才能完成 PCI。因此，RA 也逐渐成为 PCI 术者所关注的技术。

RA 的适应证：①血管内膜严重钙化病变；②球囊无法通过或无法充分扩张病变。

其禁忌证包括：①旋磨导丝无法通过的病变；②明显富含血栓的病变；③静脉桥血管病变；④大于 90° 的成角病变；⑤严重螺旋性夹层。

5. 左心室辅助装置的选择及应用

目前临床应用较为广泛的有 4 种：IABP 系统、Tandemheart 系统、Impella 系统、ECMO 系统。国内大部分医院内，常用的主要是 IABP 系统及 ECMO 系统。

（1）IABP 系统　最早用于心脏外科手术。其作为机械循环辅助装置已应用近 50 年。IABP 临床应用最为广泛，也是首选的辅助方法之一。其设计原理主要是：当患者出现严重心功能不全时，动脉压力降低，无法维持重要脏器的灌注，同时造成冠状动脉灌注减少；此时即使给予充分的血管活性药物仍然难以奏效。若于降主动脉内置入球囊，在心脏收缩、主动脉瓣开放时球囊快速放气，造成空腔效应，则能够起到降低后负荷的作用，增加了心排血量，改善了重要脏器的血流灌注，增加尿量，同时伴有心率下降；而在心脏舒张开始、主动脉瓣关闭时球囊快速充气，增加了动脉舒张压，从而增加冠状动脉灌注。临床应用时应严格掌握其适应证和禁忌证。

IABP 的适应证：①各种原因引起的泵衰竭，包括急性心肌梗死并发心源性休克、围术期发生的心肌梗死、体外循环后低心排综合征、心脏挫伤、病毒性心肌炎、中毒性休克；②急性心肌梗死后并发症，如室间隔穿孔、二尖瓣反流、乳头肌断裂、大室壁瘤等；③内科治疗无效的不稳定型心绞痛；④缺血导致的顽固性室性心律失常；⑤适应证的扩展，包括左主干病变等高危患者介入治疗中的保护，高危患者或介入治疗失败患者的支持，冠状动脉旁路移植术，瓣膜置换等心外科手术的围术期支持，终末期心脏病患者行心脏移植或置入人工心脏前后的循环支持，高危心脏病患者施行重大非心脏手术的支持。

另外，置入 IABP 的时机非常重要，一旦患者符合适应证，应尽早置入 IABP，切忌拖延，否则往往不能奏效。

IABP 的禁忌证，包括主动脉夹层、降主动脉或髂动脉的严重狭窄或钙化、中度以上的主动脉瓣关闭不全、出血或不可逆性的脑损害、心脏病或其他疾病的终末期、严重的凝血机制障碍。

（2）ECMO 系统　ECMO 问世于 20 世纪 70 年代，通过心肺旁路途径将血流引至体外，经膜肺氧合后再灌注体内，主要用于心肺功能衰竭患者的循环及呼吸辅助治疗。ECMO 不依赖心脏功能和节律，即使在心脏停搏时也能提供完全循环支持。同样，临床应用时必须严格掌握其适应证和禁忌证。

ECMO 适应证：任何需要暂时性心肺支持的 PCI 患者，都是 ECMO 可能使用的对象，尤其是应用药物或 IABP 无效且血流动力学不稳定的 PCI 患者。其禁忌证包括不能全身抗凝及存在无法控制的出血、存在中重度慢性肺部疾病、恶性肿瘤、多脏器功能衰竭以及中枢神经系统损害等。

必须清楚，ECMO 的使用存在一定的并发症及局限性，表现在血小板数量减少及功能下降，增加弥散性血管内凝血、出血、溶血、血栓形成等风险。此外还可出现低钾血症、低镁血症、感染、末端肢体缺血、肺水肿及中枢神经系统受损等并发症。因此，ECMO 只适用短期循环支持，且增加心脏后负荷，部分患者可能出现脱机失败，但经 IABP 辅助 4～12h 后多可撤机。

第三节　永久起搏器植入术

一、概述

永久心脏起搏器是治疗各种原因引起的不可逆的心脏起搏和传导功能障碍性疾病的主要方法，同时心脏起搏也可用来终止或控制除房颤以外的心动过速，即抗心动过速起搏。目前的治疗方式为安装单腔、双腔起搏器，三腔（CRT/CRTD）及植入式心律转复除颤器（ICD），为心动过缓、传导阻滞、心动过速及心力衰竭的患者解除疾苦，也为难治性心力衰竭和反复发作危及生命的室性心动过速、室颤患者提供了新的治疗途径。

据报道，我国起搏器植入总数每年增长 15% 左右。随着社会老龄化及医疗水平的发展，起搏器在老年人群中植入数量逐年增加，所占比例超过所有起搏器植入患者总数的 76%。虽然永久起搏器植入手术本身难度不大，但由于老年患者特有的生理病理及心脏解剖方面的特征，与非老年患者比较，在植入起搏器的病因、安全性、疗效及长期预后方面呈现新的特点。首先，老年患者随着年龄增高，心脏的兴奋性增加而传导减慢，同时传导系统退行性病变逐渐加重。其次，高龄老年患者迷走神经张力往往增高，窦房结的自律性受抑制，容易出现缓慢心律失常。最后，高龄老人二尖瓣环可有退行性变及钙化，病变涉及传导系统可引起房室或束支传导阻滞。当前，病态窦房结综合征已成为老年患者起搏器植入的主要心律失常类型，而非老年人群则以传导阻滞为主。研究发现，植入起搏器患者的基础病依次为冠心病、高血压病及病因不明的情况，其中老年人群以冠心病为主，而非老年患者以高血压病为主。

二、永久起搏器植入术适应证及禁忌证

1. 永久起搏器植入术的适应证

永久起搏器植入术的适应证包括：①症状性心脏变时功能不全；②病态窦房结综合征或房室传导阻滞，心室率经常低于 50 次 / 分，有明确的临床症状，或清醒状态下间歇发生心室率＜ 40 次 / 分；或有长达 3s 的 RR 间期，虽无症状，也应考虑植入起搏器；③慢性双分支或三分支阻滞伴二度 II 型、高度或间歇性三度房室传导阻滞；④清醒状态下无症状性房颤患者，有长达 5s 的 RR 间期；⑤心脏手术后发生不可逆的高度或三度房室传导阻滞；⑥神经肌肉疾病导致的高度或三度房室传导阻滞，有或无症状；⑦有窦房结功能障碍和（或）房室传导阻滞的患者，因其他情况必须采用具有减慢心率的药物治疗时，应置入起搏器保证适当的心室率；⑧颈动脉窦刺激或压迫诱导的心室停搏＞ 3s 导致的反复晕厥。

2. CRT/CRTD 适应证

CRT/CRTD 的适应证包括：①窦性心律、LBBB，QRS 波时限≥ 150ms，尽管接受指南推荐的优化药物治疗，但 LVEF ≤ 35% 的症状性心衰患者，推荐植入有 / 无 ICD 功能的 CRT；②符合常规起搏适应证，预计心室起搏比例＞ 40%，LVEF ＜ 40% 的收缩功能下降的心衰患者，不论房颤与否，推荐植入 CRT。③窦性心律、LBBB、QS 时限 130～149ms，尽管接受指南推荐的优化药物治疗，但 LVEF ≤ 35% 的症状性心衰患者，推荐植入有 / 无 ICD 功能的 CRT；④窦性心律、非 LBBB、QRS 波时限≥ 150ms，尽管接受指南推荐的优化药物治疗，但 LVEF ≤ 35% 的症状性心衰患者，应该植入有 / 无 ICD 功能的 CRT；⑤房颤、QRS 波时限≥ 130ms，尽管接受指南推荐的优化药物治疗，但 LVEF ≤ 35% 的症状性心衰患者，若能保证双心室起搏或今后选择恢复窦性心律的治疗策略，应该植入有 / 无 ICD 功能的 CRT；⑥既

往已经植入传统起搏器或者 ICD 的心室起搏比例＞40% 患者，若心功能恶化 LVEF ≤ 35%，可以考虑升级到 CRT。

3. 永久起搏器植入术的禁忌证

手术的禁忌证包括心脏急性活动性病变，如急性心肌炎、心肌缺血，合并全身急性感染性疾病。

三、手术方法

永久起搏器植入术的手术方法，分以下几个步骤进行。

（1）局部麻醉　1% 利多卡因局部麻醉。

（2）静脉选择　可采用左或右锁骨下静脉或腋静脉穿刺法送入导引钢丝，并在透视下确认钢丝进入右心系统。

（3）囊袋制作　切开皮肤，分离皮下组织至胸大肌筋膜，并在切口下方制作与起搏器大小相适应的囊袋，注意彻底止血，避免术后血肿形成而增加起搏器囊袋感染机会。

（4）起搏导线置入及固定　沿导引钢丝送入扩张管和套管，拔除套管后，沿扩张管送入起搏导线进入右心房。分别将心房、心室起搏导线放置在合适位置。

（5）起搏参数测试　在脉宽 0.5ms 下心房起搏阈值≤ 1.5V，P 波振幅≥ 2mV；心室起搏阈值≤ 1.0V，R 波振幅≥ 5mV；阻抗一般在 300～1000Ω。

（6）导管定位后，令患者咳嗽或做深呼吸动作，以保证导管电极在心腔内位置稳定，张力合适。

（7）脉冲发生器的埋植　测试参数合适，并固定心房、心室起搏导线后，将导线与脉冲发生器连接，并埋于预先制作的囊袋中，逐层缝合。并注意观察心电图中有无起搏信号，并观察起搏、感知功能是否正常。

四、永久起搏器植入并发症

1. 术中并发症

（1）穿刺并发症　主要有血气胸、误刺颈内动脉至气管压迫、胸导管损伤、喉返神经或迷走神经损伤等。而老年人中，发生气胸比例明显增加，老年人多呈桶状胸，肋骨的走向发生改变，由青年时的从后上方向前下方斜行变成老年时的从后向前的水平走向，上部肋间隙变宽，引起肺上叶相对扩大，因而在进行静脉穿刺时易造成血气胸的发生。所以充分了解老年人的生理特征及其伴随疾病，积极做好术前准备，术中应用熟练的穿刺技术，减少反复多次操作，熟悉静脉的解剖结构，严格掌握穿刺要领可以最大程度避免上述并发症发生。

（2）术中心律失常　术中心律失常大多为导线刺激诱发，往往为一过性，解除刺激心律失常将自动终止。对本身为病态窦房结综合征和三度房室传导阻滞患者为安全起见应手术时经股静脉植入临时起搏器，防止术中出现心脏停搏。

（3）心肌穿孔　永久心脏起搏器导线柔软，极少造成心肌穿孔。若出现起搏器失灵、胸痛、胸闷应警惕心肌穿孔可能。X线透视可见导线顶端位于心影之外。此时回撤导线穿孔心肌多能自行闭合。撤回导线后应注意观察有无心包压塞，行心脏彩超检查可确诊。必要时行心包穿刺引流或外科修补。

（4）出血　以穿刺血管局部出血及囊袋内小动脉出血多见。老年患者多合并心脑血管疾病，术前长期服用抗血小板、抗凝药物，其凝血功能往往存在不同程度降低，且老年人皮下组织松弛，组织吸收功能差，血管不同程度硬化，血管弹性差，若术中小动脉结扎不牢固，止血不彻底，易于发生囊袋血肿，文献报道其发生率为 1.5%～1.9%。为防止囊袋血肿的发生，术前应停用阿司匹林、华法林等抗血小板、抗凝药物，术中仔细结扎血管，彻底止血，必要时加压包扎，局部使用止血药物，术后严密观察切口情况，对渗血较多或有波动感的血肿可考虑引流或穿刺抽取。术中应严格操作，止血彻底，术后切口沙袋压迫 6～8h，严密观察囊袋情况。

2. 术后并发症

（1）导线移位　导线移位是术后常见的并发症之一。文献报道老年人电极导线脱位的发生率为 1.5%～2.3%，其原因考虑为：①老年人本身的退行性改变导致心肌萎缩，心内膜纤维化，肌小梁变平使电极导线嵌顿困难，增加脱位风险；②置入起搏器的老年人多有冠心病心肌梗死病史，长期心肌缺血，也可导致心脏扩大，心内膜纤维化；③双极电极导线相对粗而硬，尤其是头部的硬度更大，在老年人萎缩的心肌和平坦的肌小梁上难于牢靠地嵌顿，造成电极导线的微脱位或游走；④术者操作不熟练导致早期电极脱位率增高。根据以上原因应采取相应措施：①做好术前检查和准备工作，对高龄、心脏过大、心内膜纤维化严重或有陈旧性心肌梗死病史老年患者，应用螺旋电极主动固定能减少电极脱位；②提高操作熟练程度，在术中除要确保电极导线的头端固定在正确的位置外，还要将电极导线在心内预留一定长度，避免张力过大导致脱位，嘱患者用力咳嗽、深呼吸或变动体位，复查各项参数是否变化；③重视在囊袋处固定电极，保证导线在囊袋内固定良好；④详细告知术后注意事项，避免上臂活动过大。对于＞80岁老年人，需要对患者右心室游离壁厚度进行认真评估，不能勉强将主动螺旋电极固定于右心室。导线移位可出现症状明显加重，如头晕、黑矇、晕厥。完全性导线移位 X 线检查可见导线离开原固定位置；不完全性移位 X 线检查不易发现。而心电图可见起搏和感知不良，甚至可见不感知和不起搏现象。手术复位是解决导线移位的唯一办法。

（2）囊袋出血　囊袋出血多发生于手术后当日至 1 周左右，大量出血时应该清创处理。慢性出血可用粗针头抽吸，可适当绷带加压，压沙袋4~6h，并使用抗生素预防感染。

（3）囊袋感染、破溃 感染是老年人起搏器术后最重且处理棘手的并发症。据报道其发生率为1%~1.1%，主要由以下原因引起：①老年人局部组织血运及愈合修复能力均较差，影响伤口愈合；②老年人免疫功能降低，全身营养状况差，多伴有全身其他系统疾病如糖尿病；③手术时间长，创伤大以及无菌操作不严格；④早期起搏器体积较大，患者较瘦，囊袋表面皮肤长期供血不良，以致皮肤变薄、破溃，由于起搏器作为异物存在，破溃的囊袋难于愈合。一旦感染，将发生囊袋脓肿、感染性心内膜炎等严重并发症。所以，术中需严格无菌操作，彻底止血，合并糖尿病患者术前必须控制血糖，在囊袋制备过程中，须紧贴筋膜层钝性分离，切忌粗暴操作，埋置起搏器的囊袋大小要合适。囊袋及起搏器感染时，应抽出积血做细菌培养，并在囊袋内注入抗生素，仍不奏效时切开排脓，慢性感染者应取出起搏器临时体外佩戴，经全身抗生素治疗痊愈后再改为对侧置入。若为感染性心内膜炎，则应多次抽血行血培养并大量、联合、长程使用抗生素控制感染。

（4）血栓形成 血栓形成是晚期并发症，其形成缓慢，多数无症状。上肢深静脉血栓形成患者给予华法林维持治疗3个月是必须和有效的。

（5）膈肌痉挛及术后手术侧肩周炎 膈肌痉挛是老年人术后常见的并发症之一，发生在术后第一天，大多由于术中电极定位偏向膈肌或纵隔部。常规应用10V电压进行起搏，以观察起搏时是否有膈肌或其他心外刺激存在。通过降低输出压，减慢频率，调整电极位置膈肌痉挛可消失。手术侧肩周炎的发生与术后肩关节制动有关，如果对患者解释不到位，有的患者会很长时间不敢运动手术侧肩关节，造成关节运动受限，但经适当活动均能逐渐恢复正常，应避免用电磁理疗，以免干扰起搏器的感知功能。

3. 与起搏器有关的并发症

（1）电池提前耗竭 起搏器植入后应定期随访，程控。电池提前耗竭主要表现为电源内阻升高，应及早更换起搏器。起搏器电池耗竭可以有多种心电图表现，心电图表现为起搏频率、感知、起搏异常或起搏方式的改变。

（2）导线绝缘不良和导线断裂 与起搏器导线的质量有关或电极受挤压磨损有关，主要见于锁骨下静脉置入的患者，建议术者采用腋静脉置入。

（3）起搏器频率奔放 起搏器内电路故障导致起搏器信号骤增至每分钟120~800次，甚至引起室颤，是最为严重的并发症。

（4）起搏器介导的心动过速 双腔起搏器以心房跟踪模式工作时，由于房室失同步，逆传P波在不应期外被心房感知，引起心室跟踪，并再次出现室房逆传，如此反复循环，形成起搏器介导的心动过速。终止起搏器介导的心动过速的方法有：①延长心房不应期；②缩短起搏器的房室延搁，减少房室结发生逆传可能；③降低心房电极感知灵敏度；④降低起搏器的上限频率，减慢心动过速时的心室频率；⑤程控将DDD模式改为VVI或DVI模式。

（5）起搏器综合征 起搏器综合征的症状和体征为非特异性。轻者仅有心悸、乏力、颈部搏动，症状明显者可有咳嗽、胸闷和胸痛，严重者表现为气短、头昏、夜间阵发性呼吸困难、端坐呼吸、精神改变，甚至晕厥和肺水肿，尤多为缓慢起病，也可急性发作。发生机制主要为老年人心脏储备能力较差，左心室顺应性差，当安置 VVI 起搏器后，心房同步收缩能力丧失，心排血量进一步下降，导致心功能恶化，发生起搏器综合征。如心律允许可安装或更换双腔起搏器，或者在一定范围内减慢起搏频率，鼓励自身房室顺序收缩。

总之，永久性人工心脏起搏技术经过 40 余年的发展，目前人工心脏起搏器安置技术日益成熟。起搏系统不断改进，临床适应证不断拓宽，这让起搏器治疗效果更加满意，相关并发症减少，安全性不断提高，但由于老年患者机体生理性衰老和脏器功能减退，且常合并多种疾病，耐受力及免疫力低下等原因，认为高龄患者手术风险相对较大，在安置心脏永久起搏器术中及术后并发症明显增多。因此术前的综合评估、术中规范的手术操作、术后密切观察随访尤为重要。

第四节 心律失常射频消融术

射频消融术在快速型心律失常的治疗当中占有着非常重要的地位。射频消融是指通过导管头端电极释放射频电流，在导管头端与局部的心肌心内膜间转化为热能，这样使特定的局部心肌组织变性坏死，从而达到改变该部位心肌自律性和传导性，实现治疗心律失常的目的。 由于老年患者心动过速发作史较长，且常合并有高血压、冠心病、糖尿病等器质性疾病，心脏储备功能降低，抗心律失常药物虽然有一定的疗效，但属非根治性治疗方法，长期服用需监测药物副作用。有的药物本身可致心律失常或因其他副作用导致老年患者不能耐受或长期依从性不高而使治疗受到限制。因此，射频消融治疗成了治疗快速型心律失常的重要治疗手段。

一、阵发性室上性心动过速

房室结折返性心动过速和房室折返性心动过速是临床上最常见的快速型阵发性室上性心律失常，射频消融是根治此类心律失常的首选方法，成功率在 90% 以上。但在老年人群中，由于其经常合并器质性心脏病和（或）其他系统疾患，心动过速时症状发作更重，可导致血流动力学不稳定，产生黑矇、晕厥、心绞痛、心衰等症状，因此射频消融对此类患者更为重要。由于此类患者基础情况差，不能长期耐受抗心律失常药物治疗，鉴于阵发性室上速射频消融的安全性及有效性，有人主张老年患者在条件许可的前提下首选导管消融治疗。目前研究显示，室上速的射频消融在老年人和非老年人之间，其安全性及有效性无显著差异；部分资料显示其在并发症方面略高于非老年患者，但差异无统计学意义。因此老年人行射频消融有效且安全。

老年人行导管消融有一定的特殊性，应注意以下事项：①老年人动脉硬化迂曲，消融导管操作过程中不灵活，不易到达消融靶点或导管旋转时过度张力造成移位。②老年人主动脉根部扩大及主动脉瓣弹性减弱，消融电极不易跨越主动脉瓣进入左心室，且进入左心室后旋转导管时又易将消融导管弹出。所以在老年组左侧消融时，建议采用穿间隔方法行左心房二尖瓣环侧消融，能提高成功率，降低手术时间，降低复发率，且能防止导管操作造成的动脉损伤、血栓、出血等并发症。③老年患者心脏储备功能普遍比非老年组降低，因此术前应尽量纠正心功能，术中应减少起搏标测及心动过速的诱发次数和持续时间，否则易诱发心绞痛、低血压等血流动力学改变。④部分老年人存在基础心脏病变，疑有冠心病患者射频导管消融前行冠脉造影，必要时行支架植入后，再射频导管消融，伴高血压、糖尿病患者应把血压、血糖控制在正常范围。⑤采用穿刺右颈内静脉途径放置冠状静脉窦电极导管，相对简便、安全，更适宜于老年伴有器质性心脏病患者。

总之，尽管射频导管消融的技术提高很快，具有安全性高、并发症低、成功率高的特点。但由于是侵入性操作，与年轻患者相比，老年患者发生危险的比例可能性增加，故对老年患者加强术前评估、术中严格规范的操作、术后严密观察尤为重要。

二、心房颤动

心房颤动（AF）是老年人最常见的快速型心律失常，可导致生活质量下降、心力衰竭和血栓栓塞等并发症，使老年患者致残率和死亡率明显增高。随着年龄的增长，心房颤动的发病率呈显著上升趋势，据临床统计，＞60岁的老年人群房颤的发病率＞1%，＞70岁人群发病率＞5%，＞80岁时可增加到10%。

AF的药物治疗包括转复并维持窦性心律、控制心室率和预防血栓栓塞并发症等，但治疗效果有限。老年心房纤颤多数发生在心血管疾病基础上，研究显示老年人心房纤颤最常见的病因仍为冠心病，但多同时合并有原发性高血压、糖尿病、心肌病变、窦房结功能低下或存在心肌梗死及慢性心功能不全等疾病，对抗心律失常药物的敏感性及耐受性降低，且有些老年患者依从性较差，因此，导管消融治疗房颤是一种很好的选择，也是近年来医学界的研究热点。经导管射频消融治疗AF近年进展较大，其主要进展为应用射频导管消融技术成功电隔离肺静脉有效治疗AF，其它进展包括消融典型心房扑动（房扑）治疗房扑合并AF、消融房室结加永久性起搏器植入治疗AF伴药物难以控制的快速心室率和（或）心力衰竭、改良房室结慢径治疗持续性AF伴快速心室率等。

研究表明，与预防和治疗AF的抗心律失常药物相比，导管消融术不但能有效预防AF的复发、改善患者的症状和生活质量，而且还能提高患者的生存率，导管消融已逐渐成为老年AF治疗的重要手段。Zado等7年多的时间里入选了1165例心房纤颤导管消融患者，并根据年龄分为 3 组：< 65 岁（n=948），65～75 岁（n=185），> 75 岁（n=32）。结果显示，经过 27 个月的随访，心房纤颤的控制率在 3 组间无差异（分别为 89%、84% 和 86%），主要并发症 3 组间亦无差异（分别为 1.6%、1.7% 和 2.9%）。该研究还显示虽然老年心房纤颤患者有较多的器质性心脏病和（或）原发性高血压，但与年轻患者相比，在老年患者中进行导管消融控制心房纤颤是有效的，也没有增加手术并发症的风险。另外 Lioni 等通过对比 ≥ 65 岁及 < 65 岁的 AF 患者导管消融中并发症出现的情况，发现其安全性与年龄无明显关系。本研究分析比较了出现的严重并发症，如心脏压塞、严重皮下血肿、动静脉瘘等，结果表明高龄老年组、年轻老年组与对照组严重并发症的比例差异无统计学意义。而且，高龄老年组、年轻老年组与对照组的手术时间与 X 线曝光时间也不存在明显差异。Bunch 等对高龄老年心房颤动患者行导管射频消融治疗的疗效进行研究，结果发现老年房颤患者仍能经导管射频消融治疗取得恢复窦性心律的疗效，同时并未增加手术并发症的风险。可见，导管消融治疗房颤对老年患者是安全有效的。

综上所述，目前研究已经证实导管消融同样适用于高龄老年 AF 患者，手术的成功率和安全性与年轻患者相近，能够显著改善老年 AF 患者的生活质量，同时能够显著降低大量服用抗心律失常及抗凝药物带来的不良反应。

三、室性心律失常

室性心律失常在老年人中非常普遍，发病率很高，尤其是在结构性心脏病中，发病率更高。室性早搏随年龄而增加，35～50 岁人群的发生率为 19%，60～65 岁人群增至 81%。50% 的老年人有复杂的室性心律失常发生（如多形性、成对室性早搏，室速）。老年人的个体差异比较大，在 > 60 岁人群中，70%～80% 患有室性心律失常，大部分可能没有症状。但冠心病患者多合并复杂的室性心律失常和心源性猝死。

1. 室性早搏（PVC）

室性早搏是临床工作中经常遇到的一种室性心律失常。偶发室早常见于心脏结构正常的个体，通常无生命危险，预后良好；而频发室早可引起心慌、胸闷、疲劳等明显症状，常是潜在的心脏基质异常的标志。尽管极少数特发性"良性"室早可诱发恶性室性心律失常如多形性室速或室颤，然而潜在的心脏疾病仍是频发室早预后不良的最主要危险因素。对于频发室早的老年患者（> 500 次 24h），应排除潜在的结构性心脏病，如缺血性心脏病或肺源性心脏病。负荷 > 20% 是全因死亡和心血管高危因素，需要强化对患者的随访。

对于无结构性心脏病的室早患者，治疗策略不宜过于积极，经医师反复解释并告知室早的良性特征后患者临床症状仍不缓解者可给予适当治疗，对于合并结构性心脏病的室早患者，尽管症状也可成为治疗室早的依据，但更应侧重于结构性心脏病的治疗。对于症状明显、起源稳定、早搏形态单一的频发室早患者，可以推荐导管消融治疗，目前实践已证明采用射频消融治疗室早的方法安全、有效，可达到根治目的。但具体室早负荷多少为导管消融的最强适应证尚无定论，实践中大多以＞10000次24h为筛选标准。

因频发室早导致心脏扩大、心功能下降，且室早根除后心功能改善、心脏扩大逆转，排除其他原因与其他类型的心肌病后，可诊断为室早诱导性心肌病。对于室早诱导性心肌病患者，应积极推荐导管消融，以期根治室早，改善心脏功能。

2. 室性心动过速（VT）

起源于房室束分叉以下的异位激动，连续≥3个，频率≥100次/分，QRS波时限≥0.12s，称室性心动过速（室速，VT）。持续时间＜30s，且血流动力学稳定、能够直行终止，称非持续性VT，典型的非持续性室速一般由3～10个室性心律组成，心室率多在100～200次/分；VT发作持续≥30s，或虽未达30s但有血流动力学障碍，称持续性VT；VT每次发作的QRS波相同而稳定称单形性VT；VT一次发作中有两种或更多种形态，称多形性VT。约90%的VT有结构性心脏病或明确的病因；约10%的VT无结构性心脏病临床证据，称特发性VT。老年患者中常常以结构性室速多见，常见的病因为缺血性室速、扩张型心肌病、高血压心脏病等。

对伴有结构性心脏病患者的室速，治疗基础心脏病较治疗心律失常本身更为重要。对于多形性室速应该进一步评价是否伴有冠状动脉缺血，因为直接改善冠状动脉供血将有效治疗这种心律失常。对于LVEF≤35%的患者都应考虑植入ICD。因在LVEF≤35%合并非持续性室速（NSVT）而植入ICD的患者中，每年3%～4%可发生持续性室速。对于心肌梗死后LVEF≤40%合并NSVT的患者，如果电生理检查诱发出持续性室速或室颤，则推荐植入ICD。对于肥厚型心肌病伴NSVT患者，如若合并其他危险因素则考虑植入ICD。通常，结构性心脏病合并NSVT患者，如果有明确症状，经血运重建及对原发病优化的药物治疗后NSVT仍然反复发作，推荐应用抗心律失常药物。NSVT的临床意义取决于潜在的心脏病或所患的结构性心脏病，所以对于NSVT患者，治疗患者的基础心脏病比治疗心律失常更为重要。

导管消融是结构性心脏病室速重要的非药物治疗措施，是其他抗心律失常治疗方法的重要辅助手段，它可以降低缺血性心肌病患者ICD的电除颤率。陈旧性心肌梗死、低LVEF及血流动力学稳定的室速患者，导管消融可以明显降低室速的发生率，其中LVEF＞30%的患者受益最大。对于缺血性心肌病患者，导管消融在降低持续单行性室速（SMVT）的复发率方面优于抗心律失常药物。导管消融不仅可以降低缺血性心肌病SMVT的复发率，也可以降低远期死亡率。对于缺血性心肌病合并下列情况之一者，导管消融可考虑为减少室速复发的一线治疗手段：①SMVT引起ICD反复电除颤；②有症状且反复发作的SMVT。导管消融同样已成功应用于非缺血性心肌病SMVT患者，但此类患者多数需经心外膜途径，手术过程相对复杂且风险较高，目前仅在有经验的心脏中心开展。

　　总之，对于结构性心脏病室速，必须着重对本身原发心脏疾病进行治疗，并及时植入 ICD，若仍有室速发作，可酌情行室速的导管消融治疗。

（金　桥　蒋路平）

参考文献

[1]　季福绥，党爱民，董蔚，等.高龄老年冠心病诊治中国专家共识.中华老年医学杂志，2016, 35(7): 683-691.

[2]　王斌，李毅，韩雅玲.稳定性冠心病诊断与治疗指南.中华心血管病杂志，2018, 46(9): 680-694.

[3]　Collet J P, Thiele H, Barbato E, et al. 2020 ESC Guidelines for the management of acute coronary syndromes in patients presenting without persistent ST-segment elevation. Eur Heart J, 2021, 42(14): 1289-1367.

[4]　中华医学会心血管病学分会，中华心血管病杂志编辑委员会.急性 ST 段抬高型心肌梗死诊断和治疗指南 (2019).中华心血管病杂志，2019, (10): 766-783.

[5]　陈韵岱，王建安，刘斌，等.药物涂层球囊临床应用中国专家共识.中国介入心脏病学杂志，2016, 24(2): 61-67.

[6]　血管内超声在冠状动脉疾病中应用的中国专家共识专家组.血管内超声在冠状动脉疾病中应用的中国专家共识 (2018).中华心血管病杂志，2018, 46(5): 344-351.

[7]　王建安，郭丽君，张永珍，等.冠状动脉血流储备分数临床应用专家共识.中华心血管病杂志，2016, 44(4): 292-297.

[8]　葛均波，王伟民，霍勇.冠状动脉内旋磨术中国专家共识.中国介入心脏病学杂志，2017, 25(2): 61-66.

[9]　陶庆梅，孙星河，高乐，等.植入式心脏起搏器主要不良反应发生率的 Meta 分析.中国全科医学，2019, 22(11): 1334-1340.

[10]　罗军，刘云兵.永久性心脏起搏器植入患者术后囊袋感染的危险因素分析.检验医学与临床，2020, 17(20): 3033-3035.

[11]　贺立群，吴艳霞，雷健，等.抗栓药物治疗时代心脏永久起搏器植入术后的囊袋并发症分析.临床心血管病杂志，2014, 30(9): 789-791.

[12]　Li Y D, Maimaitiabudula M, Cao G Q, et al. A prospective com-parison of four methods for preventing pacemaker pocket infec-tions. Artif Organs, 2021, 45(4): 411-418.

[13]　江自强.心脏起搏器植入术后静脉血栓形成的危险因素研究.心血管病防治知识，2017(4): 75-77.

[14]　杨天睿，苗云波，李惠仙，等.高龄老年人群实施心脏起搏器治疗疗效、安全性和方法学研究.中国实用医药，2011, 6(6): 246-249.

[15]　臧红云，王冬梅，韩雅玲，等.80 岁以上高龄患者心脏永久起搏器植入术的临床分析.中华老年多器官疾病杂志，2010, 9(4): 331-333.

[16]　陈凯，刘健，陈建东，等.老年人阵发性室上性心动过速射频消融的特点.中国老年学杂志，2014, 34(1): 91-92.

[17]　杨良瑞，边惠萍，马晓峰，等.老年阵发性室上性心动过速的射频消融治疗.临床心血管病杂志，2007, 23(7): 549-549.

[18]　曹万才，王营，董兆强，等.射频消融治疗老年伴有器质性心脏病患者快速性心律失常.中国心脏起搏与心电生理杂志，2006, 20(6): 558-558.

[19]　王雨水，赵海兰，王艳飞，等.老年心房颤动应用导管射频消融治疗进展.中国心血管病研究，2014, 12(4): 359-362.

[20]　Zado E, Callans D J, Riley M, et al. Long-term clinical efficacy and risk of catheter ablation for atrialfibrillation in the

elderly. J Cardiovasc Electrophysiol, 2008, 19(6): 621-626.

[21] 张颢,韩莉,李真,等.导管射频消融治疗高龄心房颤动患者的临床评价.中华老年多器官疾病杂志,2017, 16(12): 929-933.

[22] 解泽宙,马裴裴.导管射频消融治疗 75 岁及以上老年人心房颤动的临床疗效分析.中国医疗器械信息,2019, 25(6): 44-45.

[23] Mujović N M, Marinković M M, Nedeljković I, et al. Improvement of maximal exercise performance after catheter-ablation of atrial fibrillation and its prognostic significance for long-term rhythm outcome. J Am Heart Assoc, 2021, 10(3): e017445.

[24] 钱炜春,张丰富,丁竞竞,等.射频消融治疗老年室性早搏预后的预测因素分析.实用老年医学,2015, 29(12): 990-992.

[25] 中华医学会心电生理和起搏分会,中国医师协会心律学专业委员会.2020 室性心律失常中国专家共识解读.中华心律失常学杂志,2020, 24(4): 348-350.

[26] 王君,陈明龙.老年人室性心律失常危险分层及处理原则.实用老年医学,2014, 28(12): 972-976.

第十八章
中医学与老年心血管疾病

第一节　前言

　　老年人是指年龄在 60 周岁以上的人群，这类人群随着年龄的增长，逐渐出现因动脉粥样硬化而导致的心脑血管疾病的困扰。随着我国老龄化的加快，老年人心血管疾病日益突出，老年心血管疾病的高病发率、高死亡率，严重危害老年人的生命健康，其防治刻不容缓。随着现代医学的快速发展，心血管疾病的预防、诊断和治疗等方面都取得一定进展。常规的检查项目包括心脏损伤标志物、BNP、心电图、动态心电图、动态血压、运动平板、冠脉 CT 三维成像、心电监护等；介入手术包括冠脉造影、支架植入术、药物球囊术、射频消融术、起搏器植入术等；外科手术包括冠脉搭桥术、心脏瓣膜置换术等。这些诊治手段极大地改善了心血管疾病患者预后。虽然常规西药治疗不可或缺，但需要根据病情监测调整药物与剂量，以免过度治疗加重不良反应，患者应用西药控制病情时也须提高生活质量，对于这些问题西医学方面尚无重大突破，仍注重于早期预防和缓解临床症状。因此，老年心血管疾病的治疗尤其需要中西医整合方案。近年来，中药在心血管疾病治疗中得到广泛应用，并体现出整体观念、辨证论治、临床经验和方药丰富等优势，研究显示中医治疗对于不同类型的老年心血管病均有显著疗效，中医治疗已成为老年心血管疾病防治的重要一环。

第二节　中医对老年心血管疾病的认识

　　老年人常见的心血管疾病有冠心病、高血压病、高血压心脏病、心功能不全、心房颤动、心律失常、老年性心脏瓣膜病等，冠心病和高血压病是目前临床中最常见的两种。在中医邻域，老年心血管疾病多以心系病症为主要表现，心为君主之官，位于胸中，两肺之间，膈膜之上，属火而为阳中之太阳，又称为"阳脏""火脏"。《灵枢·邪客》云："心者，五脏六腑之大主也，精神之所舍也。其脏坚固，邪弗能容也。容之则心伤，心伤则神去，神去则死矣。"

　　中医认为心是人体生命活动的主宰，在五脏六腑中居于首要地位，统摄、协调其他脏腑的生理活动。心主血脉，藏神，其华在面，开窍于舌，与小肠相表里。心的阴阳气血是心进行生理活动的基础。心气、心阳主要推动血液运行（主血脉），心阴、心血则可濡养心神（主神志）。

　　心的病理表现主要是血脉运行的障碍和情志思维活动的异常。心的病理性质主要有虚、实两个方面，虚证为气血阴阳的亏损，实证为痰、饮、火、瘀等阻滞。正虚邪扰，血脉不畅，心神不宁，则为心悸；寒、痰、瘀等邪痹阻心脉，胸阳不展，则为胸痹；气虚至竭、血瘀日甚、瘀血化水，则为心衰；阳盛阴衰，阴阳失调，心肾不交则为不寐。临床上，根据心的生理功能和病机变化特点，将心悸、胸痹心痛、心衰、不寐归属为心系病证范畴，心病常见惊悸怔忡、失眠健忘、胸闷短气、心痛，或癫狂昏迷，或口舌生疮等。

一、心悸

心悸是指患者自觉心中悸动，惊惕不安，甚则不能自主的一种病证，临床一般多呈发作性，每因情志波动或劳累过度而发作，且常伴胸闷、气短、失眠、健忘、眩晕等症。病情较轻者为惊悸，病情较重者为怔忡，可呈持续性。西医学中各种原因引起的心律失常以及心功能不全等，以心悸为主症者，属本病范畴。

中医认为心悸的发生多因体质虚弱、饮食劳倦、七情所伤、感受外邪及药食不当等，以致气血阴阳亏损，心神失养，心主不安，或痰、饮、火、瘀阻滞心脉，扰乱心神。

1. 体虚劳倦

禀赋不足，素体虚弱；或久病伤正，耗损心之气阴；或劳倦太过伤脾，生化之源不足，致气血阴阳亏损，脏腑功能失调，心神失养，发为心悸。如《丹溪心法·惊悸怔忡》所言："人之所主者心，心之所养者血，心血一虚，神气不守，此惊悸之所肇端也。"

2. 七情所伤

平素心虚胆怯，突遇惊恐，忤犯心神，心神动摇，不能自主而发心悸。《济生方·惊悸论治》云："惊悸者，心虚胆怯之所致也。"长期忧思不解，心气郁结，阴血暗耗，不能养心而心悸；或化火生痰，痰火扰心，心神失宁而心悸。此外，大怒伤肝，大恐伤肾，怒则气逆，恐则精却，阴虚于下，火逆于上，动撼心神亦可发为惊悸。

3. 感受外邪

风、寒、湿三气杂至，合而为痹。痹证日久，复感外邪，内舍于心，痹阻心脉，心血运行受阻，发为心悸。或风寒湿热之邪，由血脉内侵于心，耗伤心气心阴，亦可引起心悸。温病、疫毒均可灼伤营阴，心失所养，或邪毒内扰心神，如春温、风温、暑温、白喉、梅毒等病，往往伴见心悸。

4. 药食不当

嗜食醇酒厚味、煎炸炙煿，蕴热化火生痰，痰火上扰心神则为悸。正如清·吴澄《不居集·怔忡惊悸健忘善怒善恐不眠》云："心者，身之主，神之舍也。心血不足，多为痰火扰动。"或因药物过量或毒性较剧，耗伤心气，损伤心阴，引起心悸。如中药附子、乌头、雄黄、蟾酥、麻黄等，西药锑剂、洋地黄、奎尼丁、阿托品、肾上腺素等，或补液过快、过多等。

心悸病位在心，与肝、脾、肾、肺等脏腑关系密切，病机不外乎气血阴阳亏虚，心失所养，或邪扰心神，心神不宁。如心之气血不足，心失滋养，搏动紊乱；或心阳虚衰，血脉瘀滞，心神失养；或肾阴不足，不上制心火，水火失济，心肾不交；或肾阳亏虚，心阳失于温煦，阴寒凝滞心脉；或肝失疏泄，气滞血瘀，心气失畅；或脾胃虚弱，气血乏源，宗气不行，血脉凝留；或脾失健运，痰湿内生，扰动心神；或热毒犯肺，肺失宣肃，内舍于心，血运失常；或肺气亏虚，不能助心以治节，心脉运行不畅，均可引发心悸。

心悸的病理性质主要有虚实两方面。虚者为气、血、阴、阳亏损，使心失滋养，而致心悸；实者多由痰火扰心，水饮上凌或心血瘀阻，气血运行不畅所致。虚实之间可以相互夹杂或转化。实证日久，病邪伤正，可分别兼见气、血、阴、阳之亏损，而虚证也可因虚致实，兼见实证表现。临床上阴虚者常兼火盛或痰热；阳虚者易夹水饮、痰湿；气血不足者，易兼气血瘀滞。心悸初起以心气虚为常见，可表现为心气不足、心血不足、心脾两虚、心虚胆怯、气阴两虚等证。病久阳虚者则表现为心阳不振、脾肾阳虚，甚或水饮凌心之证；阴虚血亏者多表现为肝肾阴虚、心肾不交等证。若阴损及阳，或阳损及阴，可出现阴阳俱损之候。若病情恶化，心阳暴脱，可出现厥脱等危候。

二、胸痹

胸痹，是以胸部闷痛，甚则胸痛彻背，喘息不得卧为主症的疾病，轻者仅感胸闷如窒，呼吸欠畅，重者则有胸痛，严重者心痛彻背，背痛彻心。真心痛，是胸痹进一步发展的严重病证，其特点为剧烈而持久的胸骨后疼痛，伴心悸、水肿、肢冷、喘促、汗出、面色苍白等症状，甚至危及生命。西医学中冠状动脉粥样硬化性心脏病之心绞痛、心肌梗死，与本病密切相关，属本病范畴。

中医认为本病症的发生多与寒邪内侵、饮食失调、情志失节、劳倦内伤、年迈体虚等因素有关。其病机有虚实两方面，实为寒凝、血瘀、气滞、痰浊，痹阻胸阳，阻滞心脉；虚为气虚、阴伤、阳衰，肺、脾、肝、肾亏虚，心脉失养。在本病症的形成和发展过程中，大多因实致虚，亦有因虚致实者。

1. 寒邪内侵

寒主收引，既可抑遏阳气，即所谓暴寒折阳，又可使血行瘀滞，发为本病。《素问·调经论》云："寒气积于胸中而不泻，不泻则温气去，寒独留，则血凝泣，凝则脉不通。"《医学正传·胃脘痛》云："有真心痛者，大寒触犯心君。"素体阳衰，胸阳不足，阴寒之邪乘虚侵袭，寒凝气滞，痹阻胸阳，而成胸痹。诚如《医门法律·中寒门》云："胸痹心痛，然总因阳虚，故阴得乘之。"《类证治裁·胸痹》亦云："胸痹，胸中阳微不运，久则阴乘阳位，而为痹结也。"

2. 饮食失调

饮食不节，如过食肥甘厚味，或嗜烟酒而成癖，以致脾胃损伤，运化失健，聚湿生痰，上犯心胸清旷之区，阻遏心阳，胸阳失展，气机不畅，痰阻血瘀，心脉闭阻，而成胸痹。

3. 情志失节

忧思伤脾，脾运失健，津液不布，遂聚为痰。郁怒伤肝，肝失疏泄，肝郁气滞，甚则气郁化火，灼津成痰。无论气滞或痰阻，均可使血行失畅，脉络不利，而致气血瘀滞，或痰瘀交阻，胸阳不运，心脉痹阻，不通则痛，而发胸痹。《杂病源流犀烛·心病源流》曰："总之七情之由作心痛。"七情失调可致气血耗逆，心脉失畅，痹阻不通而发心痛。

4. 劳倦内伤

劳倦伤脾，脾虚转输失能，气血生化乏源，无以濡养心脉，拘急而痛。积劳伤阳，心肾阳微，鼓动无力，胸阳失展，阴寒内侵，血行涩滞，而发胸痹。

5. 年迈体虚

中老年人，年过半百，脏气渐亏，精血渐衰。如肾阳虚衰，则不能鼓舞五脏之阳，可致心气不足或心阳不振，血脉失于温运，痹阻不畅，发为胸痹；肾阴亏虚，则不能濡养五脏之阴，水不涵木，又不能上济于心，因而心肝火旺，心阴耗伤，心脉失于濡养，而致胸痹；心阴不足，心火燔炽，下及肾水，又可进一步耗伤肾阴；心肾阳虚，阴寒痰饮乘于阳位，阻滞心脉。凡此均可在本虚的基础上形成标实，导致寒凝、血瘀、气滞、痰浊，而使胸阳失运，心脉阻滞，发生胸痹。

胸痹的主要病机为心脉痹阻，病位在心，涉及肝、肺、脾、肾等脏。心主血脉，肺主治节，两者相互协调，气血运行自畅。心脉不畅，肺失治节，则血行瘀滞；肝失疏泄，气郁血滞；脾失健运，聚生痰浊，气血乏源；肾阴亏损，心血失荣，肾阳虚衰，君火失用，均可引起心脉痹阻，胸阳失旷而发胸痹。其临床主要表现为本虚标实，虚实夹杂。本虚有气虚、气阴两虚及阳气虚衰；标实有血瘀、寒凝、痰浊、气滞。二者可相兼为病，如气滞血瘀、寒凝气滞、痰瘀交阻等。胸痹轻者多为胸阳不振，阴寒之邪上乘，阻滞气机，临床表现为胸中气塞，短气；重者则为痰瘀交阻，壅塞胸中，气机痹阻，临床表现为不得卧，心痛彻背。同时亦有缓作与急发之异，缓作者，渐进而为，日积月累，始则偶感心胸不舒，继而心痹痛作，发作日频，甚则掣及后背；急作者，素无不舒之感，或许久不发，因感寒、劳倦、七情所伤等诱因而猝然心痛欲窒。

胸痹病机转化可因实致虚，亦可因虚致实。痰踞心胸，胸阳痹阻，病延日久，每可耗气伤阳，向心气不足或阴阳并损证转化；阴寒凝结，气失温煦，日久寒邪伤人阳气，亦可向心阳虚衰转化；瘀阻脉络，血行滞涩，瘀血不去，新血不生，留瘀日久，心气痹阻，心阳不振。此三者皆因实致虚。心气不足，鼓动无力，易致气滞血瘀；心肾阴虚，水亏火炎，炼液为痰；心阳虚衰，阳虚外寒，寒痰凝络。此三者皆由虚而致实。本病多在中年以后发生，如治疗及时得当，可获较长时间稳定缓解，如反复发作，则病情较为凶险。病情如若骤变，可见心胸猝然大痛，出现真心痛，甚则"旦发夕死，夕发旦死"。

三、心衰

心衰是以心悸、气喘、肢体水肿为主症的一种病症。为多种慢性心系疾病反复发展，迁延不愈的最终归宿。临床上，轻者可仅表现为气短、不耐劳累，重者可见喘息心悸，不能平卧，或伴咳吐痰涎，尿少肢肿，或口唇发绀，胁下痞块，颈脉显露，甚至出现端坐呼吸，喘悸不休，汗出肢冷等厥脱危象。西医学中的冠心病、病毒性心肌炎、肥厚型或扩张型心肌病、心脏瓣膜病、肺源性心脏病等导致的急、慢性心力衰竭，均属本病范畴。

中医认为心衰的发生，多因久患心痹、真心痛或先天心脏疾患，日久不复，引起心气内虚，而因复感外邪、情志刺激或劳倦过度更伤心体，心之阳气亏虚，血行无力，瘀滞在心，血脉不通，内而气血郁阻，迫使血津外泄，抑制水津回流。

1. 久病耗伤

心衰乃久患心系疾病渐积而成，疾病反复迁延必损及心之体用，或血脉瘀阻，心体失荣；或外邪留伏，中伤心体；或劳倦内伤，心气耗散，诸内外因均可致心之体用俱损，气阳亏虚，进而加重心血瘀阻，脏腑失养，水液内聚之证。

2. 感受外邪

心气内虚，复感六淫、疫毒之邪，乘虚内犯于心，如清·叶天士《温热论》云："温邪上受，首先犯肺，逆传心包。"《素问·痹论》云："风寒湿三气杂至，合而为痹。"痹证日久，可内舍于心。心衰病常因外感诱发或加重，心气虚无以祛邪外出，日久则心体受损，心气愈虚不复，加之外邪首犯肺卫，肺主治节失司，则进一步加重心血瘀阻，而致脏腑失养，水津外泄。

3. 七情所伤

情志失调，七情内伤，致脏腑气机紊乱，血行受扰。暴怒伤肝，疏泄失职，心血为之逆乱；忧思气结伤脾，血行滞缓，化源不足，不能上资心阳，则心气内虚。七情皆通过其所应之脏影响心之气血运行，致心脉痹阻，心体失养，水饮内生。

4. 劳倦内伤

劳力过度伤脾或房劳伤肾，气血生化乏源，心体失养，而致心气内虚。劳倦内伤是心衰加重的关键诱因，《素问·举痛论》云："劳则喘息汗出，外内皆越，故气耗矣。"已虚之体，骤然气耗，则虚者愈虚，运血无力，血脉瘀滞，水津外泄。

心衰病位在心，涉及肺、肝、脾、肾等脏。慢性心衰的最根本病机为心气不足、心阳亏虚。心主血脉，肺主治节，共同协调气血运行。心虚推动无力，肺气治节失司，则血行瘀滞，水津外渗；肝之疏泄失职，气血逆乱，则心脉为之痹阻；脾失健运，化生乏源，则心气内虚，心体失养，痰饮内聚；肾气亏虚，不能上资于心，则心体失荣，君火失用，进一步加重"虚、瘀、水"的恶性演变。临床表现多为本虚标实，虚实夹杂之证。本虚有气虚、气阴两虚及阳虚；标实主要为血瘀、痰浊、水饮。病变早期主要为心肺气虚，运血无力，瘀血内停；中期因气虚不复，瘀血日久，化赤生新不足，脏腑失荣而呈气阴两虚之证；后期气虚及阳，瘀血愈甚，迫津外泄，抑制水津回流而致水湿泛溢，瘀血贯穿始终，此即《血证论》"血积既久，其水乃成""瘀血化水，亦发水肿"之谓。因此，慢性心衰的病机可用"虚""瘀""水"三者概括，心气心阳亏虚是病理基础，血瘀是中心病理环节，痰浊和水饮是主要病理产物，整个病情是随着心之气阳亏虚的程度而从代偿逐步进展到失代偿阶段，失代偿的标志往往是血瘀、水饮的进行性加重。

四、不寐

不寐是以经常不能获得正常睡眠为特征的一类病症，主要表现为睡眠时间、深度的不足。轻者入睡困难，或寐而不酣，时寐时醒，或醒后不能再寐，重则彻夜不寐。西医学中的神经官能症、围绝经期综合征、高血压病、贫血、动脉粥样硬化等以不寐为主要临床表现时，均属本病范畴。

中医认为不寐每因饮食不节，情志失常，劳倦、思虑过度及病后、年迈体虚等因素，导致心神不安，神不守舍。

1. 饮食不节

暴饮暴食，宿食停滞，脾胃受损，酿生痰热，壅遏于中，痰热上扰，胃气失和，而不得安寐。此外，浓茶、咖啡、酒之类的饮料也是造成不寐的因素。

2. 情志失常

情志不遂，暴怒伤肝，肝气郁结，肝郁化火，邪火扰动心神，神不安而不寐；或由五志过极，心火内炽，扰动心神而不寐；或由喜笑无度，心神激动，神魂不安而不寐；或由暴受惊恐，导致心虚胆怯，神魂不安，夜不能寐。

3. 劳逸失调

劳倦太过则伤脾，过逸少动亦致脾虚气弱，运化不健，气血生化乏源，不能上奉于心，以致心神失养而失眠。或因思虑过度，伤及心脾，心伤则阴血暗耗，神不守舍；脾伤则食少，纳呆，生化之源不足，营血亏虚，不能上奉于心，而致心神不安。

4.病后体虚

久病血虚，年迈血少，心血不足，心失所养，心神不安而不寐。亦可因年迈体虚，阴阳亏虚而致不寐。若素体阴虚，兼因房劳过度，肾阴耗伤，阴衰于下，不能上奉于心，水火不济，心火独亢，火盛神动，心肾失交而神志不宁。

不寐病位主要在心，与肝、脾、肾关系密切。因心主神明，神安则寐，神不安则不寐。血之来源，由水谷精微所化，上奉于心，则心得所养；受藏于肝，则肝体柔和；统摄于脾，则生化不息；调节有度，化而为精，内藏于肾，肾精上承于心，心气下交于肾，阴精内守，卫阳护于外，阴阳协调，则神志安宁。如思虑、劳倦伤及诸脏，精血内耗，心神失养，神不内守，阳不入阴，每致顽固性不寐。不寐的病理变化，总属阳盛阴衰，阴阳失交。一为阴虚不能纳阳，一为阳盛不得入于阴。

不寐的病理性质有虚实之分。肝郁化火，或痰热内扰，心神不安，多属实证。心脾两虚，气血不足，或由心胆气虚，或由心肾不交，水火不济，心神失养，神不安宁，多属虚证，但久病可表现为虚实兼夹，或为瘀血所致。不寐失治误治可发生病机转化，如肝郁化火证病情加重，火热伤阴耗气，则由实转虚；心脾两虚者，饮食不当，更伤脾胃，使气血愈虚，食积内停，而见虚实夹杂；如温燥太过，易致阴虚火旺；属心肾不交者，可进一步发展为心火独亢，肾水更虚之证。

第三节　老年心血管疾病的辨证论治

一、心悸

（一）辨治备要

1.辨证要点

心悸者首应分辨虚实，虚者系指脏腑气血阴阳亏虚，实者多指痰饮、瘀血、火邪上扰。

心悸的病位在心，心脏病变可以导致其他脏腑功能失调或亏损，其他脏腑病变亦可以直接或间接影响心。故临床亦应分清心脏与他脏的病变情况，以利于决定治疗的先后缓急。

心悸预后转归主要取决于本虚标实的程度、邪实轻重、脏损多少、治疗当否及脉象变化情况。如患者气血阴阳虚损程度较轻，未见瘀血、痰饮之标证，病损脏腑单一，呈偶发、短暂、阵发，治疗及时得当，脉象变化不显著者，病证多能痊愈；反之，脉象过数、过迟、频繁结代或乍疏乍数，反复发作或长时间持续发作者，治疗颇为棘手，预后较差，甚至出现喘促、水肿、胸痹心痛、厥证、脱证等变证、坏病，若不及时抢救治疗，预后极差，甚至猝死。

2. 治法方药

心悸应分虚实论治。虚证分别予以补气、养血、滋阴、温阳；实证则应祛痰、化饮、清火、行瘀。但本病以虚实错杂为多见，且虚实的主次、缓急各有不同，故治当相应兼顾。同时，由于心悸均有心神不宁的病理特点，故应酌情配合安神宁心或镇心之法。

（二）辨证论治

1. 心虚胆怯证

临床表现：心悸不宁，善惊易恐，坐卧不安，不寐多梦而易惊醒，恶闻声响，食少纳呆；苔薄白，脉细数或细弦。

治法：镇惊定志，养心安神。

代表方：安神定志丸。

本方由人参、茯苓、茯神、石菖蒲、远志、龙齿组成。气短乏力，头晕目眩，动则为甚，静则悸缓，为心气虚损明显，重用人参；兼见心阳不振，加肉桂、炮附子；兼心血不足，加阿胶、制何首乌、龙眼肉；兼心气郁结，心悸烦闷，精神抑郁，加柴胡、郁金、合欢皮、绿萼梅；气虚夹湿，加泽泻，重用白术、茯苓；气虚夹瘀，加丹参、川芎、红花、郁金。

2. 心血不足证

临床表现：心悸气短，头晕目眩，失眠健忘，面色无华，倦怠乏力，纳呆食少；舌淡红，脉细弱。

治法：补血养心，益气安神。

代表方：归脾汤。

本方由白术、当归、茯神、炙黄芪、龙眼肉、远志、酸枣仁、木香、炙甘草、人参、生姜、大枣组成。五心烦热，自汗盗汗，胸闷心烦，舌淡红少津，苔少或无，脉细数或结代，为气阴两虚，治以益气养血，滋阴安神，用炙甘草汤；兼阳虚而汗出肢冷，加炮附子、黄芪、煅龙骨、煅牡蛎；兼阴虚，重用麦冬、生地黄、阿胶，加北沙参、玉竹、石斛；纳呆腹胀，加陈皮、谷芽、麦芽、神曲、山楂、鸡内金、枳壳；失眠多梦，加合欢皮、首乌藤、五味子、柏子仁、莲子心等；若热病后期损及心阴而心悸者，可用生脉散。

3. 阴虚火旺证

临床表现：心悸易惊，心烦失眠，五心烦热，口干，盗汗，思虑劳心则症状加重，伴耳鸣腰酸，头晕目眩，急躁易怒；舌红少津，苔少或无，脉象细数。

治法：滋阴清火，养心安神。

代表方：天王补心丹合朱砂安神丸。

天王补心丹由人参、茯苓、玄参、丹参、桔梗、远志、当归、五味子、麦冬、天冬、柏子仁、酸枣仁、生地黄、朱砂组成；朱砂安神丸由朱砂、黄连、炙甘草、生地黄、当归组成。前方滋阴养血，补心安神；后方清心降火，重镇安神。肾阴亏虚，虚火妄动，遗精腰酸者，加龟甲、熟地黄、知母、黄柏，或加服知柏地黄丸；若阴虚而火热不明显者，可单用天王补心丹；若阴虚兼有瘀热者，加赤芍、牡丹皮、桃仁、红花、郁金等。

4. 心阳不振证

临床表现：心悸不安，胸闷气短，动则尤甚，面色苍白，形寒肢冷；舌淡苔白，脉象虚弱或沉细无力。

治法：温补心阳，安神定悸。

代表方：桂枝甘草龙骨牡蛎汤合参附汤。

桂枝甘草龙骨牡蛎汤由桂枝、炙甘草、煅龙骨、煅牡蛎组成；参附汤由人参、炮附子、生姜组成。前方温补心阳，安神定悸；后方益心气，温心阳。形寒肢冷者，重用人参、黄芪、炮附子、肉桂；大汗出者，重用人参、黄芪、煅龙骨、煅牡蛎、山萸肉，或用独参汤；兼见水饮内停者，加葶苈子、五加皮、车前子、泽泻等；夹瘀血者，加丹参、赤芍、川芎、桃仁、红花；兼见阴伤者，加麦冬、枸杞子、玉竹、五味子；若心阳不振，以致心动过缓者，酌加蜜麻黄、补骨脂，重用桂枝。

5. 水饮凌心证

临床表现：心悸眩晕，胸闷痞满，渴不欲饮，小便短少，或下肢浮肿，形寒肢冷，伴恶心，欲吐，流涎；舌淡胖，苔白滑，脉象弦滑或沉细而滑。

治法：振奋心阳，化气行水，宁心安神。

代表方：苓桂术甘汤。

本方由茯苓、桂枝、白术、甘草组成。兼见恶心呕吐，加半夏、陈皮、生姜；兼见肺气不宣，肺有水湿者，咳喘，胸闷，加杏仁、前胡、桔梗、葶苈子、五加皮、防己；兼见瘀血者，加当归、川芎、刘寄奴、泽兰、益母草；若见因心功能不全而致浮肿、尿少、阵发性夜间咳喘或端坐呼吸者，当重用温阳利水之品，可用真武汤。

6. 瘀阻心脉证

临床表现：心悸不安，胸闷不舒，心痛时作，痛如针刺，唇甲青紫；舌质紫暗或有瘀斑，脉涩或结或代。

治法：活血化瘀，理气通络。

代表方：桃仁红花煎。

本方由丹参、赤芍、桃仁、红花、香附、延胡索、青皮、当归、川芎、生地黄、乳香组成。气滞血瘀，加用柴胡、枳壳；兼气虚加黄芪、党参、黄精；兼血虚加制何首乌、枸杞子、熟地黄；兼阴虚加麦冬、玉竹、女贞子；兼阳虚加炮附子、肉桂、淫羊藿；络脉痹阻，胸部窒闷，加沉香、檀香、降香；夹痰浊，胸满闷痛，苔浊腻，加瓜蒌、薤白、半夏、陈皮；胸痛甚，加乳香、没药、五灵脂、蒲黄、三七粉等。

7. 痰火扰心证

临床表现：心悸时发时止，受惊易作，胸闷烦躁，失眠多梦，口干苦，大便秘结，小便短赤；舌红，苔黄腻，脉弦滑。

治法：清热化痰，宁心安神。

代表方：黄连温胆汤。

本方由半夏、陈皮、茯苓、甘草、枳实、竹茹、黄连、生姜、大枣组成。痰热互结，大便秘结者，加生大黄；心悸重者，加珍珠母、石决明、磁石；火郁伤阴，加麦冬、玉竹、天冬、生地黄；兼见脾虚者，加党参、白术、谷芽、麦芽、砂仁。

（三）总结

《景岳全书·怔忡惊悸》言："怔忡之病，心胸筑筑振动，惶惶惕惕，无时得宁者是也……此证惟阴虚劳损之人乃有之，盖阴虚于下，则宗气无根，而气不归原，所以在上则浮振于胸臆，在下则振动于脐旁，虚微动亦微，虚甚动亦甚。凡患此者，速宜节欲、节劳，切忌酒色。"心悸多因体虚劳倦（久病失养或劳伤过度），情志内伤，外邪侵袭等，导致心神失宁而发病。其病位在心，根据病症的临床表现，应分辨病变有无涉及肝、脾、肺、肾，是病及一脏，抑或病及多脏。心悸病机有虚实之分，虚为气、血、阴、阳亏损，心神失养；实为气滞、血瘀、痰浊、火郁、水饮扰动心神。两者常相互夹杂。虚证之中，常兼痰浊、水饮或血瘀为患；实证之中，则多有脏腑虚弱的表现。治疗上，其虚证者，或补气血之不足，或调阴阳之盛衰，以求气血调和，阴平阳秘，心神得养；其实证者，或行气祛瘀，或清心泻火，或化痰逐饮，使邪去正安，心神得宁。因心中动悸不安为本病的主要临床特点，故可配合安神之品。因虚者，常配以养血安神之品；因实者，则配用重镇安神药物。

二、胸痹

（一）辨治备要

1. 辨证要点

（1）辨标本虚实　胸痹总属本虚标实之证，辨证首先辨别虚实，分清标本。标实应区别气滞、痰浊、血瘀、寒凝的不同，本虚又应区别阴阳气血亏虚的不同。标实者，闷重而痛轻，兼见胸胁胀满，善太息，憋气，苔薄白，脉弦者，多属气滞；胸部窒闷而痛，伴咳吐痰涎，苔腻，脉弦滑或弦数者，多属痰浊；胸痛如绞，遇寒则发，或得冷加剧，伴畏寒肢冷，舌淡苔白，脉细，为寒凝心脉所致；刺痛固定不移，痛有定处，夜间多发，舌紫暗或有瘀斑，脉结代或涩，由心脉瘀滞所致。本虚者，心胸隐痛而闷，因劳累而发，伴心慌、气短、乏力，舌淡胖嫩，边有齿痕，脉沉细或结代者，多属心气不足；若绞痛兼见胸闷气短，四肢厥冷，神倦自汗，脉沉细，则为心阳不振；隐痛时作时止，缠绵不休，动则多发，伴口干，舌淡红而少苔，脉沉细而数，则属气阴两虚表现。

（2）辨病情轻重　疼痛持续时间短暂，瞬息即逝者多轻；持续时间长，反复发作者多重；若持续数小时甚至数日不休者常为重症或危候。疼痛遇劳发作，休息或服药后能缓解者为顺症；服药后难以缓解者常为危候。一般疼痛发作次数多少与病情轻重程度成正比，但亦有发作次数不多而病情较重的不典型情况，尤其在安静或睡眠时发作疼痛者病情较重，必须结合临床表现，具体分析判断。

2. 治法方药

基于本病病机为本虚标实，虚实夹杂，发作期以标实为主，缓解期以本虚为主的特点，其治疗原则应先治其标，后治其本，先从祛邪入手，然后再予扶正，必要时可根据虚实标本的主次，兼顾同治。标实当泻，针对气滞、血瘀、寒凝、痰浊而疏理气机，活血化瘀，辛温通阳，泄浊豁痰，尤重活血通脉治法；本虚宜补，权衡心脏阴阳气血之不足，有无兼见肺、肝、脾、肾等脏之亏虚，补气温阳，滋阴益肾，纠正脏腑之偏衰，尤其重视补益心气之不足。在胸痹治疗中，必须辨清证候之重危顺逆，一旦发现脱证之先兆，必须尽早投用益气固脱之品。

（二）辨证论治

1. 心血瘀阻证

临床表现：心胸疼痛，如刺如绞，痛有定处，入夜为甚，甚则心痛彻背，背痛彻心，或痛引肩背，伴有胸闷，日久不愈，可因暴怒、劳累而加重；舌质紫暗，有瘀斑，苔薄，脉弦涩。

治法：活血化瘀，通脉止痛。

代表方：血府逐瘀汤。

本方由当归、生地黄、桃仁、红花、枳壳、赤芍、柴胡、甘草、桔梗、川芎、牛膝组成。瘀血痹阻重症，胸痛剧烈，可加乳香、没药、郁金、降香、丹参等；若血瘀气滞并重，胸闷痛甚者，可加沉香、檀香、荜茇等；若寒凝血瘀或阳虚血瘀，伴畏寒肢冷，脉沉细或沉迟者，可加桂枝或肉桂、细辛、高良姜、薤白等，或人参、炮附子等；若气虚血瘀，伴气短乏力，自汗，脉细弱或结代者，当益气活血，用人参养营汤合桃红四物汤加减，重用人参、黄芪；若猝然心痛发作，可含化复方丹参滴丸、速效救心丸。

2. 气滞心胸证

临床表现：心胸满闷，隐痛阵发，痛有定处，时欲太息，遇情志不遂时容易诱发或加重，或兼有胸部胀闷，得嗳气或矢气则舒；苔薄或薄腻，脉细弦。

治法：疏肝理气，活血通络。

代表方：柴胡疏肝散。

本方由陈皮、柴胡、枳壳、白芍、炙甘草、香附、川芎组成。胸闷心痛明显，为气滞血瘀之象，可合用失笑散；气郁日久化热，心烦易怒，口干便秘，舌红苔黄，脉弦数者，用加味逍遥散。

3. 痰浊闭阻证

临床表现：胸闷重而心痛微，痰多气短，肢体沉重，形体肥胖，遇阴雨天而易发作或加重，伴有倦怠乏力，纳呆便溏，咳吐痰涎；舌体胖大且边有齿痕，苔浊腻或白滑，脉滑。

治法：通阳泄浊，豁痰宣痹。

代表方：栝蒌薤白半夏汤合涤痰汤。

栝蒌薤白半夏汤由瓜蒌、薤白、半夏、白酒组成；涤痰汤由半夏、胆南星、橘红、枳实、茯苓、人参、石菖蒲、竹茹、甘草、生姜组成。前方偏于通阳行气；后方偏于健脾益气，豁痰开窍。痰浊郁而化热者，用黄连温胆汤加郁金；如痰热兼有郁火者，加海浮石、海蛤壳、栀子、天竺黄、竹沥；大便干结加桃仁、大黄；痰浊与瘀血往往同时并见，因此通阳豁痰和活血化瘀法亦经常并用。

4. 寒凝心脉证

临床表现：猝然心痛如绞，心痛彻背，喘不得卧，多因气候骤冷或骤感风寒而发病或加重，伴形寒，甚则手足不温，冷汗自出，胸闷气短，心悸，面色苍白；苔薄白，脉沉紧或沉细。

治法：辛温散寒，宣通心阳。

代表方：枳实薤白桂枝汤合当归四逆汤。

枳实薤白桂枝汤由枳实、厚朴、薤白、桂枝、瓜蒌组成；当归四逆汤由当归、桂枝、白芍、细辛、炙甘草、大枣、通草组成。前方重在通阳理气；后方以温经散寒为主。阴寒极盛之胸痹重症，表现为胸痛剧烈，痛无休止，伴身寒肢冷，气短喘息，脉沉紧或沉微者，当用温通散寒之法，予乌头赤石脂丸加荜茇、高良姜、细辛等；若痛剧而四肢不温，冷汗自出，即刻舌下含化苏合香丸或麝香保心丸。

5. 气阴两虚证

临床表现：心胸隐痛，时作时休，心悸气短，动则益甚，伴倦怠乏力，声息低微，面色白，易汗出；舌质淡红，舌体胖且边有齿痕，苔薄白，脉虚细缓或结代。

治法：益气养阴，活血通脉。

代表方：生脉散合人参养荣汤。

生脉散由人参、麦冬、五味子组成；人参养荣汤由人参、熟地黄、当归、白芍、白术、茯苓、炙甘草、黄芪、陈皮、五味子、桂心、远志组成。前方长于益心气，敛心阴；后方补气养血，安神宁心。兼有气滞血瘀，可加川芎、郁金；兼见痰浊之象，可重用茯苓、白术，加白蔻仁；兼见纳呆、失眠等心脾两虚者，可重用茯苓、远志，加茯神、半夏、柏子仁、酸枣仁。

6. 心肾阴虚证

临床表现：心痛憋闷，心悸盗汗，虚烦不寐，腰酸膝软，头晕耳鸣，口干便秘；舌红少津，苔薄或剥，脉细数或促代。

治法：滋阴清火，养心和络。

代表方：天王补心丹合炙甘草汤。

天王补心丹由人参、玄参、丹参、茯苓、五味子、远志、桔梗、当归、天冬、麦冬、柏子仁、酸枣仁、生地黄、朱砂组成；炙甘草汤由炙甘草、人参、桂枝、生姜、阿胶、生地黄、麦冬、火麻仁、大枣组成。前方以养心安神为主；后方以养阴复脉见长。阴不敛阳，虚火内扰心神，虚烦不寐，舌尖红少津者，可用酸枣仁汤；若兼见风阳上扰，加用珍珠母、磁石、石决明、琥珀等；若心肾阴虚，兼见头晕目眩，腰酸膝软，遗精盗汗，心悸不宁，口燥咽干，可用左归饮。

7. 心肾阳虚证

临床表现：心悸而痛，胸闷气短，动则更甚，自汗，面色白，神倦怯寒，四肢欠温或肿胀；舌质淡胖，边有齿痕，苔白或腻，脉沉细迟。

治法：温补阳气，振奋心阳。

代表方：参附汤合右归饮。

参附汤由人参、炮附子、生姜组成；右归饮由熟地黄、山药、山茱萸、枸杞子、杜仲、炙甘草、炮附子、肉桂组成。前方大补元气，温补心阳；后方温肾助阳，补益精气。伴有寒凝血瘀标实症状者适当兼顾。若肾阳虚衰，不能制水，水饮上凌心肺，症见水肿、喘促、心悸，用真武汤加黄芪、防己、猪苓、车前子。若阳虚欲脱厥逆者，用四逆加人参汤；或参附注射液40～60mL加入5%葡萄糖注射液250～500mL中静脉滴注，可增强疗效。

8. 正虚阳脱证

临床表现：心胸绞痛，胸中憋闷或有窒息感，喘促不宁，心慌，面色苍白，大汗淋漓，烦躁不安或表情淡漠，重则神识昏迷，四肢厥冷，口开目合，手撒尿遗；脉疾数无力或脉微欲绝。

治法：回阳救逆，益气固脱。

代表方：四逆加人参汤。

本方由炮附子、干姜、人参、炙甘草组成。阴竭阳亡，合生脉散。并可急用独参汤灌胃或鼻饲，或参附注射液 50mL，不加稀释直接静脉注射，每 15min 1 次，直至阳气回复，四肢转暖，改用参附注射液 100mL 继续滴注，待病情稳定后，改用参附注射液 100mL 加入 5% 或 10% 葡萄糖注射液 250mL 中静脉滴注，直至病情缓解。

（三）总结

胸痹的临床特征为当胸闷痛，甚则胸痛彻背，短气，喘息，不得安卧。其病因与寒邪内侵、饮食失调、情志失节、劳倦内伤、年迈体虚等有关。其病位在心，但与肺、肝、脾、肾有关。林佩琴在《类证治裁·胸痹》中提及胸痹病机，曰："胸痹，胸中阳微不运，久则阴乘阳位，而为痹结也，其症胸满喘息，短气不利，痛引心背。由胸中阳气不舒，浊阴得以上逆，而阻其升降，甚则气结咳唾，胸痛彻背。夫诸阳受气于胸中，必胸次空旷，而后清气转运，布息展舒。胸痹之脉，阳微阴弦，阳微知在上焦，阴弦则为心痛。"胸痹病机总属于本虚标实，发作期以标实为主，缓解期以本虚为主，本虚为阴阳气血的亏虚，标实为瘀血、寒凝、痰浊、气滞交互为患。辨证当分清标本虚实，本着补其不足，泻其有余的原则，实证宜用活血化瘀、辛温散寒、泄浊豁痰、宣通心阳等法；虚证宜以补养扶正为主，用益气通脉、滋阴益肾、益气温阳等法。但临证所见，多虚实夹杂，故必须严密观察病情，灵活掌握，按虚实主次缓急而兼顾同治，并配合运用中成药，可取得较好的效果。

三、心衰

（一）辨治备要

1. 辨证要点

（1）辨轻重缓急　心衰是多种慢性心系疾患的终末阶段，临床需首辨病情的轻重缓急。轻者仅表现为气短、乏力，活动耐量下降，重者则可见喘息心悸、不能平卧、尿少肢肿、口唇发绀，甚至端坐呼吸、汗出肢冷等厥脱危象。病轻者可缓治其本；病重者需急治其标。

（2）辨标本虚实　心衰的病位在心，属本虚标实之证，总以心气亏虚为本，瘀血、水饮为标，病理演变可从心、肺渐及脾、肾，并逐步损阴伤阳，但终以心虚为主。本虚需辨气、血、阴、阳及脏腑之异，标实需明瘀血的程度和饮邪的有无。气虚血瘀是本病的基本证候，随病情进展可渐次出现"瘀久成积"和"瘀血化水"的标实重症。

2. 治法方药

心衰的总体治疗原则为补气温阳，活血利水，兼顾阴津。早期以心肺气虚为主，邪实不著，投之以保元汤补益心肺，助心行血，若偶见劳倦后肢肿，酌加防己黄芪汤化裁以补气利水，平素可常服芪参益气滴丸。中期因气虚不复，运血无力而致瘀，瘀血不去，阴血难生，成气阴两虚、瘀血内阻之证，常用生脉散酌加生地黄、黄精、玉竹、丹参、檀香、三七等益气养阴活血之品。后期气虚及阳，瘀血日甚，血津外泄，水湿泛溢，见喘促心悸、肢肿尿少、腹胀纳呆等症，投之以真武汤合葶苈大枣泻肺汤或己椒苈黄丸温阳化气利水，并酌加白豆蔻、砂仁、薏苡仁等运脾开胃，但要注意祛邪需中病即止，防止因过度利水造成阴伤和血瘀加重，亦可选用益母草、猪苓、泽兰、牛膝等活血利水之品，中成药可口服参附强心丸或芪苈强心胶囊；喘脱亡阳之时需立即回阳固脱，急投参附龙骨牡蛎汤加山茱萸、五味子等增强收敛固脱之力，必要时中西医结合治疗。

（二）辨证论治

1. 气虚血瘀证

临床表现：胸闷气短，心悸，活动后诱发或加剧，神疲乏力，自汗，面色白，口唇发绀，或胸部闷痛，或肢肿时作，喘息不得卧；舌淡胖或淡暗有瘀斑，脉沉细或涩、结、代。

治法：补益心肺，活血化瘀。

代表方：保元汤合血府逐瘀汤。

保元汤由人参、黄芪、肉桂、生姜、甘草组成；血府逐瘀汤由当归、生地黄、桃仁、红花、枳壳、赤芍、柴胡、甘草、桔梗、川芎、牛膝组成。若伴胸痛较著者，可酌加桂枝、檀香、降香等；心悸频作，发无定时，可酌加生龙骨、生牡蛎、醋鳖甲等，或比类"风性善行而数变"酌加僵蚕、蝉蜕之类，或加胆南星、铁落花、皂角刺；若兼肢肿尿少者，可合用防己黄芪汤或五苓散化裁；中成药可常服芪参益气滴丸。

2. 气阴两虚证

临床表现：胸闷气短，心悸，动则加剧，神疲乏力，口干，五心烦热，两颧潮红，或胸痛，入夜尤甚，或伴腰膝酸软，头晕耳鸣，或尿少肢肿；舌暗红少苔或少津，脉细数无力或结、代。

治法：益气养阴，活血化瘀。

代表方：生脉散合血府逐瘀汤。

生脉散由人参、麦冬、五味子组成；血府逐瘀汤见前证。阴虚著者可加二至丸或黄精、石斛、玉竹等；内热之象明显或由外感诱发者，可酌加连翘、白花蛇舌草、重楼等；若伴肺热壅盛、咳吐黄痰者，可加清金化痰汤或越婢加半夏汤加减。

3. 阳虚水泛证

临床表现：心悸，喘息不得卧，面浮肢肿，尿少，神疲乏力，畏寒肢冷，腹胀，便溏，口唇发绀，胸部刺痛，或胁下痞块坚硬，颈脉显露；舌淡胖有齿痕，或有瘀点、瘀斑，脉沉细或结、代、促。

治法：益气温阳，化瘀利水。

代表方：真武汤合葶苈大枣泻肺汤。

真武汤由炮附子、白术、芍药、茯苓、生姜组成；葶苈大枣泻肺汤由葶苈子、大枣组成。若饮邪暴盛，泛溢肌肤，宜加椒目、防己、香加皮、大腹皮等，并酌加活血药，以加强利水之力，可选用益母草、泽兰、牛膝、生大黄等；若畏寒肢冷、腰膝酸软等肾阳虚证明显者，可加仙茅、淫羊藿、鹿角霜等；若兼胁下痞块坚硬，乃血瘀日久，积块已成，可加鳖甲煎丸。中成药可服用芪苈强心胶囊、参附强心丸等。

4. 喘脱危证

临床表现：面色晦暗，喘悸不休，烦躁不安，或额汗如油，四肢厥冷，尿少肢肿；舌淡苔白，脉微细欲绝或疾数无力。

治法：回阳固脱。

代表方：参附龙骨牡蛎汤。

本方由人参、炮附子、煅龙骨、煅牡蛎、生姜、大枣等组成。若大汗不止，可加山茱萸、五味子；若肢冷如冰，为阳虚暴脱危象，急用参附注射液。

（三）总结

心衰是多种慢性心系疾患的终末阶段，发病率呈逐年上升趋势。病因以久病耗伤、感受外邪、情志、劳倦等为主，其病机多遵循"虚""瘀""水"的恶性演变，病位在心，涉及肺、肝、脾、肾诸脏。轻症起病隐匿，可仅表现为劳累后气短、心悸等心肺气虚证候，易与其他心系疾患混淆而造成漏诊；重症往往"喘""悸""肿"三者并见，呈典型的心肾阳虚、水湿泛溢表现，以慢性进行性加重为发展态势，甚者可出现端坐呼吸、喘悸不休、汗出肢冷、脉微欲绝等厥脱危象。辨证论治需结合病期、病因，综合把握疾病的总体发展、演变规律，治疗原则以补气温阳、活血利水、兼顾阴津为主，治疗过程应具有连续性，加重期和缓解期需分治、并治，以达到"防、治、康、养"兼顾，减少疾病复发的目的。

四、不寐

（一）辨治备要

1. 辨证要点

（1）辨受病脏腑　由于受累脏腑不同，临床表现的兼证亦各有差别，不寐主要病位在心，但肝、胆、脾、胃、肾等脏腑若出现阴阳气血失调，亦可扰动心神而发不寐。若兼有急躁易怒多为肝火内扰；若有不思饮食、腹胀、便溏、面色少华多为脾虚不运；若有腰酸、心烦、心悸、头晕、健忘多为肾阴虚，心肾不交；嗳腐吞酸多为胃气不和。

（2）辨病情轻重久暂　本病轻者仅有少眠或不眠，病程短，舌苔腻、脉弦滑数多见，以实证为主。重者则彻夜不眠，病程长，易反复发作，舌苔较薄，脉沉细无力，多以虚证为主。

（3）辨证结合临床辅助检查　详细询问病史，患者除失眠外的其他症状和阳性体征对疾病的诊断有重要的指导意义。必要时做相关检查，排除如肿瘤疼痛、呼吸衰竭、心力衰竭、骨折等引起不寐的器质性病变。不寐的确诊可采用多导睡眠图来判断：①测定其平均睡眠潜伏期时间延长大于 30min；②测定实际睡眠时间减少，小于 6.5h/ 夜；③测定觉醒时间增多，大于 30min/ 夜。

2. 治法方药

治疗以补虚泻实，调整阴阳为原则，安神定志是本证的基本治法。实证宜清心泻火，清火化痰，清肝泻热；虚证宜补益心脾，滋阴降火，益气镇惊。

（1）辨证基础上佐以安神之品　不寐临床主要症状为睡眠障碍，其主要病因为心失所养，心神不安，故无论是何证型的不寐均应佐以安神定志之品，如茯神、柏子仁、珍珠母、龙齿、首乌藤、远志、合欢皮等，但要在辨证的基础上，实证应泻其有余，或清肝火，或消痰热，或泻心火；虚证应补其不足，或补益气血或健脾补肝益肾。

（2）调整阴阳气血　不寐的病机为脏腑阴阳失调，气血不和，用药上注重调整阴阳，补虚泻实，使阴阳达到平衡，阴平阳秘，气血调和，脏腑功能恢复正常，阴交于阳，则睡眠改善。

（3）心理治疗　对于情志不调所致不寐，在治疗上应给予患者心理指导，使其放松，缓解紧张或焦虑情绪，保持心情舒畅以调达气机。因此心理指导对不寐的治疗起着举足轻重的作用。

（二）辨证论治

1. 肝火扰心证

临床表现：不寐多梦，甚则彻夜不眠，急躁易怒，伴头晕头胀，目赤耳鸣，口干而苦，不思饮食，便秘溲赤；舌红苔黄，脉弦而数。

治法：疏肝泻热，镇心安神。

代表方：龙胆泻肝汤。

本方由龙胆草、黄芩、泽泻、木通、车前子、当归、柴胡、生地黄、栀子、生甘草组成。若胸闷胁胀，善叹息者，加香附、郁金、佛手；若肝胆实火，肝火上炎之重症出现头痛欲裂、大便秘结，可服当归龙荟丸。

2. 痰热扰心证

临床表现：心烦不寐，胸闷脘痞，泛恶嗳气，伴头重，目眩；舌偏红，苔黄腻，脉滑数。

治法：清化痰热，和中安神。

代表方：黄连温胆汤。

本方由黄连、竹茹、枳实、半夏、陈皮、茯苓、甘草、生姜、大枣组成。若心悸动惊惕不安加琥珀、珍珠母、朱砂；若痰热盛，痰火上扰心神一致彻夜不眠，大便秘结不通者，加大黄或用礞石滚痰丸。

3. 心脾两虚证

临床表现：不易入睡，多梦易醒，心悸健忘，神疲食少，伴头晕目眩，面色少华，四肢倦怠，腹胀便溏；舌淡苔薄，脉细无力。

治法：补益心脾，养血安神。

代表方：归脾汤。

本方由人参、黄芪、白术、茯神、酸枣仁、龙眼肉、木香、炙甘草、当归、远志、生姜、大枣组成。若心血不足较甚者加熟地黄、白芍、阿胶；若不寐较重加柏子仁、五味子、首乌藤、合欢皮；若夜梦纷纭，时醒时寐加肉桂、黄连；如兼脘闷纳差，苔滑腻，加二陈汤；兼腹泻者减当归加苍术、白术之类。

4. 心肾不交证

临床表现：心烦不寐，入睡困难，心悸多梦，伴头晕耳鸣，腰膝酸软，潮热盗汗，五心烦热，咽干少津，男子遗精，女子月经不调；舌红少苔，脉细数。

治法：滋阴降火，交通心肾。

代表方：六味地黄丸合用交泰丸。

六味地黄丸由熟地黄、山药、山茱萸、牡丹皮、泽泻、茯苓组成；交泰丸由黄连、肉桂组成。前者滋阴补肾；后者清心降火，引火归原。若心阴不足为主者，可用天王补心丹；若心烦不寐，彻夜不眠者，加朱砂、磁石、龙骨、龙齿。

5. 心胆气虚证

临床表现：虚烦不寐，胆怯心悸，触事易惊，终日惕惕，伴气短自汗，倦怠乏力；舌淡，脉弦细。

治法：益气镇惊，安神定志。

代表方：安神定志丸合用酸枣仁汤。

安神定志丸由人参、石菖蒲、龙齿、茯苓、茯神、远志组成；酸枣仁汤由酸枣仁、知母、川芎、茯苓、甘草组成。前方益气、镇惊、安神；后方养血清热除烦。若心肝血虚，惊悸汗出者，重用人参，加白芍、当归、黄芪；若木不疏土，胸闷，善太息，纳呆腹胀者，加柴胡、陈皮、山药、白术；若心悸甚惊惕不安者，加生龙骨、生牡蛎、朱砂。

（三）总结

不寐多为情志所伤、饮食不节、劳倦思虑过度、久病、年迈体虚等因素引起的脏腑功能紊乱，气血失和，阴阳失调，阳不入阴而发病。病位主要在心，涉及肝、脾、肾，病理性质有虚有实，且虚多实少。其实证者，多因肝郁化火，痰热内扰，引起心神不安所致，治当清肝泻火，清热化痰，佐以宁心安神；其虚证者，多由心脾两虚，阴虚火旺，心肾不交，心胆气虚，引起心神失常所致，治当补益心脾，滋阴清热，交通心肾，益气镇惊，佐以养心安神。应重视精神调摄和讲究睡眠卫生。

第四节　结语

老年心血管疾病多发生于 60 岁以上人群，因机体功能弱化，心血管系统功能呈现出衰退现象，主要表现为心肌收缩能力减退、心输出量减少、血管壁弹性降低等，导致高血压、冠心病等疾病的发生风险加大。传统医学认为老年心血管疾病以心系病证为主，主要表现为血脉运行的障碍和情志思维活动的异常。在临床上，根据心的生理功能和病机变化特点，大致可分为心悸、胸痹、心衰、不寐等疾病。老年心血管疾病病机为本虚标实，虚实夹杂，其病理性质主要有虚实两个方面，虚证为气血阴阳的亏损，实证为痰、饮、火、瘀等阻滞。故辨证论治上需注意以下几个方面。

1. 注意心之气血阴阳虚弱的侧重

心气虚与心阳虚：老年人之心血管疾病，其发病多是五脏虚损，正不胜邪，其中心气心阳虚损尤为重要。在其发生和发展过程中，两证虽有区别，仍亦有一定的联系。如心气虚日久，可发展为心阳虚，而心阳虚必兼有心气虚的症状。故心气虚病轻而势缓，心阳虚则病重而势急。心血虚与心阴虚的区别：心阴虚可包括心血虚，心血虚进一步发展耗伤心阴，可成为心阴虚。心血虚一般无热象，常与脾虚证并见，故又称为心脾两虚。心阴虚大多兼有热象，每影响肝肾之阴，而出现阴虚内热证。故心阴虚比心血虚病情深重，累及脏腑较多。

2. 注意证与证之间的转化与合病

心系病证除了虚实之间的转化外，实证之痰、火、瘀，虚证之气血阴阳亏虚，均可相互兼夹与转化。如火盛灼津为痰，则痰火互结；痰浊久留，气滞血瘀，则痰瘀又每互兼；心阳虚弱与水饮凌心可互为因果；心阴虚又可与痰火扰心相兼同病。气血阴阳的不足亦常同时并见。因而在治疗上应予兼顾。若气血阴阳俱虚者，应调和阴阳，培补气血，如炙甘草汤、十全大补汤等均可随证选用；心血瘀阻证伴有气滞者，适当加行气药；夹有痰浊者，需伍以通阳泄浊化痰之品等。

3. 注意心与其他脏腑之间的关系

在辨清心系病症的同时，还需注意心与其他脏腑之间的关系。如心脾同病，可表现为心脾气血两虚；心肾同病可表现为心肾阳虚、心肾阴虚、心肾不交。心火亢盛者每易引动肝火上亢，表现为心肝火旺；心血瘀阻者与肺的治节有关，可表现为心肺同病等。在选方用药时应统筹兼顾。

4. 酌配安神之品

心藏神，心病则心神不宁，故心系病证一般可加入宁心安神之品。虚证可佐养心安神之品，如酸枣仁、柏子仁、茯神等，或参入酸枣仁汤；实证均可加入重镇安神之品，如龙骨、牡蛎、磁石等。

5. 注意心系病的危重证候

心阳虚或阴伤及阳者，可导致心阳浮越，发生心阳欲脱之变。心血瘀阻证，若猝感寒邪，寒瘀闭阻心窍，可以骤然发生真心痛，或心阳暴脱的险证。再如痰火闭心证，若病情进一步加重，则可出现内闭外脱的危候。

对于老年心血管疾病的诊断主要采取四诊合参，同时结合现代医学诊疗技术，如实验室检查、影像学检查等，获取相关信息明确诊断，并辨证论治。

老年心血管疾病治疗当辨清虚实，分清标本缓急，治疗心之虚证有益气、养血、滋阴、温阳诸法，治疗心之实证有化瘀、豁痰、利水、宁心、通络诸法。临床上，老年心血管疾病常虚实夹杂，心之虚、实病证兼夹为患，故当以病机为要，灵活运用。

（肖长江　杨文丽）

参考文献

[1] 王增武. 老年心血管病多学科诊疗共识. 中国合理用药探索, 2022, 19(11): 1-32.
[2] 周安坤. 老年心血管疾病的中医治疗探索. 光明中医, 2015, 30(05): 1064-1065.
[3] 张伯礼, 吴勉华. 中医内科学（新世纪第四版）. 北京: 中国中医药出版社, 2017.
[4] 曾浪泉. 中医辨治老年心血管病的临床体会. 中医临床研究, 2014, 6(13): 97-98.

第十九章
老年心血管疾病与护理

年龄是心血管疾病（CVD）的独立危险因素，衰老和心血管疾病的病理、生理学重叠，使心血管疾病在老年人中日益增多，心血管疾病成为老年人中的流行性疾病。由于生理老化、多病的病理变化及心理障碍，绝大多数老年患者合并有不同程度的生理功能与精神心理障碍及伤残，这已成为老年人的首位死亡原因。老年人心血管疾病的治疗和照护目标不仅是延长预期寿命，而且要保护患者的独立生活能力、幸福感和信心，以减少复发事件，提高生活质量，减轻社会负担。因此，老年心血管病护理尤其有特殊性、复杂性及高难度，要求个体化、专业化更高的护理计划，同时体现心血管专科护理与优质的基础生活护理相结合、躯体和心理护理相结合，心血管疾病治疗与心血管康复相结合的原则。

第一节　老年心血管疾病的常见护理问题

一、心输出量减少

心输出量是指每分钟左心室或右心室射入主动脉或肺动脉的血量。随着年龄的增长，心肌逐渐硬化，心肌收缩力下降，顺应性下降，心脏左心室充盈度降低，导致心输出量减少。出现大面积心肌梗死或爆发性心肌炎时心肌收缩不协调或收缩功能下降，导致急性心输出量减少。老年人在静息卧位时心输出量较坐位时会有所下降。慢性心功能不全时，长期心输出量的降低，引起脑灌注下降，导致脑的氧气和营养供给不足，从而引起大脑慢性缺血性损伤，继而认知功能下降。

二、疼痛

对于心血管疾病患者而言，疼痛主要表现为胸痛，是指胸前区的不适感，包括闷痛、针刺痛、烧灼痛、紧缩感、压榨感等。有时可放射至面颊及下颌部、咽颈部、肩部、后背部、上肢或上腹部，表现为酸胀、麻木或沉重感等。胸痛的病因复杂程度和疾病程度轻重不一。在老年人，胸痛往往起病隐匿，同时由于本身神经退行性改变使痛阈增加，疼痛范围模糊不清，导致胸痛症状不明显、不典型，加上病情复杂，多种疾病同时存在，因此不易早期诊断，且容易病情发展迅速，出现危象。年龄是急性冠脉综合征（ACS）患者不良事件的预测因子，ACS是致命性胸痛病因的首位，随着年龄增长，死亡风险增加70%。

三、气体交换受损

气体交换受损与老年患者的心肺功能不全，肺部淤血、肺顺应性下降和肺部感染有关。老年患者容易出现夜间阵发性呼吸困难，特别常见于老年慢性心力衰竭患者，严重影响患者的日常生活。

四、心搏骤停风险

心搏骤停是老年心血管病患者因各种疾病在临床治疗过程中的常见现象，主要是由心脏本身病变以及其他因素引起的突然停止跳动，有效泵血功能丧失，是目前临床中最紧急的危急症之一。老年心血管病患者的多器官功能均存在不同程度下降的情况，甚至部分处于衰竭状态，心搏骤停风险高。

五、容量负荷过重

不同病因、不同部位或不同类型心力衰竭患者皆存在容量超负荷情况。容量超负荷是急、慢性心衰发生发展的重要病理生理过程。心衰时患者心输出量降低，有效循环血量减少，肾脏和神经内分泌系统激活，导致代偿性液体潴留和再分布，中心静脉压和心室充盈压增高，组织间隙液体潴留，继而出现淤血症状和体征，如呼吸困难、外周水肿等。容量负荷过重是心衰患者住院的主要原因。

临床表现为左心、右心或全心功能不全。左心功能不全导致的肺淤血症状：劳力性呼吸困难、夜间阵发性呼吸困难或平卧后干咳、静息呼吸困难或端坐呼吸，且易继发肺部感染；右心功能不全导致的体循环淤血症状：水肿、腹胀、纳差等消化道症状，老年心力衰竭患者更易发生肺水肿、肺淤血，致气体交换功能障碍、低氧血症和贫血及重要器官灌注不足，同时非心血管合并症和不典型症状更加多见，病情进展迅速可危及生命。

六、活动无耐力

老年心血管病患者活动无耐力主要是由以下两个原因形成：①各种原因导致的心输出量减少，如心律失常、心脏扩大等，从而引起全身灌注不足，包括脑部灌注相应下降、骨骼肌氧的供需失调，引发机体活动无耐力。②衰弱状态，衰弱是指老年人生理储备功能下降导致机体易损性增加、抗应激能力减退的非特异状态。营养不良是衰弱发生、发展的重要生物学机制，衰弱会引起老年人出现摄食障碍，由于摄食障碍易导致营养不良，营养不良又会引起老年人机体功能障碍和免疫力降低并发感染，进一步加重衰弱状态。且老年心血管病患者体内蛋白质缺乏和电解质紊乱引发的代谢紊乱会加重营养不良，加速衰弱状态进展。老年慢性心血管疾病住院患者有一定的营养不良风险和营养不良发生率，且营养不良风险及营养不良与不良结局相关。

还有一些可控的危险因素如不良生活方式、不合理用药、心理疾病状态等都可以引起衰弱。衰弱降低了老年人对急性疾病等应激的应对能力，增加了功能下降、跌倒、失能和死亡等不良风险。

七、认知功能障碍

认知功能障碍是老年人中的常见疾病，其患病率随着年龄的增长而增加，心血管疾病加重了这种负担，心力衰竭、冠心病、脑血管疾病和心房颤动都是认知功能障碍的危险因素。心血管病相关危险因素可能是衰弱和认知间联系的一个重要因素。非代谢类心血管危险因素（低体力活动、不良饮食模式和吸烟）、代谢类心血管病危险因素（糖尿病、高血压、高脂血症和肥胖）均与认知衰弱患者失能和死亡风险增加有关。心血管相关危险因素在认知功能下降的发生中起着关键作用，血栓栓塞和（或）心输出量减少是老年心血管疾病患者认知功能障碍的主要机制。上述两种机制共同参与导致心血管疾病患者认知衰弱的发生。

八、心理障碍——焦虑、睡眠状态紊乱等

由于社会、家庭、衰老和疾病的原因，老年人常存在孤独寂寞、恐惧、焦虑、抑郁等负面情绪不能排解，甚至常伴随躯体症状，或感受到自己的疾病不被医生关注、自己不被家人理解。还可能容易因为疾病、药物、不良情绪的因素而导致睡眠时间减少、睡眠质量较差，也加重了头痛、疲乏无力、行为认知功能障碍、烦躁不安、易激惹等情况。对老年患者而言，心血管疾病的诊断，特别是慢性心衰的诊断、预后、症状进展、不明确的疾病轨迹和反复的加重可能会引发患者压力、焦虑和抑郁，甚至对死亡的恐惧，因此导致患者可能无法理解和坚持疾病治疗计划，导致自我管理能力差。明显焦虑状态的患者还可能导致致命性心血管事件及猝死的风险增高。老年心血管疾病患者长期处于慢性疾病状态下，由于疼痛、经济负担等易出现焦虑、抑郁等情绪，导致睡眠时间缩短、觉醒次数增多、睡眠质量下降，进而加剧焦虑，两者形成恶性循环。

九、药物依从性欠佳

药物依从性差是老年患者中的一个常见现象，老年患者的记忆力、听力、视力明显衰退，日常生活能力下降，认知能力不足，依赖性增强，加上心血管疾病属于是一种需要长期服药的慢性疾病，老年心血管病患者往往合并多种疾病，导致药物治疗方案相对而言比较复杂，主要表现在用药的品种数、用药的次数、给药途径的复杂性、剂量和疗程的长短等方面。还可能由

于一些本身无明显症状或经过一段时间治疗后症状已经改善的疾病如原发性高血压和高脂血症等，患者缺少症状的提醒而漏服药物，或者是药物的形状及理化性质（如药片太小），老年人因视力和手指的灵活性减退而用药困难。还有心理因素，很大程度上影响用药的依从性，疾病的种类、病情、就医环境、医务人员的服务态度、药物、家庭、社会因素和他人的经验等都会对患者的心理造成影响，进而影响患者药物依从性。上述诸多因素的影响，极易造成老年患者漏服、错服、多服和重复服药，轻者不能达到应有的治疗效果，重者可发生药物不良反应甚至中毒。

第二节　老年心血管疾病的常见护理措施

一、心输出量减少的护理措施

（1）严密监测患者心率、心律、血压、尿量等动态变化，准确记录 24h 出入水量。

（2）尽可能减少增加心脏负荷、增加心肌耗氧量的诱发因素，协助老年心血管病患者做好日常生活护理，提供舒适休息环境，保持情绪稳定，尽可能保证患者大便通畅，勿用力大便等。

（3）严格控制输液速度，遵医嘱使用血管活性药物和改善心肌能量代谢的药物，观察用药疗效及不良反应等。

（4）使用能够直接测定心输出量的血流动力学监测技术，以心输出量的变化来判断疗效。在紧急情况下，心率、血压的变化也常作为评估指标。

（5）使用床旁超声动态量化评估组织灌注和器官功能，有助于液体管理的个体化滴定和提高液体管理的安全性。

（6）如果出现急性心输出量减少导致重要器官低灌注状态，配合医生紧急行急诊血管再灌注治疗和（或）机械辅助循环装置置入，做好相应护理工作。

二、疼痛的护理措施

（1）立即做好生命体征的监测，告知医生，快速查看胸痛患者的生命体征，以期判别是否存在危险性或者具有潜在的危险性。当胸痛的老年心血管病患者有以下情况出现时，如神志模糊和（或）意识丧失、呼吸困难或急促、面色苍白、大汗及四肢厥冷、低血压、低氧血症等，需要立即配合医生进行紧急处理。

（2）对于生命体征稳定的胸痛老年心血管病患者，需要配合医生详细询问病史，做好生命体征的进一步密切观察，警惕可能的潜在危险因素。

（3）问诊时要包括患者胸痛的部位、性质、持续时间、加重或缓解胸痛的因素、伴随症状等。

（4）床旁行十二导联心电图检查，必要时行十八导联心电图，观察心电示波的节律、ST段的变化情况、识别心肌缺血部位等，如患者胸痛情况不缓解，需每隔 5～10min 复查一次心电图，对比发病前心电图，看是否有动态变化。

（5）遵医嘱抽血查血清心肌损伤标志物，如心肌肌钙蛋白、D-二聚体，排除肺动脉栓塞、急性心肌梗死等。

（6）对于 ACS 引发的急性胸痛老年患者，配合医生做好再灌注治疗的准备。如果采取溶栓治疗，遵医嘱按时按量使用溶栓药物，密切观察是否有出血、再灌注心律失常等。如采用经皮冠状动脉介入治疗，积极配合做好介入术前准备工作，术后密切观察，预防介入术后并发症如出血、心律失常、造影剂肾病、心脏压塞等情况出现。

（7）对于胸痛剧烈患者，采用疼痛评估表做好疼痛评估，对于中重度疼痛，报告医生，遵医嘱予以药物镇痛，观察疼痛的缓解情况和呼吸状态。

（8）及时做好护理记录。

三、气体交换受损的护理措施

（1）遵医嘱给予患者吸氧，对于合并有 COPD 的患者，采取低浓度持续给氧，监测血氧饱和度的变化，遵医嘱做好血气分析监测。

（2）指导患者有效咳嗽咳痰方法，在病情允许情况下酌情使用翻身拍背或振动排痰仪的方法，必要时采取雾化措施，促进痰液稀释排出，改善患者氧合。

（3）遵医嘱按时按量使用抗感染、抗心力衰竭、化痰平喘等药物，减轻老年患者肺淤血和肺部炎症，缓解支气管痉挛等，并密切观察药物的疗效和副作用。

（4）配合物理治疗师定期监督患者进行运动耐力训练，指导患者坚持肺功能锻炼，包括腹式呼吸法、缩唇呼吸法等。

（5）保持病房安静舒适和环境的清洁，工作人员做好手卫生，预防交叉感染，避免患者肺部感染加重诱发心力衰竭急性发作。

（6）密切监测患者体温情况，按照医嘱要求采集痰标本、血液标本等。

（7）密切关注患者情绪变化，帮助患者克服身患疾病诱发的悲观、消极、恐惧或者焦躁心理，诸如每日微笑、耐心倾听患者倾诉、言语温和、合理沟通并给予安慰和鼓励，让患者重拾对生活的信心，敢于积极战胜病魔。

四、心搏骤停的护理措施

（1）强化护理人员的预警意识，在扎实掌握心血管专业理论知识的同时，提升护理人员对危急重症患者的病情观察能力，及时发现病情变化的先兆。特别是老年心血管危急重症患者，机体器官功能不同程度减退，心脏功能也不断下降，在受到某些刺激因素的情况下，极易出现心搏骤停，因此在临床护理过程中，要尽可能重点关注老年心血管病患者，发现病情变化及时报告医生。

（2）加强科室护理人员的培训，对于不断更新的心肺复苏新知识、新技能需要定期进行培训，使其在出现患者心搏骤停时能更加规范地进行胸外心脏按压、正确使用除颤仪、做好气道管理、配合医生合理用药等。

（3）对于心搏骤停后的心血管病患者尽早全面地对患者进行监护，密切观察患者各项生命体征指标，包括患者的心率、血压、血氧饱和度、体温、中心静脉压、尿量、血气分析、电解质等一般性监测，还包括超声心动图、心排出量等高级血流动力学监测和脑电图等神经系统功能监测。

（4）做好心搏骤停后患者的目标体温管理。目标体温管理是指对心搏骤停患者实施心肺复苏后在自主循环恢复但意识尚不清醒时，采用物理方法将体温迅速降到目标体温，维持一段时间恒定低温后缓慢恢复至基础体温的过程，是亚低温治疗的进一步发展，是改善心搏骤停患者远期预后和神经功能恢复的方法。采取多种降温方式来达到目标体温管理，有条件时最好采用降温毯，目标体温 $32\sim36℃$。在降温过程中注意严密观察患者的体温变化，同时防止体温诱导出现的电解质紊乱情况，需严密监测并遵医嘱纠正电解质紊乱。

五、容量负荷过重的护理措施

控制急性心力衰竭患者水钠潴溜、减轻容量超负荷是缓解其症状和改善器官功能的重要措施。但老年急性心衰患者对体液急剧变化的代偿和适应能力较差，如不能纠正容量超负荷将导致严重并发症出现，如心电活动不稳定造成恶性心律失常甚至猝死，冠脉痉挛造成大范围心肌缺血等。容量超负荷纠正过快有可能发生低血压、肾灌注不足等系列问题。因此对于老年容量负荷过重要采取精细化管理。

（1）培养护士精细化容量管理的意识，培训相关知识内容和告知相关要求并掌握落实。

（2）培训护士采用 teachback 健康教育模式，向患者及其家属讲解疾病相关知识，了解心衰是一个需要长期用药和管理的慢性疾病，以及心衰引起的严重后果，强调自我管理的重要性，指导患者及家属正确记录 24h 出入水量，出入水量登记时用有刻度的水杯来测量饮水的量，使用有刻度的量杯或尿壶记录尿量，尿失禁的患者用留置导尿或使用尿不湿称重的方式记录尿量。记录后护士与患者或家属核对记录信息，以防漏记、少记。

（3）教会患者及家属每天检查腿或身体其他部位是否存在水肿增减；监测运动耐量，记录胸闷、气促症状；是否有夜间阵发性呼吸困难；是否需要高枕卧位等。

（4）动态评估老年患者在疾病不同阶段的容量状态，尤其重视心力衰竭缓解期的摄入液体量、输入液体量、尿量及体重管理。教会患者及家属重视监测体重以早期发现液体潴留，为合理使用利尿剂提供依据，也有利于了解利尿效果和评估病情变化。

（5）每日通过尿量或液体平衡作为治疗目标　如果评估容量负荷重，每日尿量目标可为3000～5000mL，直至达到最佳容量状态。保持每天出入量负平衡约500mL，体重下降0.5kg，严重肺水肿者水负平衡为1000～2000mL/d，甚至可达3000～5000mL/d。3～5天后，如肺淤血、水肿明显消退，应减少水负平衡量，逐渐过渡到出入量大体平衡。

（6）遵医嘱给予利尿剂，减轻心脏负荷　通过尿量来评估利尿剂反应，观察尿量。当尿量＜3～4L/24h时，给药直至最大剂量，6h内观察尿量是否＞100mL/h，若没有，重复至最大剂量；在遵医嘱使用利尿剂的过程中要注意监测电解质、血容量、尿量、体重、血压等，避免利尿剂不良反应。

（7）告知患者及家属限水，做到"不渴不喝，渴了再喝"就行，心衰严重时，严格控制液体摄入量，24h总入量宜控制在1500mL以内。

（8）告知患者及家属对于老年心衰患者要限制钠盐摄入，减少成品食品摄入，也不要过于严格控制钠盐摄入，过分严格限制钠盐，有可能会造成食欲欠佳的老年患者出现低钠血症。

六、活动无耐力的护理措施

（1）对于活动无耐力的老年患者，一定确保在普通病房有24h专人陪护，同时对患者和陪护进行预防跌倒宣教，包括对老年患者进行良好的日常生活宣教，尤其是在老年患者如厕、沐浴、起床与卧床等活动前后。

（2）在疾病的急性期，遵医嘱卧床休息，按照运动康复要求逐渐增加活动量，预防下肢静脉血栓形成和肌肉萎缩。

（3）保证患者充足的睡眠，以期减少心肌耗氧量，改善心脏做功，提升心输出量，改善全身血液灌注。

（4）合理饮食是所有老年人首选的营养干预方法，要从各个方面保证其饮食质量、进餐环境和进餐情绪，使老年人保持健康的进食心态和愉快的摄食过程。老年人因消化系统减退、疾病、药物使用、活动量减少、精神状态、社会因素（宣传少油、低盐误解）、口腔问题、食物偏好等多种因素，易产生饮食误区，致使饮食单一、进食量小，消化吸收能力差，易导致营养不良。老年心血管疾病患者总体原则是建议食物多样化，粗细搭配，平衡膳食；总能量摄入与身体活动要平衡，提倡低脂肪、低饱和脂肪膳食，即膳食中脂肪提供能量＜30%，其中饱和脂肪酸不超过总能量的10%；每日烹调油用量控制在20～30g，膳食胆固醇摄入量＜300mg/d，每日食盐＜6g，足量摄入新鲜蔬菜（400～500g/d）和水果（200～400g/d）。

（5）对于老年患者，尤其是伴有衰弱的老年患者，应早期识别与纠正营养不良或营养不良风险，对有营养风险的患者根据需要制订营养干预计划，给予合理的营养支持以改善临床结局，如在饮食基础上补充口服营养制剂可改善营养状况。推荐营养制剂每日400～600kcal（1cal=4.184J）和（或）30g蛋白质，餐间分次口服；建议使用全营养制剂，包括肠内营养制剂（EN）或特殊医学用途配方食品（FSMP）；需要高能量、高膳食纤维的老年人推荐使用TPF肠内营养乳剂；胃肠功能耐受性较差的老年人推荐使用TP肠内营养乳剂。

（6）运动锻炼被认为是目前预防和治疗衰弱的首选方案，可以改善老年人体能、躯体功能，提高生活自理能力、生活质量、心理健康以及对受伤和跌倒等事件的抵抗力，可以有效预防衰弱的发生。责任护士或物理康复师可指导患者采用抗阻、力量及平衡训练联合的运动，遵循个性化原则。但是在运动前，要进行临床运动耐量评估，运用心肺评估、6min步行试验等进行评估，依据美国心脏病协会危险分层标准进行分层，同时结合并存的疾病状况，按照FITT原则（频率、强度、时间、方式）制订个体化运动处方。运动方式包括有氧运动、抗阻运动、柔韧性运动、平衡及协调性运动。

（7）运动康复中观察老年患者的精神、步态、身体的平衡、情绪、运动能力、自我感受，以确定合适的运动方式、时间和强度，循序渐进。无论采用何种运动方式，均应注意完整的运动三部曲：热身期、运动期、放松期。尤其是老年患者，放松期应适当延长，防止运动时血液再分布而导致心血管事件的发生。由于老年人平衡能力及活动能力下降，认知功能、记忆力减退，反应迟钝，增加了运动康复的风险，因而运动处方应根据病情、环境、运动能力等进行调整，同时给予患者充分的运动指导，运动过程中应反复提示注意事项，采取有效防护措施，以将老年心血管疾病患者的运动风险降至最低，确保运动康复安全有效。

七、认知功能障碍的护理措施

（1）提供知识教育 护士采用通俗易懂语言，提升患者、家属对疾病的准确认知，避免患者因为无知导致的生活质量下降与主观幸福感不高等现象，提升患者的用药依从性与康复训练依从性。

（2）实施强化训练 护士需评估患者的认知功能、记忆功能，结合评估结果，为患者提供相应的认知、记忆功能的训练，同时对老年轻度认知障碍患者进行音乐疗法，通过播放舒缓、静心的音乐，可以有效地提高其注意力、记忆力以及组织、计划和执行行动的能力。

（3）做好生活指导　护士评估患者的日常生活能力，基于评估结果，进行日常生活能力训练，让患者逐步自行完成洗漱、刷牙、穿衣、进食等日常活动，不断改善并恢复患者的日常生活能力。

（4）实施运动康复　针对老年人生理特点，制订合适的运动康复计划，并逐步实施，达到强化机体各项功能、改善认知功能、逆转衰弱状态的目的。

（5）获得社会支持　护士和家属以及照护者积极进行一对一沟通交流，使家属及照护者理解患者的病情与情绪，改变照护患者的态度，让家属与照护者能更好地照护患者，辅助临床控制患者病情，延缓疾病的发展。

（6）进行营养指导　对于老年认知障碍的患者要进行营养补充或饮食指导、摄入高蛋白营养物质，见运动无耐力的护理措施中的饮食指导。

八、心理障碍——焦虑、睡眠障碍等的护理措施

（1）心理处方的制订首先需对患者进行评估，使用三问法、简单自测抑郁量表（如 PHQ-9）、广泛性焦虑障碍量表（如 GAD-7）、医院焦虑抑郁量表（HAD）等进行评估，对未达到精神疾病诊断标准的患者，给予积极的关注及心理支持（耐心倾听、陪伴、接纳），与患者家属进行有效的沟通以取得家庭的支持，鼓励患者进行运动康复。运动可以改善患者的负面情绪，且对 CVD 有肯定的疗效。

（2）联合采用多种手段提高患者的自信心和治疗的依从性，对老年心血管疾病患者进行认知功能方面的测试，给予认知及行为矫正，如患者的焦虑和抑郁较严重，应配合医生给予患者药物干预。认知行为干预也可作为老年人的睡眠问题的一线治疗方案。

（3）对老年心血管疾病患者应采用追问睡眠史、面谈、评定量表等进行睡眠的客观评价，必要时使用多导睡眠监测评估睡眠障碍问题，查找睡眠障碍的原因，给予个性化综合治疗。

（4）使用非药物干预作为老年睡眠障碍的起始治疗手段。非药物治疗包括创造良好的睡眠环境、心理疏导，纠正错误的失眠认知及不良的睡眠习惯，进行睡前行为指导等。鼓励患者进行规律的锻炼；避免使用咖啡因、香烟、酒精等物质；避免日间睡眠时间过长（限制在 1h 内）。

（5）遵医嘱给予镇静安眠药物，使用最低有效剂量和短暂的疗程，考虑药物的有效性、安全性、不良反应以及药物滥用史，要注意做好用药宣教，用药后要注意观察药物反应，以判断药物有效性及不良反应。

（6）可以采取一些中医外治法改善患者睡眠，如耳穴压豆联合音乐疗法、中医足浴治疗等。

九、药物依从性差的护理措施

1. 评估认知功能有助于确定患者药物治疗不依从的风险

可使用相应量表如 Mini-Cog（简易智力状态评估量表），这是一种有效的快速评估认知能力的筛查工具，只需不到 3min 即可完成，提高了认知障碍的检出率。

2. 尽量优化药物治疗方案

老年患者用药应遵循个体化、优先治疗、用药简单、适当减量和合理联合等原则。高龄心血管病患者，常存在 5 种以上多重用药现象，应通过综合评估，合理化使用药物。复杂的药物治疗方案是造成患者不依从性的主要原因之一。可以采用一些长效制剂或缓释制剂，如抗高血压的硝苯地平控释片，只需每日服用 1 次，可以有效提高药物依从性。在照护患有心血管疾病的老年人时，对药物精简的考量至关重要。因此建议定期评估药物的适用性，并循序渐进地减停那些不再具有适应证、无临床净效益或只是为了迎合患者意向的药物。

3. 加强对患者的用药指导

医务人员应积极主动地对患者进行用药指导，在此过程中务必注意采取科学的方法，包括个人形象、语言表达、动作神态等，提升患者对医务人员的信任度。

（1）针对健忘和理解力差的患者，坚持持续的督导和及时的用药提醒是有效的手段。坚持持续督导可以有效地提高药物依从性，但是几乎所有的研究都表明，有助于依从的措施一旦撤除，患者的依从性就很快降至未干预前的水平。及时的用药提醒也是方便和有效的方法。应用提醒物会提高患者的依从性，提醒物包括电子钟、用药日记以及定时发放药物等。在当今通信技术发达的时代，随着手机的普及，用药短信的提醒方式对于出院患者是一种非常行之有效的方法，通过建立手机用药指导系统，以短信的方式，及时提醒患者按时、准确地服药。

（2）应重视老年患者用药后的主诉，更为严密地监测药物不良反应。防止药源性疾病的出现，老年患者在应用抗心律失常药物时出现不良反应的风险更大，且此类药物往往有致心律失常的不良反应。一旦发现不良反应，要及时快速地应对。

第三节　老年心血管疾病患者出院健康教育

一、疾病知识指导

向患者及家属讲解疾病的常见病因、诱因及防治相关知识，正确认识疾病，提高老年心血管病患者出院后治疗依从性。出院后积极干预各种高危因素，治疗原发病。

二、告知患者和家属重视和识别老年患者心血管疾病的不典型症状，按要求做好随访

老年人基础疾病及合并症多，疾病间易产生相互影响。例如老年患者发生心绞痛或急性心肌梗死症状可能缺乏典型的胸痛症状，表现为突然出现的气急、头晕、咽部堵塞感或濒死感；老年慢性心力衰竭患者在出现显著的呼吸困难和（或）水肿加重之前，可表现为咳嗽、疲劳、食欲减退、血压波动等。特别是老年患者心血管疾病的不典型表现可与新型冠状病毒感染的症状相混淆。因此应仔细评估，一方面不能忽视老年患者心血管疾病的病情变化，另一方面应注意排查新型冠状病毒感染。告知如何监测症状和体征的发生和变化，如何做好自我管理，学会自我病情监测。教会患者自测脉搏、血压、血氧饱和度，发现不适及时就诊，指导患者定期复查。

三、坚持心血管疾病基础用药

向患者说明按医嘱用药的重要性，指导患者按医嘱用药，告知药物的作用、用法及不良反应。避免患者自行减量甚至停药。冠心病患者应坚持使用二级预防药物，其中抗血小板类药物如阿司匹林、氯吡格雷等能够有效减少急性心血管事件的发生，特别是对进行了血运重建术的患者，坚持长期抗栓治疗尤为重要。提高药物依从性，减少不必要的非治疗性保健药物。

四、保持健康的生活方式

主要包括戒烟、限酒，保持生活规律、均衡饮食，减少饱和脂肪酸和胆固醇摄入，增加蔬菜、水果、鱼类、豆类、粗粮、全谷类、坚果及富含植物甾醇、纤维的食物摄入，不提倡老年人过度严格控制饮食和减轻体重。建议老年人坚持规律有氧运动，运动时应注意避免运动导致的损伤和跌倒，有条件者可在运动康复专业医师评估及指导下选择运动方案。

五、关注心理防护与健康

老年人体能、感觉和认知等功能下降，获得信息途径受限，更易出现安全感缺乏、适应能力减退，从而导致紧张、焦虑和抑郁情绪。应该做好心理疏导，普及疾病预防知识，减轻紧张

焦虑情绪，尽量传达正面信息，增强信心。对于出现的类似心脏疾病表现，如胸闷、心悸、不同程度呼吸困难等，应注意鉴别，排除心脏器质性疾病后应考虑心理精神因素作用的可能。此外，焦虑紧张还可能引起多汗、肠胃不适、睡眠障碍等躯体症状。及时进行心理疏导，必要时启动心身疾病治疗，适当给予抗焦虑、抑郁等药物，能有效缓解心理因素导致的非脏器疾病症状。

六、充分发挥远程医疗作用

利用网络、电话、全病程管理平台、"互联网＋"等多种方式对居家自我管理和不便外出的患者进行随访和诊治，减少患者不必要的外出就诊，指导心血管疾病患者在不方便外出随访或购药时能够利用目前各种远程医疗方式达到诊疗目的，使老年心血管病患者坚持既往药物治疗策略，做到不随意自减量或停药，同时可以督导患者的生活方式依从性等。

七、加强防护避免感染

老年心血管病患者如果机体抵抗力下降引起感染，有可能会诱发加重原本的心血管疾病，甚至发生心血管事件。故要加强患者公共卫生方面的教育，指导其做好个人防护，特别在传染性疾病流行期间应尽量避免外出，佩戴防护口罩，勤洗手，做好手卫生。此外，还应该指导患者做好居家自我管理，加强营养、规律作息、适当锻炼，以增强机体的抵抗力。必要时接种流感疫苗及肺炎疫苗以预防肺部感染加重心衰。

（邓桂元）

参考文献

[1] 王丽娟, 丁丽丽, 陈丽如, 等. 心血管内科老年住院患者营养状态与衰弱情况的相关性分析. 中华临床营养杂志, 2022, 30(3): 147-151.

[2] 陈羽双, 杨斯钰, 金梦. 老年患者睡眠障碍管理的最佳证据总结. 中华护理教育, 2022, 19(1): 38-43.

[3] 北京护理学会心血管专业委员会. 冠心病患者心脏康复健康教育处方护理专家共识. 中华现代护理杂志, 2022, 28(9): 1121-1127.

[4] O'Neill D E, Forman D E, 唐施祺, 等. 老年心血管疾病医护照料. 英国医学杂志中文版, 2022, 25(2): 87-100.

[5] 刘梅林, 张雨漾, 付志方, 等. 老年人血脂异常管理中国专家共识. 中华内科杂志, 2022, 61(10): 1095-1118.

[6] 姚思敏, 郑裴斐, 王华, 等. 心血管疾病中认知衰弱的研究进展. 中华老年医学杂志, 2022, 41(1): 95-99.

[7] 胡大一. 老年人心脏康复. 中华老年医学杂志, 2019, 38(5): 473-475.

[8] 程冕，张存泰．新型冠状病毒肺炎期间老年心血管病患者的管理策略．中华老年病研究电子杂志，2020，7(2)：5-8.

[9] 孙文卓，古满平，张克标，等．急诊科老年急性胸痛患者临床护理路径的构建研究．中国实用护理杂志，2020，36(27)：2135-2140.

[10] 中华医学会急诊医学分会复苏学组，中国医药教育协会急诊专业委员会，成人心脏骤停后综合征诊断和治疗中国急诊专家共识组．成人心脏骤停后综合征诊断和治疗中国急诊专家共识．中国急救医学，2021，41(7)：578-587.

[11] Galiana L, Oliver A, Sansó N, et al.Confirmatory validation of the Coping with Death Scale in palliative care professionals.BMC Health Serv Res, 2016, 24(3): 126-135.

[12] 沈莹，刘文娟，朱艳梅，等．老年急性心力衰竭患者分期精细化容量管理效果的研究．中国护理管理，2022，22(1)：75-78.

[13] 郭子琰，关茹琦，吕晓琳，等．老年轻度认知功能障碍与心输出量的关系．中国临床保健杂志，2017，20(4)：411-413.